U0711401

全国中医药行业高等教育"十四五"创新教材

伤寒论讲义

（供中医学、针灸推拿学、中西医临床医学等专业用）

主　　编　董正华

副主编　李小会　谭颖颖　杨景锋　熊　露

编　　委　（按姓氏笔画排序）

牛　锐　李小会　杨　军　杨景锋

谷浩荣　陈丽名　屈　杰　董正华

谭颖颖　熊　露

全国百佳图书出版单位

中国中医药出版社

·北京·

图书在版编目（CIP）数据

伤寒论讲义 / 董正华主编 . —北京：中国中医药
出版社，2021.8（2022.8 重印）
全国中医药行业高等教育"十四五"创新教材
ISBN 978-7-5132-7097-7

Ⅰ . ①伤…　Ⅱ . ①董…　Ⅲ . ①《伤寒论》—中医学院—
教材　Ⅳ . ① R222.29

中国版本图书馆 CIP 数据核字（2021）第 156316 号

中国中医药出版社出版

北京经济技术开发区科创十三街 31 号院二区 8 号楼
邮政编码　100176
传真　010-64405721
三河市同力彩印有限公司印刷
各地新华书店经销

开本 787×1092　1/16　印张 22.25　字数 504 千字
2021 年 8 月第 1 版　2022 年 8 月第 2 次印刷
书号　ISBN 978-7-5132-7097-7

定价　89.00 元
网址　www.cptcm.com

服 务 热 线　010-64405510
购 书 热 线　010-89535836
维 权 打 假　010-64405753

微信服务号　zgzyycbs
微商城网址　https://kdt.im/LIdUGr
官 方 微 博　http://e.weibo.com/cptcm
天猫旗舰店网址　https://zgzyycbs.tmall.com

编写说明

　　《伤寒论》为中医经典著作之一，是我国现存最早的辨证论治专著。该书立足于临床，运用辨证的思维方法，创立了独特的辨证论治原则和六经辨证论治体系，至今仍有效地指导中医临床实践，特别是对一些疑难病证的辨析和治疗有着不可替代的作用。《伤寒论》为中医基础理论和中医临床之间的桥梁课程，在重视"读经典，做临床"的中医大环境下，深入学习本课程，一方面是提高学生中医理论水平和临床实践能力的重要途径，另一方面也肩负着"为人民健康做贡献"的时代意义。

　　陕西中医药大学中医临床基础（伤寒论）学科是陕西省重点学科。教材建设是重点学科建设的重要任务之一。近年来，该学科在专业课程教材建设方面做了大量工作。2003 年曾福海教授主编、由陕西科学技术出版社出版的《伤寒论讲义》，经过中医学、中西医临床医学及针灸推拿学等专业五年的教学实践，对我校中医经典课程的建设和教学发挥了积极作用。2009 年，在立足发扬伤寒学术特色，广泛征求对 2003 年版教材的使用意见的基础上，重新修订并由第四军医大学出版社出版了第二版《伤寒论讲义》，10 余年我校的《伤寒论》课程教学一直沿用该教材。在当前中医药教育改革的新形势下，为贯彻新的教学理念，突出以学生为中心的教学宗旨，本学科在全面总结该教材优缺点的基础上，遵循"传承精华，守正创新"精神，再次对 2009 年版教材《伤寒论讲义》进行修订。

　　本教材具有以下特色。

　　1. 本教材以辩证唯物主义为指导思想，忠于《伤寒论》原著精神，突出《伤寒论》辨证论治的精髓和理法方药一线贯穿、理论联系实践的原则，体现出科学性、先进性、继承性、创新性和实用性。教材编写力求概念准确、逻辑清晰、通俗易懂、简明扼要、重点突出、层次分明、注重实用，便于组织教学。

2. 本教材以明万历二十七年己亥赵开美翻刻宋版为蓝本，选取 360 条原文。原文尊崇底本，异体字酌情保留，不出注。各论中首设辨治总纲，揭示《伤寒论》以健康为中心的治未病思想及辨证论治的原则和方法；继以"辨太阳病脉证并治"至"辨阴阳易差后劳复病脉证并治"；最后附录条文索引、方剂索引、《伤寒论》方剂的用量、主要参考书目等。

3. 本教材以六经病为纲，以类证为主，参以类方和类法，同类原文相对集中，适当分节，每章后附小结，并列有复习思考题，以便于自学、自测，提高学生分析问题和解决问题的能力。

4. 本教材每章内容下设【要点导航】和概述。原文阐释部分设【原文】【词解】【提要】【解析】【辨治要点】【鉴别】【临床应用】【现代研究及临床应用】以及【医案选录】等项目。

5. 准确阐发作者原意是《伤寒论讲义》教材的主要任务。本教材将重点放在原文【解析】部分，力图通过对原文的阐发，揭示张仲景临床辨证论治的思维过程，着力培养学生运用《伤寒论》的理法方药解决临床实际问题的能力。

6.《伤寒论》的现代研究及临床应用十分活跃，【现代研究及临床应用】内容尽量概括介绍近年研究应用成果。

7. 为体现古为今用及《伤寒论》理法方药对临床实践的指导作用，【医案选录】内容以能够体现中医基本理论和《伤寒论》原文精神的现代名家验案为选录原则，以启发学生思考，达到提高临床应用能力的目的。

本教材的编写得到学校领导、相关部门及中国中医药出版社的大力支持。在此，向支持我们工作的各位领导、同仁及所引用文献的作者表示衷心的谢意！教材的编写是一项艰巨而有意义的工作，全体编者尽最大努力予以完善，不足之处敬祈各位师生在使用过程中提出宝贵意见和建议，以便再版时修订提高。

《伤寒论讲义》编委会

2021 年 5 月

傷寒卒病論集

論曰：余每覽越人入虢之診，望齊侯之色，未嘗不慨然歎其才秀也。怪當今居世之士，曾不留神醫藥，精究方術，上以療君親之疾，下以救貧賤之厄，中以保身長全，以養其生。但競逐榮勢，企踵權豪，孜孜汲汲，惟名利是務；崇飾其末，忽棄其本，華其外而悴其內。皮之不存，毛將安附焉？卒然遭邪風之氣，嬰非常之疾，患及禍至，而方震慄；降志屈節，欽望巫祝，告窮歸天，束手受敗。賷百年之壽命，持至貴之重器，委付凡醫，恣其所措。咄嗟嗚呼！厥身已斃，神明消滅，變為異物，幽潛重泉，徒為啼泣。痛夫！舉世昏迷，莫能覺悟，不惜其命，若是輕生，彼何榮勢之云哉？而進不能愛人知人，退不能愛身知己，遇災值禍，身居厄地，蒙蒙昧昧，蠢若遊魂。哀乎！趨世之士，馳競浮華，不固根本，忘軀徇物，危若冰谷，至於是也。

余宗族素多，向餘二百。建安紀年以來，猶未十稔，其死亡者，三分有二，傷寒十居其七。感往昔之淪喪，傷橫夭之莫救，乃勤求古訓，博採眾方，撰用《素問》《九卷》《八十一難》《陰陽大論》《胎臚藥錄》，並《平脈辨證》，為《傷寒雜病論》合十六卷。雖未能盡愈諸病，庶可以見病知源，若能尋余所集，思過半矣。

夫天布五行，以運萬類；人稟五常，以有五藏；經絡府俞，陰陽會通；玄冥幽微，變化難極。自非才高識妙，豈能探其理致哉！上古有神農、黃帝、岐伯、伯高、雷公、少俞、少師、仲文，中世有長桑、扁鵲，漢有公乘陽慶及倉公，下此以往，未之聞也。觀今之醫，不念思求經旨，以演其所知；各承家技，終始順舊。省疾問病，務在口給，相對斯須，便處湯藥。按寸不及尺，握手不及足；人迎、趺陽，三部不參；動數發息，不滿五十。短期未知決診，九候曾無髣髴；明堂闕庭，盡不見察，所謂窺管而已。夫欲視死別生，實為難矣！

孔子云：生而知之者上，學則亞之。多聞博識，知之次也。余宿尚方術，請事斯語。

目 录

总 论

【要点导航】

1. 掌握《伤寒论》的主要版本，伤寒的含义，六经辨证与八纲辨证、经络脏腑辨证的关系，六经病证的传变，六经病证的治则。

2. 熟悉《伤寒论》的学术渊源、学术成就及《伤寒论》的六经辨证体系。

3. 了解《伤寒论》的成书与沿革。

《伤寒论》是一部阐述多种外感病及杂病辨证论治的专书，是我国第一部理法方药完备、理论联系实际的中医经典著作。它成书一千八百多年来，一直有效地指导着中医临床实践，被后世医家称为"师表万世"之经典。自唐代以来，《伤寒论》就被奉为研习中医学的必读之书。因此，学习研究《伤寒论》对继承和弘扬中医学术理论、促进中华民族的医药卫生保健事业具有重要意义。

一、《伤寒论》的成书与沿革

《伤寒论》是东汉末年著名医学家，医圣张仲景所著《伤寒杂病论》的一部分。张仲景，名机，字仲景（150—219 年），南阳郡涅阳人（今河南省南阳市邓州市）。其生平史书记载甚少，晋、隋史书中唯见其名，至唐·甘伯宗的《名医录》中始有小传。据北宋·林亿等所作《伤寒论·序》中，引《名医录》云张仲景，"南阳人，名机，仲景乃其字也。举孝廉，官至长沙太守，始受术于同郡张伯祖。时人言，识用精微过其师。所著论，其言精而奥，其法简而详，非浅闻寡见者所能及"。

东汉末年，封建割据，战乱频繁，疫疠多次流行，黎民遭殃，死亡枕藉，出现"白骨露于野，千里无鸡鸣"（曹操《蒿里行》）和"家家有僵尸之痛，室室有号泣之哀"（曹植《说疫气》）之惨状。仅张氏家族，自"建安纪年以来，犹未十稔，其死亡者，三分有二，伤寒十居其七"（《伤寒杂病论·自序》）。另外，当时社会风气败坏，不精心研讨医药，又迷信于巫术，医疗作风草率轻浮，医学技术墨守成规。仲景愤慨地指出"怪当今居世之士，曾不留神医药，精究方术……但竞逐荣势，企踵权豪，孜孜汲汲，惟名利是务""观今之医，不念思求经旨，以演其所知，各承家技，始终顺旧。省疾问病，务在口给，相对斯须，便处汤药"等。在这种社会背景下，仲景以"上以疗君亲之疾，下以救贫贱之厄，中以保身长全"为己任，"乃勤求古训，博采众方，撰用《素问》《九卷》《八十一难》《阴阳大论》《胎胪药录》，并《平脉辨证》"，在 200—205 年，著成《伤寒杂病论》十六卷。

　　《伤寒杂病论》原书系竹简成书，传抄困难；又经兵火战乱洗劫，以致流散于民间。后经西晋太医令王叔和搜集整理，重新编次才得以保存。晋·皇甫谧《甲乙经·序》云："近代太医令王叔和，撰次仲景遗论甚精，皆可施用。"然而，经王氏编次的原书已佚。不过在王叔和《脉经》中保留了今本《伤寒论》398条中的315条。故可视《脉经》为保留《伤寒论》最早的古传本。

　　至唐代，孙思邈在撰《备急千金要方》时，仅少数征引仲景言，而未窥仲景大论全貌，故有"江南诸师秘仲景要方不传"之感言；直到孙氏晚年，始得见全貌，皆收载于《千金翼方》卷九、卷十之中。以"方证同条，比类相附"的方法，记载条文，有今本《伤寒论》的392条原文，109个方剂。故《备急千金要方》亦是保留《伤寒论》内容较早的古传本。此外，唐·王焘《外台秘要》中亦载引了大量《伤寒杂病论》的内容。

　　《伤寒论》的正式版本定型于北宋校正医书局。北宋年间，皇家颁诏，广征书籍，并成立校正医书局，整理校勘古医籍。现流传的《伤寒论》是北宋治平二年（1065年）经高保衡、林亿等校正刊行的"宋本《伤寒论》"。然北宋原刻本已无保存，现所称的"宋本"《伤寒论》，是明万历二十七年（1599年）赵开美的仿宋复刻本，又称为"赵刻本"。当时林亿等人还校订了《金匮玉函经》，并于北宋治平三年（1066年）刊行，这是《伤寒论》同体异名的别本。北宋时，翰林学士王洙曾在翰林院所存的残旧书籍中发现了《金匮玉函要略方》三卷，上卷辨伤寒、中卷辨杂病、下卷载方并疗妇人，林亿等人删去其上卷，将中、下卷校订为《金匮要略方论》刊行，此即《金匮要略》。到此，《伤寒杂病论》即被分为《伤寒论》与《金匮要略》两部书而流传于世。

　　金皇统四年（1144年），成无己以宋本《伤寒论》为蓝本，著成《注解伤寒论》，称为"成注本"。《注解伤寒论》既是《伤寒论》的第一部系统注释阐发书，也是《伤寒论》的重要版本之一。现在通行的《伤寒论》版本主要有三种，即宋本《伤寒论》（赵开美仿宋复刻本）、《金匮玉函经》和成无己《注解伤寒论》。

　　对《伤寒论》的应用研究始于晋唐，版本定型刊行于宋金，注解、阐发微旨，广泛研究在刊行之后。诸如宋·韩祗和的《伤寒微旨论》、许叔微的《伤寒九十论》《伤寒发微论》、庞安时的《伤寒总病论》、成无己的《伤寒明理论》、朱肱的《南阳活人书》等。到明清时期，张仲景被尊为医圣，《伤寒论》被称为医经，研究学者名家辈出，而形成诸多派别。如明·方有执《伤寒论条辨》，首先提出王叔和编次《伤寒论》错简颇多，必须重新考订；清·喻嘉言、张璐均赞同方氏之说。张遂辰、张志聪、张锡驹等则认为王叔和编次《伤寒论》保留了仲景的原意，即所谓"维护旧论派"。从临床实际出发，柯韵伯著《伤寒来苏集》按方分类、尤在泾著《伤寒贯珠集》用治法以分类、沈金鳌著《伤寒论纲目》以症状分类等，均各具所长。陈念祖著《伤寒论浅注》通俗易懂，为推广普及《伤寒论》建立了功勋。《医宗金鉴》各科齐备，编次排序首列《订正仲景全书》，可见《伤寒论》在中医学中的重要地位。民国时期，研究《伤寒论》名家辈出，如曹颖甫《伤寒发微》《经方实验录》，黄竹斋的《伤寒论集注》，陆渊雷的《伤寒论今释》等。中华人民共和国成立后，国家卫生健康委员会和国家中医药管理局曾先后多次组织编写《伤寒论讲义》，学者研究应用《伤寒论》的文献、专著层出不穷。据统计，自唐代以来，国内外研究整理阐发《伤寒论》的著作达 1200 余种。今天《伤寒论》已成为高等中医药院校的主干课程，仲景学说实为中医药宝库中最重要的瑰宝之一。

二、《伤寒论》的学术渊源与成就

（一）《伤寒论》的学术渊源

中医药学有着悠久的历史和极其丰富的内容。《伤寒论》的成书离不开前人医学实践的基础。在东汉末年，中医学的理论体系已渐趋完善，不仅积累了丰富的药物学知识，而且临床也广泛应用复方治病。从现存的文献资料看，仲景以前就有《素问》《灵枢》《难经》《神农本草经》《汤液经》等医籍问世，已有汤、丸、膏、醴、滴、栓等用药剂型。东汉以前中医临床治疗学已达到较高水平，如战国时的名医扁鹊、西汉的仓公淳于意、东汉的太医丞郭玉，以及与张仲景同时代的华佗等，都是著名中医临床家。

《伤寒杂病论·自序》云："撰用《素问》《九卷》《八十一难》《阴阳大论》《胎胪药录》，并《平脉辨证》，为《伤寒杂病论》合十六卷。"晋·皇甫谧《甲乙经·序》云："伊尹以亚圣之才，撰用《神农本草》，以为《汤液》""仲景论广伊尹《汤液》为数十卷，用之多验"。综合相关史料分析，《伤寒论》的学术渊源主要来自以下几个方面：其一基础理论继承于《内经》《难经》《阴阳大论》；其二诊法是从《内经》《难经》而来；其三药学理论体系全面继承了《神农本草经》及《胎胪药录》的成果，并在临床实践中予以发展；其四方剂主要来源于上古的《汤液经》，并在此基础上"博采众方"而成；其五诊治疾病的方法是在继承前人理论的基础上，总结先贤名家的经验，并结合自己的实践体会而成。这就是说，张仲景是在系统总结与继承东汉以前的医药学成就和人民群众同疾病斗争丰富经验的基础上，结合自己的医疗实践体会，而撰成了《伤寒杂病论》这部医学巨著。

（二）《伤寒论》的学术成就

1. 创立了六经辨证理论体系　张仲景在《素问·热论》六经分证的基础上，结合脏腑经络、气血阴阳、病因病机、诊断治疗等中医学基本理论与基本知识，创造性地对外感疾病错综复杂的证候表现及演变规律进行分析归纳，创立了六经辨证理论体系。

2. 确立了辨证论治的原则　辨证论治是中医学的显著特点之一。《伤寒论》在运用六经辨证理论体系辨治疾病过程中，强调"观其脉证，知犯何逆，随证治之""病皆与方相应者，乃服之"等原则，将理、法、方、药一线贯联，集中体现了辨证论治的精神。

3. 完善并系统运用了治疗八法　在《内经》的诸多篇章中，虽然提到过一些治法，但欠具体化。在《伤寒论》中，张仲景将六经病证与汗、吐、下、和、温、清、补、消八法和方药有机地融为一体，完善并系统运用了治疗八法。

4. 集东汉以前方药之大成，创制并保存了大量行之有效的方剂　张仲景"勤求古训，博采众方"，《伤寒论》所载 113 方中，既有东汉以前医家的古方，也有他自己创制与活用的效方。这些方剂选药精当，配伍严谨，加减灵活，主治明确，功效卓著，而被誉为"方书之祖"，是后世医家组方用药的典范，为方剂学的发展奠定了基础。

5. 用药剂型多样，重视药后调护 《伤寒论》方剂涉及汤剂、散剂、丸剂、含漱剂、灌肠剂、肛门栓剂等多种剂型，为中医药制剂技术的发展积累了丰富的经验。张仲景在论述疾病治疗过程中，十分重视用药方法及药后的调养护理。例如诸方后详细记载方剂的加减法、煎服法、禁忌证及出现特殊情况的处理等注意事项；在所用药物下，都详细介绍其用量、炮制方法等。其对中药炮制学、临床护理学的发展都做出了重要贡献。

总之，《伤寒论》承前启后，继往开来，是中医学发展史上的里程碑。它集东汉以前医药之大成，将中医学基本理论与临床实践密切结合起来，创立了六经辨证理论体系，确立了辨证论治的基本原则，完善并系统运用了治疗八法，创制并保存了大量行之有效的方剂，用药剂型丰富，药后调护全面周到，为中医临床医学的发展奠定了坚实的基础。

三、伤寒的含义

"伤寒"，有广义和狭义两种含义。

广义伤寒是一切外感热病的总称。如《素问·热论》曰："今夫热病者，皆伤寒之类也。"凡感受外邪引起的发热性疾病，都属于"伤寒"的范畴，统称为伤寒病。

狭义伤寒，则专指感受寒邪，感而即发的外感疾病。例如《伤寒论·伤寒例》曰"冬时严寒……触冒之者，乃名伤寒耳""中而即病者，名曰伤寒"。《难经·五十八难》指出："伤寒有五，有中风，有伤寒，有湿温，有热病，有温病。""伤寒有五"之伤寒，是指广义伤寒；而后言伤寒五种之一的"伤寒"，即属狭义伤寒。

晋·葛洪《肘后备急方》云："伤寒、时行、温疫三名，同一种耳……又贵胜雅言，总名伤寒，世俗因号为时行。"《备急千金要方·卷九》曾引《小品方》"云伤寒，是雅士之辞，天行、温疫，是田舍间号耳"。说明伤寒与时行、温疫三者同类而异名，均属外感热病，只是伤寒为当时文人的习惯称谓而已。

《伤寒杂病论》以伤寒为名，其"伤寒"，当属广义。盖原书论述感受风、寒、暑、湿等多种外邪而致中风、伤寒、温病、暑病、湿病以及杂病的辨证论治。

另外，西医学所说感染伤寒杆菌引起的伤寒（急性肠道传染病），其含义与《伤寒论》中伤寒的概念不同，不可混淆。

四、六经、六经病与六经辨证的概念

《伤寒论》以六经作为辨证论治的纲领，然而六经、六经病与六经辨证则是三个不同层次的概念。

六经，即三阴三阳，具体指太阳、阳明、少阳、太阴、少阴、厥阴而言。六经又各分为手足两经，因此六经总领手足十二经脉及其所属脏腑，是生理概念。《伤寒论》中无"六经"这一名称，其"六经"来源于《内经》。

六经病是指六经所属经络脏腑的病理变化反映于临床的证候。它是以中医基础理论为依据，对人体感受外邪之后所表现出的各种症状进行分析归纳，并加以概括的结果。六经病既是外感病发展过程中的不同病理阶段，也可看作是既互相联系又相对独立的症候群，是病理概念。

六经辨证是一种辨证论治的方法和体系。它以六经所属经络脏腑、气血阴阳的生理功能、病理变化为基础，结合人体正气的强弱、病因的属性、病势的进退缓急等因素，对外感疾病演变过程中所表现出来的各种症状进行分析、归纳，借以判断其病位、性质和病机，并据此做出诊断，提出治法方药，说明调养护理，指出预后转归等。

《伤寒论》六经辨证是在《素问·热论》六经分证的基础上发展起来的，但两者又有显著区别。《素问·热论》中的六经分证，只论述了热证、实证；在治疗方法上仅简单地提出汗、下两法，且不完善；而《伤寒论》的六经辨证则理、法、方、药俱全，辨证寓八纲，论治寓八法，且以法处方，方证相应。因此，《伤寒论》的六经辨证发展了《素问·热论》的六经分证，它既是辨证的纲领，又是论治的准则。

五、《伤寒论》六经辨证体系

（一）六经辨证的基本内容

《伤寒论》的核心就是运用六经辨证方法去辨治六经病证。从《伤寒论》诸篇标题"辨××病脉证并治"来看，六经辨证主要辨析病、脉、证、治四个方面的内容。人们一般所说的六经辨证，实际上是对辨识上述四方面内容的简称。为了全面地掌握六经辨证，就必须了解六经病的具体情况。

太阳病： 太阳亦称巨阳，主外，统摄营卫，主人一身之表，为诸经之藩篱。六淫外袭，太阳首当其冲而受邪，故太阳病为外感病的初期阶段，以"脉浮，头项强痛而恶寒"为提纲。太阳病分为经证和腑证两大类。太阳经证因邪气性质和患者体质等因素的不同，有中风、伤寒、温病三种类型。中风证见发热恶风、头痛汗出、鼻鸣干呕、脉浮缓等，病机为风寒外袭，腠理疏松，营卫不和。伤寒证见恶风寒发热、头痛项强、身疼腰痛、骨节疼痛、无汗而喘、脉浮紧，病机是风寒外束，腠理闭塞，卫阳被遏，营阴郁滞，肺气不宣。由于中风证有汗出和脉浮缓之特征，故又称表虚证；伤寒证以无汗和脉浮紧为特征，故又称表实证。温病证见发热、口渴、不恶寒（早期可见轻度恶寒）、头痛、脉浮数等，病机为温热邪气外袭，损伤津液，经气不利。太阳腑证有蓄水、蓄血两种证候。蓄水证是太阳表证未解，邪气循经入腑，膀胱气化不行，水蓄下焦所致，临床以脉浮发热，烦渴欲饮，小便不利，少腹满，甚则饮入即吐为特征。蓄血证是表邪入里化热，热与血结于下焦所致，症见少腹急结或少腹硬满，如狂或发狂，小便自利等。太阳病表证未解，又兼夹其他病证，称为太阳病兼证，有中风兼证和伤寒兼证两类。如中风兼经输不利的桂枝加葛根汤证、伤寒兼经输不利的葛根汤证、伤寒兼里有水气的小青龙汤证等。太阳病误治失治，或因自身发展而使病情发生变化且错综复杂，难以用六经病证概括者，称为太阳病变证。如结胸证、痞证、火逆证等。本非太阳病，因其临床也可出现恶风寒发热，汗出，或头身痛，脉浮等症状，而与太阳病相类似，故称太阳病类似证；有悬饮、胸膈痰实以及风湿痹证三类。

阳明病：阳明有"两阳合明"之义，其阳气昌盛，为多气多血之经，主肌肉，主津液，主燥气。邪入阳明，正邪交争剧烈，因而阳明病是外感病中期的阳热极盛阶段。阳明病可由本经自发为病，也可由他经传来。阳明病主要属里热燥实证，以"胃家实"为提纲；身热，汗自出，不恶寒反恶热，脉大是临床特征。阳明病有经证和腑证两大类型：阳明经证是无形之邪热炽盛于里，消灼津液；症见身热汗出，烦渴引饮，口干舌燥，舌红苔黄，脉洪大等。阳明腑证是燥热与肠中糟粕搏结成实，腑气不通；症见潮热谵语，手足濈然汗出，腹胀满痛或绕脐痛，不大便，舌红苔黄燥或焦黄，脉实有力等。另外还有发黄、血热等变证。阳明病虽以里热燥实证为主，但也有阳明中寒证等。

少阳病：少阳为幼阳，阳气不旺；少阳为枢，内寓相火。少阳病可本经自受邪而发病，亦可由传经而来，是外感热病中期半表半里的病理阶段，以"口苦，咽干，目眩"为提纲。邪犯少阳，正邪分争，枢机不利，胆火内郁，影响脾胃是其基本病机。症见往来寒热，胸胁苦满，默默不欲饮食，心烦喜呕，口苦，咽干，目眩，舌淡红，苔白或黄白相间，脉弦细等。由于少阳为枢，居表里阴阳之间，故其证多有兼夹。如有少阳病兼太阳表证的柴胡桂枝汤证，兼阳明里实的大柴胡汤证，兼太阴虚寒的小建中汤证、柴胡桂枝干姜汤证等。少阳既为表里之枢，又为阴阳之枢，故少阳病的预后转归是阳盛则多入阳明之腑，阴盛则易入三阴之脏，是谓阳去入阴。

太阴病：太阴为至阴，属湿土，主运化，喜燥而恶湿。太阴病是三阴病的初期阶段，多见于外感病中后期，属里虚寒湿证，多因三阳病失治误治邪气内陷传经而来，亦可直中。以"腹满而吐，食不下，自利益甚，时腹自痛"为提纲。脾阳虚弱，寒湿内盛是基本病机。太阴病有兼太阳表证、兼邪陷络瘀证等兼证。太阴寒湿内盛，土壅木郁，也可变为寒湿发黄证。

少阴病：少阴为小阴，包括心肾两脏，主神明，主血脉，主藏精，是水火之脏，寓真阴真阳。少阴病是六经病后期之危重阶段，可直中，亦可传经而来。少阴病属心肾虚衰之里虚证，以"脉微细，但欲寐"为提纲。少阴病有阳虚寒化证和阴虚热化证两大类型。寒化证病机是心肾阳气虚衰，阴寒内盛；症见恶寒蜷卧，下利清谷，四肢厥逆，脉沉微细，甚者可见阴盛格阳于外或格阳于上的真寒假热证。少阴寒化证的预后取决于阳气的存亡，若阳复可向愈或为可治之候，阳亡则成死候。少阴热化证的病机是肾水亏于下，心火亢于上；以心中烦、不得眠，舌红少苔，脉细数为主症。少阴病兼变证有太少两感证，热化津伤成实的少阴三急下证，以及伤津动血证、热移膀胱证等。由于手足少阴经皆过咽喉，邪犯少阴，多伴见咽喉的病变，故少阴病篇有咽痛证一节。此外，尚有中寒升降逆乱之吴茱萸汤证、肝胃气滞阳郁之四逆散证，则属少阴病类似证。

厥阴病：厥乃极也，尽也。厥阴为两阴交尽之经，又有极而复返，阴尽阳生之意。厥阴上为心包近君火，下是肝木亲肾水，为风木之脏，主疏泄，与脾胃关系密切。厥阴病可直中亦可由传经而来，是六经病证发展过程中的末期阶段，病情复杂而危重。其以"消渴，气上撞心，心中疼热，饥而不欲食，食则吐蛔，下之利不止"为提纲。提示风木之脏，肝郁化火而横逆，出现上热下寒、寒热错杂的病理特征。厥阴病除上热下寒证外还有厥热胜复证、厥证、下利证、呕哕证等。厥热胜复证是指寒厥证在病理演变过程中,手足厥逆与手足温暖(或发热)交替出现。厥代表阳衰阴盛,热代表阳复阴退。又根据厥、热出现的先后顺序,持续时间的长短,来推测体内阴阳消长,邪正盛衰,进而判断疾病的发展趋势。"阴阳气不相顺接"是厥证的基本病机,厥证以手足逆冷为主症;厥阴篇有热厥、寒厥、脏厥、蛔厥、水饮厥、痰食厥等。下利证有实热、虚寒之异,呕吐则有肝寒犯胃、阳衰阴盛及邪转少阳之别,哕逆则有虚、实之辨等。

(二)六经辨证与八纲辨证的关系

八纲辨证是一切疾病辨证的总纲。它是孕育于《内经》,受《伤寒论》六经辨证的启迪,经历代医家发展,逐步完善成熟于明清时代的一种辨证方法。《伤寒论》虽无八纲辨证之名,但有八纲辨证之实,如在六经辨证过程中具体应用了辨阴阳、表里、寒热、虚实的分析方法,八纲辨证的内容贯穿于六经辨证的始终。可见,六经辨证是早于八纲辨证的一种辨证方法,而且在六经辨证过程中具体应用了八纲辨证的分析方法。因此,六经辨证与八纲辨证有着密切关系。

阴阳是辨识疾病属性的总纲,而《伤寒论》六经辨证所辨的三阳病、三阴病就是从总体上把握疾病的阴阳属性。《素问·阴阳应象大论》曰:"善诊者,察色按脉,先别阴阳。"《伤寒论》从整体观念和动态变化出发,对外感病中错综复杂的证候进行分析,按照机体抗病力的强弱、邪正的盛衰、病势的进退缓急和病位的表里深浅,做全面考虑,找出一定规律,以执简驭繁的科学方法,首分阴阳,以确立六经辨证的总纲。仲景云:"病有发热恶寒者,发于阳也;无热恶寒者,发于阴也。"根据发热的有无,把六经病证区分为阴阳两大类:以阳为纲,统辖太阳病、阳明病、少阳病,称为三阳病;以阴为纲,统辖太阴病、少阴病、厥阴病,称为三阴病。三阳病阶段,阳气亢盛,抗邪有力,因此多呈亢奋状态,临床以热证、实证为主。三阴病阶段,正气不足,抗邪力弱,因此呈现一派虚衰状态,临床以寒证、虚证为主。

表里是辨析病位浅深的纲领。就六经病表里而言,一般说表证在肌表。太阳受邪为表,邪入肌表之内,其他经受邪则为里。不过表、里的概念是相对的。具体以六经病而论,邪在三阳者为表,邪入三阴者为里。就三阳病而论,邪在太阳为表,邪入阳明为里,邪在少阳为半表半里。若以脏腑表里关系论,则太阳为表,少阴为里;阳明为表,太阴为里;少阳为表,厥阴为里。可见在六经辨证过程中,包含有丰富的表里辨证内容。

寒热是辨别疾病性质的纲领。就六经病而言,三阳病以阳气亢奋,邪气偏盛为主,故多属热证;三阴病则以阳衰阴盛为主,故多属寒证。三阳病多以发热为主,三阴病多以无热而寒为主。具体来说太阳病为发热恶寒,阳明病是但热不寒,少阳病是往来寒热。三阴病一般不发热,但也有发热者,如少阴病始得之,兼表证脉沉而反发热者;有阳气衰微,虚阳外越之微热者等。辨病分寒热,辨证更分寒热,如热利下重的白头翁汤证、下利清谷的四逆汤证等。六经辨证不仅有单纯的寒证、热证,更有寒热错杂之辨。如上热下寒证,表寒里热证,表里俱热证,寒热错杂证等。若出现寒热真假,则更为难辨。如阳极似阴的真热假寒证，阴极似阳的真寒假热证等。《伤寒论》中还通过辨寒热以判断疾病的预后转归，如厥阴病篇辨厥热胜复等。可见，六经辨证对寒热的辨析十分详尽。

虚实是辨别邪正盛衰的纲领。虚是指正气虚，实是指邪气实。正如《内经》曰："邪气盛则实，精气夺则虚。"邪正斗争贯穿于六经病的始终，邪正的盛衰决定疾病的虚实性质。从总体而言，三阳病多属实证，三阴病多属虚证。但是也要知道，三阳病中也有虚证，如阳明中寒证；三阴病中也有实证，如太阴腹痛脾络瘀阻证、少阴三急下证、厥阴病热利证等。六经病证不仅有单纯的虚证、实证，还有虚中夹实、实中夹虚等虚实错杂证。可见，辨虚实也是六经辨证的重要内容。

（三）六经辨证与经络脏腑辨证的关系

六经病证是六经所属经络脏腑的病理变化反映于临床的各种证候。六经所属的经络与脏腑是六经病证产生的生理病理基础，六经病证的发生、发展、转归，不能脱离经络脏腑而孤立存在，所以经络脏腑辨证是六经辨证的基础，六经辨证中包含了经络脏腑辨证的内容。

经络辨证是以经络循行部位为依据，运用经络理论对疾病进行分析判断的一种辨证方法。以经络的病理反映而论，足太阳膀胱经起于目内眦，上额交颠，下项夹脊抵腰至足，所以太阳病见头项强痛、身疼腰痛等症；足阳明经起于鼻梁凹陷处两侧，络于目，又循行于面部，故阳明病见目痛、鼻干、面赤等症；足少阳经起于目外眦，上抵头角，下耳后，入耳中，并从缺盆下行胸胁，循人体之侧，故少阳病见目赤、耳聋、胸胁苦满等症。因三阴属里，三阴经受邪，表现不如三阳经明显，但仍有某些证候，如太阴病有腹满、少阴病有咽痛、厥阴病有头痛等，均与经络循行部位有关。

脏腑辨证是根据脏腑的生理功能和病理表现，对疾病证候进行分析归纳，借以推断病机，判断病位、性质的一种辨证方法。以脏腑的病理反映而论，六经病证的产生都会涉及所属的脏腑。如太阳病中风证有肺气不利之鼻鸣，伤寒证有肺失肃降之喘咳。太阳病表邪不解可循经入腑，影响膀胱气化功能，形成太阳蓄水证。阳明之"胃家"，即包括胃与肠，若燥热与糟粕搏结成实，而腑气不通，则形成阳明腑实证。少阳包括胆与三焦，胆火上炎则口苦、咽干、目眩，三焦水火运行失常则心悸、小便不利等。太阴病见腹满而吐、食不下、自利益甚、时腹自痛等，为脾阳不振、寒湿困滞所致。少阴包括心与肾，又为水火之脏，故病有阳虚寒化和阴虚热化两大证型。厥阴病以肝郁化火，横逆上冲之上热下寒证为提纲等，皆提示六经病证中含有丰富的脏腑辨证内容。

综上所述，八纲辨证是一切辨证方法的总概括，它贯穿于六经辨证的始终；经络脏腑辨证是六经辨证的基础。六经辨证运用八纲辨证的分析方法，包含经络脏腑辨证的内容，融多种辨证为一体，相辅相成，相得益彰。六经辨证使八纲辨证系统化、具体化、明细化，使脏腑经络之间生理相关，病理相联，相互转化的关系更加明了。由于六经辨证不但是辨证纲领，而且是论治准则，它能以生动的实例"活化"八纲辨证、经络及脏腑辨证，从而使论治既有原则性，又具灵活性；同时以法处方，方证相应，使理、法、方、药一线贯穿，把辨证论治落到实处。所以，掌握六经辨证，即可灵活处理临床多种病证。

（四）六经病证的传变

六经病证是六经所属脏腑经络的病理变化在临床的综合反映，而人体是一个有机的整体，经络、脏腑之间有着密切的内在联系，某一经的病变往往会影响另一经，从而出现六经病证间的互相传变，以及合病、并病等证候。

传，是病情循着一定的趋向发展，由一经转到另一经。例如太阳传到少阳、太阳传到阳明、太阳传到少阴等。变，是指病情在某些特殊情况下，不循一定的趋向发展，而发生了性质的改变。例如太阳病变为结胸、痞证等。但由于传与变两者之间存在着一定的联系，而且都强调的是疾病发生了变化，故习惯上又统称为"传变"。

六经病证的传变与否，主要取决于四个因素：一是受邪的轻重；二是正气的强弱；三是治疗的当否；四是患者的体质和宿疾等。判断疾病传变的依据是临床脉证，而非受邪的日数或六经的顺序。六经病证的传变规律是，在一般情况下，邪盛正衰，多由表入里，由阳入阴；反之，正复邪衰，则由里出表，由阴转阳。前者是病情发展的传变，后者是疾病向愈的转归。

六经可以单独为病，也可以两经或者三经同时发病，故又有合病、并病之称。两经或三经同时受邪而发病者称为"合病"。如太阳阳明合病、太阳少阳合病、阳明少阳合病和三阳合病等。凡一经病证未罢，而又出现另一经证候者，称为"并病"。如太阳少阳并病、太阳阳明并病、少阳阳明并病等。合病、并病多针对三阳病而言。

六经病证不仅有传经而来者，还有"直中"者。直中是指病邪不经太阳或三阳阶段，直接侵入阴经的发病方式。产生直中的主要原因是正气内虚，抗邪无力。

六、《伤寒论》的论治法则

论治法则包括了治则和治法。治则是在中医理论指导下，对防治疾病具有普遍指导意义的大原则；治法是在治则指导下，针对疾病与证候的具体治疗方法。《伤寒论》的治则可概述为四个方面，而具体治法则贯穿其中。

（一）治未病

"治未病"是中医治则理论体系中最高层次的治疗学原则，含有预防医学意义。医学是以健康长寿为宗旨的。张仲景提倡通过养生保健，全其命期，即"保身长全，以养其生"。《素问·四气调神大论》曰"圣人不治已病治未病"，强调"防患于未然"的重要性。治未病具体包括未病先防和既病防变两个方面，这些内容在《伤寒论》中有广泛的体现。

（二）治病求本

《素问·阴阳应象大论》曰："治病必求于本。"治病求本是中医治则理论体系中的基本治疗原则。这里的"本"就是病因，就是病源，就是病机，即疾病的本质所在。亦即"见病知源"。辨证求因，审因论治，就是这个道理。在这里所说的"因"，不应理解为单纯的病因，而是包括邪与正两方面，内外因素的综合，实际是病机。所以只有辨证准确，论治才能有的放矢。如"伤寒发汗已，身目为黄，所以然者，以寒湿在里不解故也，以为不可下也，于寒湿中求之"（259 条），"于寒湿中求之"实为"求本"之意。

治病求本包括了正治和反治。正治法为"热者寒之""寒者热之"等；反治法是用于疾病的表象与本质不相一致者，如"热因热用""寒因寒用""通因通用""塞因塞用"等。

（三）调理阴阳，祛邪扶正，以平为期

调理阴阳是指调整阴阳的偏盛偏衰，以恢复阴阳相对平衡的治疗原则。从整体恒动观念出发，可以认为一切疾病皆是机体内部的阴阳失衡的结果，所以调理阴阳是治疗一切疾病的总原则。祛邪扶正是针对虚证、实证所制定的两个基本治则，在《伤寒论》六经病证的辨治过程中，处处体现了调理阴阳、祛邪扶正的治疗原则，而治疗八法贯穿其中。例如三阳病多属表、热、实证，以正盛邪实为基本病理，故治法以祛邪为主。太阳病经证，用解表之汗法。其中中风证用解肌祛风，调和营卫法；伤寒证用辛温解表，宣肺平喘法。太阳病蓄血证治以消法；太阳病类似证中的胸膈痰食证治用吐法。阳明病多属里、热、实证，其阳明经证用清法，阳明腑证用下法。少阳病为邪在半表半里，治以和法。三阴病多属里、虚、寒证，以正虚邪少为基本病理，故治法以扶正为主。如太阴病属里虚寒湿，治以温法；少阴病属心肾虚衰，其寒化证用温补法、热化证用清补法；厥阴病病情复杂，证候多变，因之治法随证而异，热者治以清下之法，寒者治用温补之法；若寒热错杂者则寒热并用等。在调理阴阳，扶正祛邪的过程中，或以祛邪为主，或以扶正为主，或祛邪与扶正兼顾，均据病情而定，妙在审时度势，做到祛邪不伤正，扶正不恋邪，以平为期。同时，还要时刻注意处理好"人、病、治"三者的关系，贯彻以人为本，以正气为主的思想，体现"护阳气""存津液""保胃气"的基本精神。

（四）明确标本，区分缓急

标本是一个相对的概念，常用来说明疾病过程中的各种矛盾关系。标本具有多种含义，若以疾病的本质与现象言，本质为本、现象为标；以发病的先后言，先病为本、后病为标；以病因与症状言，病因为本、症状为标。病有标本，证有缓急，故治有先后。一般情况下重在治本，这是六经病证论治的大法，但是在某些特殊情况下又要急则治其标，这是灵活处理之变法。明确标本，区分缓急这一治则在《伤寒论》中体现最明显的是对表里同病的处理。表里同病时须根据表证、里证的先后轻重缓急，采用不同的治法。先表后里为常法，先里后表为变法，表里同治为权宜之法；至于治表、治里的孰轻孰重，则应据病情而灵活掌握。

七、《伤寒论》的学习方法

《伤寒论》成书年代久远，文字古朴，言精而奥，法简而详，初学者尚难理解掌握其精髓。故学习时可参考以下方法：

（一）提高认识，明确目的

《伤寒论》是中医学的经典医籍，古人云"医者之学问，全在明伤寒之理"；今人曰《伤寒论》是"中医之魂"。《伤寒论》创立的六经辨证体系，确立的辨证论治原则，记载的药物方剂以及揭示的辨证思维方法等，不仅为诊疗多种外感疾病提出了辨证纲领和治疗方法，而且还为临床各科提供了辨证治疗的一般规律，对中医临床具有极大的启发和指导意义。所以，《伤寒论》是学习中医学的必读之书。

（二）了解文法特点，弄清字词含义

《伤寒论》是一部成书于东汉时代的古典医籍，其文法特点和某些字词的含义都和现代有一定的差异。故学习《伤寒论》必须首先了解它的文法特点，弄清字词的特殊含义，扫清语言文字方面的障碍，是读懂《伤寒论》的前提。

（三）熟读背诵原文，领会精神实质

熟悉并全面理解原文，领会其精神实质，是学好《伤寒论》的基础。因为张仲景的学术思想、辨证论治的思维方法都涵载于《伤寒论》的字里行间。如果不能熟读原文，进一步的研究就无从谈起；不能熟记背诵辨证论治原则和治疗方药，就谈不上临床熟练运用。所以必须熟读原文，对于揭示疾病辨证论治原则的重点条文更要熟记在心。只有通过对原著的反复研读、背诵，才能正确地领会原意，融会贯通，了解《伤寒论》所揭示的疾病演变规律，体会张仲景临床观察病情、分析病机、解决问题的思路和方法，进一步掌握六经辨证纲领和辨证施治原则。

（四）以六经病为纲，以方证为目

六经辨证和六经病证是《伤寒论》的核心。六经辨证是一种分析病机、归纳证候的思维方法，它比较抽象，需要在六经病证的辨治过程中去体会和掌握。六经病证是对邪气侵犯六经所属经络脏腑后所产生病理变化的概括，比较具体，便于理解和掌握。所以学习《伤寒论》时，应抓住六经病这一大纲，就能从整体上把握住多种外感疾病的一般发展规律。

方证是指六经病中所包括的具体证候类型。《伤寒论》有以方名证的惯例，故习惯上称为方证。《伤寒论》之方证各有具体的病因病机、证候治法和方药，故方证具有相对的独立性，也是六经病论治的基本单元。以各经病所属的方证为目，掌握诸方证的因机证治，就能对疾病发展各阶段的不同证候予以灵活处理。《伤寒论》有 113 个方证，

其中有基础方证、有加减化裁方证，初学者应把学习的重点放在基础方证上。实践证明，从六经病和方证入手，是学习《伤寒论》的捷径。掌握了六经病及其主要方证，就能纲举目张，执简驭繁。

（五）学以致用，联系临床实际

《伤寒论》之所以历经千百年而不殆，倍受历代医家的推崇与重视，就在于它能够有效地指导临床工作、解决实际问题。学习《伤寒论》的最终目的，是为了提高中医理论水平，提高临床诊疗能力。因此学习《伤寒论》，必须理论联系实际，应注意将所学知识应用到临床中去，通过学以致用，临床实践，才能加深印象，加深理解，达到真正掌握。

（六）适当参阅注本，结合现代研究

迄今为止，研究阐释《伤寒论》的专著已有数百部之多，它们分别从不同的角度阐发《伤寒论》的学术思想，揭示《伤寒论》辨证论治规律，记载了大量临床应用《伤寒论》理法方药的经验及体会，从而推动了伤寒学术的发展。因此，在学习过程中，适当参阅《伤寒论》的注释阐发书是很有必要的。

近年来，随着现代科学技术的飞速发展，人们利用现代哲学方法、现代医学及现代科技手段分别从理论、临床、实验、药理等角度，对《伤寒论》的辨证思维方法、六经实质、六经病证、诊断方法、治法方剂、药物诸方面进行了全方位的研究和探讨，在许多方面已获得了可喜的成果。作为现代中医大学生，除应全面继承《伤寒论》的宝贵遗产外，还肩负着进一步研究、发展中医学术的重任。因此，在学习过程中还应结合现代研究的成果，了解现代研究的思路和方法等，以开阔自己的思维、拓展自己的视野和知识面，为今后的创新性研究奠定基础。

复习思考题

1. 《伤寒论》是一部什么书？
2. 查阅文献，说明《伤寒杂病论》产生的时代背景及著作的沿革。
3. 《伤寒论》的主要版本有哪些，分别定型于什么时代？
4. 试述《伤寒论》的学术渊源和成就。
5. "伤寒"的含义有哪些？有何理论根据？
6. 简述《伤寒论》六经、六经病证、六经辨证的概念。
7. 分析说明六经辨证与八纲辨证、经络辨证、脏腑辨证的关系如何。
8. 何谓传变？影响传变的因素有哪些？试述合病、并病、直中的含义。
9. 《伤寒论》的治则有哪些？
10. 查阅资料，结合自己的实际，制订《伤寒论》的学习计划。

各 论

辨治总纲 ▷▷▷▷

【要点导航】

1.掌握《伤寒论》辨外感病阴、阳两类证候的总纲；辨寒热真假的方法及变证的治则。

2.熟悉《伤寒论》辨疾病传变的原则及方法。

3.了解《伤寒论》病愈的机转。

一、辨病发于阳，发于阴

【原文】

病有發熱惡寒者，發於陽也；無熱惡寒者，發於陰也。發于陽，七日愈，發于陰，六日愈。以陽數七、陰數六故也。（7）

【提要】辨外感病阴、阳两类证候的总纲。

【解析】本条以外感病初期"发热恶寒"和"无热恶寒"的证候特征，来判断疾病的阴阳属性，具有辨证总纲的意义。六经病分为三阳病和三阴病两大类型。"发热恶寒，发于阳"是指发于三阳。盖外邪侵袭人体，三阳正气不衰，阳气旺盛，邪气盛实，正邪剧争，而呈亢奋状态，故以发热为主要标志。如太阳病发热恶寒，阳明病但热不寒，少阳病往来寒热。总之，邪在三阳，多为正盛邪实，正邪交争剧烈，以发热为特征。故曰"发热恶寒者，发于阳也"。"无热恶寒，发于阴也"，是指发于三阴。盖三阴属里，阳气不足，阴寒内盛，抗邪无力，病情呈虚衰状态，故以无热而寒为主要标志。如太阴里虚寒湿，少阴心肾阳虚，厥阴虚寒诸证，均无发热，而以畏寒肢厥等为特征。故曰"无热恶寒者，发于阴也"。

《素问·阴阳应象大论》说"善诊者，察色按脉，先别阴阳""阳胜则热""阴胜则寒"。《伤寒论》以外感病初期发热之有无，来辨别病证之阴阳属性，具有提纲挈领，执简驭繁的作用，故为六经辨证之总纲。由于临床证候的复杂性，须知以上所言乃指其常，还须知其变。如太阳伤寒初起也可能有短暂不发热的过程，此时"未发热"者绝不能以"发于阴"而论。太少两感之少阴病初起，也可出现"反发热"者；少阴病寒化证的阴盛格阳于外者又可见身热"不恶寒"等，均不能以"发于阳"而论。

"发于阳，七日愈，发于阴，六日愈"，这是张仲景对疾病愈期的一种预测。其根据是伏羲氏《河图洛书》的"水火成数"。盖"天一生水，地六成之；地二生火，天七成之"。水属阴，其成数为六，六为偶数亦属阴，故曰"阴数六"。火属阳，其成数为七，七为奇数亦属阳，故曰"阳数七"。发于阳的疾病，应当在阳数内痊愈，发于阴的疾病，应当在阴数内痊愈。故曰"发于阳，七日愈，发于阴，六日愈"。不过，这种预测方法，是否与病愈的实际情况相符，尚待进一步研究。

二、辨寒热真假

【原文】

病人身太①热，反欲得衣者，热在皮肤②，寒在骨髓③也；身大寒，反不欲近衣者，寒在皮肤，热在骨髓也。（11）

【词解】

①太：通"大"。《广雅疏证》："太亦大也。"

②皮肤：指表浅，在外。

③骨髓：指深层，在内。

【提要】根据患者的喜恶，辨寒热真假。

【解析】寒热是辨别疾病性质的纲领，也是判断阴阳属性的主要依据。发热、恶寒是外感病中常见的临床症状，热证、寒证是对疾病证候性质的概括。热证者多有发热，寒证者多有恶（畏）寒。然而发热者不一定都是热证，恶（畏）寒者不一定都是寒证。从临床看，单纯的寒热易辨，但当病情发展到重危阶段，其临床表现往往出现与疾病本质不一致的假象时则不易区分。此时必须仔细辨析，透过现象，抓住本质，切勿被假象所迷惑。

本条介绍根据患者的喜恶之情来辨别寒热真假的方法，为临床辨证提供了宝贵经验。如患者身大热，似属热证，按常理应该恶热喜凉、掀去衣被；然而患者却欲厚衣覆被、喜温避寒，即提示身大热是假象，里有阴寒才是真情。此属阴寒内盛，格拒虚阳浮越于外的真寒假热证，故曰"热在皮肤，寒在骨髓"。患者"身大寒"，似属寒证，按常理应该喜热畏寒、加衣覆被；然而患者却不欲近衣、掀去衣被，即提示身大寒是假象，阳热内盛才是真情。此属邪热深伏，阳气闭郁的真热假寒证，故曰"寒在皮肤，热在骨髓"。

"欲"与"不欲"是患者的主观意愿，虽然可以反映疾病的本质，但是临床要准确地鉴别疾病的寒热真假仅凭患者的主观意愿是远远不够的，还必须四诊合参，综合分析。

【原文】

病人脉數，數為熱，當消穀引食①，而反吐者，此以發汗，令陽氣微，膈氣

虚，脉乃數也。數為客熱，不能消穀，以胃中虛冷，故吐也。（122）

【词解】

①消谷引食：消谷，即消化食物；引，取过来，拿来。消谷引食，即易饥多食。

【提要】辨数脉所主之寒热真假及辨脉症是否相应。

【解析】数脉一般主热。若患者脉数，且数而有力，则易饥多食，此乃胃阳旺盛，火盛杀谷之象。今患者虽见数脉而反呕吐且不能食，出现脉与症不相一致，其中定有一真一假，须认真分析，做出判断。是从脉？或从症？分析发现其脉数不是因于真热，而是假热，缘于胃中虚寒，虚阳躁动所致。其脉虽数，必是数而无力。此因虚寒而脉数，形似有热，实非真热，故谓之"客热"。仲景以此为例，一是强调数脉主热有真假之辨；二是强调脉症在一般情况下是相符相应的，但在特殊情况下，亦可出现脉与症不相应的矛盾现象，如数脉亦可见于虚寒证。此时必须四诊合参，才能明辨脉与症的真与假，正确决定从脉抑或从症。

三、辨传变

【原文】

傷寒一日①，太陽受之，脈若靜②者，為不傳。頗欲吐，若躁煩，脉數急③者，為傳也。（4）

傷寒二三日，陽明、少陽證不見者，為不傳也。（5）

傷寒三日，三陽為盡，三陰當受邪，其人反能食而不嘔，此為三陰不受邪也。（270）

【词解】

①伤寒一日：伤寒，系广义。一日，是约辞，指初期。伤寒一日，指受邪之初。

②脉若静：若，作"或"解。静，静止、未变之意。脉若静，指脉象与病证相符，没有变化，亦即脉不数急。

③脉数急：相对脉静而言，即脉象有了变化。

【提要】根据脉症，辨病传与不传。

【解析】外感初期，邪气多犯太阳而发病。由于受邪有轻重不同，体质有强弱之分等，故辨太阳病传与不传，当以脉症为凭，不能拘泥于患病时日。如果患者的脉象无变化且与太阳病的其他见症相符，则知邪气仍在太阳之表，病没有发生传变；若患者出现恶心呕吐、躁烦不安，脉象数急等，脉症已变则说明邪气已离开太阳之表而入里，病证发生了传变。

"伤寒二三日"，即患外感病已有一段时间，既未出现身热、汗自出，不恶寒，反恶热，脉大等阳明病证；也没有口苦，咽干，目眩，往来寒热，脉弦细等少阳病证，则可断定邪气尚未传变，仍属太阳病。

《素问·热论》载有伤寒一日太阳，二日阳明，三日少阳，四日太阴，五日少阴，六日厥阴的"计日受邪传经"说。270条据此提出"伤寒三日，三阳为尽，三阴当受邪"，以作悬拟假设之词。实则疾病的传变与否，与受邪的轻重，正气之强弱，治疗之当否等因素有密切关系。如以少阳病为例，判断其预后转归，一般阳盛多入阳明之腑，阴盛易入三阴之脏。现患者三阴正气未衰，脾胃调和，既未见太阴病的腹满而吐、食不下；也没有少阴病的欲吐不吐，下利清谷；更不见厥阴病的饥不欲食，食则吐蛔，故判断为三阴不受邪。

以上三条，说明外邪袭人，不论发病时日的短或长，判断传变与否，不是计日传经，而是依据脉症。这是张仲景对《素问·热论》计日传经理论的重要突破和发展创新

四、变证治则

【原文】

太陽病三日……此為壞病①……觀②其脈證，知犯何逆③，隨證治之。（16）

若已吐下、發汗、溫針，讝語，柴胡湯證罷，此為壞病，知犯何逆，以法治之。（267）

【词解】

①坏病：指因误治病情恶化，证候错综复杂，难以用六经病证称其名者。柯韵伯说："坏病者，即变证也。"

②观：在此作诊察解，泛指四诊，不独指望诊。

③知犯何逆：知，知道，了解，明确。犯，触犯，发生之意。逆，违背，不顺，此指误治造成了变证。

【提要】变证的诊治原则。

【解析】"坏病"，就是变证。张仲景针对太阳病变证提出了"观其脉证，知犯何逆，随证治之"的原则。"观其脉证"，即了解掌握当前的脉症。运用望、闻、问、切四诊方法，全面诊察患者的临床表现，准确把握其临床资料。"知犯何逆"，即在四诊收集资料的前提下，运用中医理论和辨证方法，进行分析、归纳，明确该变证的病因病位、病性病机，做出诊断。"随证治之"，是指在正确诊断辨证的基础上，确立治法，按法选药组方施治。

267条指出少阳病误治后出现变证的治则是"知犯何逆，以法治之"。其含义和16条太阳病变证的论治原则相同，只是表述方式稍有差异罢了。

16条和267条所述变证的论治原则，其实质是具体问题，具体分析，区别对待，这是对中医辨证论治精神的高度概括，故其虽是针对变证提出的，但实际上对治疗一切疾病都具有普遍的指导意义。

五、病愈机转

【原文】

凡病，若發汗，若吐，若下，若亡血，亡津液，陰陽自和者，必自愈。（58）

【提要】阴阳自和是一切疾病向愈的基础。

【解析】阴阳失调是一切疾病产生的病理基础，而调理阴阳，使之恢复或保持相对

平衡，达到"阴平阳秘"状态，是防病治病的根本原则。"凡病"，泛指一切疾病。条文中连用四个"若"字，作"或"字解，是假设、不定之辞。汗、吐、下诸法，本为祛邪而设，用之得当，则邪去正安；若用之不当则既伤正气，又使邪气不去而变证丛生。诸病在汗、吐、下之后，虽亡失津血，致正气损伤，但此时若邪气已去，正伤不甚者则不必再施药物治疗，可采用饮食调养、善自珍摄之法，通过人体自我调节能力，达到"阴阳自和"而自愈；若邪虽去而正伤太甚，或自身调节能力较差者，仍需给予药物治疗，以促其早日阴阳自和，达到"阴平阳秘"而康复。

阴阳自和，主要强调在恢复阴阳平衡的过程中，机体自身的积极调节作用是至关重要的。任何治疗手段，也只有作用于机体，通过机体内因才能发挥其调节作用，通过"阴阳自和"达到阴平阳秘。

【原文】

大下之後，復發汗，小便不利者，亡津液故也。勿治之，得小便利，必自愈。（59）

【提要】举例说明误治伤津后阴阳自和而自愈。

【解析】大下之后，又予发汗，是汗下失序，重伤阴津。其小便不利是津伤而化源匮乏所致，即"亡津液故也"。此时切不可一见小便不利即用渗利之法，若再利小便，势必更伤津液而加重病情，故仲景告诫"勿治之"。强调切勿用利小便的方法去治疗津伤的小便不利。只要病邪已去，可通过机体自身调节作用，待津液恢复，化源充沛，水津四布，则小便自利。当然这里不是坐待病愈，而是举例说明上条阴阳自和的意义。汗下津伤而致小便不利者，必待津液恢复，则小便自利。然又有两种情况：一是患者津伤不甚且体质尚可，自我调节功能尚好者，可以通过调养，使津液充足，阴阳自和；二是津伤较重且体质较差，自我调节功能欠佳者，可适当用药物生津增液，促使其阴阳自和。

以上两条，论述一切疾病可以通过药物，也可不用药物，而通过调养，即调动和依靠机体自身的调节能力，使阴阳自和，达到治愈或自愈的目的。这一病愈机转提示我们治病之目的，当以"阴阳自和"为宗旨。可见阴阳自和是中医治疗学的一个重要学术思想。如果进一步深入思考，阴阳自和也是在每时每刻调节着正常人体生理状态下的阴阳平衡。所以阴阳自和不但是治已病的宗旨，也是治未病的基础。故人体只要阴阳自和，便可健康长寿，走完自己应该存活的生命期限，度百岁乃去。故仲景云"保身长全，以养其生"，就是这个道理。这不仅体现了仲景以健康为宗旨的治未病思想，也充分展现了《伤寒论》重视内因，强调人体的自我控制，自我调节，以养为主，以治为辅的论治特色。

上述十条，分为五个方面，集中体现了张仲景治未病的思想和辨证论治精神，故从六经病中提出单列作为辨治总纲。第7条根据疾病有无发热，判断病证的阴阳属性，具有辨证总纲的意义。第11、122条辨寒热真假，以确立四诊合参的辨证原则，才能做到去伪存真，透过表面现象，抓住内在本质。第4、5、270条辨疾病传变，突破《素问·热论》计日传经说，提出疾病的传与不传当以临床脉症为凭。第16、267条提出"观其脉证，知犯何逆，随证治之"论治原则，虽是针对变证而言，实为中医辨证论治精神的高度概括，具有普遍指导意义。第58、59条论病愈机转，强调阴阳自和是中医治病的宗旨，体现了仲景以健康为中心的治未病的思想，同时也展现了仲景重视内因、强调自我调控的论治特色。

复习思考题

1. 如何理解第 7 条？学习本条的意义何在？
2. 结合第 11、122 条说明如何辨寒热真假？
3. 《伤寒论》如何判断疾病的传与不传？举例说明。
4. 如何理解"观其脉证，知犯何逆，随证治之"？它体现了什么精神？
5. 何谓"阴阳自和"？学习第 58、59 条有何意义？

第一章 辨太阳病脉证并治 ▷▷▷▷

【要点导航】

1. 掌握太阳病提纲及分类；太阳中风表虚证、太阳伤寒表实证及其主要兼证的证治；蓄水证和蓄血证的证治；太阳病变证之热证、虚证、结胸证、痞证、上热下寒证的证治。

2. 熟悉表郁轻证、火逆证、太阳病类似证的证治。

3. 了解太阳的生理、病理特点，太阳病的转归及愈期。

太阳包括手太阳小肠和足太阳膀胱的经与腑，与手少阴心和足少阴肾的经、脏相表里。

太阳之经在人体行径最长，敷布肌表最为广泛。其中，足太阳膀胱经从头走足，行于人身之背而统诸阳，其经气旺则诸阳不衰，卫外功能强健，使邪气不能侵袭，是故体健无病而有赖于太阳。其腑为膀胱和小肠，膀胱为州都之官，主藏津液而司化气行水；小肠主受盛化物而泌别清浊，皆关乎人体津液的输布与代谢。由于以上生理缘故，所以说太阳为六经之首，统摄营卫而主一身之表，职能固护卫外，有诸经藩篱之称。

外邪侵袭人体，多从皮毛而入，太阳首当其冲，致使营卫不和而卫外失职；正邪交争，则出现恶寒发热，头项强痛，脉浮等症状，此为太阳病的基本脉症。但是由于人的体质有强有弱，感受邪气的轻重、性质、方式的不同，所以太阳病又有经证和腑证之分。太阳经证还有中风、伤寒、温病等不同类型；腑证又分为蓄水证和蓄血证。若患者机体腠理疏松，卫气不固，感受风寒邪气后，致营卫不调，出现发热、汗出、恶风、头项强痛、脉浮缓等症状者，为太阳病中风证；若患者腠理固密，感受风寒较重，以致寒邪束闭肌表，卫阳被遏，营阴郁滞，出现恶寒发热、头项强痛、无汗而喘、身疼腰痛、骨节疼痛、脉浮紧等症状者，属太阳病伤寒证；若风热等温邪侵袭机体，致营卫失调，阴津损伤，出现发热而渴、微汗出、微恶寒或不恶寒、脉浮数等症状者，则为太阳温病。在太阳病经证的发生、发展过程中，随着病情的变化，常有许多兼证。例如太阳病中风证中，就有邪入太阳经输兼项背强几几者；有新感引动宿疾而兼喘咳者；有阳虚不固而兼漏汗不止者；有气营两虚而兼身痛脉沉迟者；等等。

太阳病经证未能痊愈，邪气可循经深入太阳之腑，而成为太阳病腑证。外邪循经入里，影响膀胱气化功能，致水气内停，出现小便不利、渴欲饮水、少腹里急者，则为太阳病蓄水证；若外邪循经入里化热，与血搏结于下焦，致瘀热内结，出现少腹急结，或硬满疼痛，其人如狂或发狂者，是为太阳病蓄血证。

太阳病每多传变，或因失治误治，或因脏腑之气偏盛偏衰，而出现了新的证候，且不具备六经病的基本特征时，就称为太阳病变证。变证不属于太阳病，而列于太阳病篇者，其因有二：一是说明太阳病作为外感疾病的初期阶段，在其发生发展的过程中，若不痊愈则发生各种变化的可能性比较大，形成变证的机会也比较多；二是用以说明在外感疾病的变化中有着由表及里、由此及彼的复杂内在联系。当然只是说在太阳病篇论述的变证比较多，而在其他诸篇中也有论述，可以相参。疾病传变的形式虽然比较复杂，但仍有规律可循，一般阳气偏盛者邪多入三阳之腑，阴气偏盛者邪多入三阴之脏，例如热传阳明而致下利，喘而汗出；下后复汗，肾阳虚弱而致昼日烦躁不得眠等等。

此外，在太阳病篇中还有水饮、痰实、风湿等病证，虽属杂病范畴，但由于它们有时也出现类似于太阳病证候的表现，为便于相互鉴别，也把这些证候列于太阳病篇论述，称为太阳病类似证。

太阳病的治疗因经证、腑证而不同。经证总的治法是发汗解表，但具体到中风证，则当调和营卫，祛风解肌，方用桂枝汤；伤寒证，则当辛温发汗，宣肺平喘，方用麻黄汤；温病则宜辛凉解表。腑证的治疗，首先要明辨蓄水证和蓄血证：蓄水证宜化气行水，方用五苓散；蓄血证当活血逐瘀，方用桃核承气汤、抵当汤等。临床上疾病的证候是复杂的，典型的单一证候并不多见，而更多的是复合性证候，即所谓兼证。太阳病兼证的治疗，应在辨明主证，确立主法主方的基础上，随症加减。太阳病变证的治疗，则应遵"观其脉证，知犯何逆，随证治之"的原则。

太阳病是六经病证的初期阶段，邪浅病轻，一般预后较好。其转归大致有三：其一，治疗得当，邪去病解而愈；其二，邪传他经，演变成其他经病，如内传少阳、阳明，或内陷三阴；其三，病情发生较大变化，已无六经病证可循者，称为坏病或者变证。

第一节　太阳病纲要

一、太阳病提纲

【原文】

太陽之為①病，脈浮，頭項強痛②而惡寒。（1）

【词解】

①之为：之，在这里为助词，无字面意义。为，是动词，有发生、形成的意思。

②头项强（jiàng）痛：即头痛项强。项，指颈的后背部。强，强硬而不柔和之意。头项强痛，即感觉到头痛伴项背部强硬而不柔和。

【提要】太阳病脉症提纲。

【解析】太阳为一身之藩篱，主表而卫外，外邪侵犯人体，太阳首当其冲，正气因之奋起抗争，与邪气交争于肌表，是发为太阳病。外邪侵袭太阳，正气浮盛于表与邪抗争，故脉象应之而浮。太阳经起于目内眦，上额交颠，下项夹脊，抵腰至足，风寒之邪束闭肌表，太阳经脉之气凝涩郁滞，运行受阻，故出现头痛、项背强滞。风寒犯表，损伤卫气，致其不能温煦肌肉腠理，则恶寒。脉浮、头项强痛而恶寒概括了太阳病的主要脉症，是临床辨识太阳病的标志，故作为太阳病的提纲。自此以下凡称太阳病者，多包括这组脉症。柯韵伯说："仲景作论大法，各立病机一条，提揭一经纲领，必择本经至当之脉症而表章之。"

太阳病时正邪交争于表，必有发热，故太阳病一般应是恶寒与发热并见。本条原文中未提及发热，属省文。如第2条之中风证，第6条之温病，第35条之伤寒证均有发热，宜前后互参，方能正确理解。

二、太阳病分类

（一）太阳中风

【原文】

太陽病，發熱，汗出，惡風①，脉緩②者，名為中風③。（2）

【词解】

①恶风：即畏风。恶风与恶寒有轻重之别，当风则怕冷，无风则安宁者称为恶风；身居密室亦怕冷者称为恶寒。

②脉缓：指脉象柔和而张力不大，是因风邪犯表经脉松弛之象，与寒邪犯表的脉紧相对而言。

③中（zhòng）风：中，感受之意。这里的中风，是指风寒（以风为主）之邪犯表所致的证候名，与杂病的猝然晕倒、口眼喎斜、肢体不遂的中风病不同。

【提要】太阳病中风证的主要脉症。

【解析】中风证是太阳病的主要证候类型之一，以脉浮缓、汗出、恶风、发热、头痛为主要脉症，其病机是因患者腠理疏松，风寒（以风为主）侵袭，卫外不固，营阴不能内守所致。

本条首言太阳病，说明中风证是在第1条原文脉症的基础上，又见发热、汗出、恶风、脉缓的证候。太阳病中风证的发生，就其邪气而言，当以风邪为主；就其体质而言，患者一般体质较弱，肌肤腠理疏松，一旦遭受风寒侵袭，则卫阳之气浮盛于外与邪抗争，故发热；卫阳被邪气所伤，则卫外不固，加之腠理疏松不密，使营阴不能内守，阴液外泄而见汗出；卫气损伤则不能司"温分肉"之职，且汗出又致毛窍不闭，则患者不胜风袭，故恶风寒；脉浮是正气趋向于外与邪抗争所致，脉缓是风邪犯表，经脉弛缓之象，亦与营液失守，津液外泄而汗出有关。在中风证的主要脉症中，当以汗出、脉缓为特征，它既能揭示太阳病中风证的病机是营卫失调，卫强营弱，又能区别于无汗、脉紧的伤寒证。由于本证以汗出、脉缓为特征，所以后世又称其为太阳病表虚证。但必须注意虽名为"表虚"而实非虚证，因为这是与无汗而脉浮紧的伤寒证相对而言的。

（二）太阳伤寒

【原文】

太陽病，或已發熱，或未發熱，必惡寒，體痛，嘔逆[1]，脉陰陽俱緊[2]者，名為傷寒[3]。（3）

【词解】

①呕逆：呕，是指呕吐或呕哕；逆，既可以是指引起呕哕的胃气上逆，也可以是指风寒束表，肺卫失宣的喘咳气逆。呕逆，是指风寒表证时常见的呕哕和喘咳等症状。

②脉阴阳俱紧：阴阳是指脉的部位，尺为阴，寸为阳。脉阴阳俱紧，意为寸关尺三部脉均显浮紧之象。

③伤寒：这里专指外感风寒邪气而致太阳表证的证候。

【提要】 太阳病伤寒证的主要脉症。

【解析】 伤寒是太阳病的另一种重要证候类型。条文首言太阳病者，说明伤寒证的表现也是在"脉浮，头项强痛而恶寒"的基础上，不论已发热或未发热，又出现身体疼痛，呕逆，脉阴阳俱紧等症状。其病机是由于风寒之邪（寒邪偏盛）侵袭体表，致腠理闭塞，卫阳被遏，营阴郁滞而发病。

风寒犯表，卫阳之气趋向于外与邪抗争，必然发热，故发热也是太阳伤寒证的主要症状之一，这在第35条和第46条中都已明确。但本条言发热时用了"或已""或未"的不定之词，说明太阳病伤寒证的发热有迟早的不同，其原因与感邪的轻重、体质的强弱、卫阳反应的迟速有关。"已发热"多是风寒袭表，感邪较轻或体质较强，卫阳之气能及时伸展以达表抗邪，故起病即可见发热的症状；"未发热"者多是由于感受风寒之邪较重或体质较弱，卫阳之气受损，郁闭于内而不能及时伸展外达，从而不能亟起以抗邪，故发热较晚。然而卫表既已受邪，卫阳终究要达表与邪抗争，故发热亦为必见之症。风寒袭表，寒邪偏盛，卫阳为之束闭而损伤，难以司温煦之职，故必见恶寒。也就是说太阳伤寒证的发热可有迟早，但恶寒一症必定出现较早且严重。风寒束表，寒性凝滞，不仅卫阳闭遏受损，而且营阴亦随之郁滞，使太阳经气运行受阻，所以太阳伤寒证除有头痛外，多有明显的周身疼痛；风寒犯表，多影响里气失和，使肺失宣降或胃失和降，故常兼见呕哕、喘咳等气逆的症状。脉阴阳俱紧是说寸关尺三部脉均显浮紧之象，浮说明病位在表，紧属风寒束表，卫阳被遏，营阴郁滞，经脉收引之象。

结合第35条，无汗是太阳伤寒证的主症之一。太阳伤寒证的病机是腠理闭塞，卫阳被遏，营阴郁滞，与太阳中风证的腠理开泄，卫外不固，营阴不能内守者相反，故中风者汗出，伤寒者无汗。无汗与有汗相对，这是太阳伤寒证区别于中风证的特征性症状。因为太阳伤寒证腠理闭塞而无汗，故后世又称其为伤寒表实证。从临床实际看，太阳中风证多见于体质较弱、腠理不固之人，偶感风寒之邪，致营卫失调，则以发热、汗出、恶风、脉缓为主要症状。太阳伤寒证多见于素体壮实，腠理固密之人，感受风寒之邪，致卫遏营郁，则以恶寒、发热、无汗、体痛、脉紧为主要症状。可见太阳中风证与伤寒证之间，有着体质强弱和感邪轻重的差异，在临床辨证方面当以有汗、无汗为着眼点。

（三）太阳温病

【原文】

太陽病，發熱而渴，不惡寒者，為溫病①。若發汗已，身灼熱②者，名風溫③。風溫為病，脉陰陽俱浮④，自汗出，身重，多眠睡⑤，鼻息必鼾，語言難出。若被下者，小便不利，直視⑥失溲⑦；若被火⑧者，微發黄色，劇則如驚癇⑨，時瘈瘲⑩，若火熏之⑪，一逆⑫尚引日⑬，再逆促命期⑭。（6）

【词解】

①温病：外感病中由温热邪气所致的一类病证，与前述的中风、伤寒都属于广义伤寒的范畴。

②身灼热：形容身体发热较重，有如火灼之热。在这里还有说明发热较前加重的意思。

③风温：指温病误用辛温发汗后所出现的变证，与后世温病学中的"风温"概念不同。

④脉阴阳俱浮：阴阳指寸尺而言，即寸关尺三部脉皆浮盛有力，为阳热内盛之象。

⑤多眠睡：神明为热邪所困扰，呈昏睡状态。

⑥直视：双目前视，眼球动转不灵。

⑦失溲（sōu）：溲，一般是指大小便。《史记·扁鹊仓公列传》说："使人不得前后溲。"因本条前有"小便不利"，故此处失溲当指大便失禁。

⑧被火：火，指灸、熏、熨、温针等火治法。被火，指曾用火法治疗。

⑨惊痫（xián）：痫，即癫痫。惊，指惊惕。

⑩时瘈瘲（chì zòng）：瘈同瘛，收缩曰瘛；瘲，松弛曰瘲。时瘈瘲，即阵发性四肢抽搐。

⑪若火熏之：像被烟火熏过一样。用来形容患者皮肤呈暗黄色。

⑫逆：指错误的治疗。

⑬尚引日：引，延长、迁延的意思；日，指时日。尚引日，指尚可迁延时日。

⑭命期：即生命存在于世的间期，在这里指患者的生存期。

【提要】太阳温病的脉症特点及误治后的变证。

【解析】太阳温病是由温热邪气侵犯太阳所致的病证，与太阳中风和太阳伤寒一起都属于广义伤寒的范畴。但温病是由温热邪气所致，与中风、伤寒由风寒所致者不同，其主要脉症以"发热而渴，不恶寒"为特点，与太阳中风、伤寒的发热必恶风寒、口不渴有明显的区别，反映了感受温热之邪，热盛津伤的基本病机。

温为阳邪，且充斥内外，最易耗伤津液，故温病初起，在发热的同时便有口渴，这里是就温病的总体特征而言。若温病初起，受邪尚浅，也可见微恶风寒的症状，是温热邪气伤卫，卫失固表所致。但其恶寒程度一般较中风、伤寒为轻，时间较短，且多有口微渴、舌红、脉浮数等症状，临证应做鉴别。原文仍以"太阳病"冠首者，一方面是为了在太阳病篇一开始就表明《伤寒论》是一部论述包括温病在内的广义伤寒的专著；另一方面也在告诫人们，温热之邪侵犯太阳肌表所致的证候与风寒之邪侵犯太阳肌表所致的证候，虽然病位相同，但因邪气性质不同，所以临床症状必然有别，不可混淆。本条对后世温病学家极有启发，他们在该条的基础上，根据温邪种类及其所犯部位，对温病的发生、发展演变，都有比较深入和翔实的研究，逐步形成了以卫气营血辨证、三焦辨证等为独到理论体系的温病学说。这是对《伤寒论》学术体系的发展和补充。

温病是因外感温热之邪发病的，温为阳邪，易蕴内热，热郁而津伤，故温病的治疗原则，总以寒凉清解为大法，切忌辛温助热之剂。即使温病初起，邪在肺卫，其治疗亦只宜辛凉透解。温病若误用麻黄汤、桂枝汤等辛温之剂，必致热盛津伤，形成变证，谓之"风温"。此时，邪热鸱张，发热不但不降，反会升高而为"身灼热"。脉象是寸关尺三部皆浮盛有力，此为邪热充斥内外，鼓动气血涌流所致。阳热内盛，蒸腾津液外泄，故自汗出。壮火食气，火热内盛，损伤元气故身重无力，难以转侧。热伤气阴，上扰神明，则患者呈困顿嗜睡状态。邪热壅肺，气道不利，则呼吸急迫、出现鼾声。语言难出是由于邪热内郁，肺壅不宣，或热盛神昏所致。

上述风温变证，若不遵清热育阴之法救治，反误用攻下，则会促使病情的进一步恶化，出现小便不利、直视失溲等危象。小便不利是误下重伤阴液，化源告竭；直视乃热盛津伤，精气不能上注于目，甚者属真阴涸竭，热盛动风之象；失溲（大便失禁）乃热盛神昏，阴窍失约之候。以上说明风温误下可致热愈盛而津愈伤。

若再次误用火攻，则津枯火炽，病情更加危重。但在严重病证中，又有相对微甚之分。"微发黄色"，是说火逆变证中比较轻微的证候，可出现黄疸变证。这是由于热盛而误用火法治疗，火热相助，熏灼肝胆，胆失疏泄，胆汁不循常道而溢于肌肤所致。在火逆变证中比较严重的是因火热炽盛，气阴耗竭，水不涵木，热极生风，从而出现阵发性的肢体抽搐的现象，即"如惊痫，时瘛疭"。同时火灼肝胆亦更为严重，从而见肌肤之黄有如火熏一般，黄而晦暗。

原文从"被下者"以下的文字，是概述对风温变证的治疗，在不明清热育阴之旨的情况下反而误治，以至津枯火炽，病势垂危。其中误下是一逆，误火是再逆。误下之后病情已很严重，再经误火，患者便有生命危险，故仲景告诫"一逆尚引日，再逆促命期"。

通观本条原文概括如下：温病和中风、伤寒一样，都是广义伤寒范畴内太阳病的一种证候；所以，张仲景在太阳病提纲之下，分别列出中风、伤寒、温病三证，这是太阳病的主要分类，后世医家通俗地称为"一大纲，三小纲"。三者虽然均属广义伤寒的范畴，但它们的病因、病机、脉症、治疗原则等均不相同，应注意鉴别。

三、太阳病愈期

【原文】

太陽病，頭痛[①]至七日以上自愈者，以行其經盡[②]故也。若欲作再經[③]者，針足陽明，使經不傳則愈。（**8**）

【词解】

①头痛：在这里指头痛项强、恶寒发热等太阳病的临床脉症。

②行其经尽：指邪犯太阳经的疾病过程全部结束。

③再经：指邪在某经的病变过程结束后，传入另外一经而发病的现象。这里是指太阳经病变结束后邪传入阳明经而发病。

【提要】指出太阳病自愈之机与针刺足阳明经使邪不内传之法。

【解析】本条指出太阳病存在不经治疗而自然痊愈的病理机转。这是因为邪犯太阳，病势轻浅，正气无大伤，脏腑未亏损，在素体较强之人可以通过自身调节，动员机体的抗病能力，使正胜邪却、阴阳平秘而病愈。条文称"七日以上自愈"，是约略言太阳病时日较久，邪气在太阳经的病程即将结束，亦是正气来复，邪气衰退之期，故有自愈之可能。当然，自愈的指征应以头痛等太阳病的脉症完全消失为准。条文中只言"头痛"一症，是省文法，实应包括恶寒、发热、脉浮等太阳病的基本脉症。

若太阳病七日以上，病证不愈，病邪有向阳明经内传的趋势时，可先针刺阳明经穴位，使其经气疏通，抗邪之力增强，就能阻止邪气内传阳明经，即所谓"先安未受邪之地"。张仲景在这里提出的预测太阳病自愈或传变的时日以及传变趋势与预防传变之法，具有很好的临床指导意义。

【原文】

太陽病欲解時①，從巳至未上②。（9）

【词解】

①欲解时：指邪气可能得到缓解的时段，并不是指疾病必然要痊愈的时辰。

②从巳（sì）至未上：指巳、午、未三个时辰。巳，9时至11时；午，11时至13时；未，13时至15时。从巳至未上，指从9时到15时这段时间内。

【提要】根据天人相应的理论，推测太阳病可能缓解的时段。

【解析】《内经》曰："人以天地之气生，四时之法成。"此说明人与自然界息息相关。人类在长期的进化过程中，形成了适应自然的能力，自然界阴阳之气的正常消长变化为人的健康生活提供了条件。当然自然界阴阳的异常变化形成的非时之气——六淫邪气等亦可伤人致病，但在发病以后机体仍然对自然界的阴阳消长有着较强的适应能力，而自然界正常的阴阳消长与机体适应能力的有机结合，则有助于机体抗邪而恢复健康。因此，六经病的邪去病解都有大致相应的时辰。太阳病邪气可能解除的时段是巳、午、未三个时辰，相当于现在的上午9时至下午3时之间的一段时间。这是一日中自然界阳气最隆盛的时段，太阳统摄诸阳，在此阳气最隆盛的时段内，其经脉阳气亦随自然界的阳气而充盛于外，有助于驱散外邪，所以太阳病的缓解常常在这三个时辰范围内。

太阳病欲解时的临床意义有两个方面：一是邪轻病势不重的患者，在此时段得到自然界隆盛阳气的资助，病邪有不药而解除的可能；二是患者虽已服过对证的方药，但病邪仍未解除者，待到这个欲解的时辰，得到自然界隆盛阳气的资助，使药性、正气合力于同时，更易于祛邪愈病；或者用药后大邪已去，病证虽轻而微邪尚留之际，则正气借以天时，使阴阳自和而微邪散去，其病可愈。此外，能否利用这一有利时机，及时施以正确的治疗，以期获得速效与高效的尝试，尚待进一步深入探讨。

太阳病的欲解，虽与自然界阳气的盛衰有关，但这只是一种外部的影响，只是提供了一种有利的条件，并不是起决定作用的因素。因为病解与否，取决于邪正进退的情况。这就是说还必须有其内在的因素来起主要作用，即决定于患者体内正气是否充实，有无痼疾或兼夹病证等。同时也还有其他外部因素的影响，如是否重复感邪，调护是否得当等。正是由于这些原因，对本条的含义要灵活看待，不可过分拘泥。

【原文】

風家^①表解而不了了^②者，十二日愈。（10）

【词解】

①风家：泛指太阳表证的患者。

②不了了：了，是了结、完毕、结束的意思。不了了，就是未了结、没结束的意思。这里是指临床症状缓解而未彻底痊愈，患者身体仍有不清爽的感觉。

【提要】预测太阳病邪去正复，疾病痊愈的大致时日。

【解析】患太阳表证的人，无论是中风，还是伤寒，不论是服桂枝汤、麻黄汤而解，还是不药而自愈，总归是表邪已解，头痛、恶寒、发热等症不复存在，但是身体若仍感有这样或那样的不清爽，就有可能是余邪未尽，或者是正气未复所致。遇此情况可不必再服药物，只要好好将息调养，待到正气逐渐恢复，余邪自然渐去，便能完全康复。根据临床经验，这个时间往往在十二天左右。当然十二日只是一个约略之数，不可拘泥。

复习思考题

1.如何理解太阳病提纲？太阳病提纲的意义是什么？

2.太阳病分为哪几种证候？分述各自的病因病机和脉症特点。

3.请比较说明太阳中风证、伤寒证及温病的脉症异同。

4.太阳病欲解时的理论依据是什么？有何临床意义？你有何看法？

第二节　太阳病本证

一、太阳病经证

（一）中风表虚证

1.桂枝汤证

【原文】

太陽中風，陽浮而陰弱^①，陽浮者熱自發，陰弱者汗自出，嗇嗇惡寒^②，淅

淅惡風③，翕翕發熱④，鼻鳴⑤乾嘔者，桂枝湯主之。（12）

桂枝三兩　去皮　　　芍藥三兩　　　　　甘草二兩　炙　　　　生薑三兩　切

大棗十二枚　擘⑥

上五味，㕮咀⑦三味。以水七升，微火⑧煮取三升，去滓。適寒溫⑨，服一升。服已須臾⑩，歠⑪熱稀粥一升餘，以助藥力。溫覆⑫令一時許，遍身漐漐⑬微似有汗者益佳⑭，不可令如水流離⑮，病必不除。若一服汗出病差⑯，停後服，不必盡劑。若不汗，更服依前法。又不汗，後服小促其間⑰，半日許令三服盡。若病重者，一日一夜服⑱，周时⑲觀之。服一劑盡，病證猶在者，更作服。若不汗出，乃服至二三劑。禁生冷、粘滑⑳、肉麵、五辛㉑、酒酪㉒、臭惡㉓等物。

【词解】

①阳浮而阴弱：既指脉象，又言病机。脉象轻取明显，故称阳浮，重按不足，故称阴弱；言病机者，阳浮代表卫阳浮盛于外，阴弱代表营阴不能内守。

②啬（sè）啬恶寒：啬，"瑟"的通假字。瑟瑟，寒秋之风声。杨炯《庭菊赋》云："风萧萧兮瑟。"引申为怕冷畏缩貌。啬啬恶寒，形容比较严重的恶寒。

③淅（xī）淅恶风：淅淅，风雨之声，如寒风冷雨侵淋机体而有不禁其寒的感觉。淅淅恶风，是形容患者怕冷畏风的状态。方有执说："淅淅言恶风由于外体疏，犹惊恨雨水，卒然淅沥其身，而恶之切之意。"

④翕（xī）翕发热：翕，烘热之意。杨雄《方言》称："翕，炙也，炽也。"

⑤鼻鸣：风寒表证时肺气不宣而鼻塞，致呼吸时鼻腔发出鸣响。

⑥擘（bāi）：同掰。指以两只手同时用力把一个完整的东西分成两部分。

⑦㕮咀（fǔ jǔ）：㕮咀，本义为咀嚼，这里引申为将药物碎成小块，以便煎煮。《名医别录》曰："云㕮咀者，谓称毕捣之如大豆，又吹去细末。"

⑧微火：亦称文火，指煎药时取和缓不猛的火力，使药持续煎煮而不沸溢。

⑨适寒温：指将煎好的药液凉至适宜的温度。

⑩须臾：很短的时间。

⑪歠（chuò）：同啜。喝的意思。

⑫温覆：本条原作"温服"，据成无己《注解伤寒论》第12条，即宋本桂枝加葛根汤诸条，皆作"温覆"，故以作"温覆"为宜。在这里是指加盖衣被，以保暖助发汗。

⑬漐漐（zhé zhé）：漐，《通雅》云："小雨不辍也。"漐漐，形容汗出微微不断，全身有湿润感的样子。

⑭益佳：益，更的意思；益佳，即更好。

⑮如水流漓：这里强调不可汗出过多，如被水淋一般。

⑯病差（chài）：差，音义同瘥。病差，即病愈的意思。

⑰小促其间：稍稍缩短两次服药的间隔时间。

⑱一日一夜服：一般疾病时人们多是白天服药治疗，夜间停药休息。这里是说对于病情较重之人，可以在白天和夜间按时辰连续服药治疗。

⑲周时：一昼夜满十二个时辰，称周时。

⑳黏滑：黏，指胶黏不易消化的食物。滑，指柔滑不易消化的食物。

㉑五辛：《本草纲目》以小蒜、大蒜、韭、芸薹、胡荽为五辛。这里主要指有香窜刺激性的食物。

㉒酪（lào）：指用动物乳汁制备的食物。

㉓臭恶：指有特异气味或不良气味的食物。

【提要】论太阳中风证的脉症、病机及治法方药。

【解析】本条原文比较形象地描述了太阳中风证的主要症状、病因病机和桂枝汤的方药组成、煎服方法及服药后注意事项。条文以"太阳中风"冠首，说明应与第1条的"脉浮，头项强痛而恶寒"，第2条的"发热、汗出、恶风、脉缓"相互参照来看，可知太阳中风证的主脉是浮缓，主症是头痛、发热、汗出、恶风寒，还可见鼻鸣、干呕等症状；病因病机是外感风寒，营卫不和（卫强营弱）；治法是解肌祛风，调和营卫，方用桂枝汤。

"阳浮而阴弱"，既指浮缓之脉，又指卫强营弱的病机。在正常生理状态下，卫气的主要职能是"温分肉，充皮肤，肥腠理，司开阖"（《灵枢·本脏》）；营气的主要职能是营养滋润人体的脏腑及各相应的组织器官。营行脉中，卫行脉外，卫阳为营阴之使，营阴为卫阳之守，营卫调和，各司其职，则机体安和，生机旺盛。在人体卫外不足的情况下，风寒之邪外袭皮毛腠理，则体表的营卫之气首先受邪，卫阳必奋起与邪气抗争，表现为卫阳浮盛于外的征象，即卫阳与邪相争而出现发热、脉浮等现象，故称卫强；卫为阳气，亢奋则现发热，故曰"阳浮者热自发"。由于卫阳浮盛于外与邪抗争，而无力职司固密卫外之能，使营阴不能内守而外泄于肌表则为汗出；由于汗出而营阴相对不足，故曰"阴弱者汗自出"。卫阳为风寒之邪所袭，卫外之力必有所伤，故其"温分肉"的正常功能多有不及，加之汗出肌腠疏缓不密，故恶风寒。风寒犯表而风邪偏盛，风性轻扬，每循经上犯头面，故多见头痛。肺合皮毛，肺气通于鼻，风寒犯表，致肺气不利而鼻鸣。邪犯肌表，不仅使营卫失和，而且致表里气机失调，故除见肺气不利外，还常见胃气上逆的干呕。

原文指出桂枝汤证既可淅淅恶风，又可啬啬恶寒，说明恶风与恶寒并无本质区别，只是轻重程度的不同。也就是说恶风重则为恶寒，恶寒轻则为恶风，两者可时轻时重而并见。由此说明，太阳中风证与太阳伤寒证并不能从恶风或恶寒上来辨别。喻嘉言曾说："后人相传伤风恶风，伤寒恶寒，苟简率易，误人多矣。"

太阳中风证因感受风寒之邪而成，致营卫失调，腠理疏缓，肌表不密，营阴外泄，故其治疗必得祛除肌表风寒之邪，恢复卫阳固表之能，纠正营阴外泄之弱，使之调和而功能健旺。"桂枝汤主之"，就体现了祛风解肌，调和营卫的法则。

桂枝汤是《伤寒论》的第一方，因以桂枝为主药而得名，被后世誉为群方之冠。方中桂枝辛甘温，温通卫阳而能祛风解肌；芍药苦酸微寒，益阴敛液而和营气，桂枝与芍药等量配伍，一散一敛，具有调和营卫之功。生姜辛温，佐桂枝辛温解表，又能和中止呕。因脾胃为营卫化生之本，故用大枣味甘性温，健脾益胃，更助芍药滋阴而和营。炙甘草性味甘温，补中益气，与桂枝、生姜相配可辛甘化阳而调卫，与芍药、大枣为伍能酸甘化阴而调营，功兼调和诸药。全方用药精当，配伍严谨，共成祛风解肌，调和营卫之剂，主治太阳病中风证。

方后对桂枝汤的煎服方法和药后护理，有详细叙述，为历代医家所重视。特别是服药后喝热稀粥，温覆以取微汗，既益化汗之源，又防过汗伤正，颇有深意，值得重视。归纳桂枝汤的煎服、药后护理方法，应注意以下几点：①用药当精制。桂枝汤所用的药物都必须经过认真的炮制和加工，充分发挥药物的效力。如桂枝当去皮，甘草要蜜炙，生姜需切碎，大枣要掰开等等。②药后喝热稀粥。服药后稍等片刻，喝少量热稀粥，可益胃气以助药力，易于酿汗，使汗出邪去而正气不伤。此法非常重要，若不喝热粥，则效果常常欠佳。③温覆取微汗。温覆衣被保暖能助卫阳发挥效能，有利于药物的治疗作用；但不能温覆得太过太久，以免汗出过多，损伤正气，邪反不能外解，病亦不愈。④见效须停药。桂枝汤煎后分三次温服，若服一次药就得微汗出而病愈者，即应停药，不必将三次药服完。也即中病即止，不必尽剂。⑤不效则守方继进。服药后未能出汗，只要病情没有变化，可服第二次药；若仍未汗出，则应适当缩短两次服药的间隔时间，甚至可在半天内将三次药液服完。若病情较重者，可昼夜连续服药；若表证不解者，可连服二三剂药，并要加强观察和护理。⑥药后要注意忌口。在服药期间，要禁忌生冷、黏滑等不易消化或有刺激性的食物。

【辨治要点】恶风或恶寒，发热，头痛，自汗，脉浮缓；可伴见鼻鸣、干呕等。

【现代研究及临床应用】

现代研究发现，桂枝汤具有十分广泛的药理作用，特别是许多作用呈双向性。①对体温具有双向调节作用。②对汗腺分泌具有双向调节作用。③对免疫功能具有双向调节作用。④有较强的镇痛、镇静作用。⑤对肠蠕动具有双向调节作用。⑥对胃动素、胃泌素含量的双向调节作用。⑦对大鼠血压有双向调节作用。⑧抗炎、抗菌、抗病毒作用。⑨保护胃黏膜，抗溃疡作用。⑩能显著增加家兔心肌血流量，直接兴奋心脏，增强心肌功能。

《张仲景方剂实验研究》，中国医药科技出版社，2005：1～38

桂枝汤是《伤寒论》治疗太阳中风证的主方，也用于治疗他经病而兼有中风表证者，即凡有表证的恶风寒发热、汗出者均可用桂枝汤治疗。此外，桂枝汤还是治疗杂病营卫不和"发热自汗出者"的良方，临证又以"脉弱自汗"为审证要点。后世医家对本方及其加味的应用更为广泛，实践证明本方是一首秘阴和阳、内和脾胃、外调营卫、祛风解肌、温通降逆、扶正祛邪的方剂，不仅可用于外感表证，而且对内伤杂病也有广泛的应用。概括起来可用于以下方面：①呼吸系统：用于治疗普通感冒、流行性感冒、呼吸道炎症等。②消化系统：既能治疗脾虚运化失调的久利，又能治疗气郁、结肠痉挛引起的便秘。③循环系统：桂枝汤对心率、血压有双向调节作用，既能治疗心动过速，又能治疗心动过缓；病后或产后气血亏虚引起的低血压及中气不足、阴阳失去维系的高血压，亦常用之。临证以畏寒、心悸、胸闷、气短、舌质淡暗、苔白、脉缓为辨证要点。④运动系统：用桂枝汤治疗颈肌劳损、肩肌损伤、急性腰背扭伤、慢性腰肌劳损、腰椎病、梨状肌综合征、骨关节炎、肩关节周围炎、慢性滑膜炎及肢体麻木疼痛等病证的报道众多，只要具有肌肉关节酸冷痛麻的特点，就可用桂枝汤或其加味进行治疗，多有良好的临床效果。⑤内分泌系统：经常性的自汗、盗汗、头汗、半身汗出、非黄疸性黄汗及无汗症等，皆可用桂枝汤或其加味治疗，桂枝汤既能发汗，又能止汗，对汗液有双向调节作用；临证以汗出异常、舌质淡红、苔白、脉弱或缓为辨证要点。⑥妇科疾病：用于治疗月经病、妊娠病、产后病、术后病、绝经期综合征及带下阴痒等。⑦儿科疾病：小儿厌食、营养不良症、遗尿症、夜尿症、多动症、地图舌、过敏性紫癜，只要符合饮食不佳、身体虚怯、面色无华、舌淡苔白、脉弱等辨证要点者，即可用桂枝汤加味进行治疗。⑧皮肤疾病：用桂枝汤为主治疗多形性红斑、湿疹、皮肤瘙痒症、冬季皮炎、冻疮、蛇皮癣、过敏性紫癜等多种皮肤病的疗效已被广泛认可，临证以营卫不和，郁而生邪，或邪乘虚客于营卫等病机特征为审辨要点。

【医案选录】

王某，男，40岁。2003年8月15日就诊。其人外出归来大汗淋漓，闷热难忍，先用冷水冲浴，后开空调降温，夜半即感发热恶寒，全身肌肉酸痛，次日诊之，病者头有汗，手足心有汗，背汗不多，周身汗亦不多，T 39℃，舌质淡红、舌苔白，脉浮缓。辨证为风邪袭表，营卫失和，当予桂枝汤原方：桂枝、白芍、生姜各9g，炙甘草6g，大枣4枚。服药1剂后，微微汗出，热退。次日继用1剂，病遂告瘥。按：世俗有"夏无伤寒"之说。王叔和更有"桂枝下咽，阳盛则毙"之诫。近代名医曹颖甫则认为："大约夏令汗液大泄，毛孔大开，开窗而卧，外风中其毛孔，即病中风，于是有发热自汗之证。故桂枝汤方独于夏令为宜也。"夏令天气炎热，腠理开泄，近年来因空调的逐步普及，频繁进出空调环境，或长期在空调环境下工作和生活，则易为风寒之邪所中而得病，因此，临证治病，必以辨证为要，不可拘泥于前人之说，临证也应"与时俱进"，方能取得良效。

陕西中医，2006（4）：489

【原文】

太陽病，頭痛，發熱，汗出，惡風，桂枝湯主之。（13）

【提要】 桂枝汤证的主要临床症状。

【解析】 本条承12条言桂枝汤的主治证候。是以辨证为主，即临床上凡见头痛、发热、汗出、恶风者，便可诊断为太阳病中风证而使用桂枝汤治疗。故柯韵伯说："此条是桂枝本证，辨证为主，合此证即用此汤，不必问其为伤寒中风杂病也，今人凿分风寒，不知辨证，故仲景佳方置之疑窦。四证中头痛是太阳本证，头痛，发热，恶风与麻黄证同，本方重在汗出，汗不出者便非桂枝证。"

本条历述了桂枝汤证的临床表现，而为何又独遗其脉呢？因为太阳病中风证之脉固多浮缓，但桂枝汤的主治证候却不一定全是浮缓之脉，如第57条"伤寒发汗已解，半日许复烦，脉浮数者，可更发汗，宜桂枝汤"。所以必须脉症合参，全面分析，方能辨证准确，方药无误。由此而论，本条不言脉象，乃示人在考虑到脉浮缓的前提下灵活而辨的意思。

【原文】

太陽病，發熱汗出者，此為榮弱衛強①，故使汗出，欲救邪風②者，宜桂枝湯。（95）

【词解】

①荣弱卫强：即"阳浮而阴弱"之互辞，在此说明太阳中风证汗出、发热的病机。荣弱，即营弱、阴弱；谓邪气袭表，腠理疏松不固，汗出后而营阴相对不足。卫强，即阳浮，谓邪气袭表，卫阳浮盛抗邪于外而发热。

②欲救邪风：救，在此为解除或治疗之意。邪风，即风邪。欲救邪风，即想要解除风邪。

【提要】补述太阳中风证的病因病机及治疗。

【解析】本条进一步补充太阳病中风的证候特点、病因病机和治疗，应与第1、2、12条合看。原文指出太阳病中风证的基本症状是发热、汗出，而基本病机则是营弱卫强。所谓卫强，并不是指卫气的正常功能强盛，而是说由于风邪袭表，卫阳之气浮盛于外，与邪相争而见发热亢奋的现象，亦即"阳浮者，热自发"之意。所谓营弱，也不是说营阴真正的虚弱，而是指卫表受邪，失却固护卫外之权，使营阴不能内守而外泄形成汗出，与"卫强"相对而言呈现不足状态，亦即"阴弱者，汗自出"之意。营弱卫强，在后世常称为营卫不调或营卫不和，其中以卫气的病理改变为主，而营阴的病理改变处于从属地位。欲救邪风者，虽以风邪为言，实指风寒之邪，不过以风邪偏盛罢了。病机病证既然如此，故用桂枝汤调和营卫，解肌祛风是为正治。

本条由证候分析病机，由病机推断病因，再由病因病机确定治法，体现了中医审证求因和理法方药一贯的原则。

【原文】

太陽病，初服①桂枝湯，反煩不解者，先刺風池②、風府③，却與桂枝湯則愈。（24）

【词解】

①初服：桂枝汤煎好后分为三次服，初服即指第一次服药。

②风池：足少阳胆经穴位名。在枕骨粗隆直下凹陷与乳突连线之中点，两筋凹陷处。

③风府：督脉经穴位名。在后项入发际一寸，枕骨与第一颈椎之间。

【提要】太阳病初服桂枝汤反烦不解者，当针药并用。

【解析】太阳病中风证，用桂枝汤是正确的治疗方法，理应遍身絷絷微似汗出而病解。今服桂枝汤后，不仅病情未减轻，反而出现烦闷不舒，似乎有药证不符或发生变证之嫌。但仔细分析可知，服桂枝汤后仅增加烦闷感，而其余脉症并未发生变化，仍属太阳病证候。其反增烦闷者，是因为感受邪气较重，服桂枝汤后得药力之助，正气奋起祛邪而邪不能速去，正邪相争，故而患者有烦闷不舒感。此时，当先针刺风池、风府穴，以疏通经络而宣泄邪气，然后再继续服桂枝汤以解肌祛风。针药并用，祛邪之力倍增，其病可愈。

治疗太阳病为何针刺风池、风府穴呢？因为：①风池、风府二穴的部位均属于太阳经之分野，其中督脉总督诸阳，《素问·热论》说："巨阳者，诸阳之属也，其脉连于风府，故为诸阳主气也。"②风池、风府，两穴皆以"风"为名，均是祛风解表的有效穴位。

第4条说："伤寒一日，太阳受之，脉若静者，为不传；颇欲吐，若躁烦，脉数急者，为传也。"本条初服桂枝汤，虽反烦不解，但基本脉症未变，故当断其为不传。若服桂枝汤后，烦躁不解，基本脉症也发生了变化，则是病已传变，就不可再服桂枝汤。如第26条"服桂枝汤，大汗出后，大烦渴不解，脉洪大者，白虎加人参汤主之"便是例证。

【原文】

太陽病，外證未解，脉浮弱者，當以汗解，宜桂枝湯。（42）

【提要】太阳病脉象浮弱者，宜用桂枝汤解表。

【解析】太阳病，外证未解，是言太阳病表证仍在，仍见发热、恶寒、头痛等症，当用辛温发汗解表法治之。具体治法有二：一是用麻黄汤发汗解表，二是用桂枝汤解肌祛风，调和营卫。本条称："脉浮弱者，当以汗解，宜桂枝汤。"说明此证可见发热、恶寒、头痛、自汗、脉浮弱等，是风寒犯表，营卫不和之象。进而讲太阳中风证之脉当浮缓，今为脉浮弱，似有脉证不符之嫌。当知脉浮缓是与脉浮紧相对而言，缓是说脉象舒缓而不紧张，即脉象呈现浮而舒缓之象，曰浮缓，实为浮脉形象。此言脉浮弱，亦是与脉浮紧相对而言，意为诊脉时，举之有余，按之不足，与"阳浮而阴弱"同，亦实为浮脉形象。如此说来，脉证自然相符，故宜用桂枝汤解肌祛风，调和营卫来治疗。总之本条辨证，当以发热、恶寒、头痛、自汗为凭，而脉浮缓、浮弱，当属脉证合参之例。

【原文】

太陽病，先發汗不解，而復下之，脉浮者不愈，浮為在外，而反下之，故令不愈。今脉浮，故在外，當須解外則愈，宜桂枝湯。（45）

【提要】太阳病误下后，表证仍在者，仍当解表。

【解析】太阳病，使用辛温解表是为正治之法。如用药后病仍不解者，即应认真分析，辨明原因，把握表里出入，病机进退，兼证有无等，而后妥善处治。其脉浮不愈者，或属汗不如法，或属药轻病重，均应观其脉症，把握病机，随证治之。综观本条，是汗后病仍在表，而医者不加分析，见汗后病证不解，便妄用下法治之，属误治。在此亦有示人表病禁下之意。

本条虽经误下，所幸未发生变证，何以知之？以脉仍浮可知。浮为表脉，下后脉仍浮，则可推知其人里气未伤，外邪未陷，邪仍在表必有表证相应，是以脉症未变，故仍须解表。但因汗出后正气必有一定程度的损伤，故只宜用桂枝汤轻汗解表。

【原文】

太陽病，下之後，其氣上衝①者，可與桂枝湯，方用前法②，若不上衝者，不得與之。（15）

【词解】

①气上冲：指患者自觉胸中有气上逆。一说为太阳经气上冲，意为太阳表证仍在。

②方用前法：指桂枝汤方后所言的煎服调护方法。

【提要】太阳病误下后，其气上冲的治法。

【解析】太阳病，治当用汗法解表，即或兼有里证，亦宜先解表后治里，若先用攻下，则邪不外解，反乘虚内陷，而致变证。今误下后，患者自觉胸中气逆，是正气犹能与欲陷之邪抗争的表现，因此亦知太阳病表证仍在。但毕竟是误下后正气受挫，故虽有表证也不可峻汗，宜用桂枝汤助正气以祛邪解表。"可与"，含有斟酌的意思，因误下后证情变化较多，其治法和方药都应根据具体病情而定。如还需用桂枝汤治疗者，其煎服方法仍应遵照前法之规定。

太阳病误下后，其气不上冲者是为正气受损，正不胜邪，外邪内陷入里，则表证必无，变证丛生，桂枝汤自然不再适用，故曰"不得与之"，应观其脉证，知犯何逆，随证治之。

【原文】

傷寒發汗已解，半日許復煩①，脉浮數者，可更發汗，宜桂枝湯。(57)

【词解】

①复烦：烦，烦热，烦躁。这里概言在表的烦热现象，如发热、恶风寒、头痛、脉数等。复烦，指重新出现上述征象。

【提要】伤寒汗解不久又出现表证的治法。

【解析】太阳病伤寒证，治以辛温发汗，散解风寒，属药证相符，故能汗出病解。然而在病解不久，又再次出现发热、恶风寒、头痛等症，即所谓"复烦"。其脉象虽数，却与脉浮并见，且无其他征象可察，知其病邪仍然在表。表证汗解不久，为何又出现上述脉症呢？分析其原因有两方面：一是太阳伤寒虽经汗解，但余邪未尽，移时复发；二是外感初愈之体，正气不足，复感外邪所致。

太阳伤寒证汗解后重新出现表证者，治疗时仍可发汗解表。但由于前已发汗，腠理已疏，故再次发汗时便不宜使用峻汗剂，只宜用桂枝汤解肌祛风，调和营卫，以免过汗伤正，转生他变。可见太阳病伤寒证固须麻黄汤峻剂发汗，但若汗后不解，需再次发汗解表时，只宜用桂枝汤轻汗祛邪。

【原文】

病常自汗出者，此為榮氣和①，榮氣和者，外不諧②，以衛氣不共榮氣諧和故爾。以榮行脉中，衛行脉外，復發其汗，榮衛和則愈，宜桂枝湯。(53)

【词解】

①荣气和：荣气，即营气。营气和，即营气调和而功能正常，未受邪之意。

②外不谐：外，指与营气相配合的卫气。外不谐，是指卫气与营气不和谐。

【提要】杂病自汗证的病机和治疗。

【解析】本病不言太阳中风，而以"病"字冠首，其义甚广，既包括外感疾病，亦包括内伤杂病，凡因营卫不和而致常自汗出者，均可用桂枝汤进行治疗。

"病常自汗出"，而无太阳中风之发热、恶风、头痛等症可察，知其非风寒外感而属杂病自汗范畴。杂病自汗出，原因甚多，其中有因营卫不调而成者，即本条所言。盖卫行脉外而敷布于表，司固外开阖之权；营行脉中而有濡养五脏六腑之能。营卫运行，密切配合，卫在外为营之使，营在内为卫之守，是为生理之常态，即称营卫调和。今营气在内，虽未直接受病，但在外之卫气失却开阖固摄之权，以致腠理不密，营液难以内守，故常自汗出。如此，即营卫不和。视其营卫双方，实以卫气失固为矛盾的主要方面，故曰"以卫气不共荣气谐和故尔"。但究卫气失固之由，可见两端，一则外受风寒之邪，卫气亟起抗邪而失却卫外固摄之权；二则卫阳之气不足而难司固外开阖之职。前者是太阳病中风证见汗出，后者则属本条之自汗出。

桂枝汤解肌祛风以散邪，调和营卫以止汗。今卫阳之气不足以司固外开阖之职，使营阴不能内守而自汗出，方用桂枝、生姜、大枣、甘草辛甘化阳以固卫表；再取芍药酸收敛阴而复营气，全方可使营卫调和而自汗自止，故曰"营卫和则愈，宜桂枝汤"。

【原文】

病人藏無他病，時發熱自汗出而不愈者，此衛氣不和也，先其時發汗則愈，宜桂枝湯。（54）

【提要】杂病时发热自汗出的病机和治法。

【解析】本条承接第53条而来，亦属杂病自汗证的范畴。患者时有发热自汗出者，言其有时发时止之象，时发热自汗出而言脏无他病者，是说脏腑无病，里气尚和，故此发热自汗出不可责之于脏腑，当求之于营卫。卫气为阳而敷布于肌表，卫外以司固密，今卫气不和，必然开阖失常，固密无权，于是营阴不得内守，从而时见发热自汗出的症状，此非风寒外感所致。两者的区别要点在于：因风寒外感所致者，必发热自汗无休止之时，且伴见头痛、鼻塞、流涕、脉浮等症状。杂病营卫不和所致者，发热自汗时作时休，且多无上述伴见症状。前条曰"营气和"，此条称"卫气不和"，两条各从不同的侧面着眼，以探讨营卫不和的病机，并无原则差异。所不同的是前条主症为常自汗出，本条为时发热自汗出。主症虽有不同而病机却为一致，故均可用桂枝汤调和营卫而治之。

"先其时发汗"，是指在发热汗出之前，给予桂枝汤以调和营卫而取汗，亦可防止汗出太过伤正气。

【医案选录】

赵某，男，35岁，农民。1988年6月12日初诊，自觉夜间发热10余载，加重5个月。10余年来，每至夜晚10时许始感周身发热，体温不高，肌肤扪之微热，心烦不安，关节酸困不适，骨蒸烦热，彻夜难眠。寒冷之夜，床被稍厚即觉烦热加重，四肢伸出被外方感舒适。至凌晨4时左右，夜热缓解，肢体发凉，怕冷汗出，此时方可入睡。白天感头痛，头昏乏力。诊见面色黄白，舌质淡，苔薄白腻，脉浮缓而虚。曾多方求医，予以养阴透热、滋阴除湿、健脾除滞、清热利湿、凉血活血等法治疗，但终未能效。综观脉证，当属营卫不和所致，拟调和营卫，采用桂枝汤加减：桂枝、白芍各9g，生姜、甘草各6g，生龙骨、生牡蛎各20g，苍术10g，大枣3枚。服药6剂，夜间潮热缩短至 1～2 小时，发热明显减轻，心烦好转，睡眠尚可。再进 6 剂，夜间发热基本痊愈，无汗出恶风之感，守方 10 余剂，症状消失，痼疾遂愈。

陕西中医，1992（2）：77

2. 桂枝汤禁例

【原文】

桂枝本為解肌①，若其人脉浮緊，發熱汗不出者，不可與之也。常須識②此，勿令誤也。（16）

【词解】

①桂枝本为解肌：桂枝，指桂枝汤；解肌，指解肌祛风，为发汗之缓法。

②识（zhì）：记住之意。也可理解为认识，注意。

【提要】太阳伤寒证禁用桂枝汤。

【解析】桂枝汤是解肌祛风之方，属解表祛邪之轻剂，适用于太阳中风表虚证而见头痛、发热、汗出、恶风、脉浮缓的证候。今患者脉象浮紧，症见发热无汗，为太阳伤寒表实证，当用麻黄汤峻发其汗，不可用桂枝汤。因为太阳伤寒证是风寒邪气束表，卫阳闭遏，营阴郁滞，其病机重点在于表闭，治宜辛温发汗，开泄腠理。桂枝汤中用桂枝而无麻黄，发汗之力弱，难以达到宣发腠理、祛寒解表之效；同时方中有芍药之酸敛，亦不利卫闭营郁之病机，反而会因桂枝温通助阳而使邪热内郁形成变证，故太阳伤寒证，禁用桂枝汤。太阳伤寒证禁用桂枝汤，以理推之，太阳中风证亦不可用麻黄汤。假若太阳中风证误用麻黄汤峻汗，则会汗出太过，更损其营，更伤其卫，可致腠理洞开，大汗淋漓，以致亡阳亡阴等变证丛生。古人总结"有汗不得用麻黄，无汗不得用桂枝"，学者当谨记。

【原文】

若酒客病，不可與桂枝湯，得之則嘔，以酒客①不喜甘故也。（17）

【词解】

①酒客：素来嗜酒之人。《医宗金鉴》说："酒客，谓好饮之人也。"

【提要】以酒客为例，提示内蕴湿热者禁用桂枝汤。

【解析】嗜酒之人，每多湿热内蕴，即使感受外邪而患中风证，桂枝汤亦当慎用。因桂枝汤为辛甘温剂，辛温助热，味甘助湿，服桂枝汤则使湿热壅遏，胃气不降，则可能引发呕吐等症。"以酒客不喜甘故也"，是补充说明服桂枝汤而发生呕吐的原因。然而误治后变证不一，不单是见呕吐一种症状，所以"得之则呕"只是举例而言，临证时要谨守病机而以具体脉症为依据，不得单以呕吐限定之。

【原文】

凡服桂枝湯吐者，其後必吐膿血也。（19）

【提要】桂枝汤不可用于里热的病证。

【解析】本条以服桂枝汤后出现呕吐为例，说明凡里热者不可与桂枝汤。里热较盛之人，忌服辛温之药，误服之则热邪更盛，胃气常因而上逆，可发生呕吐。若服用桂枝汤后症见呕吐者，应审查病情有无变化，其既见呕吐，又有邪热炽盛之表现者，知属里热亢盛证，不可再服桂枝汤。也就是说既属里热亢盛，必有里热的见症，不可只局限于"服桂枝汤吐者"一句。若虽呕吐，但中风之脉症不变者，仍可再服桂枝汤，必不致发生"吐脓血"的变化，因为中风证本来就有鼻鸣干呕。"其后必吐脓血"乃变证示例，意思是说误治在前，呕吐已发作，疾病进一步发展变证可能会更重，如果邪热损伤血络则可能发生吐脓血的症状。

3. 桂枝汤证兼证

（1）兼经输不利证（桂枝加葛根汤证）

【原文】

太陽病，項背强几几①**，反汗出惡風者，桂枝加葛根湯主之。（14）**

葛根四兩　　　麻黃三兩 去節　　　芍藥二兩　　　　　生薑三兩 切

甘草三兩 炙　　　桂枝二兩 去皮　　　大棗十二枚 擘

上七味，以水一斗，先煑麻黃、葛根，減二升，去上沫，內諸藥，煑取三升，去滓。溫服一升，覆取微似汗，不須啜粥，餘如桂枝法將息及禁忌。

按：宋本《伤寒论》桂枝加葛根汤中有麻黄三两。方后注"臣亿等谨按仲景本论，太阳中风自汗用桂枝，伤寒无汗用麻黄，今证云汗出恶风，而方中有麻黄，恐非本意也。第三卷有葛根汤证云无汗恶风，正与此方同，是合用麻黄也。此方桂枝加葛根汤，恐是桂枝中但加葛根耳"。此说可从，本方中当无麻黄。

【词解】

①几（shū）几：几，短羽之鸟伸颈欲飞不能之状。项背强几几，形容项背拘急，俯仰不能自如，系项强之重者。

【提要】太阳中风证兼经输不利的证治。

【解析】太阳病见汗出恶风者，是为中风证，应同时伴见头痛、发热、脉浮缓等症。太阳病本有头项强痛，而本条又谓"项背强几几"者，说明项背强滞较重，表现为项背部的经脉拘急而强硬，俯仰动转不能自如。是因风寒之邪较重，侵入太阳经脉，致经输不利，阻滞津液不能敷布上输，筋脉失于濡养而拘急所致。太阳病项背强几几，多见于伤寒表实无汗的证候。今却与汗出恶风的表虚症状并见，故曰"反"。概言之，本证的病机为风寒袭表，营卫不和，经输不利，筋脉失养。故用桂枝加葛根汤解肌祛风，升津舒经。

桂枝加葛根汤的组成当遵林亿之说，即桂枝汤加葛根而成。葛根甘辛性平，既助桂枝汤发表解肌，又升津舒经，与芍药相配，缓解筋脉之挛急。

【辨治要点】项背强几几，发热，汗出，恶风，脉浮缓。

【临床应用】

桂枝加葛根汤是一首解肌祛风，调和营卫，升津舒经，濡润解痉的方剂，临证以"项强，汗出恶风"为辨证要点。现代临床不仅用于外感疾病，而且用于多种杂病具备项背强滞、疼痛特征，属太阳经气郁滞，筋肉拘挛者。例如感冒、痉病、肩凝证、落枕、痹证、头痛、肌肉瞤动、眩晕等。现代临床使用频率最高者是颈肩项背部疾患，如颈椎病、肩周炎、颈部肌筋膜炎等。临证应用时，还须随症化裁。如表邪重者加防风、羌活，头痛重者加川芎、白芷、羌活、藁本，无汗者加麻黄，眩晕者加天麻、钩藤、石决明、菊花，恶心呕吐者加半夏、竹茹、代赭石，痛甚者加细辛、延胡索、制乳香、制没药、全蝎，气虚者加黄芪、党参，血瘀者加桃仁、红花、丹参、地龙、水蛭等。就本方的药物而言，应注意桂枝、芍药、葛根三味要同用，且要重用葛根，一般 15～50g，若能遵照仲景煎服与将息方法，并温覆取微汗，则效果更佳。

【医案选录】

某女，17岁，农民。1980年12月20日夜来院急诊。患者日前感受风寒，而致恶寒发热，鼻塞流涕，头痛，周身不适。自认为"感冒"，未及时来就医。当日晚9:35突然发现颈项拘急，状如弓弦，牵涉背部约20分钟缓解，间隔2～3分钟又发一次，逐次加重，最后没有间歇，患者由家长抬来急诊。查：颈项强直，角弓反张，身微热，汗出恶风，眼斜，舌伸出不能缩回，两上肢大幅度抽动、外翻，项背拘急，俯仰不自如，脉浮缓，苔薄白。因中药房无夜班，用西药一夜没间歇，等到天亮，一夜难以入眠，甚感痛苦。此乃太阳中风兼太阳经气不舒，治以解肌祛风、升津舒经。方取：桂枝加葛根汤主之。桂枝12g，芍药12g，生姜3片，甘草10g，大枣5枚，葛根20g，板蓝根15g。二诊：服药1剂，病有转机，颈项及两上肢拘急大有好转，舌已缩回，一天发作4次，持续十多分钟。第二天再进一剂药后，漐漐汗出，热退身爽，颈项部少有不舒，几分钟后消失，舌脉正常。原方再进二剂，一切正常，随访无后遗症。

镇江医学院学报，1994（3）：246

（2）兼肺失宣降证（桂枝加厚朴杏子汤证）

【原文】

喘家作，桂枝湯加厚朴杏子佳。（18）

桂枝三兩 去皮　　甘草三兩 炙　　生薑三兩 切　　芍藥三兩

大棗十二枚 擘　　厚朴二兩 炙 去皮　杏仁三十枚 去皮尖

上七味，以水七升，微火煑取三升，去滓。溫服一升，覆取微似汗。

太陽病，下之微喘者，表未解故也，桂枝加厚朴杏子湯主之。（43）

【提要】太阳中风证兼肺气上逆的证治。

【解析】第18条论太阳中风引发宿疾气喘的证治。"喘家"，指素患喘咳之人；"作"，谓外感风寒，患太阳中风证而引发宿喘。故本证除有喘息、咳嗽之外，必然还有头痛、发热、汗出、恶风、脉浮缓等症。分析本条中风证与喘逆的关系，当是宿疾在先，今逢风寒犯表必邪气内迫，宿疾动发，气道阻遏，肺失宣降，则喘息加剧，是谓新感引动宿疾，内外相得之候。本证外有风寒袭表、营卫不和，内有肺寒气逆，为表里同病，故用桂枝加厚朴杏子汤解肌祛风，调和营卫，宣肺降气平喘，属表里双解法。

第43条论表证误下，致表邪不解兼肺气上逆作喘的证治。太阳病，法当汗解，今用下法是为误治。误下后不仅表邪未除，而且出现喘逆。究其作喘的原因，当属误下风寒表邪入里犯肺，肺气失于宣降所致。临证必见恶风寒、发热、自汗、喘逆咳嗽、脉浮缓等症。此亦属表里同病，故仍用桂枝加厚朴杏子汤外则解肌祛风、调和营卫，内则宣肺降气以平喘。

　　第 18 条与第 43 条相较,是病证治法大体相同,而成因不一。第 43 条为太阳病误下,致风寒内迫,肺失宣降而气逆作喘;第 18 条为新感风寒之邪引动宿疾,肺失宣降而气逆作喘。成因虽异,而太阳中风兼肺寒气逆之病机则同,故治法方药亦同。

　　桂枝加厚朴杏子汤即桂枝汤加厚朴、杏仁组成。方用桂枝汤解肌祛风,调和营卫,治太阳中风表虚证;厚朴苦辛温,降肺气而平咳喘,兼燥湿化痰;杏仁苦辛温,苦泄降气,平喘止咳化痰。诸药相合,表里同治,共奏解肌祛风,调和营卫,降气化痰,定喘止咳之功。适用于太阳中风兼肺寒气逆之喘咳证。

　　【辨治要点】恶风寒,发热,自汗,喘咳气逆,脉浮缓等。

　　【临床应用】

　　本方临床多用于咳嗽、喘证、哮喘、痰饮等,证属中风表虚而肺失宣降者。现代临床多用于呼吸系统疾病,如上呼吸道感染、急慢性支气管炎、支气管哮喘、肺炎、肺气肿、肺心病等,尤其是呼吸系统的慢性疾患,常因复感风寒而诱发加重者。

　　【医案选录】

　　马某,男,3岁。从婴儿时起,常患感冒。两岁时曾高热咳嗽,服药后热退,但咳嗽未愈,迁延至 3 岁。近因新感,病势加重,发为喘逆,哮鸣之声,邻室可闻。一诊,咳嗽气喘,喉间痰鸣,痰清稀,白沫较多,咳时微汗出,遇风咳甚。面色萎黄,舌质淡红,苔白滑。此为太阳表虚证哮喘,治宜解肌祛风,降逆平喘,以桂枝加厚朴杏子汤加味主之。处方:桂枝 6g,炙甘草 3g,白芍 6g,生姜 10g,大枣 15g,厚朴 4g,杏仁 6g,紫菀 6g,防风 3g。二诊:服上方 5 剂,咳喘明显减轻,夜能安睡。早晚遇风仍咳喘,痰多,汗出。风邪未尽,湿痰尚盛。上方加茯苓、陈皮、法半夏以除湿化痰……

《范中林六经辨证医案选》,学苑出版社,2019:12

　　(3)兼阳虚漏汗证(桂枝加附子汤证)

　　【原文】

　　太陽病,發汗,遂漏不止,其人惡風,小便難,四肢微急,難以屈伸者,桂枝加附子湯主之。(20)

　　桂枝三兩　去皮　　　　**芍藥**三兩　　　　　**甘草**三兩　炙　　　　**生薑**三兩　切

　　大棗十二枚　擘　　　　**附子**一枚　炮去皮　破八片

　　上六味,以水七升,煑取三升,去滓。溫服一升。本云:桂枝湯今加附子,将息如前法。

　　【提要】太阳病发汗太过致阳虚漏汗不止且表邪不解的证治。

　　【解析】太阳病,本应发汗解表,但须汗出漐漐而微,方可邪去表解。今服解表药后大汗淋漓不止,不但表邪不能外解,反而耗伤阳气、亏损阴液以致腠理疏泄不固,变生诸症。本条首言“太阳病”,必包括“恶风寒,发热”等症,今大发汗后又称“其人恶风”者,当是指恶风寒的程度比原来更重,是为过汗后表邪未尽,阳虚不固所致。由于过汗伤阳损液,不仅津液不足,而且阳虚不能化气,故见小便量少而且不畅。四肢为诸阳之本,《内经》曰:“阳气者,精则养神,柔则养筋。”今汗出过多,阳伤阴损,使四肢不得阳气温煦，筋脉不得阴液濡润，故四肢拘急而活动不能自如，屈伸不利。本条症见漏汗恶风，而脉不沉微，手足尚温，知其是以卫表阳虚为主，而非肾阳亏虚，故治疗仍用桂枝汤以解太阳未尽之表邪，另加炮附子以复卫阳而固密肌表，使卫阳复而腠理固密则漏汗自止，漏汗止则阴液复而小便难、四肢拘急诸症自愈。

【辨治要点】汗出不止，恶风发热，小便不利，四肢拘急、不能屈伸，脉浮缓。

【临床应用】

桂枝加附子汤属于扶阳解表之剂。临床除用于阳虚外感、阳虚漏汗证外，还广泛用于产后多汗、盗汗、遗尿、带下、头痛、身体疼痛、心悸、失眠、荨麻疹等，属阳虚营卫失调或阳虚寒湿者。无论有无表邪，皆可化裁使用。若气虚者加黄芪、党参、白术，阴血亏虚甚者加当归、熟地黄、阿胶，阳虚寒甚者以干姜易生姜、加吴茱萸，漏汗严重者加五味子、山萸肉、煅龙骨、煅牡蛎，遗尿尿频者加益智仁、桑螵蛸、台乌药、金樱子等，寒湿甚、疼痛者加羌活、独活、细辛等。

【医案选录】

陈某，男，55岁，1985年11月16日初诊。平时经常感冒，头晕，气短自汗。一周前不慎受寒，畏冷发热，头痛身楚，自服索米痛片、感冒冲剂等药，汗出不止，恶寒，背部为甚，肢节酸楚，身着厚衣，四肢不温，口淡不渴，舌淡红苔薄白，脉浮无力，体温38.4℃。此乃气虚误汗，致表阳不固，营卫失和。治以温阳固表，调和营卫。方用：桂枝10g，白芍10g，甘草6g，附子10g，生姜3片，大枣3枚。2剂，日1剂，水煎，分两次温服。11月19日二诊：服上方后汗出明显减少，四肢转温，体温36.8℃，肢节酸痛减轻，惟微恶风，苔白，脉浮弱。于上方加黄芪20g，白术、防风各6g，再进2剂。三诊：药后诸症已愈，精神颇佳，嘱其用玉屏风散加党参，每周服2剂以巩固疗效。

（4）兼胸阳不振证（桂枝去芍药汤证）

【原文】

太阳病，下之後，脉促①，胷满者，桂枝去芍藥湯主之。（21）

桂枝三兩 去皮　　　甘草二兩 炙　　　生薑三兩 切　　　　大棗十二枚 擘

上四味，以水七升，煮取三升，去滓。温服一升。本云：桂枝湯，今去芍藥，将息如前法。

若微寒②者，桂枝去芍藥加附子湯主之。（22）

桂枝三兩 去皮　　　甘草二兩 炙　　　生薑三兩 切　　　　大棗十二枚 擘

附子一枚 炮去皮 破八片

上五味，以水七升，煮取三升，去滓。温服一升。本云：桂枝湯，今去芍藥加附子，将息如前法。

【词解】

①脉促：指脉来急促，不是"脉来数，时一止，复来者"的促脉。

②微寒：指脉微而恶寒。

【提要】太阳病误下致表邪不解，胸阳不振的证治。

【解析】太阳病误下后，基本证候不变，而仅言"脉促，胸满"者是为表邪不解，营卫不和，却又胸阳损伤。胸阳不振，气机不畅，故见胸闷不舒。然而胸阳虽伤，但是正气不虚，尚能亟起抗邪。邪正相争则见脉来急促，是谓"脉促"。本条证候实以中风表虚证为主兼以胸阳不振之象，故必见发热恶风、自汗诸症。所以方用桂枝汤重在解表，只因芍药酸敛阴柔，不利于胸阳的宣通，故去之。方中桂枝配生姜辛温解表祛邪，桂枝配甘草，辛甘化阳以温通胸中阳气，再用大枣配炙甘草甘温益气，和中扶正。四味合伍，使表邪得解，胸阳宣通，诸症可愈。

第22条紧承第21条，讨论太阳病误下后表邪不解，胸阳重伤的证治。太阳病误下后，不仅表证未罢，却又见脉象微弱，胸闷不舒，恶寒加剧，说明误下后重伤胸阳，且全身阳气亦亏虚。病情较第21条为重，故在桂枝去芍药汤的基础上，再加炮附子一枚以温经复阳。

【辨治要点】桂枝去芍药汤证主症：发热，恶风，汗出，胸满闷，脉来急促；前证基础上见脉微而恶寒者，则属桂枝汤去芍药加附子汤证。

【临床应用】

两方多用于心胸阳虚阴寒的证候。如刘渡舟认为：对胸闷、心悸、咳逆等证，凡属阴寒邪盛，胸阳不振者，用桂枝去芍药汤或再加附子颇有疗效。如冠心病患者，心绞痛夜发较重，多属阳虚阴盛，用本方助阳祛阴，每可取效。陈亦人介绍治疗心律不齐心阳虚证用桂枝去芍药汤，阳虚较甚者加附子；用本方加杏仁治疗阳虚外感咳嗽。此外，还用于呃逆、水肿、呕吐、哮喘、痞证、心悸、胸痹等多种内科杂病，符合心胸阳虚阴寒病机者。

【医案选录】

张某，男，35岁。5日前患"感冒"，发热、汗出、恶风，未予治疗。次日又因饮食不慎而腹泻，在某医疗室服药两天（药不详），腹泻止，发热、汗出、恶风等症消失，但增胸满不适，而于1968年10月20日到县医院诊治。症如前述，舌淡苔薄白腻，脉象急数而有不规则歇止。此乃太阳中风适逢腹泻而致表邪欲陷，胸阳被遏之太阳中风兼胸满证。治宜师仲景之法，调和营卫，祛邪外出，用桂枝去芍药汤加味：桂枝、瓜蒌皮、薤白各9g，炙甘草6g，生姜3片，大枣4枚。服药2剂之后，胸满解除，脉转平和而告愈。

《伤寒六经病证治验选录》，上海中医学院出版社，1990：10

（5）兼气营两虚证（桂枝新加汤证）

【原文】

發汗後，身疼痛，脉沈遲者，桂枝加芍藥生薑各一兩，人參三兩新加湯主之。（62）

桂枝三兩　去皮　　　　**芍藥**四兩　　　　　　**甘草**三兩　炙　　　　**人參**三兩

生薑四兩　　　　　　　**大棗**十二枚　擘

上六味，以水一斗二升，煑取三升，去滓。温服一升。本云：桂枝湯，今

加芍藥生薑人參。

【提要】太阳病发汗太过致气营不足身疼痛的证治。

【解析】太阳病，发汗后，若邪去病解，则身疼痛等症随之消失。而本条太阳病发汗后，身痛不仅未消失，反而较前更为突出，说明其身疼痛已不单纯是风寒在表引起的，而是发汗太过，损伤气营，筋肉失养所致。其脉沉迟者，乃气虚鼓动无力，营阴亏损脉道不能充盈、气血运行涩滞之象。由于患者同时伴见恶风寒、发热、汗出等表证，故治以桂枝新加汤解肌祛风，益气养营。

桂枝新加汤即桂枝汤加芍药、生姜各一两，人参三两而成。方用桂枝配生姜，既辛散外邪，又温通气血；重用芍药配甘草、大枣，酸甘益阴和营，且防姜桂之辛散太过；加人参补诸虚，益气生津使气血生化之源充足。全方既益气养营补诸虚，又解太阳未尽之邪气，属扶正祛邪，表里双解之剂。

【辨治要点】周身肢体疼痛，脉沉迟；可伴见恶风寒、发热、汗出等。

【临床应用】

适用于太阳病发汗后气营两虚，表证未罢者；也可用于素体气血亏虚，复感风寒而病者。总之以气营两虚，风寒束表为基本病机。临床以周身酸困疼痛，头痛头晕，面色无华，神疲乏力，心悸气短，恶风畏寒，汗出，舌淡苔白，脉沉迟无力等为审证要点。临床除用于虚人外感外，还用于杂病如虚证疼痛、痹证、心悸、胸痹等，具备本证病机者。无论有无表邪，皆可化裁使用。气虚者加黄芪，阴血亏虚甚者加当归、熟地黄，出汗多者加五味子、山萸肉、煅龙骨、煅牡蛎，身体疼痛较重者加细辛、川芎、鸡血藤、秦艽等。

【医案选录】

曹某，女，37 岁，教师。1995 年 3 月 15 日初诊。素体羸弱，夙有头痛旧恙，不任风寒。多日来头痛身痛，曾按感冒服解热镇痛西药及辛散发汗中药不应，多方延医，杂药频投，症情有增无减。面黄少华，言语低微，头痛背痛，身体酸痛，困乏无力，心悸气短，舌淡脉沉迟而弱。此系任教劳心，耗血伤精太过，复用辛散，损伤气阴，营卫虚而不和。脑乏濡养则头痛，体失滋育则身痛，脉道虚馁则觉迟而弱。治宜桂枝新加汤加味，益气养阴，填精补血，调和营卫。予桂枝 10g，白芍 12g，人参（另煎兑服）、炙甘草、当归各 10g，川芎 6g，鹿角胶 10g（烊化），生姜 5 片，大枣 6 枚（掰），水煎服，日 1 剂。服药 5 剂，身痛大减，气力见增。守方又进 5 剂，诸证悉除，自觉轻快有力，旧年头痛竟愈。

河北中医药学报，2003（1）：32

（二）伤寒表实证

1. 麻黄汤证

【原文】

太陽病，頭痛發熱，身疼腰痛，骨節疼痛，惡風，無汗而喘者，麻黃湯主之。（35）

麻黄三兩　去節　　　桂枝二兩　去皮　　　甘草一兩　炙　　　杏仁七十箇　去皮尖

上四味，以水九升，先煮麻黄，減二升，去上沫，内諸藥，煮取兩升半，去滓。温服八合。覆取微似汗，不須歠粥，餘如桂枝法将息。

【提要】太阳病伤寒证治。

【解析】本条指出太阳病伤寒表实证的典型证候，结合第1、3条原文，脉象当见浮紧。另外第3条"必恶寒"，本条"恶风"，两者并不矛盾，性质相同，都反映了患者怕冷的病理表现。恶风者亦必恶寒，恶寒者亦有恶风，两者只是在程度上有差别。

风寒之邪侵袭太阳肌表，卫阳被郁遏而难以伸展，肌表不得温煦，故见恶风寒；卫阳之气虽然被郁，但必亟起与邪抗争，邪正剧争则见发热。足太阳经脉循头顶下项背，夹脊抵腰，其受风寒侵袭，经气不利，营阴郁滞，故头痛项强、身疼腰痛、骨节疼痛。无汗乃风寒束表，腠理闭塞所致。肺主气而外合皮毛，腠理郁闭，使肺气失于宣降，故气喘。以上诸症再加浮紧之脉，就反映了风寒外束肌表，卫阳被遏，腠理闭塞，营阴郁滞，肺气失宣的病机。守此病机用麻黄汤发汗解表，宣肺平喘治之。

该方以麻黄辛苦温，发汗解表，宣肺平喘，为君药；桂枝辛甘温为臣，祛风解表，温经散寒，以助麻黄解表散邪；杏仁苦辛而温，宣肺降气，平喘止咳，既协助君臣疏表散邪，又增强麻黄降气平喘之效，故为佐药；炙甘草甘平，补益中焦，化痰止咳，更能调和诸药，兼具佐使之用。全方共奏发汗解表、宣肺平喘之功，是发汗解表之峻剂。

【辨治要点】恶风寒，发热，头痛、身痛、腰痛、骨节疼痛，无汗而喘，脉浮紧。

【鉴别】

太阳中风证与太阳伤寒证均属太阳病经证的基本证型，两者同为表证，其主要区别点在于有汗、无汗，脉浮缓或浮紧。故有汗、无汗，乃是中风、伤寒之分水岭，而脉象可受多种因素影响，常中有变，故脉之浮紧与浮缓，可作参考，并非区分之关键。

太阳病本有头痛项强，而以伤寒证为明显。然而头项强痛，又不同于项背强几几。盖头项强痛者，头连项痛，不甚柔和，其程度尚轻；而项背强几几者，乃项背强痛较重，拘急不舒，俯仰顾盼不得自如，以此别之。

【现代研究及临床应用】

《伤寒杂病论汤方现代研究及应用》对麻黄汤的现代研究总结如下：①解热作用；②增强腺体分泌作用；③祛痰镇咳平喘作用；④抗细菌及抗病毒的作用。

麻黄汤在现代临床中广泛应用于各科病证的治疗，主要包括以下几方面：①呼吸系统：以恶寒、发热、无汗、咳喘、苔白、脉浮为辨证要点，临床用治各类感冒、扁桃体炎、肺炎、支气管炎、支气管哮喘、百日咳、急性支气管炎等病。②循环系统：用于以寒凝表郁为特征的各种循环系统病症，如冠心病、高血压、胸痹胸痛、末梢循环障碍等，皆可在审明其病因病机的基础上，相机选用本方进行治疗。③消化系统：以卫闭营郁，气机不利为病理特征，用本方酌情化裁，可治疗黄疸、习惯性便秘、膈肌痉挛等病症。④神经运动系统：以肢痛，恶寒，脉紧，无汗，苔白为审证要点。临床常以本方加减治疗坐骨神经痛、肩周炎、关节炎、肌肉疼痛等病证。⑤泌尿系统：以卫遏营郁，气化不利导致津液输布失常为辨证要点。临床常用本方治疗急性肾炎、慢性尿路感染、遗尿、尿潴留等病。

【医案选录】

①感冒案：孙某，男，68 岁，农民。因操劳过甚，感受风寒，发热头痛，无汗，浑身关节皆痛，已二三日，适其子从部队回家探亲……给服西药土霉素等未效。来诊时症见两脉浮紧带数，舌苔薄白，身灼热无汗，微喘，气息稍粗，自诉骨节酸楚烦疼较甚，似属麻黄汤证，然虑其年高，用此发汗峻剂可能有弊，故对其子言明，嘱其注意观察，症情有变，随时来诊，即处以麻黄汤：麻黄 6g，桂枝 6g，杏仁（杵）9g，甘草 3g，二剂。数日后，其子来告说，服药二剂后病已愈，特来道谢。

《伤寒论方医案选编》，湖南科学技术出版社，1981：27

②遗尿案：马某，男，12 岁，学生，1995 年 7 月 5 日初诊。家人诉其患遗尿证逾 3 年，曾多处求医，或补肾，或健脾，并佐以固精涩尿之品，疗效欠佳。观患者发育尚正常，炎炎夏日却厚衣重裘，亦不觉热，平素极少出汗，有时但觉身痒，纳食、睡眠可，大便偏干，舌质淡润，苔薄白略干，脉沉紧。证属寒束太阳，卫气不布。遂投麻黄汤：麻黄 12g，桂枝 8g，杏仁 10g，炙甘草 6g，3 剂。日 1 剂，水煎服。嘱汗出为度，不必尽剂。2 天后复诊，言 2 剂时自觉身大痒，继而遍身汗出而沉睡，当夜未遗尿，起效之速，出乎意料。继以小剂量桂枝汤 2 剂调和营卫以巩固疗效。按：本案病程较久，辨证容易落入俗套，但吴延忠老师却出奇地辨为寒束太阳之麻黄汤证。盖寒束太阳经脉，卫气运行受阻，则外不能温煦经脉，故于盛夏亦不觉热；内不能行气化之职，以致水精不能四布而积存于膀胱，入夜卫气入于阴，失去对膀胱的固摄，故而遗尿。麻黄汤借麻黄之力宣达卫气，以解在经之寒邪，桂枝、甘草辛甘化阳补益卫阳，辅以杏仁肃肺，与麻黄相配一升一降，借肺之宣肃之力助卫司职，俟卫气宣布，遗尿自除。

国医论坛，2004（5）：8

【原文】

脉浮者，病在表，可發汗，宜麻黄湯。（51）

脉浮而數者，可發汗，宜麻黄湯。（52）

【提要】以脉概症，提示脉浮，脉浮数者，可发汗。

【解析】上述两条原文举脉略症，即借脉象之浮、浮数，以代表太阳伤寒表实证，属借代笔法。既曰"病在表，可发汗"，就必有病在表的症状，如发热，恶寒，无汗，头痛身疼等，属表实证候才可发汗而"宜麻黄汤"，否则仅凭脉浮或脉浮数，万不可直用麻黄汤发汗。在这里重要的是证候，而脉象可受多种因素的影响，如感邪轻重、体质强弱、发热程度等，皆可使之小有差别。伤寒表实证的典型脉象是脉浮紧，但从临床辨证来看，不可刻板对待，更多的时候会看到不典型之脉象。如感邪较轻，或体质素弱者，虽证见表实，但脉浮未必兼紧；若感邪较重，或素体阳旺之人，患表实证，脉象未必不数。因此对表证之脉象要做具体分析，不可一概而论。"脉浮而数者，可发汗"，是说在有伤寒表实证的前提下脉象亦可见浮数，因为浮主表，数为发热，完全符合表实证之病机，所以仍宜用麻黄汤以发汗解表。

【原文】

太陽與陽明合病，喘而胷滿者，不可下，宜麻黃湯。(36)

【提要】太阳阳明合病，喘而胸满的证治。

【解析】两经或两经以上的证候同时出现者，谓之合病。本条云"太阳与阳明合病"，且有"不可下，宜麻黄汤"之训诫，可知是太阳伤寒证与阳明病某种证候同时出现。其"不可下"，说明虽有阳明病某证候，但胃肠尚未结实，燥热不甚。从"宜麻黄汤"看，说明虽属合病，而病证偏重在表，必有恶寒发热、无汗、头身疼痛、脉浮等表实的证候。但条文指出症见"喘而胸满"者，是因风寒在表，邪束腠理，肺失宣降所致，此与第35条"无汗而喘"是同一病机。肺既失宣，而胸乃肺之廓，故胸满随之而见。既言与"阳明合病"，即使"不可下"亦应有阳明病的征象，如因发热较高而面红目赤、鼻干等，或因肺失宣降，大肠传导失职而不大便等。但又无腹满硬痛之苦，且小便清利，是邪气初入阳明，阳明实热不著之象。权衡表里轻重缓急，当以治表为先，故曰"不可下，宜麻黄汤"。当然"宜麻黄汤"一语，暗含斟酌之意，毕竟是太阳与阳明合病，临证时应在遵从解表法的前提下，根据合病的具体情况，灵活变通，不可完全拘泥于麻黄汤一方。

【原文】

太陽病，十日以去，脉浮細而嗜臥者，外已解也。設胷滿脅痛者，與小柴胡湯；脉但浮者，與麻黃湯。(37)

【提要】太阳病多日后的三种转归。

【解析】太阳病十日以上则病程较长，病情变化常不拘一端，临证时应仔细分辨，然后做出正确判断，不可以时日决定病情。原文指出可能有三种转归：其一邪去向愈。脉象由浮紧有力转为浮细，即脉象趋于和缓，是邪去向愈之兆；惟因病程日久且为初愈，患者正气尚未恢复，致使精神疲惫，欲安舒静卧，故曰"外已解也"。其二病转少阳。太阳病多日，若患者出现胸胁满痛的症状，则说明邪由太阳波及少阳，太阳表证消失而少阳证候形成，所以用小柴胡汤和解少阳以治之。其三太阳病仍在。太阳病虽十日以上，而仍见脉浮，且其他表证症状未变者，其意义与第4条"脉若静者，为不传也"相同。说明病邪既未外解，亦未内传而仍属太阳，故不论时日久暂，治疗仍可用麻黄汤发汗解表。

【原文】

太陽病，脉浮緊，無汗發熱，身疼痛，八九日不解，表證仍在，此當發其汗。服藥已微除，其人發煩目瞑①，劇者必衄，衄乃解，所以然者，陽氣重②故也。麻黃湯主之。(46)

【词解】

①目瞑：瞑，《集韵》曰："目不明也。"目瞑，闭眼懒睁，不喜强光刺激。

②阳气重：指外邪束表，阳气受其闭郁较甚。

【提要】太阳伤寒的证治及服麻黄汤后的两种反应。

【解析】本条为倒叙文法，末句的"麻黄汤主之"应接在"此当发其汗"之后，为第一段，说明太阳病虽八九日不解，但脉象浮紧、无汗、发热、身疼痛等伤寒表实证仍在，病证尚未发生传变，故仍当用麻黄汤发汗解表来治疗。但要强调的是本文明确指出太阳伤寒证之脉象是"浮紧"，既补充了太阳伤寒证的主脉，也是对第3条"脉阴阳俱紧"的具体说明。本条未言及"恶风寒"，是省文法，因为第3条、35条中已明言，况且既称"麻黄汤主之"者，其证属伤寒表实必有恶风寒，是自不待言的。

"服药已微除"至"阳气重故也"为第二段，说明服麻黄汤后因外邪郁闭而难以速除时，可能出现的两种反应。其一，反应轻者发烦目瞑。服药之后，患者出现心烦目瞑，此乃正气得药力之助，奋力祛邪，正邪交争较为剧烈的表现，亦可称"瞑眩"现象。《尚书·说命上》言："若病不瞑眩，厥疾弗瘳。"以此预示正邪相争之结果可能为汗出病解。其二，反应剧烈者出现鼻衄，衄后病解。伤寒表实，外邪束表，腠理闭塞日久，阳气郁遏较重，又得麻黄汤温燥药力之助而奋起抗邪，使正邪交争十分激烈，以致阳络损伤而见鼻衄。血汗同源，外邪虽未能随汗尽解，但却能随衄而泄，故曰"衄乃解"。此即俗称"出红汗"。以上两种反应虽有微甚之别，然其机理都在于外邪束表，阳气闭郁较重所致，故概言之"阳气重故也"。

【原文】
太陽病，脉浮緊，發热身無汗，自衄者，愈。（47）
【提要】太阳伤寒证得自衄者病愈。
【解析】脉浮紧、发热、无汗是太阳伤寒表实证。其病机为风寒外束，腠理闭塞，阳气郁遏可知。若阳气郁遏较重，不得宣泄，则可损伤阳络而出现衄血。因为血汗同源，在病邪郁闭当从汗解而又不得汗时，自可随衄血之机而外解，所以说"自衄者愈"。第46条、第47条同属太阳伤寒证得衄而解，机理亦同，不过彼在服麻黄汤之后，此却未经服药而自衄。

【原文】
傷寒脉浮緊，不發汗，因致衄者，麻黄湯主之。（55）
【提要】伤寒失汗致衄，仍须汗解，当用麻黄汤。
【解析】"伤寒脉浮紧"，是概言太阳病伤寒诸症，乃省文笔法。太阳伤寒表实证，本应以麻黄汤发汗，其病可愈。今当汗未汗，致外邪不解，阳气郁遏较重而损伤阳络，以致出现鼻衄。血汗同源，既衄则邪可随衄外解，如第47条所言。但对衄后的病情变化要做仔细观察，若衄血不多，且衄后太阳伤寒脉症仍在者，说明表邪未随衄尽解，仍须遵发汗解表法而用麻黄汤主之。若衄血量多，且见身热夜甚，烦躁不安，舌质红绛等症，则属热入营血者，即使仍有表证，亦不可用麻黄汤再发其汗。

【鉴别】
第46、47、55三条均为太阳伤寒证出现衄血，但病因病机、病情转归有所不同。第46条已服麻黄汤，阳气闭郁于经而衄血，是为太阳病邪解的途径之一，故曰"衄乃解"。第47条未经服药，失于发汗，致阳气内郁，损伤血络而致衄，邪气随衄而外泄，病随衄解，故曰"自衄者愈"。第55条虽亦为失于发汗而致衄，但衄后邪气未除，病未解，伤寒表实证仍在，故仍以麻黄汤发汗解表。可见，对太阳伤寒证的衄血，应当分别原因，辨证论治，既不能见衄而待其自愈，更不能滥投麻黄汤妄发其汗。

2. 麻黄汤禁例

【原文】

咽喉乾燥者，不可發汗。（83）

【提要】阴虚津亏咽喉干燥者，禁用辛温发汗。

【解析】伤寒表证，非汗不解，然而亦有不可直接辛温峻汗的病例，当须慎重。咽喉为三阴经所过之处，赖阴液以滋润。若咽喉干燥者，多为阴液不足，不能上承滋润所致，此时虽有风寒外束，亦不可单纯用辛温发汗解表。若阴虚无汗而强发汗，必使阴虚更重，内热燔炽，变证丛生。然而阴虚固宜滋阴，但外邪束表又不得不行汗解，否则邪无从出。如此当兼顾表证与阴虚两途，可于滋阴解表法中求之。

【原文】

淋家①，不可發汗，發汗必便血。（84）

【词解】

①淋家：淋，指淋证，中医的病证名称，表现为小便淋沥不尽，尿意频繁而量少，尿道涩痛等症。淋家，指久患淋证的患者。

【提要】淋家阴亏而蓄热者，禁用辛温发汗。

【解析】淋家多属阴津亏虚而下焦蓄热的证候，虽属外感风寒，亦不可径用辛温发汗。若误用辛温发汗，不仅阴津更亏，且可使蓄热邪盛，热伤血络，迫血妄行，则可见尿血等变证。淋证之人兼有外感时应如何治疗？可根据其病机，采用清热育阴利水兼以解表治之。

【原文】

瘡家雖身疼痛，不可發汗，汗出則痓①。（85）

【词解】

①痓（cè）：筋脉拘急，项背强直之病证。《正字通》云："五痓之总名，其证卒口禁，背反张而瘈疭。"《脉经》《金匮玉函经》均作"痉"。

【提要】疮家气血两虚者，虽有表证，禁用辛温峻汗。

【解析】久患疮疡的患者，因脓血的形成和流失过多，致气血耗伤，身体失于气血濡养可出现疼痛；若再复感风寒外邪则疼痛更为明显，故曰疮家"身疼痛"。但此时虽有表证，亦不可单用辛温峻发其汗，否则可致营血更伤，使筋脉失于濡养而发生筋脉拘急，肢体拘挛抽搐等变证。

【原文】

衄家不可發汗，汗出必額上陷脉①急緊，直視不能眴②，不得眠。（86）

【词解】

①额上陷脉：额部外侧（太阳穴处）凹陷处的动脉。

②眴（shùn）：指眼球转动。

【提要】衄家阴血亏虚，不可辛温峻汗。

【解析】素患衄血的人，多有阴血亏虚的病机，纵然复有风寒表实的证候，亦不可直用辛温重剂峻发其汗。盖汗血同源，若峻发其汗，可使阴血更伤。阴血不能濡养筋脉则见额上陷脉急紧；血不养目，则眼球动转不灵，而"直视不能眴"；血虚而不能养心，心神失守不安，故入夜不得安眠。本条言衄家不可发汗，与第55条"伤寒脉浮紧，不发汗因致衄者，麻黄汤主之"，在病因、病机和证候治法上均不同，应注意鉴别。

【原文】

亡血家①不可發汗，發汗則寒慄而振。（87）

【词解】

①亡血家：指近期曾大出血的患者。

【提要】亡血家气血虚弱，禁用汗法。

【解析】近期曾大出血的人，必然因阴血虚损致气随血耗，以致气血双亏。然而气血双亏之人，更易招致风寒外感，但即使患了风寒表实证，亦不可径用辛温峻汗法。因汗为气血所化，若发其汗，必犯虚虚之戒，使气血之衰亡更甚。气主温煦，血主濡养，气不足以温煦，血不足以濡养则病见畏寒而震颤。

【原文】

汗家，重發汗，必恍惚心亂①，小便已陰疼，與禹餘粮丸。（88）

方本闕

【词解】

①恍惚心乱：神志昏惑模糊，心中慌乱不安。

【提要】汗家阳虚，禁用汗法。

【解析】平素多汗者，定属阳气虚弱，卫外不固，阴液外泄。若医者再重发其汗，则不仅伤阴，亦必损阳，以致阴阳两虚。汗为心之液，心阴心气俱伤，心神无主而浮越，故恍惚心乱；阴液重伤失于濡养，则阴中涩滞、小便后尿道疼痛。禹余粮丸虽佚，但从方中主用禹余粮可以测知其治疗大法为敛阴止汗，重镇安神。

【原文】

病人有寒，復發汗，胃中冷，必吐蚘。（89）

【提要】中焦虚寒者，禁用汗法。

【解析】患者有寒是指患者脾胃素有虚寒，虽患太阳病，亦不可用辛温峻剂发汗。若误用峻汗之法，必致汗出之后阳气更伤，脾胃更虚，升降失常，使胃气上逆而呕吐。若患者肠中有蛔虫寄生者，蛔虫可因胃肠虚冷而上窜，则可见吐蛔；若肠中无蛔虫寄生者，但吐逆而已。对该变证的治疗，《医宗金鉴》提出"宜理中汤送乌梅丸"，可供参考。

【原文】

脉浮數者，法當汗出而愈，若下之，身重心悸者，不可發汗，當自汗出乃解。所以然者，尺中脉微，此裏虛，須表裏實，津液自和，便自汗出愈。（49）

【提要】表证误下致里虚者禁汗。

【解析】此条举脉略症，"脉浮数者"，在这里代表太阳表证的脉症。若是浮数之脉与风寒表证并见，则当治以辛温发汗解表，祛邪外出，方为合拍。医生未做详察，一见浮数脉即误认为是里实热证，盲目使用攻下法，以致表邪不解，正气徒伤，甚至发生变证。表证误下后，患者出现身体沉重，心悸，尺中脉微等变证，说明正气损伤，且重伤其阳。由于阳虚，清阳不能充实肢体，加之表邪未解，内外困顿，故见身重。阳虚而心神无所主持，故有心悸。尺脉候里，微主阳气亏虚。本条以尺脉见微而引申为阳虚禁汗。

里阳虚而表未解者，其治法重点在于补其不足，使正气恢复，气血充盛，阳气温煦，阴血濡养，津液自和，则表里正气充实，自有抗邪愈病之力，其病者往往快然自汗而邪解，是不用发汗而汗出病愈之妙法。此与表证而里不虚时径用发汗解表治法，相映成趣，故张仲景于文末特称"须表里实，津液自和，便自汗出愈"。在治疗上有人主张用小建中汤"和其津液"者，也有主张用桂枝加附子汤扶阳解表者，均可参考。

【原文】

脉浮紧者，法当身疼痛，宜以汗解之。假令尺中迟者，不可發汗，何以知然，以榮氣不足，血少故也。（50）

【提要】营血不足尺脉迟者，虽有表证，但禁用汗法。

【解析】脉浮紧是为风寒在表之脉，身疼痛是为风寒在表之症，脉症合参，知其为太阳伤寒证，故宜用麻黄汤辛温发汗以解表邪。假若患者虽有身体疼痛等表证之象，但脉于浮紧之中反见尺部迟滞不畅，是为营血亏虚。此时虽兼表邪，亦不可强发其汗。盖汗为心液，血汗同源，营血本虚而强发其汗，是犯虚虚之戒，使营血更伤。故仲景自注云"何以知然，以营气之不足，血少故也"。

本条以脉浮紧，身疼痛当发汗，而尺脉迟，身疼痛禁发汗对举，示人运用麻黄汤时，当以脉浮而寸、关、尺三部皆紧，表实而里不虚为前提。否则，虽有表实证候亦不可用之。另外还需注意，本条禁汗是禁在营血不足的病机上，而尺脉迟滞只是举例而言，营血不足的临床表现可有多种形式，故辨证时须脉症合参，全面辨析，不可执一而论。

麻黄汤属辛温发汗之峻剂，临床只宜用于太阳伤寒表实而正气不虚者。上述九条分别从不同角度举例说明表证运用麻黄汤的禁例（表1-1）。

表1-1　麻黄汤禁例简表

条文号	禁例	病机	误汗变证	推荐治法
83	咽喉干燥	阴津亏虚		滋阴解表
84	淋家	阴虚兼下焦湿热	尿血	育阴清热，兼散表邪
85	疮家	气血两虚	痉	补气养血兼解表
86	衄家	阴血亏虚	额上陷脉急紧，直视不能眴，不得眠	滋阴解表
87	亡血家	血虚气衰	寒栗而振	补气养血兼解表
88	汗家	阳虚	恍惚心乱，小便已阴疼	扶阳解表
89	有胃寒	脾胃阳虚	吐蛔	扶阳解表或温中解表
49	尺中脉微	里阳虚		扶阳解表
50	尺中脉迟	营血不足		补血和营解表

3. 麻黄汤证兼证

（1）兼经输不利证（葛根汤证）

【原文】

太陽病，項背強几几，無汗，惡風，葛根湯主之。(31)

葛根四兩　　　　　麻黃三兩　去節　　　桂枝二兩　去皮　　　生薑三兩　切

甘草二兩　炙　　　芍藥二兩　　　　　大棗十二枚　擘

上七味，以水一斗，先煮麻黃、葛根，減二升，去白沫，内諸藥，煮取三升，去滓，温服一升。覆取微似汗，餘如桂枝法將息及禁忌。諸湯皆倣此。

【提要】太阳伤寒兼经输不利的证治。

【解析】太阳病无汗恶风，是太阳伤寒证。其证本有头项强痛，而今又言"项背强几几"者，是谓项背强滞较重，表现为项背筋肉拘急而强硬，以致患者头项仰俯动转不能自如。盖因风寒之邪较重，郁遏太阳经脉，使经气不利，阻滞津液不能敷布上输，筋肉失于濡养所致。本条证候仍属伤寒表实证，只因经脉受阻而津液不升，治疗时既要发汗解表，又要舒经缓挛，故用葛根汤。

葛根汤由桂枝汤减少桂枝、芍药用量，加葛根、麻黄而成。葛根辛甘性平，发表解肌祛外邪，升津濡经而舒筋挛；麻黄、桂枝、生姜，辛温发汗解表；芍药益阴敛阴，既防诸药发散太过，又与甘草、大枣相配，酸甘化阴，缓解筋脉之拘挛；大枣、炙甘草益中焦、顾胃气而资化源，且调和诸药。全方既发汗解表，又无峻汗伤津之虞，并具升津舒经缓挛之效。

【辨治要点】项背强几几，头痛，无汗，恶风寒，发热，脉浮紧。

【鉴别】

葛根汤证与桂枝加葛根汤证，均为太阳风寒表证兼经输不利，均可见恶风寒、发热、头痛、脉浮、项背强几几等，治疗皆以解表散邪、升津舒经为法，均以桂枝汤为基本方进行加减。两汤证不同之处在于，葛根汤证以伤寒表实证兼见项背强几几，伴见无汗，组方为桂枝汤加葛根、麻黄，旨在发汗解表，升津舒经，而无峻汗伤津之弊。桂枝加葛根汤证以中风表虚证兼见项背强几几，伴见有汗，组方为桂枝汤加葛根，旨在解肌祛风，升津舒经。

【现代研究及临床应用】

研究证实，葛根汤的水提取物对实验动物有明显的解热作用；能显著扩张麻醉狗、猫的脑血管，降低脑血管阻力、增加脑血流量；降低心肌张力指数；对家兔血小板聚集有明显的抑制作用，对实验性大鼠血栓形成有显著的抑制作用；有抗炎、止痛作用；对金黄色葡萄球菌、大肠杆菌、志贺氏痢疾杆菌有一定的抑制作用；有抗变态反应、抗过敏及免疫调节作用；还能促进正常产褥期妇女乳汁的分泌。

《张仲景方剂实验研究》，中国医药科技出版社，2005：49

葛根汤功能发散风寒，升津舒经，又具通经活络，调理气血之效。现代临床多用于流行性感冒、急性支气管炎、肺炎、过敏性鼻炎、慢性副鼻窦炎、周围面神经麻痹，颈椎病、肩周炎、三叉神经痛、坐骨神经痛、软组织损伤、紧张性头痛、梨状肌综合征、胃肠型感冒等。

【医案选录】

胡某，女，42岁。颈痛，右手臂麻木1年余。患肢畏寒，得温则减，颈椎活动受限，C5～C6右侧压痛明显，放射痛阳性，两侧肌肉稍紧张，压痛阳性，臂丛前后缘广泛骨质增生。舌质淡苔薄，脉沉细。诊断为神经根型颈椎病，证属肝肾不足，外邪入侵，经脉失养。葛根汤加味：葛根12g，麻黄6g，桂枝、当归、炙甘草各12g，白芍15g，熟地黄30g，生姜3片，大枣10枚，日服1剂。5日后复诊：颈痛减，活动范围增大，但右手麻木仍甚，原方加黄芪30g，以助益气行血之力，再服12剂，诸症消失。

中医药信息，1987（5）：39

（2）兼邪迫阳明证（葛根汤证及葛根加半夏汤证）

【原文】

太陽與陽明合病者，必自下利，葛根湯主之。(32)

【提要】伤寒表邪不解，内迫阳明而下利的证治。

【解析】太阳与阳明合病者，是言其既有恶寒发热、头项强痛、不汗出的表证，又有便溏泻利之里证，两者同时发病，不分先后者是谓"合病"。自下利说明非误治而成，亦非里虚所致；而是太阳表邪较重不得外解，内迫阳明，致大肠传导失常，于是便溏下利自然而作。下利虽属里证，但由表邪内迫引起，病情偏重在表，故不须治里，只用葛根汤。因为葛根汤既可发汗解表散外邪，又具升清阳而止下利之功，可收一举两得之效。

【辨治要点】下利，伴见恶风寒，发热，头项强痛，无汗，脉浮紧。

【原文】

太陽與陽明合病，不下利但嘔者[①]，葛根加半夏湯主之。(33)

葛根四兩	麻黃三兩 去節	甘草二兩 炙	芍藥二兩
桂枝二兩 去皮	生薑二兩 切	半夏半升 洗	大棗十二枚 擘

上八味，以水一斗，先煮葛根、麻黃，減二升，去白沫，内諸藥，煮取三升，去滓。温服一升，覆取微似汗。

【词解】

①不下利但呕者：《伤寒论阐释》认为当是"不但下利而呕者"之误，其说可从。

【提要】伤寒表邪不解，内迫阳明下利而呕的证治。

【解析】本条承第32条继续讨论太阳与阳明合病，外邪不解，内迫阳明，不仅下迫大肠，使其传导失职下利；而且上逆于胃，使胃失和降又发生呕逆的证治。故仍用葛根汤解散表邪，升清止利，又加半夏以和胃降逆止呕。

【辨治要点】恶心呕吐，下利，伴见恶风寒发热，头项强痛，无汗，脉浮紧。

【医案选录】

于某，男，40岁。初夏患感冒兼肠炎，腹泻一日7～8次，发热，腹胀，头痛，颈项痛，呕吐。经用氯霉素治疗后，虽腹泻已止，但腹胀，腹痛，呕吐仍不减，头及颈项仍痛，畏风怕冷，浑身亦痛，无汗，尿少而黄，舌淡苔薄白，脉浮紧。乃太阳与阳明合病……应用葛根加半夏汤：葛根 30g，麻黄、炙甘草、白芍、桂枝、生姜、半夏各 9g，大枣 6 枚，水煎服。药后汗出，尿量增多，畏寒怕风、头及颈项强痛亦减轻；又服一剂，呕吐、腹痛大减，可进食。共服 3 剂，诸证消失而愈。

《伤寒论医案集》，陕西科学技术出版社，1986：41

（3）兼里热烦躁证（大青龙汤证）

【原文】

太陽中風，脉浮緊，發熱惡寒，身疼痛，不汗出而煩躁者，大青龍湯主之。若脉微弱，汗出惡風者，不可服之。服之則厥逆①，筋惕肉瞤②，此為逆也。（38）

麻黄六兩 去節　　桂枝二兩 去皮　　　甘草二兩 炙　　　杏仁四十枚 去皮尖

生薑三兩 切　　大棗十枚 擘　　　石膏如雞子大 碎

上七味，以水九升，先煮麻黄，減二升，去上沫，内諸藥，煮取三升，去滓。温服一升，取微似汗。汗出多者，温粉③粉之。一服汗者，停後服。若復服，汗多亡陽，遂虛，惡風，煩躁，不得眠也。

【词解】

①厥逆：手足逆冷。

②筋惕肉瞤：筋肉不由自主地跳动。

③温粉：用来扑身止汗的粉剂，《伤寒论》未载其方。《备急千金要方》载温粉方为：煅牡蛎、生黄芪各三钱，粳米粉一两，共研细末，和匀，以稀疏绢包裹，缓缓扑于肌肤。

【提要】伤寒表实兼里热烦躁的证治及大青龙汤的使用禁忌。

【解析】"太阳中风"为"伤寒"之误。证见脉浮紧、发热恶寒、身体疼痛、无汗，显系风寒束表，营阴郁滞，属典型的太阳伤寒证。然而伤寒表实证不当有烦躁，今却见烦躁，仲景又用石膏来治疗，说明烦躁是里热所致。烦躁又与不汗出并见，说明里热的形成与不汗出密切相关。烦躁缘于里热，而无汗则使阳热无以宣泄郁遏在里，故不汗出而烦躁当是辨证要点。总之本证外感风寒属表实，内有郁热致烦躁，治疗用大青龙汤外解风寒表邪，内清阳郁里热。

大青龙汤即麻黄汤倍用麻黄，加石膏、生姜、大枣而成。重用麻黄伍桂枝、生姜辛温峻汗以开腠理而散风寒外邪；石膏辛寒以清里热而除烦躁；炙甘草、大枣和中以资汗源，又可兼制石膏寒凉伤中之弊。七味相合，共成解表清里之剂。

大青龙汤发汗之力较麻黄汤更为峻猛，只能用于外感风寒、里有郁热的表里俱实证。如果见脉象微弱，汗出恶风寒者，是表里俱虚之证，当禁用大青龙汤。服药后仍以微汗邪解为佳，不可令大汗；且得汗即止，不可过剂，以免致大汗亡阳。如果汗出过多不止者，则速用温粉外敷，以敛汗固表。

【辨治要点】发热恶寒，身体疼痛或身重，无汗而烦躁，脉浮紧或浮缓。

【医案选录】

郭某，男，63 岁，1997 年 1 月 12 日初诊。患者发热恶寒 2 天，自服感冒通等药未效，遂来就诊。诊见：形体壮实，面色微红，发热恶寒，无汗，头痛，周身骨节疼痛，鼻塞声重，呼吸气粗。舌红苔薄白，脉浮紧。证属风寒束表，兼有内热，予荆防败毒散合栀子豉汤化裁。服药 3 剂后，诸症未减，又增心烦躁急，此太阳伤寒表实兼内热烦躁证也，予大青龙汤。处方：生麻黄 10g，桂枝、炙甘草、苦杏仁各 6g，大枣 6 枚，生姜 3 片，生石膏 20g（先煎）。3 剂，每天 1 剂，水煎 2 次，分 2 次温服，得汗停服。患者仅服药 3 次，即全身得汗，热退喘平而愈。按：发热恶寒无汗、头痛、身痛、骨节痛、脉浮紧，太阳伤寒表实证也；呼吸气粗者，喘之渐也。当用麻黄汤发汗解表，宣肺平喘。因虑患者年事已高，不任峻刑，故改用荆防败毒散合栀子豉汤。虽亦有发散风寒之力，然较之麻黄汤药轻力弱，且无宣降肺气之功，以致风寒之邪不得汗解，阳热内郁，则生烦躁。二诊时放胆使用大青龙汤，发汗解表，清热除烦，遂收药到病除之效。

【原文】

伤寒脉浮缓，身不疼但重，乍有轻时，无少阴证者，大青龙汤发之。（39）

【提要】补充太阳伤寒兼里热的证治。

【解析】本条首言伤寒，次用大青龙汤发之，说明发热恶寒，不汗出而烦躁仍为本条主症。由于外感风寒有轻重，故脉之缓紧、身痛之有无，亦因之而异。若感邪较重，正邪交争剧烈，则脉紧身疼痛（38 条）；若感邪较轻，正邪交争较缓，属寒郁气滞之病机者，则可身不痛而但重，脉不浮紧而浮缓。当然其间阳气暂通，气滞稍畅者，身重亦有随之减轻之时。本条身重，脉浮缓，为大青龙汤证的不典型证候，必与前条所论主症互参，方可确诊。

"无少阴证者"，既强调使用大青龙汤应以无里虚为前提，又提示本条之身重、上条之烦躁，均须与少阴病鉴别。少阴病身重，是气血虚衰，阴寒内盛所致，故身重无休止之时，且伴阳虚阴寒内盛之脉症。本条之身重，属汗不得出，邪郁气滞，内热相扰，故身重应有轻时，且伴伤寒表实和内热之象。烦躁是大青龙汤证的辨证要点之一，必伴见口渴、舌红、尿黄，且兼发热恶寒、无汗等症，方属太阳伤寒兼内热之象。若烦躁与舌淡、尿清、无热而寒、四肢厥冷、下利清谷、脉微等并见，则属少阴阳衰阴盛所致。

（4）兼里有水气证（小青龙汤证）

【原文】

伤寒表不解，心下有水气①，乾呕，发热而欬，或渴，或利，或噎②，或小便不利，少腹满，或喘者，小青龙汤主之。（40）

麻黄去節	芍藥	細辛	乾薑
甘草炙	桂枝各三兩 去皮	五味子半升	半夏半升 洗

上八味，以水一斗，先煮麻黄减二升，去上沫，内诸药，煮取三升，去滓。温服一升。若渴，去半夏，加栝楼根二两；若微利，去麻黄，加荛花，如一鸡子，熬令赤色；若噎者，去麻黄，加附子一枚，炮；若小便不利，少腹满者，去麻黄，加茯苓四两；若喘，去麻黄，加杏仁半升，去皮尖。且荛花不治利，

麻黄主喘，今此語反之，疑非仲景意。

【词解】

①心下有水气：心下，即胃脘部位。水气，病理概念，即水饮为患。

②噎（yē）：指咽喉部有气逆阻塞感。

【提要】太阳伤寒证兼里有水饮的证治。

【解析】"伤寒表不解"，是说恶寒发热、无汗、头疼身痛等伤寒表实证仍在。又言"心下有水气"，是指水饮之邪停蓄于心下（里），以致形成外寒内饮的证候。由于外寒引动内饮，寒饮犯肺，则咳嗽喘息；饮停心下，横犯胃腑则呕。以上是本证的主要证候。然而水饮为患，常随气机升降，随处流溢，可出现相应的病变，故有诸多或然证。如水饮下趋于肠道，清浊不分则下利；水饮停蓄下焦，致膀胱气化不行，则小便不利、少腹满；水饮冲逆于上，阻碍气机，则咽喉有梗塞感。水饮为患一般不渴，但若水饮内停，气不能化津时，亦可见口渴，然而毕竟属寒饮内停，故常渴而不多饮，或渴喜饮热。纵观本证属外寒内饮，表里同病，故用小青龙汤解表化饮，表里同治。

小青龙汤由麻黄汤去杏仁加芍药、细辛、干姜、五味子、半夏而成。方中以麻黄之辛温，发汗解表，宣肺平喘且利水，为君药。桂枝辛甘温，既助麻黄发汗解表散风寒，又温阳化内饮；细辛温肺散饮，兼助麻桂解表散风寒；干姜温里化饮，共为臣药。半夏燥湿化饮，降逆和胃；五味子敛肺止咳，防诸药辛散太过耗伤肺气；芍药配桂枝以调和营卫，又酸寒益阴以防伤阴动血之弊，同为佐药。炙甘草益气和中，调和诸药，兼佐使之用。诸药相配，辛散解表中佐以和营，温燥化饮中兼有酸收，而成为外散风寒，内蠲水饮的表里双解之剂。

原方后所载加减法，历代医家多怀疑是后人所掺入，故不作解。

【原文】

伤寒，心下有水氣，欬而微喘，發熱不渴，服湯已渴者，此寒去欲解也，小青龍湯主之。（41）

【提要】补述小青龙汤证的证治。

【解析】本条有倒叙句，即"小青龙汤主之"应接在"发热不渴"之后为一段。此段承上条再论太阳伤寒兼水饮内停的证治。上条说"伤寒表不解，心下有水气"，此条言"伤寒，心下有水气"，其病机完全相同，即外有伤寒表证，内有水饮停聚。上条所述主症为干呕，发热而咳，本条补充咳而微喘，可知该证多为咳喘并见。咳喘仍为内停之水饮上逆犯肺，肺失宣降所致。寒饮属阴邪，停聚心下，浸渍于胃，故口不渴。若服小青龙汤后，寒饮得以化解，水气散去，但胃中津液暂时未复者，可见口渴，故曰"此寒去欲解也"。但毕竟饮邪已去，疾病向愈，气机亦随之调畅，气化津生，水津四布则口渴自除。

【辨治要点】恶寒发热，无汗，头痛身疼，咳嗽气喘，干呕不渴，脉浮紧等。

【鉴别】

小青龙汤证与桂枝加厚朴杏子汤证均有喘，但彼为中风表虚兼肺寒气逆之喘，有汗出而无水饮内停；此属伤寒表实兼寒饮之喘，无汗出而有水饮内停，临证时自当细辨。

大、小青龙汤证均属太阳伤寒之兼证，两证均可见恶寒发热、无汗、脉浮紧，治疗均以麻黄汤为主方进行化裁，均属表里同治。两汤证区别在于，大青龙汤证属外寒内热证，兼见烦躁，治宜辛温解表，兼清里热；小青龙汤证属外寒内饮证，兼见咳喘，治宜辛温解表，温肺化饮。两方证同中有异，异中有同，请注意鉴别。

【现代研究及临床应用】

研究证实，小青龙汤具有①平喘；②抗过敏；③增强肾上腺皮质功能；④扩张血管，降低血液黏稠度，改善血液流变性等作用。

《张仲景方剂实验研究》，中国医药科技出版社，2005：60

现代临床将本方用于上呼吸道感染、急慢性支气管炎、支气管哮喘、喘息性支气管炎、肺炎、慢性阻塞性肺病、肺心病、胸膜炎、顽固性咳喘等；此外尚用于过敏性疾病，如过敏性鼻炎、荨麻疹、过敏性哮喘等疾病，符合伤寒表实、寒饮犯肺病机者。

【医案选录】

黄某，男，74岁，中国香港同胞，业医。咳嗽，气喘反复发作20年，加重2个月。自诉有20年慢支、肺气肿病史，近2个月咳嗽气喘加重，在中国香港多家医院治疗，服西药无效而来就诊。入院时咳嗽气促较甚，痰稀白，不能平卧，夜间因咳喘难眠，唇甲轻度发绀，要求吸氧。纳差，大便干结，舌淡，苔薄黄，脉浮略数。方用小青龙汤加味：炙麻黄、桂枝各10g，干姜、炙甘草各6g，细辛3g，五味子、法半夏、白芍、北杏仁各12g、苏子15g。服4剂后，咳喘减轻，纳稍增，大小便正常，但仍需吸氧。效不更方，续进3剂，咳喘症状明显好转，不需吸氧，可平卧，但胃纳欠佳。守上方去苏子，加茯苓15g，白术12g，再进12剂，咳喘缓解，精神佳，纳食增加，睡眠好转，二便正常。胸透提示肺部无感染而出院。

新中医，1989（4）：18

（三）表郁轻证

1. 桂枝麻黄各半汤证

【原文】

太陽病，得之八九日，如瘧狀①，發熱惡寒，熱多寒少，其人不嘔，清便欲自可②，一日二三度發。脉微緩③者，為欲愈也；脉微而惡寒者，此陰陽俱虛④，不可更發汗，更下更吐也；面色反有熱色者，未欲解也，以其不能得小汗出，身必痒，宜桂枝麻黄各半湯。（23）

桂枝一兩十六銖 去皮　芍藥　　　　　　生薑切片　　　　　　甘草炙

麻黄去節 各一兩　　大棗四枚 擘　　　　杏仁二十四枚 湯浸，去皮尖及兩仁者

上七味，以水五升，先煮麻黄一二沸，去上沫，内諸藥，煮取一升八合，去滓。温服六合。本云：桂枝湯三合，麻黄湯三合，併為六合，頓服。將息如上法。

【词解】

①如瘧狀：指发热恶寒呈不规则发作，似疟非疟。

②清便欲自可：清，同圊，厕所之古名，此处作动词用，即排便之意。欲，作

"尚"字解。自可，如常之意。清便欲自可，指大小便尚正常。

③脉微缓：微，稍稍，稍微之意。缓，指和缓。脉微缓，是相对脉浮紧而言，即脉不浮紧而趋于和缓。

④阴阳俱虚：此处阴阳指表里而言。阴阳俱虚，即表里皆虚。

【提要】太阳病日久不愈的三种转归及表郁轻证的证治。

【解析】本条宜分两段来理解。自"太阳病"至"一日二三度发"为第一段，论述太阳病日久致邪郁不解的基本证候。以下为第二段，论述邪郁不解证候的三种转归：①脉象和缓者，是邪气将退，正气将复之象，病可向愈。②脉微而恶寒者，为表里俱虚，不可行汗、吐、下法。③面色反有热色者，是在第一段所述证候的基础上，又见面红身痒等，是太阳表郁轻证，宜用小发汗法治疗。

患太阳病八九日，是表证日久不愈。发热恶寒，热多寒少，一日发作二三次，仍属恶寒发热，是太阳病之热型。寒热一日几度发作，有似疟疾而实非疟疾，有似少阳证而实非少阳证，其人不呕，更说明邪气未传少阳；大小便尚属正常，则非阳明里热。病在太阳何以成寒热一日二三度发作呢？这是由于病久邪微，正气欲抗邪外出，而邪郁不解，正邪交争但其势弛缓所致。这种病情的演变，一般有三种转归：一种是患者的脉象由浮紧趋向于和缓，为正气来复，邪气将解之佳象，故曰"为欲愈也"。其二，患者脉象微弱无力，恶寒加重，这是表里阳气俱虚所致，不可再用发汗、攻下、催吐的治法。更者，再次之意，由此推测，这种证候的形成可能是之前误用这些治法的结果。其三，"面色反有热色者"以下，是说在"太阳病，得之八九日，如疟状，发热恶寒，热多寒少，其人不呕，清便欲自可，一日二三度发"的基础上，又见面赤身痒者，是邪郁肌表，日久不解之候。盖面赤、身痒，为外邪郁闭，汗出不彻，阳气不能宣达所致，故曰"未欲解也"。此种表郁而微邪不解的轻证，宜用桂枝麻黄各半汤小发其汗。

桂枝麻黄各半汤，即各取桂枝汤、麻黄汤原剂量的三分之一合并而成。其剂量较小，意在轻祛缓行，为发汗之轻剂，正合病久邪微的治法要求。

【辨治要点】表证迁延日久未愈，发热恶寒呈阵发性发作，发热多、恶寒少、一日发作两到三次，面红，身痒，无汗，脉浮缓。

【临床应用】

桂枝麻黄各半汤临床应用的关键是要把握其病程较久，正气略虚，邪气轻微，表郁不宣，当汗又不可峻汗的证候特征。临床多用于治疗感冒、流行性感冒、哮喘、荨麻疹、风疹、湿疹、皮肤瘙痒症、无汗证、产后发热等病证，符合本证病机者。

【医案选录】

产后感冒案：刘某，女，30岁。患者产后感冒，迭经中西药治疗无效，已延及三十余日，一直发热不解，头痛恶风，厌油纳呆，精神倦怠，四肢乏力，每退热之前出微汗，汗后热退身适，二便正常，夜寐较差，舌质淡，苔薄白，脉弱而缓。此产后体虚外感延久失治，风邪怫郁于表不解之故，宜调和营卫，解肌祛风为治，桂麻各半汤主之：桂枝钱半，白芍钱半，生姜一钱，炙草一钱，麻黄一钱，大枣四枚，杏仁一钱，水煎服。连进两剂，一剂后发热顿解，二剂后诸恙悉瘳，后来进补血之品，而起居饮食一如常人。

2. 桂枝二麻黄一汤证

【原文】

服桂枝湯，大汗出，脉洪大者，與桂枝湯，如前法；若形似瘧，一日再發者，汗出必鮮，宜桂枝二麻黄一汤。（25）

桂枝一兩十七銖 去皮　芍藥一兩六銖　　　麻黄十六銖 去節　　生薑一兩六銖 切

杏仁十六箇 去皮尖　甘草一兩二銖 炙　　大棗五枚 擘

上七味，以水五升，先煮麻黄一二沸，去上沫，内諸藥，煮取二升，去滓。温服一升，日再服。本云：桂枝湯二分，麻黄湯一分，合為二升，分再服。今合為一方，将息如前法。

【提要】 太阳病服桂枝汤后的两种转归和治疗。

【解析】 太阳病中风证用桂枝汤治疗，本属药证相符，但在服桂枝汤后，应遍身黎黎微似有汗，方为汗出适度，邪去病愈。今服桂枝汤汗不如法，以致大汗出，脉洪大者，当察其证候是否发生传变，尤其要注意与阳明里热证的鉴别，因脉洪大是阳明病的主脉。本条服桂枝汤后，虽见大汗出，脉洪大，但未见大热，烦渴等里热征象，说明在服桂枝汤大汗出时，阳气宣达而浮盛于外所致，且发热恶寒，头痛等表证仍在，故仍从太阳病论治，继续用桂枝汤治疗，但要注意掌握正确的用药方法。

若服桂枝汤后，患者出现发热恶寒阵作，一天发作两次，此与第 23 条"形似疟，一日二三度发"的机理略似而病情较轻。是太阳病经发汗后，大邪虽去，微邪犹存，属太阳表郁不解之轻证，故用桂枝二麻黄一汤，微发其汗，以达邪去病愈的目的。

桂枝二麻黄一汤是取桂枝汤原量的 5/12，取麻黄汤原量的 2/9，照此计算，两方的分量比约为 2：1，所以称桂枝二麻黄一汤。该方与桂枝麻黄各半汤相比，发汗之力更微，故主治证候也更轻。

【辨治要点】 发热恶寒呈阵发性发作，一日发作两次，脉浮缓。

【医案选录】

李某，男，49 岁。1963 年 4 月 10 日初诊。恶寒战栗，发热。热后汗出身凉，日发一次，连续三日，伴见头痛、肢楚、腰痛，咳嗽痰少，食欲不振，二便自调，脉浮紧，舌苔白厚而滑。治宜辛温解表轻剂，与桂枝二麻黄一汤。处方：桂枝三钱，白芍三钱，杏仁二钱，炙甘草二钱，生姜二钱，麻黄钱半，大枣三枚。4 月 13 日复诊：前药服后，寒热已除，诸病悉减。现惟心悸少气，昨起腹中微痛而喜按，大便正常，脉转弦缓。此因外邪初解，营血不足，气滞使然，遂与小建中汤，服一剂而安。

3. 桂枝二越婢一汤证

【原文】

太陽病，發熱惡寒，熱多寒少，脉微弱者，此無陽也，不可發汗，宜桂枝二

越婢一湯。（27）

桂枝去皮　　　　　芍藥　　　　　麻黄　　　　　甘草炙 各十八銖

大棗四枚 擘　　　生薑一兩二銖 切　　石膏二十四銖 碎 綿裹

上七味，以水五升，煑麻黄一二沸，去上沫，内諸藥，煑取二升，去滓。温服一升。本云：當裁為越婢湯桂枝湯，合之飲一升。今合為一方，桂枝湯二分，越婢湯一分。

【提要】太阳病表郁内热轻证的治疗和禁忌。

【解析】本条为倒装文法，"宜桂枝二越婢一汤"应接在"热多寒少"之后。原文叙述甚简，运用以方测证法分析。"太阳病，发热恶寒，热多寒少"，是说太阳病表证未解，邪郁于表而不得汗泄，形成了与前述表郁轻证类似的证候，故当用辛温轻剂来治疗。但方中又配伍辛寒清热之石膏，提示本证尚有里热，可伴见烦躁、口渴等里热症。证属风寒束表、内兼郁热，与大青龙汤证病机相同，但有轻重之别。故治用桂枝二越婢一汤微汗解表，兼清里热。若上证见脉象微弱者，则属阳气亏虚，就不可用本方发汗，否则将引起变证。同时也提示本证之脉应浮而不应微弱，即使微汗法亦不能用于阳气亏虚者。

桂枝二越婢一汤即取桂枝汤原量1/4，越婢汤原量1/8相合而成，两方比例为2：1，故名。纵观药物组成，实为大青龙汤去杏仁、加芍药，诸药用量更小，具微汗解表，兼清里热之效。

【辨治要点】发热恶寒呈阵发性发作，发热多、恶寒少、口渴烦躁、脉浮。

【鉴别】

表郁轻证三证鉴别如表1–2。

表1–2　太阳病表郁轻证鉴别表

证别	病机		证候		治法	
	同	异	同	异	同	异
桂麻各半汤证	表郁邪微	表郁稍重	发热恶寒呈阵发性发作且热多寒少	一日二三度发，面红身痒，无汗	辛温微汗	小发其汗
桂二麻一汤证		表郁较轻		寒热一日再发		微发其汗
桂二越一汤证		表郁兼里热		兼口渴烦躁		兼清里热

二、太阳病腑证

（一）蓄水证

【原文】

太陽病，發汗後，大汗出，胃中乾①，煩躁不得眠，欲得飲水者，少少與飲之，令胃氣和則愈；若脉浮，小便不利，微熱消渴②者，五苓散主之。（71）

豬苓十八銖 去皮　　　澤瀉一兩六銖　　　白术十八銖　　　茯苓十八銖

桂枝半兩 去皮

上五味，擣為散，以白飲^③和服方寸匕^④，日三服。多飲煖水，汗出愈。如法将息。

【词解】

①胃中干：病理概念，指损伤阴津而致胃中津液不足。

②消渴：指口渴饮水，饮不解渴的症状，不是内科杂病中的消渴病。

③白饮：指白米饮液，即米汤。

④方寸匕：古代量取药末的器具，曲柄浅斗，状如今之羹匙。

【提要】辨胃津不足与太阳蓄水证的证治。

【解析】太阳病本当发汗而使邪去病解，但今汗不如法，致大汗出，是违反了麻黄汤、桂枝汤方后"覆取微似汗""不可令如水流漓"之诫，如此则有两种不同的病情变化。一是邪去津伤：大汗出，外邪虽解，但损伤津液，致"胃中干"。患者表现为口渴多饮水，烦躁不得眠。这是由于胃中津液暂时不足所致，只需加强调护，给予少量汤水，缓缓饮下，得以滋润，津液恢复，胃气调和，则诸症自除；切勿恣情多饮，而造成胃中停饮。二是太阳蓄水证：发汗后见浮脉、小便不利、微发热、口渴多饮而饮水渴不解等症状，这是表证未罢，邪气随经入腑，影响膀胱的气化功能，邪与水结而成太阳蓄水证。表邪未解故有脉浮，身微热；膀胱气化不利，津液不得上承，故口渴饮水而饮不解渴；浊阴不得外泄，则小便不利。证属表里同病，方用五苓散化气行水，兼解表邪。

五苓散方用茯苓、猪苓、泽泻，取其甘淡直达膀胱，利水渗湿。白术配茯苓，健脾土而运化水湿，转输津液；桂枝辛甘性温，外解太阳之表邪，内合茯苓通阳化气而利水。诸药相配，共奏化气行水，通里达表之功。药用五味，以苓为主，共为散剂，故名五苓散。"白饮和服"，含有服桂枝汤啜粥之意；服后"多饮暖水"，欲借热水之气，内助膀胱气化，外资桂枝发汗，促使表邪从汗而解。

本条将太阳病发汗后大汗出引起的两种不同证候并列，具有鉴别诊断和辨证以求病机的含意。其证一为津液不足，胃失滋润而欲得饮水；一为水蓄膀胱，气化不行，津不输布而口渴多饮。前者当补津液，后者应化气行水，虽同见口渴，而病机实不相同。

【辨治要点】消渴（口渴欲饮水，饮水渴不解），甚则水逆（饮入即吐），小便不利，少腹里急，伴发热恶寒，脉浮数等。

【现代研究及临床应用】

研究证实，五苓散对人体和实验动物都有明显的利尿效果；对慢性乙醇中毒所致的多种代谢异常都有一定的对抗效果；对酒精性肝损伤有明显的保护作用；有明显的降压作用；对实验性肾功能不全有一定的防治作用；在体外和体内对尿石形成均有明显的抑制活性。

《张仲景方剂实验研究》，中国医药科技出版社，2005：398

五苓散主要适用于水气湿浊内盛之小便不利、呕吐、水肿、泄泻、头痛、眩晕、癫痫、黄疸等病证。现代临床的应用范围极广，多化裁用于急慢性肾炎、肾病综合征、尿潴留、泌尿系结石、尿崩症、慢性肾衰竭、胸腔积液、脑积水、梅尼埃病、心功能不全、肝硬化腹水、视网膜脉络膜炎、青光眼、中耳炎、突发性耳聋、过敏性鼻炎等属于水气内停病机者。

【医案选录】

陈某，女，72岁。1995年10月22日初诊。1周前受寒起病，病后头晕目眩，恶心呕吐，卧床不起。在某医院经头颅CT平扫无异常，诊断为脑动脉硬化，用吗丁啉、丹参、脉络宁等药未效，邀余诊治，症见面色萎黄，起则头眩，恶心呕吐，胃脘痞闷，时觉气从胃脘上冲胸咽，口渴欲饮，饮入即吐，小腹、右腰部胀痛，小便短少，点滴而出，舌质淡红，苔白腻，脉沉细。B超提示：右肾盂积水。此气化不行，水饮内聚，清阳不升之象。予五苓散加味：桂枝12g，茯苓30g，猪苓10g，泽泻9g，白术10g，姜半夏9g，水煎服，每日一剂。二诊：服一剂呕吐止，小便通畅，3剂眩晕大减，小腹腰酸痛消失，能下地行走。继进5剂。追访8个月未复发。

【原文】

發汗已，脉浮數，煩渴者，五苓散主之。（72）

【提要】补充蓄水证的脉象和症状。

【解析】"发汗已，脉浮数"，提示原为太阳病表证，经用发汗法治疗后，太阳表证仍然存在。表证未解而见心烦、口渴，知其并非单纯表证，从用"五苓散主之"来看，病机当是表邪随经入腑，邪与水结而影响膀胱的气化功能以致形成蓄水证。水蓄而不能化气生津，无以润泽上承，故有心烦、口渴之象。

本条承第71条而来，补充说明太阳病蓄水证的脉象和症状，宜彼此合参。上条"脉浮"，本条则说"脉浮数"，是知浮与浮数之脉，在五苓散证中均可出现。上条说"微热"，本条未言发热者，说明表证未尽之蓄水证，多有微热征象。上条言"消渴"，本条言"烦渴"，两者同属水气内停，气不化津所致的口渴而欲饮水。本条还应有"小便不利"，否则，单凭"脉浮数，烦渴"很容易与发汗后邪热传入阳明的胃热烦渴相混淆。

【原文】

中風發熱，六七日不解而煩，有表裏證①，渴欲飲水，水入則吐者，名曰水逆②，五苓散主之。（74）

【词解】

①表里证：指太阳表证和蓄水证同时存在，表里同病。

②水逆：这是太阳蓄水重证的一种表现，可出现小便不利，渴欲饮水，水入即吐，或头昏目眩等症。

【提要】太阳蓄水重证而致水逆的证治。

【解析】本条是太阳蓄水重证，应结合第71、72条动态地综合分析。太阳病头痛，发热，恶寒，脉浮等表证，经过六七日之久，尚未解除，此即有表证。又因表邪循经入腑，致膀胱气化不利，水饮停蓄，必有小便不利，小腹胀满，本条未言者，是为省文法，此即有里证。水饮内蓄，气不化津，津不上承则口渴欲饮；但饮入之水，难以输化，更蓄于里，既不能下趋外泻，必转而上逆干胃，胃受饮邪冲逆，故饮水则吐，名曰"水逆"。本条水逆属太阳蓄水重证，病变的关键在膀胱气化失司，水气上逆，而不在胃腑本身，故仍用五苓散化气利水以治其本，水气通行，则胃无饮邪之害，呕逆自止。

【原文】

伤寒汗出而渴者，五苓散主之；不渴者，茯苓甘草汤主之。（73）

茯苓二兩　　　　桂枝二兩　去皮　　　甘草炙　一兩　　　生薑三兩

上四味，以水四升，煑取二升，去滓。分温三服。

太陽病，小便利者，以飲水多，必心下悸；小便少者，必苦裏急①也。（127）

【词解】

①苦里急：即有里急之痛苦；指小腹部有胀满急迫的不适感。

【提要】辨五苓散证与茯苓甘草汤证。

【解析】第73条以口渴与否，来辨五苓散证与茯苓甘草汤证。五苓散证是因汗后表邪随经入腑，影响膀胱气化功能，以致水停下焦蓄而不行，津液无以上承，故有口渴多饮而小便不利。茯苓甘草汤证为汗后饮水过多，胃阳不足难以输化，以致水停中焦所致，但膀胱气化正常，津液能够上承，故口不渴，治用茯苓甘草汤。此方重用生姜温胃而散水饮，茯苓、桂枝通阳而行水气，炙甘草和中益气，全方共奏温胃化饮，通阳行水之功。

第127条以小便利否辨水停中焦与水蓄下焦证。水停下焦者，乃膀胱气化功能失调所致，必见小便不利，伴见小腹胀满、急迫不舒等症状，是谓"苦里急"；此属太阳蓄水证，治用五苓散。水停于中焦者，是饮水过多难以输化所致，水气冲逆多有心下动悸的症状，但膀胱气化功能正常，故小便通利；治用茯苓甘草汤。

【原文】

本以下之，故心下痞，與瀉心湯，痞不解，其人渴而口燥煩，小便不利者，五苓散主之。（156）

【提要】辨水气内停而致心下痞的证治。

【解析】表证误下，致邪气内陷，结于心下而成痞，不论是热邪壅滞之痞，还是寒热错杂，升降紊乱之痞，用泻心汤治疗，本属正治之法，理当有效，痞结当解。但服药后痞既未解，反见小便不利、渴而口燥、心烦等症状，知其既非热痞，亦非寒热错杂痞，而是误下后邪气循经入腑，膀胱气化失司，水饮停蓄下焦所致。水气上逆，阻碍气机之升降而痞塞于心下，故有心下痞。下焦蓄水，气化不行，则见口燥而渴、心烦、小便不利等症。所以治疗用五苓散使气化水行，则诸症自消。

本条说明心下痞证的成因殊多，有因邪热壅滞者，有因寒热错杂互结者，亦有因水停下焦，其气上逆，升降失调者，还有因痰因食等所致者，故临证时当仔细辨别，以谨守病机，各司其职为要。

（二）蓄血证

1. 桃核承气汤证

【原文】

太陽病不解，熱結膀胱①，其人如狂②，血自下，下者愈。其外不解者，尚未可攻，当先解其外；外解已，但少腹急结③者，乃可攻之，宜桃核承气汤。
（106）

桃仁五十箇　去皮尖　　大黄四两　　　　桂枝二两　去皮　　　甘草二两　炙
芒消二两

上五味，以水七升，煮取二升半，去滓，内芒消，更上火，微沸下火。先食温服五合，日三服。当微利。

【词解】

①热结膀胱：膀胱，此处泛指下焦部位，非特指膀胱之腑。热结膀胱，即邪热与瘀血结聚在下焦。

②如狂：指神志异常，似狂非狂，较发狂为轻。

③少腹急结：自觉下腹部如物结聚，急迫不舒，而按之亦有轻度硬紧之感。

【提要】辨太阳蓄血轻证的证治及表证未解者不可攻里。

【解析】太阳病表邪未解，在表之邪热随经入腑，与血相结于下焦少腹部位，形成少腹急结、神志错乱如狂的蓄血证候。邪热与血相互搏结，使气血瘀滞，则下腹急结硬满；瘀热冲心，神明难安，故其人如狂。本证病机责之于瘀热内结，故除上述症状外，舌红紫斑，脉涩沉实，渴饮便秘等症状亦多并见。蓄血证随着人体正气的强弱，病邪的盛衰而有两种不同的转归。一是血结轻浅，蓄血自下，瘀热可随血而去，病可自愈，故称"血自下，下者愈"。二是病情较重，瘀热互结较深，血不能自下，蓄滞于内，此时非破血攻瘀而不能去。惟其时表证未解者，应暂缓攻下，以免攻下后表邪内陷，故当先解其表，待表证解后，只有蓄血不去时，才可用桃核承气汤活血化瘀，通下瘀热。

桃核承气汤即桃仁、桂枝合调胃承气汤组成。方中桃仁苦甘平活血通瘀，大黄苦寒泄热荡实、活血逐瘀；芒硝咸寒，软坚散结，助大黄导瘀热下行；桂枝辛温，通行血脉；炙甘草护胃安中而缓峻烈。诸药合用，共奏泄热逐瘀之功，适用于太阳蓄血之轻证。用本方当遵方后煎服法：①以药液烊化芒硝；②饭前温服；③服药后，患者"当微利"。

【辨治要点】其人如狂，少腹急结，小便自利，舌暗红有瘀点、苔黄，脉沉涩。

【现代研究及临床应用】

研究证实：本方能够改善血液流变学指标；显著延长小鼠出凝血时间，可以抑制血小板凝聚，抑制体外血栓形成，具有抗凝血作用；有显著的抗炎效果；有明显的降血糖、降血脂作用；有利尿和改善肾功能的作用；有较强的抗惊厥作用，能够使肠道推进运动增强，有显著的泻下作用；还有解热和抗脑缺氧的作用；能够调节机体免疫功能，提高机体的抗病能力。

《张仲景方剂实验研究》，中国医药科技出版社，2005：95

桃核承气汤有明显的抗肿瘤作用。

中医药信息，2006（3）：52

有较好的抗肾间质纤维化作用，分析其作用机理可能与抗炎和减少细胞外基质等因素有关。

桃核承气汤是逐瘀泄热的代表方剂，后世广泛应用于临床各科病证而属瘀热者。临床以精神神志紊乱，局部瘀肿，大便秘结，闭经，伴发热尿黄，舌红紫暗，脉沉弦数或涩等为审证要点。其瘀、热见症是辨证的关键。具体运用还可随症化裁，多酌加青皮、枳壳、木香、川芎等行气药；疼痛剧烈加延胡索、乳香、没药；热重者加牡丹皮、栀子；瘀重者加地龙、水蛭等；气血亏虚者加黄芪、党参、当归等。

【医案选录】

赵某，女，25岁，包钢职工家属。1971年8月27日初诊。由爱人代诉：患者自今年5月结婚后，月经即未潮，自认为怀孕。后经某医院妇产科检查，并非怀孕。即用调经药，医治十余天，月经仍不来潮而停药。后三日，于夜间突然烦躁不安，时哭时笑，骂詈奔走，经中西医药调治，疗效不显。患者家族史中无患癫狂病者。诊见少腹硬满，小便通利，苔黄舌质红，尖端有紫点，脉象现弦而结。据此脉证，乃肝气郁结，气滞血凝，冲任失调，血瘀阻滞于子宫，经闭如狂。遂选用桃仁承气汤加味。处方：桃仁三钱，大黄三钱，炙甘草二钱，赤芍三钱，牡丹皮四钱，茯苓四钱，玄明粉二钱（冲服）。两剂，水煎饭前服。8月29日二诊：患者服药后，大便数次，睡眠好转，其他症状减轻，已不骂人和奔走，脉渐缓象，两尺尤显。又按前方予两剂，服法同前。9月4日三诊：自诉服第四剂药的第一次煎药后，遂即月经来潮，内有黑紫色血块，现诸症若失。再诊其脉，结脉消失，脉象和缓，遂嘱其停药一周再诊。9月12日四诊：脉象缓和，经尽病愈，从此停药，膳食静养。

2. 抵当汤证

【原文】

太陽病六七日，表證仍在，脉微而沈，反不結胷①，其人發狂者，以熱在下焦，少腹當鞕滿，小便自利者，下血乃愈。所以然者，以太陽隨經，瘀熱在裏②故也。抵當湯主之。（124）

水蛭 熬　　　　　　　　　　　　蝱蟲各三十箇 去翅足 熬

桃仁二十箇 去皮尖　　　　　　　大黄三兩 酒洗

上四味，以水五升，煑取三升，去滓。溫服一升，不下，更服。

太陽病身黄，脉沈結，少腹鞕，小便不利者，爲無血③也。小便自利，其人如狂者，血證諦④也，抵當湯主之。（125）

【词解】

①结胸：证候名，是痰饮等有形之邪结于胸膈而以胸脘部疼痛为主症的病证。

②太阳随经，瘀热在里：热，指太阳表邪化热内陷下焦。瘀，指瘀血。即邪热与瘀血结于里。

③无血：这里是指没有蓄血在里。

④血证谛（dì）：谛，确实的意思。这里是说瘀血内结的指征明确。

【提要】太阳蓄血重证的证治。

【解析】第124条言太阳病蓄血重证的辨证与治疗。"抵当汤主之"，应接在"下血乃愈"之后，为倒叙文法。太阳病六七日，表证仍在者，其脉应显浮象，而今反见脉微而沉，是知太阳表证未解，而外邪已入里。外邪内陷，却未见胸膈及心下硬满而痛，说明邪未结于上，故曰"反不结胸"。患者神志错乱而发狂，并见少腹硬满，小便自利等症状，是太阳之邪热循经入里，与瘀血相结于下焦。脉微而沉是瘀热蓄结于里，气血受阻，使脉搏有沉滞不起之象。"所以然者，以太阳随经，瘀热在里故也"，是自注句，言其病因病机。观此证仍属表里同病，但里证急重，故径用抵当汤破血逐瘀，泄热祛实。

第125条进一步补充太阳蓄血重证的辨证要点。脉沉结与前条脉微而沉相类似，为气血瘀滞之征。少腹硬为蓄血瘀阻下焦血分的体征；瘀热内结，营血难以敷布营养肌肤，则见身黄。小便自利者，说明病虽处下焦，但涉及血分而不在气分，膀胱气化无碍。下焦病证若影响膀胱气化则致小便不利，如太阳蓄水证，故曰"小便不利者，为无血也"。其人如狂是因瘀热扰心所致。诸症俱见则是太阳蓄血的明证，故曰"血证谛也"。治以抵当汤破血逐瘀，泄热祛实。

抵当汤以水蛭、虻虫二味虫类药相配，直入血分，破血逐瘀之力尤峻；桃仁活血化瘀，兼润肠通便，大黄泄热逐瘀通经。药仅四味，集动物、植物破血逐瘀药之大成，力峻效猛，可直抵病所、攻而荡之，故名"抵当汤"。用之可使内结之瘀热随下而去，故服汤后以大便通下为见效的标志；若药后"不下"，则当"更服"之；反之，若便通瘀热得下，则不可再服，恐过剂伤正。

【辨治要点】其人发狂，少腹硬满，小便自利，舌质紫暗或有瘀点，脉沉涩或沉结等。

【鉴别】

第125条指出"身黄"也是蓄血证的症状之一。因瘀热内结，脉道阻遏，营血难以敷布营养周身肌肤所致，一般称之为蓄血发黄。其特征是仅见周身肤色暗黄，而无目睛发黄，这与湿热发黄者不同。

3.抵当丸证

【原文】

伤寒有热，少腹满，应小便不利，今反利者，为有血也，当下之，不可余药，宜抵当丸。（126）

水蛭二十箇　熬　　　　　　　　　虻虫二十箇　去翅足　熬

桃仁二十五箇　去皮尖　　　　　　大黄三两

上四味，擣分四丸，以水一升煮一丸，取七合服之。晬时①当下血，若不下者，更服。

【词解】

①晬时：即周时，也就是24小时。

【提要】太阳蓄血重证，病势较缓的证治。

【解析】伤寒发热，又见小腹胀满时，应考虑到表邪循经入里形成蓄水或蓄血证的可能。若为蓄水证，是表邪入里与水结于下焦，致膀胱气化不利，应见少腹胀满急迫，并有小便不利。今虽少腹胀满，而小便通畅，则说明膀胱气化未受影响，当属蓄血证无疑，故曰"今反利者，为有血也"。本条所论仍是太阳蓄血重证，只不过未见神志逆乱症状，可知病势较缓，故只宜用抵当丸泄热逐瘀，峻药缓攻。

抵当丸药物与抵当汤完全相同，惟方中水蛭、虻虫的用量减少 1/3，桃仁量增加 1/4，改汤为丸，力缓而持久，取峻药缓攻之义。

【辨治要点】少腹胀满、小便自利，舌质紫黯或有瘀点，脉沉结。

【鉴别】

太阳蓄血证中，瘀热内结的程度有轻重，病势有缓急，治法方药不同（表 1-3）。

表 1-3 桃核承气汤证、抵当汤证、抵当丸证鉴别表

		桃核承气汤证	抵当汤证	抵当丸证
	相同点	同为瘀热内结之太阳蓄血证，皆有小便自利、神志异常、少腹满症状		
不同点	病机	热邪与瘀血相结，较为轻浅	瘀热内结，较为深重病势急迫	瘀热内结较重病势稍缓
	证候	如狂，少腹急结	发狂，少腹硬满（痛），身黄，脉微而沉或沉结	少腹满，脉沉结
	治法	活血化瘀，通下瘀热	破血逐瘀泄热	破血逐瘀，峻药缓图

太阳蓄水证和太阳蓄血证皆为太阳病表证不解，邪气入里所致，同属太阳病腑证。其病位均在下焦，均可见表证及少腹急结等。但两者病变性质及临床表现各异，治法不同，应注意鉴别。

【现代研究及临床应用】

研究证实，抵当汤能显著改善衰老小鼠和老年大鼠记忆力，改善老年大鼠血液流变学和微循环，抗氧化、抑制衰老小鼠胸腺指数的下降。

《张仲景方剂实验研究》，中国医药科技出版社，2005：114

该方具有调节血脂、保护内皮功能的作用。

中药药理与临床，2007（2）：6

该方对肿瘤转移有抑制作用。

湖南中医杂志，2004（3）：69

抵当汤属破血逐瘀峻剂，现代临床主要用于脑梗死、脑出血、精神分裂症、妇科闭经、周期性精神紊乱、盆腔炎、子宫内膜异位症、子宫肌瘤、卵巢囊肿，以及前列腺增生等疾病，只要属瘀热结聚重证，无论病位在上在下，皆可用之。临床以小腹结硬胀痛，腹内包块疼痛，大便闭结或便硬色黑反易，烦躁、谵语发狂或健忘，发热，闭经或经血紫暗夹瘀块；舌红、质紫暗，有瘀斑瘀点，苔黄燥，脉沉涩或弦数等为辨证要点。临床运用时水蛭可用 5～10g，虻虫 3～8g，桃仁 10～15g，酒大黄 9～12g。虻虫大多药房不备，可用土鳖虫代替。也可随症化裁，一般多酌加青皮、枳实、川楝子、木香、川芎等行气药；如大便干硬不下，加芒硝；疼痛剧烈加延胡索、白芍；热重者加牡丹皮、栀子；湿热者加黄柏、车前子、泽泻；气血亏虚者酌加黄芪、党参、白术、当归、地黄等。给药途径以水煎口服为主，亦可鼻饲、灌肠给药。

【医案选录】

孙某，女，33 岁，2003 年 5 月 14 日就诊。自诉月经闭止 3 个多月。近来时常出现狂躁不安，有时无故对丈夫及女儿打骂，砸坏家什，夜间不能安眠，难以正常上班工作。诊见其心烦躁扰，坐立不安，不时捶胸顿足，诉记忆力很差，口苦口干，小腹硬满，月经不行，小便自利，大便色深黑，查舌质红、苔黄，脉沉涩。大便隐血试验阴性。证属下焦蓄血证，治宜破血祛瘀，方用抵当汤治之。处方：水蛭 15g，虻虫 10g，桃仁 30g，熟大黄 12g。每日 1 剂，连续水煎 3 次，每次取汁 150mL，混匀后分 3 次服完，嘱饭前 1 小时服之。服 3 剂后经血下，有鸡卵大血块 5～6 个，烦躁不安、小腹硬满顿失，安眠 7 小时，但感头目眩晕，疲乏无力。现经血仍较多，有少数小血块，面色苍白，舌质淡红、苔微黄，脉沉缓。此为失血较多，致气血不足。故以当归补血汤合桃红四物汤加减：太子参、炙黄芪、生地黄炭各 20g，炒当归、炒白芍各 15g，川芎、桃仁各 10g，炒黄芩 12g，红花生、三七粉（冲服）各 6g。每日 1 剂，连服 7 剂。行经 6 日，经血已止第 3 日，自觉精神好，食欲佳睡眠足，一切如常。

实用中医药杂志，2005（2）：103

复习思考题

1. 太阳病中风证和伤寒证的病机、脉症、治法和方药各是什么？

2. 太阳病初服桂枝汤反烦不解者，为何先刺风池、风府？它与伤寒证发汗已解，半日许复烦有什么区别？

3. 太阳病下之后其气上冲者可与桂枝汤说明了什么问题？

4. 请根据原文归纳桂枝汤的适应证有哪些？

5. 请根据原文说明煎服桂枝汤时应注意哪些问题？

6. 太阳病中风证的兼证有哪些？试述各自的病机、脉症、治法和方药。

7. 太阳病伤寒证的兼证有哪些？试述各自的病机、脉症、治法和方药。

8. 桂枝汤和麻黄汤的禁例各有哪些？为什么？

9. 太阳病伤寒证出现衄血有几种情况？分述其机理。

10. 请比较说明葛根汤证和桂枝加葛根汤证、小青龙汤证与桂枝加厚朴杏子汤证、大青龙汤证与小青龙汤证的异同。

11. 应用大青龙汤的注意事项有哪些？为什么强调"无少阴证者"才可服用？

12. 何谓表郁轻证？试述表郁轻证的辨证要点及治法和方药。

13. 太阳病蓄水证的病机、脉症、治法和方药是什么？

14. 太阳病蓄血证的病机、脉症、治法和方药各是什么？

15. 请比较说明太阳蓄水证和蓄血证的异同。

第三节　太阳病变证

一、变证概论

（一）变证成因及治则

【原文】

太陽病三日，已發汗，若①吐、若下、若溫針②，仍不解③者，此為壞病④，桂枝不中與之也⑤。觀其脉證，知犯何逆，隨證治之……（16）

【词解】

①若：连词，作"或"解。以下两个"若"字皆此义。

②温针：是将针刺和艾灸结合使用的疗法。操作时先把针刺入穴位，将艾绒缠在针柄上点燃，使热通过针体透入。

③仍不解：指病仍未愈，并非太阳表证未解。

④坏病：因误治而使病情恶化，证候复杂，难以用六经病证称其名者。亦即变证。

⑤桂枝不中与之也：桂枝，指桂枝汤类发汗解表剂；不中与之，即不可与之。

【提要】指出太阳病变证的成因及治则。

【解析】汗法是太阳病表证的正治法则，太阳病表证法当汗解。但若选方不对，或汗不如法，表证亦难解除。此时当详查原因，调整药方或服药方法。医者失察，却错误地施以涌吐、攻下或温针等法，其病不仅不愈，反而进一步恶化加重，病情错综复杂，以致难以用六经证候称其名，仲景谓之"坏病"。坏病即变证，顾名思义，是指被治坏而发生性质变化的病证。由于太阳病变证已脱离了六经病证的演变规律，此时已无太阳表证，故桂枝汤类解表剂即不可再用。

坏病病情复杂，变化多端，脉症不一，治疗不能固守一法，故仲景提出"观其脉证，知犯何逆，随证治之"的诊治原则。具体含义已在辨治总纲中讲述。它是对中医学辨证论治精神的高度概括，不仅仅为太阳病变证而设，而是对一切疾病都具有普遍的指导意义。

（二）辨虚证实证

【原文】

下之後，復發汗，必振寒①，脉微細。所以然者，以內外俱虛②故也。（60）

【词解】

①振寒：振，颤动。振寒，即振颤而畏寒。

②内外俱虚：内外，指表里。内外俱虚，即表里阴阳俱虚。

【提要】论太阳病误治后表里阴阳俱虚的变证。

【解析】表证宜发汗而不可攻下，里实证宜攻下而不可发汗，这是治病的基本原则。

若医者对表证、里证辨识不清，滥施汗、下，则可能损伤正气，导致变证。从本条"下之后，复发汗"可知，其病原属太阳表证，治当发汗却反用攻下，则徒伤其里而损耗阴津；正气已虚邪已内陷，又复发其汗，则徒伤其表而损耗阳气。表里阴阳俱虚，阳气虚弱失于温煦鼓动，故必见全身畏寒怯冷，甚则振颤畏寒，脉来微弱似有似无；阴血虚不能充盈脉道，则见脉体细小如丝。振寒而脉微细，发生于太阳病误下发汗之后，则是表里阴阳两虚的现象，故仲景断言"以内外俱虚故也"。此属太阳病变证之虚证。本条未言治法，然既属表里阴阳俱虚，则当阴阳双补，施以扶阳益阴法，可选用仲景芍药甘草附子汤等方。

【原文】

發汗後，惡寒者，虛故也。不惡寒，但熱者，實也；當和胃氣，與調胃承氣湯。（70）

【提要】论太阳病发汗不当，可导致虚、实两种变证。

【解析】汗法是太阳病的正治法则。太阳病表证本来应当发汗解表，若汗之适当，则汗出邪去，恶寒发热诸症随之消失而疾病痊愈；但若汗不如法，则既可伤阳损阴而变成虚证，也可伤津助热而变成热实证。至于形成何种性质的变证，主要取决于患者的体质状况和兼夹宿疾。素体阳虚之人，发汗太过则更损其阳，阳衰温煦不及，故恶寒加重，甚则畏寒喜暖，且但寒不热，此属虚寒变证。素体阳旺之人，发汗太过则伤津助热，燥热与宿食搏结而为阳明腑实证，故不恶寒而但发热。此属热实变证，治当泄热祛实而和胃气，宜调胃承气汤类方。

（三）辨表里先后治法

【原文】

本發汗而復下之，此為逆也；若先發汗，治不為逆。本先下之而反汗之，為逆；若先下之，治不為逆。（90）

【提要】论表里同病汗下先后的治疗原则。

【解析】原文以汗、下分别代表解表法和治里法。表证宜发汗，里（实）证宜攻下。在表里同病时，应当根据表证里证的轻重缓急，正确地应用先表后里，或先里后表的治疗原则；若治表治里之先后失序，则属误治。

试以太阳兼阳明之表里同病言之：如果太阳表证较急重，阳明里证较轻缓时，正确的治法是先表后里，即首先发汗解表，待表证解除后再攻下治里；若未遵循这一原则，不发其汗，反先行攻下，不仅徒伤其里，且可能导致表邪内陷，加重里证，甚至引起新的变证，故曰"此为逆也"。反之，若阳明里证急重，太阳表证轻缓时，则又当先里后表，速用攻下法以祛除里实，待里证解除后再发汗解表；若未先攻下而反发汗，则贻误病情，且更伤阴津，这也是错误的，故为"逆"。

【原文】

傷寒，醫下之，續得①下利清穀不止②，身疼痛者，急當救裏；後身疼痛，

清便自調③者，急當救表。救裏宜四逆湯，救表宜桂枝湯。（91）

【词解】

①续得：继发于攻下之后，有进一步引起之意。

②下利清谷不止：即泄泻不止，泻下物稀薄清冷，完谷不化。

③清便自调：清，通"圊"，厕所，在此名词活用为动词，清便即排便。联系上文，清便自调指患者腹泻好转，大便已恢复正常。

【提要】论表里同病先里后表的治则。

【解析】本条以太阳病误下，表证未罢又出现里虚寒下利为例，说明表里同病时，里证急重而表证轻缓者，当遵先里后表之原则，并提示其治疗方剂。

太阳病伤寒，邪气在表，本应发汗解表，医者失察，却错误地施以苦寒攻下法。结果不仅身体疼痛等太阳表证仍在，且又出现泄泻不止，泻下物稀薄清冷，完谷不化的现象。这是误下重伤了脾肾阳气，阴寒内盛所致。当此之际，应当明辨表里证候的轻重缓急，按急者先治、缓者后治的原则去处理。仲景认为该病里证急迫重危，故强调"急当救里"，速与温补脾肾，回阳救逆之四逆汤。如果服四逆汤以后，腹泻渐止，大便基本正常，则说明脾肾阳气已恢复，阴寒渐退；此时若身体疼痛等表证症状仍在者，可再用发表解肌之桂枝汤解散表邪。

【原文】

病發熱頭痛，脉反沈；若不差，身體疼痛，當救其裏，宜四逆湯。（92）

【提要】论表里同病，里证急重者当治其里。

【解析】患者病发热头痛，显属太阳表证，其脉当浮；今脉不浮却沉，沉脉主里，表证而见里脉，与常规不符，故曰"反"。此证多由少阴阳气素虚，复感风寒所致，属表里同病之太少两感证。结合少阴病篇301条，宜表里同治，用麻黄细辛附子汤类方温经扶阳，发汗解表。若服药后病"不差"者，则说明少阴里阳亏虚较重，表里双解法无效，此时虽仍有头身疼痛等表证，也须先用四逆汤温振里阳而救其里。从原文"当救其里，宜四逆汤"测知，本证还应伴见四肢厥逆、下利清谷不止等症。

本条从文意语气角度看，似有脱漏。在"脉反沉"之后，还应当有一段表里双解的治疗过程。《医宗金鉴》认为在"身体疼痛"之后，有"下利清谷"四字。如果能联系第91条及第301条等原文，则有助于全面正确地领会本条精神。

【原文】

太陽病，先下而不愈，因復發汗，以此表裏俱虛，其人因致冒。冒家①汗出自愈。所以然者，汗出表和故也；得裏和，然後復下之。（93）

【词解】

①冒家：冒，即眩冒，头目眩晕，如物蒙蔽状。冒家，指头目眩冒的患者。

【提要】论太阳病汗下不当致眩冒的表里先后治法。

【解析】太阳病邪气在表，治当发汗散邪解表。若医者误施攻下，徒伤其里则邪气内陷；里伤邪陷而复发其汗，则又徒伤其表，以至于表里俱虚。此时可出现头目眩晕，如物蒙蔽之眩冒现象。分析眩冒产生的机理有二：一为表虚邪恋于外，邪郁上蒙清阳；

二为里伤邪陷于内，邪结浊气上逆清窍。可见本证眩冒既有未尽之表邪，又有内陷之邪结，亦属表里同病，其治疗也应分先后缓急。一般应先发表散邪解郁，往往随着汗出邪解，表气畅和，其眩冒自除。如果汗出表和之后，眩冒不除，且伴腹满大便不通等里气不和的症状，可酌用攻下法，通腑泻实以导下浊气。由原文"先下之而不愈""里未和，然后复下之"来看，本条所论病证在初起可能就是表里同病，只不过以表证为主，里证较轻，治宜先表后里，而医者却先用攻下，属汗下失序。

【原文】

太陽病未解，脈陰陽俱停①，必先振慄汗出②而解。但陽脉微③者，先汗出而解；但陰脉微④者，下之而解。若欲下之，宜調胃承氣湯。（94）

【词解】

①脉阴阳俱停：脉阴阳，指尺脉与寸脉。脉阴阳俱停，即寸关尺三部脉皆隐伏不显。

②振栗汗出：振栗，即寒战。振栗汗出，指战汗。

③但阳脉微：但，仅、只；阳脉，寸脉；微，作"稍微"解，非指真正的微脉。但阳脉微，即寸脉搏动比较明显。

④但阴脉微：即尺脉搏动比较明显。

【提要】根据脉象辨战汗及判断病位偏表、偏里。

【解析】太阳病未解，必见恶寒发热，头痛身疼等症；邪气在表，正气达表以抗邪，气血趋于表，故其脉当阴阳俱浮。今患者在表证未解的前提下，突然寸关尺三部脉皆隐伏不显，甚则诊之不得，这是正邪交争，欲作战汗的先兆。盖在邪正相争的过程中，正气为蓄积力量，增强抗邪的能力，往往呈先屈而后伸之势。患者临床多先见寒战振栗，继之高热，最后周身汗出而热退脉静病瘥。

表里同病，若诊得寸脉搏动比较明显，寸脉候表主外，则提示此病以表证为主，可先发汗解表。若诊得尺脉搏动比较明显，尺脉候里主内，则提示此病以里证为主，可用调胃承气汤泻下治里为先。

"战汗"是邪正剧争的病理反应，多出现于疾病发展的转折关头。若汗出热退，脉静身凉者，为正胜邪去，是顺；若汗出而烦躁不安，脉大者，为正不胜邪，是逆象。《伤寒论》论战汗者凡三条，除本条太阳病战汗外，尚有第101条、149条，皆为少阳病误下后柴胡证仍在，服小柴胡汤后邪正剧烈交争所致。

【原文】

傷寒，不大便六七日，頭痛有熱者，與承氣湯。其小便清者，知不在裏，仍在表也，當須發汗。若頭痛者，必衄。宜桂枝湯。（56）

【提要】根据小便清否，辨表里证治。

【解析】"伤寒"乃广义。在外感病过程中，见不大便六七日，似属阳明里证；头痛有热者，似属太阳表证。在此表里同病之际，必须明辨表里证的轻重缓急，才能施以正确的治法方药。仲景提示可根据小便情况辨之。如果见其小便清长，则排除了里热，说明该病以太阳表证为主。盖表邪郁闭，里气不和，亦可见不大便；然里无热结，故未见腹满硬痛；必有恶风寒，脉浮等症。既以太阳表证为主，则"当须发汗"，宜用桂枝汤类解表剂治之。反之，患者小便不清长而短赤，则说明该病以阳明热实为主。盖热结里实，则大便闭结不通；腑气壅滞，浊热上攻，亦可见头痛发热；尚可伴见腹满硬痛，但热不寒，心烦口渴，舌红苔黄等里热征象。病以阳明热实里证为主，故可与承气汤类方泄热通里攻下治之。

本条为倒装文法，"宜桂枝汤"应接在"当须发汗"之下。"头痛者必衄"，是说服桂枝汤类解表剂后，患者有可能出现衄血等反应。其机理与第46条"阳气重故也"相类似，可互参。

【原文】

下利清穀，不可攻表，汗出必脹满。（ 364 ）

【提要】论虚寒下利兼表证的治疗禁忌及误汗的变证。

【解析】患者下利，泻下物稀薄清冷，完谷不化，此为脾肾阳虚，阴寒内盛之象。"不可攻表"，既说明本证的治疗禁忌，也提示患者必伴有头身疼痛等太阳表证症状。故该证应属表里同病且以里证急重为主，结合第91条，当以先里后表为法，可速用四逆汤类方温脏散寒，切不可贸然发汗解表。若不循此法，先行发汗攻表，阳气随汗而外泄，则里阳更虚，阴寒更盛，浊气壅滞，不仅下利清谷不止，且更增腹部胀满之苦。

【原文】

下利腹脹满，身體疼痛者，先温其裏，乃攻其表。温裏宜四逆湯，攻表宜桂枝湯。（ 372 ）

【提要】指出虚寒下利兼表证的先后治法和方剂。

【解析】参见厥阴病篇第五节辨下利呕哕证。

表里同病的先后缓急治法内容散见于《伤寒论》各篇，本节仅选录部分条文。表里同病的治法是《伤寒论》治法研究的重要课题之一，现将论中表里同病的治法归纳如下：

先表后里：此为表里同病的常规治法。适用于表里同病而以表证为主的病情。一般来说，在表里同病时，都应先解表而后治里，否则易致表邪内陷。代表条文如第32、36、44、106、234、235、276等。

先里后表：此为表里同病治疗的变法。适用于表里同病而里证急重，表证轻缓的病情。代表条文如第91、92、124、372条等。

表里同治：亦属表里同病治疗的变法。适用于表里同病而表证、里证俱急，或单纯治表则碍里，单纯治里则碍表的病情，就需要表里兼顾，同时治疗。代表条文如第18、34、38、40、146、163、301、302条等。

二、热证

（一）热郁胸膈证（栀子豉汤类证）

1.栀子豉汤证

【原文】

發汗吐下後，虛煩[1]不得眠，若劇者必反覆顛倒，心中懊憹[2]，栀子豉湯主

之。若少氣③者，梔子甘草豉湯主之；若嘔者，梔子生薑豉湯主之。（76）

梔子豉湯方

梔子十四箇　擘　　　香豉四合　綿裹

上二味，以水四升，先煮梔子得二升半；内豉，煮取一升半，去滓。分為二服，温進一服。得吐者，止後服。

梔子甘草豉湯方

梔子十四箇　擘　　　甘草二兩　炙　　　香豉四合　綿裹

上三味，以水四升，先煮梔子甘草，取二升半；内豉，煮取一升半，去滓。分二服，温進一服。得吐者，止後服。

梔子生薑豉湯方

梔子十四箇　擘　　　生薑五兩　　　香豉四合　綿裹

上三味，以水四升，先煮梔子生薑，取二升半；内豉，煮取一升半，去滓。分二服，温進一服。得吐者，止後服。

發汗，若下之，而煩熱④，胷中窒⑤者，梔子豉湯主之。（77）

傷寒五六日，大下之後，身熱不去，心中結痛⑥者，未欲解也，梔子豉湯主之。（78）

【词解】

①虚烦：指无形邪热郁扰胸膈所致的心烦。因内无痰水宿食等有形实邪，故曰"虚"。

②心中懊憹（ào náo）：懊憹，谓心中烦乱极甚，难以名状，而有无可奈何之感。

③少气：谓气少不足以息。

④烦热：指心中烦闷而身热，或心中烦热。

⑤胸中窒：指胸中窒塞，憋闷不舒。

⑥心中结痛：谓心胸中因火热邪气郁结而疼痛。

【提要】太阳病治疗不当而致热郁胸膈的证治。

【解析】第76条辨热郁胸膈虚烦的证治。太阳病本应发汗，然汗之不当，邪气未除；又误施吐下后，患者出现心胸烦闷，难以入眠，甚者心中烦闷难耐，莫可名状，以致辗转反侧，坐卧不宁。此为表证治疗不当，邪气化热内陷，无形之邪热郁扰胸膈所致。仲景将本证谓之"虚烦"，其"虚"是与有形之"实"相对而言，并非正气亏虚。病位在胸膈，性质属热，故用梔子豉汤清宣胸膈郁热治之。

梔子豉汤药仅两味，梔子苦寒体轻上浮，既清透心肺胸膈之热，解郁除烦，又清泻三焦之火导热下行，为君药；豆豉味薄气寒，既透表宣郁解热，又和降胃气，助梔子之用，为臣药。两药相配，清中有宣，宣中有降，共奏清宣胸膈郁热之效，使热清郁伸，则心烦自除。如果伴气少不足以息而气短乏力懒言者，则加炙甘草补中益气，此即梔子甘草豉汤；若伴胃气上逆之呕吐，则加生姜和胃降逆止呕，此即梔子生姜豉汤。

应用该方时还须注意煎药法。先煎苦寒之梔子取其味降清热泻火；后下豆豉取其气宣散解郁。因为豆豉气味轻薄，久煎则失掉宣散之作用。临证凡用豆豉皆应遵此法。

方后"得吐者，止后服"，是言个别患者服药后的反应情况及注意事项。盖本证病位偏上，豆豉药性轻扬；个别患者热郁特重，在心中懊憹欲吐不吐之际，服该方后火郁得开，胃气得伸，则有可能导致呕吐，吐后病解，自当停药。不过这种现象毕竟是少数，栀子豉汤也并非涌吐之剂。

第77条辨热郁胸膈而胸中窒的证治。表证发汗不解，或误用攻下后，邪热内陷郁扰于胸膈，故心烦而身热，或心中烦热难耐；热郁而胸中气机不畅，则自觉胸中窒塞，憋闷不适。该证较第76条虚烦心中懊憹稍重，但病机皆属无形邪热郁扰胸膈，故仍用栀子豉汤清宣郁热。热清郁宣则气机畅达，诸症自除。

第78条辨热郁胸膈而心中结痛的证治。"伤寒五六日"表证仍在，法当发汗解表。医者失察，误用大剂攻下后，患者不但身热不去，而且进一步出现心胸中结闷疼痛。这是由于表证误下，邪气内陷化热，火热郁结留扰于胸膈所致。治疗亦用栀子豉汤清宣郁热，使热清郁宣，气机畅利，则心中结痛自除。

上述三条分别从不同角度论述栀子豉汤证，应综合分析全面掌握。

【辨治要点】栀子豉汤证主症：虚烦不得眠，剧者心中懊憹、反复颠倒，或胸中窒，或心中结痛。如伴见少气者，予栀子甘草豉汤；如伴见恶心呕吐者，予栀子生姜豉汤。

【鉴别】

心烦、心中懊憹、胸中窒、心中结痛四症，是栀子豉汤证不同发展阶段轻重不同的表现。其中心烦最轻，心中懊憹稍重，胸中窒者较重，心中结痛最重，然其本质皆由热郁胸膈所致。心烦是栀子豉汤证的主症。虽因于邪气内郁化热，但尚未与有形之邪搏结，属无形之邪热郁扰胸膈所致，故称"虚烦"。虚烦当与实烦相对而言，邪热内陷，若与水饮、痰浊、宿食等有形之邪搏结所致心烦者，可谓之"实烦"。诸如热实结胸证、阳明腑实证出现之心烦、心中懊憹。

【临床应用】

用于心烦、失眠、心悸、胃脘痛等，证属热郁胸膈者。现代临床多用本方化裁，治疗神经官能症（神经衰弱、焦虑症）、自主神经功能紊乱、脑外伤所致精神障碍、痤疮、食道炎、心肌炎、急慢性胃炎、氨茶碱反应等多种疾病，符合本证病机者。

【医案选录】

袁某，男，24岁。患伤寒恶寒，发热头痛，无汗。当予麻黄汤一剂，不增减药味，服后汗出即瘥。历大半日许，患者即感心烦，渐渐增剧，自言心中似有万虑纠缠，意难摒弃，有时闷乱不堪，神若无主，辗转床褥不得安眠。其妻仓皇，恐生恶变，乃复迎余同往诊视。见其神色急躁，面容怫郁，脉微浮带数，两寸尤显，舌尖红苔白，身无寒热，以手按其胸腹，柔软而无所苦。询其病情曰：心乱如麻，言难表述。余曰无妨，此余热扰乱心神之候。乃书栀子豉汤一剂：栀子9g，淡豆豉9g。先煎栀子，后纳豆豉。一服烦稍安，再服病若失。

2. 栀子厚朴汤证

【原文】

伤寒下後，心煩腹滿，臥起不安者，栀子厚朴湯主之。（79）

栀子十四箇　擘　　　　厚朴四兩　炙　去皮　枳實四枚　水浸　炙令黄

上三味，以水三升半，煮取一升半，去滓。分二服，温進一服。得吐者，止後服。

【提要】论热郁胸膈兼气滞腹满的证治。

【解析】伤寒邪气在表，治宜发汗解表而不可攻下；误下则可能徒伤里气，引邪内陷，导致变证。本证形成于"伤寒下后"，内陷之邪化热，留郁于胸膈，热扰心神不宁，则心烦；热壅气机阻滞于脘腹，故脘腹胀满；由于心烦不安，腹满不适，故使患者坐卧难安。热郁胸膈，脘腹气滞是其病机，故治用栀子厚朴汤清热除烦，宽中消满。

栀子厚朴汤由栀子豉汤合小承气汤化裁而成。方中栀子苦寒清透胸膈之邪热，解郁除烦；厚朴行气消胀除满，枳实破气散结消痞。三药相合，共奏清热除烦，宽中消满之效。因本证邪热内陷较深，故不用轻扬宣透之豆豉；又非阳明腑实，故去掉攻下泻实之大黄。

【辨治要点】心烦，脘腹胀满，卧起不安。

【鉴别】

伤寒下后见心烦腹满，有热郁胸膈和阳明腑实之异，临证应注意鉴别。前者为无形热邪郁结气滞所致，故属虚烦；脘腹虽胀满但按之濡软，不硬不痛。后者为邪热与肠腑糟粕搏结，有形燥实阻滞，故属实烦，必腹满硬痛拒按，伴大便闭结不通等。

【医案选录】

曹某，女，72岁。住东城区首体南路。1995年10月26日初诊。心烦懊恼持续2年，近有逐渐加重之势。西医诊断为神经官能症，给服镇静安神药未见好转，转请中医治疗。刻下心烦苦不堪言，家人体恤其情谨慎扶持，亦不能称其心，反遭斥呵。烦躁不安，烦急时欲用棍棒捶击胸腹方略觉舒畅。脐部筑动上冲于心，筑则心烦愈重；并有脘腹胀满如物阻塞之感。伴失眠，惊惕不安，呕恶纳呆，大便不调，溺黄，舌尖红苔腻，脉弦滑。辨证：火郁胸膈，下迫胃肠。立法：宣郁清热，下气除满。处方：栀子14g，枳实10g，厚朴15g。服7剂药后，心烦减半，心胸豁然畅通，性情渐趋平稳安静，夜能寐，食渐增，获此殊效，病家称奇，又自进7剂。复诊时仍有睡眠多梦，口舌干燥，口苦太息，小便黄赤等热未全解之症，转用柴芩温胆汤合栀子枳实厚朴汤清化痰热。治疗月余而病除。

《刘渡舟临证验案精选》，学苑出版社，2007：47

3. 栀子干姜汤证

【原文】

伤寒，醫以丸藥大下之，身熱不去，微煩者，栀子乾薑湯主之。（80）

栀子十四箇　擘　　　乾薑二兩

上二味，以水三升半，煮取一升半，去滓。分二服，温進一服。得吐者，止後服。

【提要】论热郁胸膈兼中寒下利的证治。

【解析】伤寒表证，本宜汗解，"医以丸药大下之"是为误下。汉代习用的攻下类丸药有两种制剂，一是以巴豆为主的热性泻下剂，一是以甘遂为主的寒性泻下剂，都具有较强的泻下作用。下后见"身热不止，微烦"，是表邪内陷化热，热郁胸膈。所言"微烦"，是较前证心烦不得眠、心中懊憹、反复颠倒等略轻而已。从治用干姜温中散寒分析，显然是误用苦寒泻下类的丸药，伤及脾胃阳气，而致中焦虚寒，必伴有便溏下利，腹满时痛等症。病属热郁胸膈而中焦虚寒，热在上而寒在下，故治以栀子干姜汤清上温中，寒热并用。

栀子干姜汤方药仅二味，栀子苦寒清透上焦胸膈之热，解郁除烦；干姜辛热，守而不走，温脾阳散中寒。两者相配，共奏清上温中之功。

本证继发于表证误下之后，然究其原因多与患者的体质因素有关，常见于太阳病而脾胃素弱之人。另外本证也有不因误下而成者，如脾虚中寒之人，复感外邪，入里化热，呈热郁胸膈，脾虚中寒者。

【辨治要点】身热不去，微有心烦；伴腹满、便溏下利等。

【临床应用】

用栀子干姜汤治疗胃脘痛、腹痛、泄泻等，证属胸膈有热、脾虚中寒者。现代临床多用本方加味，治疗急慢性胃炎、消化性溃疡、胆囊炎、胆石症、肠炎、口腔溃疡、慢性肝炎等病，符合上热中寒病机者。上焦热甚者，加连翘、黄芩；脾虚重者，合四君子汤；气滞者，加瓜蒌壳、枳壳等；脘痞恶心者，加半夏、竹茹。

【医案选录】

某男，45岁。素有胃痛，时发时止。今日端午节，中午食粽子多只，又饮烈酒。醉后午睡忽然大声呼胃痛。编者适在其邻家做客，即往诊治。患者面赤唇红，苔黄，脉弦数。诉说胸中烦热疼痛，心烦急躁，向其爱人发脾气，腹痛欲大便，便溏。手不温，胸腹不拒按。据患者诉，向来消化不良，大便日两次而稀溏者居多数。患者面赤唇赤，舌红等，宜苦寒之剂以清火；素体大便溏，手不温，似属脾阳虚，又宜温运。见患者家前晒着老生姜不少，受到启发，苦寒可用栀子，温脾阳可用干姜，止胃痛可用枳壳，醒酒可用葛花。遂急开一方，用此四药各9g，急往附近中药店买药。服后半小时，患者腹痛渐安，安然入睡，亦不欲大便。两小时后辞别，病者笑脸相送。

《伤寒论方运用法》，浙江科学技术出版社，1984：105

4. 栀子汤类方禁例

【原文】

凡用栀子湯，病人舊微溏者，不可與服之。(81)

【提要】论栀子汤类方的禁忌。

【解析】"凡用栀子汤"，概括临床应用栀子豉汤、栀子甘草豉汤、栀子生姜豉汤、栀子厚朴汤等以栀子为主药的方剂而言。"旧微溏"，谓患者长期以来，大便经常不成形而稍稀溏，提示其素体脾胃虚弱或脾肾阳虚。该类体质之人，若复患热郁胸膈证时，应慎用或忌用栀子汤类方。盖这些方剂皆以栀子为主药，栀子药性苦寒，虽可清热除烦，但有寒凉伤中败胃之弊，用之必致中阳更衰，使便溏泻利加剧。故诫之曰"不可与服之"。

对"不可与服之"还应灵活理解。本条的主要精神在于说明临床选方用药必须注意患者的体质状况和脾胃状态。若确属胸膈郁热而非用栀子汤类方不可者，可适当减少苦寒栀子的用量，或仿栀子干姜汤寒温并用，或酌加培补脾胃之品以防苦寒太过之弊。故从这个意义上亦可将"不可与服之"理解为不能单纯用栀子汤类方。

（二）邪热壅肺证（麻黄杏仁甘草石膏汤证）

【原文】

發汗後，不可更行桂枝湯，汗出而喘，無大熱者，可與麻黃杏仁甘草石膏湯。（63）

下後，不可更行桂枝湯，若汗出而喘，無大熱者，可與麻黃杏子甘草石膏湯。（162）

麻黃四兩　去節　　　杏仁五十箇　去皮尖　甘草二兩　炙　　　　　石膏半斤　碎　綿裹

上四味，以水七升，煑麻黃減二升，去上沫；內諸藥，煑取二升，去滓，溫服一升。本云黃耳杯①。

【词解】

①黄耳杯：古代的饮器，亦称羽觞，椭圆形状，多为铜制，故名。其容量一升。

【提要】论汗下后，邪热壅肺作喘的证治。

【解析】两条证治相同，仅成因稍异，故合并解析。两条皆为倒装文法，"不可更行桂枝汤"应接在"无大热"之后。

太阳病邪气在表，发汗当解，然也有汗不如法邪气不除而发生变证者；太阳病不可攻下，若误下亦可能引邪内陷而发生变证。上述两条即由太阳病发汗不当或误下，使邪气内陷化热壅肺所致。肺主气而司呼吸，热邪壅迫，肺失肃降上逆则喘；以其证属热实，必喘促气粗，鼻翼扇动，伴咳嗽咳痰黄稠，口渴等。肺合皮毛，肺热内盛，蒸迫津液外泄则汗出。邪热盛于里而闭郁于肺，是以表无大热。该证虽起因于太阳病汗下之后，但已无表证，呈一派肺热邪实的变证，故不可再用桂枝汤类解表剂，而宜用麻黄杏仁甘草石膏汤清宣肺热。

麻黄杏仁甘草石膏汤系麻黄汤去桂枝加石膏而成。方中麻黄为肺经之专药，宣肺平喘；石膏辛甘大寒，清解肺热而除烦；且石膏用量倍于麻黄，借其寒凉监制麻黄温燥之性，共奏清宣肺热之效。杏仁助麻黄宣肺降气而平喘咳；炙甘草化痰止咳，兼顾护胃气，调和诸药。四味相合，具有清热宣肺，平喘止咳之效，适用于邪热壅肺证。

曾有医家云："有汗不可用麻黄，无大热不可用石膏。"然而本证既有汗出，又无大热，却何以既用麻黄，又用石膏？盖有汗不可用麻黄，是针对太阳表虚证而言，且麻黄与桂枝相配，辛温发汗之力始宏；本证之汗出并非太阳表虚，麻黄与大量石膏相配，意在清宣肺热而定喘，故虽汗出仍可用之。无大热不可用石膏，是针对石膏寒凉之性较强，只宜用于热证，不可用于寒证而言。原文"无大热"，是说表无大热而不是说此证无大热，究其实质本证仍为里热盛实，故也非石膏的禁忌证。

【辨治要点】喘促气急，鼻翼扇动，咳嗽咳痰黄稠，汗出身热，口渴，舌红苔黄，脉滑数等。

【鉴别】

本证以喘为主症，应注意与桂枝加厚朴杏子汤证及麻黄汤证的鉴别（表1-4、表1-5）。

表1-4　桂枝加厚朴杏子汤证与麻黄杏仁甘草石膏汤证鉴别表

		桂枝加厚朴杏子汤证	麻黄杏仁甘草石膏汤证
共同点		临床皆有汗出、喘咳、发热等症；治疗均用杏仁、炙甘草宣肺止咳平喘	
不同点	病机	太阳中风兼肺寒气逆，表里皆寒证	邪热壅肺，肺失肃降，里热证
	证候	恶风寒，发热，头痛，汗自出，气喘咳嗽，痰稀白，口不渴，舌淡红苔白，脉浮缓	发热，汗出，喘促气急，鼻扇，咳嗽咳痰黄稠，口渴，舌红苔黄，脉滑数
	治法	调和营卫，解肌祛风，宣肺平喘	清宣肺热，平喘止咳
	药物	桂枝　芍药　生姜　大枣　厚朴	麻黄　石膏

表1-5　麻黄汤证与麻黄杏仁甘草石膏汤证鉴别表

		麻黄汤证	麻黄杏仁甘草石膏汤证
共同点		皆有肺气失于宣降之喘咳；均用麻黄、杏仁、炙甘草三药，宣肺降气、平喘止咳	
不同点	病机	太阳伤寒表实，肺气不宣，表寒实证	邪热壅肺，肺失肃降，里热证
	证候	恶寒，发热，无汗，头痛，身疼，腰痛；伴喘咳胸满，小便清，舌苔白，脉浮紧	发热，汗出，喘咳气急，鼻扇，咳嗽痰黄，口渴，小便黄，舌红苔黄，脉数
	治法	辛温发汗解表，宣肺平喘	清宣肺热，平喘止咳
	药物	桂枝	石膏

【现代研究及临床应用】

研究证实，麻杏石甘汤具有较强的镇咳、祛痰、平喘、解热、抗炎作用，有一定的镇静、抗变态反应及增强机体免疫功能的作用。

《张仲景方剂实验研究》，中国医药科技出版社，2005：275

研究发现本方通过直接杀伤病毒、干预病毒吸附、抑制病毒增殖、保护宿主细胞而发挥抗流感病毒作用。

湖南中医药大学学报，2008（2）：5

主要用于肺系疾病，如喘证、咳嗽、哮证等，证属邪热壅肺者。现代临床多用本方化裁治疗上呼吸道感染、急慢性气管炎、支气管哮喘、肺炎、非典型性肺炎、百日咳、鼻窦炎等疾病具备本证病机者。应用此方时需注意麻黄与石膏的比例。原方为1：2，肺热重者，比例可加大到1：5。

【医案选录】

胡某，女，39岁，农民。1993年10月16日初诊。因咳嗽气喘，吐痰白黏或黄，痰量多来诊。患者自幼咳嗽吐痰，反复发作未能根治，冬重于夏。近几年发则咳喘并作，呼吸气促，夜间不能平卧，三天前因感冒而发作。查：双肺哮鸣音，呼吸音粗糙，心脏无异常，苔黄少津，脉数。X 线透视双肺透光度略增，肺纹理粗乱。血 WBC 12.4×10^9/L，N 80%，L 20%。以邪热郁肺论治，方用麻黄杏仁甘草石膏汤加味：生石膏 30g，杏仁 10g，甘草 6g，麻黄 10g，浙贝母 10g，黄芩 10g，每日 1 剂，水煎服。共服 6 剂，咳止喘平而愈。按：咳喘多见于西医学之慢性支气管炎、支气管哮喘等疾病。本病患者咳痰气喘，喉中痰鸣，吐之不利，口干咽燥，苔白少津或黄，脉数等为辨证要点，反映出痰热壅肺，宣降失常之病机，故药到而病除。

（三）热盛津气两伤证（白虎加人参汤证）

【原文】

服桂枝汤，大汗出後，大煩渴不解，脉洪大者，白虎加人参湯主之。（26）

知母六兩　　　　石膏一斤 碎 綿裹　甘草二兩 炙　　　粳米六合

人參三兩

上五味，以水一斗，煮米熟湯成，去滓。溫服一升，日三服。

【提要】论太阳病汗不如法而致热盛气津两伤的证治。

【解析】太阳病表证，治当发汗解表。然无论应用麻黄汤或桂枝汤，均须注意掌握正确的服药方法，以"遍身漐漐微似汗出"，使邪散表解为度。如果发汗不及，汗出不彻，则表邪难透；或者发汗太过，汗出过多，则耗损正气，皆病必不除，导致传变。本条所述即因太阳病服桂枝汤药不如法，大汗出如水淋漓而伤津耗气，表邪内陷化热，邪热炽盛于里所致。所谓"大烦渴不解"，形容心烦口渴程度严重而大烦、大渴引饮，甚至"欲饮水数升"而渴仍不解。大烦渴不解是本证热盛津气两伤的主症。邪热炽盛于内，蒸腾鼓动气血汹涌于外，故脉来洪大；但终因津气不足，故脉必重按无力。根据病机分析，尚可伴见身热，汗自出，舌红、苔黄干燥等症。证属热盛津气两伤，故治用白虎加人参汤辛寒清热，益气生津。

本方即白虎汤加人参而成。方中生石膏辛甘大寒，清透内陷之邪热而除烦；知母苦寒质润，清热除烦，润燥止渴；粳米、炙甘草，养阴益胃，且防石膏过寒伤胃；更加人参大补元气，益气生津。诸药相合，共奏清热除烦，益气生津之效。

【辨治要点】大汗出，大烦渴不解（口大渴、心烦），身热，脉洪大；伴舌红苔黄燥、尿黄等。

【鉴别】

本条与第 25 条前半段"服桂枝汤，大汗出，脉洪大者，与桂枝汤"文字相近，脉症相似，但病机治法迥异。两条同因太阳病服桂枝汤不如法而大汗所致，然第 25 条是大汗出而表证未解。其脉由原浮缓暂时变为洪大，乃大汗出时，在药力鼓荡下，阳气盛于外的现象。脉虽洪大，但无烦渴等里热证，仍见头痛、恶寒发热等表证，是脉虽变而证未变。故治疗仍与桂枝汤，并强调"如前法"。本条"服桂枝汤，大汗出后"，多一

"后"字，是说在大汗出后，表证全无，不仅变为洪大之脉，而且进一步出现大烦大渴不解等里热炽盛征象，脉证俱变，故用白虎加人参汤治疗。可见本条与第25条的鉴别关键是烦渴等里热证和表证的有无。

从六经病证传变的角度分析，本条所述当属太阳病传阳明；白虎加人参汤证应属阳明病经证的范畴。白虎加人参汤证的现代研究及临床应用参见阳明病篇。

（四）热利证

1. 葛根黄芩黄连汤证

【原文】

太陽病，桂枝證，醫反下之，利遂不止，脉促者，表未解也；喘而汗出者，葛根黄芩黄連湯主之。（34）

葛根半斤　　　　　　**甘草**二兩　炙　　　　　**黄芩**三兩　　　　　**黄連**三兩

上四味，以水八升，先煮葛根，減二升，内諸藥，煮取二升，去滓，分温再服。

【提要】论太阳病误下，表证未罢，里热下利的证治。

【解析】"太阳病桂枝证"，提示原为太阳中风证，法当予桂枝汤解肌祛风，调和营卫治之。医者失察，却错误地给予攻下，不当下而下之，故曰"反"。误下之后，不仅表证未罢，而且邪气化热内陷导致变证。邪热下迫大肠，传导失常，则利遂不止；既为热利，必具暴注下迫，稀黄臭秽，肛门灼热，小便短赤等特征。里有邪热，上蒸于肺，肺失肃降则喘；迫津外泄故汗出。此时患者的脉象亦由浮缓变为数而急促，数主热盛；急促脉说明邪欲内陷，里气尚能奋起与邪争于表，故曰："脉促者，表未解也。"本证外有未尽之表邪，内有热盛之下利，故又称为"协热下利"。证属表里同病，故治以葛根黄芩黄连汤表里双解。

葛根黄芩黄连汤重用葛根为君药，其性凉味辛，轻清升发，既解肌表之热邪，又升清阳、起阴气而止下利；黄芩、黄连苦寒，清里热，坚阴厚肠而止下利，共为臣药；炙甘草补脾和中，顾护胃气，且调和诸药而为佐使。四药相配，能疏外邪退表热，清里热止下利，而为解表清里之剂。该方虽为表里双解之剂，然从用药及证候来看，则以清热治里为主，解表为辅，故适用于里热下利较重，表热较轻的证候。

【辨治要点】下利不止，暴注下迫、稀黄臭秽，肛门灼热，尿黄，舌红苔黄，脉急促；伴发热，喘而汗出等。

【鉴别】

本证"喘而汗出"，与麻黄杏仁甘草石膏汤证"汗出而喘"看似相同，且皆属太阳变证之里热证。然而其病位及证候主次不同，治疗各异。本证为表里同病，以里热下利为主，病位主要在肠；因为肺与大肠相表里，肠热上蒸于肺故喘，此实为热盛呼吸急促的现象，喘而汗出并非必备之主症。麻杏甘石汤证为邪热壅肺，肺气闭郁所致；病位在肺，故喘促气粗，鼻翼扇动是其必备的主症，多伴咳嗽、咳痰黄稠等。

本证与第32条葛根汤证同属表里同病之下利。第32条以太阳表证为主，因表邪较重，影响及里而下利；临床以伤寒表实无汗，下利稀水等为主症，表里皆寒；治以辛温发汗解表，升阳止利。本证以里热迫肠之暴注下迫，稀黄臭秽，肛门灼热等热利为主，兼表热汗出，表里皆热；治以清热止利，兼解表邪。

【现代研究及临床应用】

研究证实，葛根芩连汤具有解热、抗菌、抗病毒作用。能有效地抑制胃肠道推进运动而有止泻作用。能松弛气管和小肠平滑肌，有缓急止痛功能。还有抗缺氧，抗疲劳，抗心律失常，降低血糖，免疫调节等多种药理作用。

《仲景方药研究应用精鉴》，人民军医出版社，1999：888

《张仲景方剂实验研究》，中国医药科技出版社，2005：256

中医临床用于泄泻、痢疾等，证属表里同病而以热利或湿热泻痢为主者；亦可用于消渴。现代临床用本方化裁治疗急慢性肠炎、急慢性痢疾、胃炎、溃疡病、结肠炎、川崎病、肠伤寒、婴幼儿腹泻、婴幼儿轮状病毒性肠炎、肺炎等疾病具备本证病机者。

【医案选录】

刘某，男，35岁，农民。发热恶寒，项背发紧，口干思饮，微汗，腹痛，黏液便、红白相间、日5～6行，后重感，肛门灼热，纳不进，苔黄津少、舌质红，脉数而滑。检便为细菌痢疾，证属于协热下利。治以清热解毒止利为法。葛根15g，黄芩10g，黄连粉6g（分冲），白头翁10g，甘草5g。2剂，水煎服。1剂后腹痛缓，便减，后重轻减；2剂后利止，但口干，纳仍不佳，上方加山楂炭去白头翁。再服2剂，利止纳增，再与四君子汤加天花粉二剂调理而愈。

《伤寒论汤证论治》，中国科学技术出版社，2000：122

2.黄芩汤证、黄芩加半夏生姜汤证

【原文】

太陽與少陽合病，自下利者，與黄芩湯；若嘔者，黄芩加半夏生薑湯主之。（172）

黄芩湯方

黄芩三兩　　　　芍藥二兩　　　　甘草二兩 炙　　　　大棗十二枚 擘

上四味，以水一斗，煮取三升，去滓。温服一升，日再夜一服。

黄芩加半夏生薑湯方

黄芩三兩　　　　芍藥二兩　　　　甘草二兩 炙　　　　大棗十二枚 擘

半夏半升 洗　　　生薑一兩半 一方三兩 切

上六味，以水一斗，煮取三升，去滓。温服一升，日再夜一服。

【提要】太阳少阳合病下利或呕吐的证治。

【解析】"太阳少阳合病"者，言病因来路，谓病初太阳少阳同时受邪，然此时太阳表证已罢或轻微而以少阳郁火为主，且内迫阳明胃肠。故严格来讲当属少阳阳明同病。少阳为枢，内寄相火，与阳明胃肠关系密切。邪在少阳，枢机不利，火郁不伸，下迫大肠，传导失常，则自下利。"自下利"者，谓不经攻下而自发下利，乃病邪使然。既为火热下迫所致，当属热利无疑；枢机不利，气机壅滞，故其下利必以泻下黏滞不畅、腹中挛急疼痛、里急后重、肛门灼热为特征。此外还可伴见发热、心烦、口苦、咽干、目眩等少阳火郁证。治用黄芩汤清泄少阳邪热以止利。在此证基础上若伴见呕吐，则是少阳郁火犯胃，胃失和降所致，即可用黄芩加半夏生姜汤清热止利，降逆止呕。

黄芩汤以黄芩为君药，清泻少阳郁火，苦寒坚阴止利；芍药酸苦性寒，于土中伐木，抑制肝胆木气之横逆，敛阴和营，缓急止痛为臣药。芩芍相伍，酸苦相济，调中存阴而止利，是治热利的要药。大枣、炙甘草益气顾胃，与芍药相配，酸甘化阴，缓急止痛；且调和诸药，共为佐使。诸药相合，具有清热止利，缓急止痛之功。若伴有胃气上逆之呕吐者，则加半夏、生姜和胃降逆止呕。

少阳邪热犯胃则呕，迫肠则利，若少阳邪热同时扰于胃肠则呕利并作。临床见症虽稍异，但少阳郁火影响阳明的病机相同。故皆可用黄芩汤为基础方，稍事化裁，随症治之。

黄芩汤是中医临床治疗热利腹痛的专方，被汪昂称为"万世治痢之祖"方。后世治疗痢疾的方剂大都由该方化裁而来。如朱丹溪将其更名为黄芩芍药汤，治疗热利腹痛；张洁古在该方基础上加木香、槟榔、大黄、黄连、肉桂、当归等创制芍药汤，用于治疗湿热痢疾等。

【辨治要点】 黄芩汤证主症：自下利，利下黏滞不爽而臭秽，肛门灼热，伴腹痛，里急后重，发热，心烦，口苦，脉弦数。伴见恶心呕吐者，即属黄芩加半夏生姜汤证。

【鉴别】

《伤寒论》中的下利包括泄泻和痢疾。本证与葛根黄芩黄连汤证皆为热利证，两方同具清热止利之功。葛根黄芩黄连汤证属表里同病，以阳明里热下利为主，兼表热未解，治虽表里双解，但以清热止利为主。本证以少阳郁火炽盛为主，迫及阳明胃肠，临床除热利或兼呕吐外，可见一派少阳热炽证，治疗以清泻少阳郁火，缓急止痛止利为主。葛根黄芩黄连汤多用于热泄或湿热泄泻兼表证者，黄芩汤多用于热痢伴少阳证者。

《伤寒论》中明确论及合病下利者有三条。第32条太阳与阳明合病下利，是以风寒表实为主，故用葛根汤发汗解表，表解里自和，属逆流挽舟法。第256条阳明与少阳合病，病变重点在阳明，为内有宿食之热结旁流下利，故用大承气汤泄热通腑而止利，属通因通用法。本条名曰太阳少阳合病下利，病变的重点是少阳郁火，故用黄芩汤清热止利，属热者清之之法。虽同为合病下利，但成因病机不同，证治各异，须仔细辨别。

【现代研究及临床应用】

研究证实，黄芩汤有非常明显的解热、抗炎、解痉、镇痛、镇静和一定的免疫调节作用。

《仲景方药研究应用精鉴》，人民军医出版社，1999：798

中医常用本方治疗泄泻、痢疾、伏气温病等，证属少阳郁火内迫阳明胃肠者。现代临床用本方化裁治疗急性胃肠炎、细菌性痢疾、阿米巴痢疾、慢性结肠炎、传染性单核细胞增多症等疾病具备本证病机者。

【医案选录】

孙某，女，68岁，下利黏液脓血便4天。伴恶心呕吐，口干口苦，无里急后重，舌暗红、苔白腻，脉左弦。证属湿热蕴结肠中，上逆犯胃。查血白细胞$10.3×10^9$/L，N 89%，粪检示隐血弱阳性，吞噬细胞0～1/HP，黏液阳性，脓细胞0～3/HP，已经在外院静点左氧氟沙星、庆大霉素4天，效不显。《伤寒论》谓："太阳与少阳合病，自下利者，黄芩汤主之；若呕者，黄芩加半夏生姜汤主之。"《金匮要略》亦有"干呕而利者，黄芩加半夏生姜汤主之"的论述，遂处方如下：黄芩12g，白芍12g，赤芍12g，炙甘草6g，法半夏10g，陈皮10g，茯苓15g，木香10g，槟榔10g，生姜4片，大枣4枚。4剂，水煎服。3天后随访，诉服第1剂后就不再腹泻，也无恶心呕吐，仍胃口不开，乃以香连丸善后。随访3个多月，诉大便皆正常。体会：此证为痢疾，吐利交作，舌暗红、苔白腻，脉左弦，为饮食不洁，感受时邪，湿热之邪壅塞肠中，气血与之搏结，肠道传导失司，故利下赤白。兼见口苦咽干等少阳证表现，符合黄芩汤证特点，故3剂而呕利止。

江西中医药，2007（8）：18

表1-6　太阳病变证热证归纳表

证型	汤（方）证	条文号	病因病机	证候	治法
热郁胸膈证	栀子豉汤证	76条 77条 78条	邪热入里郁扰胸膈	虚烦不得眠，剧者必反复颠倒，心中懊恼，烦热，身热不去，胸中窒，心中结痛，舌红，苔薄黄，脉数	清宣郁热
	栀子甘草豉汤证	76条	同上兼气虚	同上，兼少气不足以息、乏力懒言等	清宣郁热兼益气
	栀子生姜豉汤证	76条	同上兼胃逆	同上，兼呕吐等	清宣郁热兼降逆
	栀子厚朴汤证	79条	热郁胸膈脘腹气滞	心烦，腹满，卧起不安	清热除烦宽中消满
	栀子干姜汤证	80条	热郁胸膈脾虚中寒	身热不去，微烦，伴食少便溏下利、腹满时痛等	清上温中
邪热壅肺	麻杏甘石汤证	63条 162条	邪热壅肺肺气闭郁	汗出而喘，鼻翼扇动，咳嗽痰黄稠，口渴，表无大热，舌红苔黄，脉滑数	清宣肺热
热炽气津两伤	白虎加人参汤证	26条	邪热炽盛气津两伤	大汗出后，大烦大渴不解，脉洪大、重按无力，身热，舌红苔干	辛寒清热益气生津
肠热下利	葛根芩连汤证	34条	表证未罢邪热迫肠	下利不止，利下急迫，臭秽灼肛，喘而汗出，伴身热头痛、脉急促	清热止利兼解表邪
	黄芩汤证 黄芩加半夏生姜汤证	172条	二阳合病少阳火盛下迫阳明	下利黏滞不畅，腹中挛急疼痛，里急后重，或呕吐，伴身热、心烦口苦、咽干目眩等	清热止利降逆和胃

三、虚证

（一）心阳虚证

1. 桂枝甘草汤证

【原文】

發汗過多，其人叉手自冒心①，心下悸②，欲得按者，桂枝甘草湯主之。（64）

桂枝四兩　去皮　　　甘草二兩　炙

上二味，以水三升，責取一升，去滓。頓服③。

【词解】

①叉手自冒心：叉手，双手交叉；冒，覆盖，按压。即患者双手交叉叠压、覆盖于心胸部位。

②心下悸：谓自觉心跳不宁，动悸不安。即心悸。

③顿服：一次服完。

【提要】论发汗过多，损伤心阳而心悸的证治。

【解析】汗为心之液，"阳加于阴谓之汗"。发汗太多，不仅直接伤及心阴，而且也会耗损心阳。素体心阳不足之人，复感外邪患太阳病，如果发汗过多，表证虽罢，则心气心阳随汗外泄，故致此证。阳气亏虚，心脏失于温养庇护，心神空虚无主，则自觉心中动悸不宁；虚则喜按，故患者双手交叉按压在心胸动悸部位，以求稍安。根据心阳亏虚病机分析，临床尚可伴见胸闷、气短乏力、多汗头昏、脉微等症。治宜温补心阳，方用桂枝甘草汤。

桂枝甘草汤药仅二味，桂枝辛甘性温，辛通甘补，入心助阳，为君药。炙甘草甘温，补益心气，与桂枝相配，辛甘化阳；又甘缓其性，使桂枝温而不燥，温心阳而不致发汗，为臣佐。桂枝用量倍于甘草，意取温通心阳为主；水煎一次顿服，力锐效专，急复心阳。

【辨治要点】心悸不宁，欲得按压；伴胸闷气短、头昏乏力、多汗、舌淡苔白、脉微。

【现代研究及临床应用】

药理研究表明，本方具有抗血栓、抗心肌缺血、抗心律失常、抗突变等作用。

中药与临床，2014（3）：50

动物实验研究表明，本方含药血清引起离体豚鼠心室肌细胞动作电位幅值降低，复极 50% 时程、复极 90% 时程和复极时程均延长，各项指标变化趋势呈浓度依赖性，具有抗心律失常作用。

中医学报，2019（252）：971

桂枝甘草汤能有效保护冠脉结扎致心力衰竭大鼠心肌功能，其作用机制可能与其抗脂质氧化，清除氧自由基及下调 TGF-β1、ICAM-1 表达有关。

中华中医药学刊，2018（4）：932

本方适用于心悸怔忡、失眠、眩晕等，证属心阳亏虚者。现代临床用本方化裁，治疗自主神经功能紊乱、低血压、心动过缓、心律失常等疾患，具备本证病机者。本方煎汤熏洗，可治疗冻疮。

【医案选录】

林某，男，39 岁。1960 年 8 月 10 日初诊。自诉心悸而痛，喜按。多天来服许多止痛药均罔效，大小便正常，时有自汗出。诊其六脉微缓，苔白滑。断为虚痛，用桂枝甘草汤（桂枝 18g，甘草 9g）顿服，服后痛即消失。

2. 桂枝甘草龙骨牡蛎汤证

【原文】

火逆①下之，因烧针②烦躁者，桂枝甘草龙骨牡蛎汤主之。（118）

桂枝—两 去皮　　甘草二两 炙　　牡蛎二两 熬③　　龍骨二两

上四味，以水五升，煮取二升半，去滓。温服八合，日三服。

【词解】

①火逆：逆，错误、变证。即误用火法而发生的变证。

②烧针：又名火针、燔针。针刺时以火烧红针尖迅速刺入穴位，旋即拔出，以手按压针孔。烧针是古代散寒发汗的方法之一，也用于治疗寒湿痹证及痈疽排脓。

③熬：烤干、煎干。引申为焙、炒。《伤寒论》中之"熬"，皆属此义。

【提要】论太阳病误治，损伤心阳而烦躁的证治。

【解析】太阳病火法使用不当造成变证，谓之火逆；医者见病未愈，转而攻下，一误再误，损伤心阳，心神失于温养内守，故致本证。究其所误，烧针是火法中十分峻猛的疗法，火迫劫汗而心气心阳随汗外泄，心神无主不能内守，故临床除见心悸、气短、汗出等心气心阳亏虚证外，进一步出现惊恐、烦躁不安等心神浮越证。由于本证心阳虚损主要因烧针迫汗所致，故曰"因烧针烦躁者"。治宜温补心阳，潜镇心神，方用桂枝甘草龙骨牡蛎汤。

本方即桂枝甘草汤加龙骨、牡蛎而成。桂枝甘草辛甘合化，温通补益虚损之心阳；龙骨、牡蛎性涩质重，重镇摄纳，潜敛浮越之心神而镇静安神定悸。故适用于心阳亏虚、心神浮越之心悸烦躁证。

【辨治要点】心悸不宁，烦躁；伴见胸闷气短、头昏乏力、多汗、舌淡苔白等。

【鉴别】

本证及桂枝甘草汤证同属心阳虚证，临床皆可见心悸、气短、乏力、多汗等，治疗皆用桂枝甘草温补心阳。桂枝甘草汤证是心阳亏虚的基本证候，纯为心阳亏虚，且程度较轻，故以温通补益心阳为主，桂枝用量较大且倍于甘草。桂枝甘草龙骨牡蛎汤证是在心阳亏虚基础上兼心神浮越。其心阳虚损程度较重，且心神浮越不能潜敛，用药宜甘缓而不宜过于辛散，故桂枝用量较小，且甘草倍于桂枝；另加牡蛎、龙骨重镇安神，潜敛浮越耗散之心阳。

【现代研究及临床应用】

药理研究发现，本方可作用于下丘脑 – 垂体 – 肾上腺轴的不同环节，在一定程度上影响慢性应激大鼠的行为方式，调节慢性应激大鼠的内分泌功能。

本方适用于烦躁、心悸、汗症、夜惊症、夜游症、头痛、遗尿、遗精等，证属心阳亏虚，心神浮越者。现代临床用其化裁，治疗心神经官能症、心律失常、阵发性心动过速、变异型心绞痛、神经衰弱、癔症、更年期综合征、荨麻疹、三叉神经痛、肋间神经痛、面肌痉挛等疾病，具备本证病机者。

【医案选录】

宋某与余同住一院，时常交谈中医学术。一日，宋某忽病心悸，悸甚而神不宁，坐立不安，乃邀余诊。其脉弦缓，按之无力。其舌淡而苔白。余曰：病因夜作耗神，心气虚而神不敛之所致。乃书：桂枝9g，炙甘草9g，龙骨12g，牡蛎12g，凡3剂而病愈。

《新编伤寒论类方》，山西人民出版社，1984：29

3. 桂枝去芍药加蜀漆牡蛎龙骨救逆汤证

【原文】

伤寒，脉浮，醫以火迫劫之①，亡陽②必驚狂，臥起不安者，桂枝去芍藥加蜀漆牡蠣龍骨救逆湯主之。（112）

桂枝三兩 去皮　　甘草二兩 炙　　生薑三兩 切　　大棗十二枚 擘

牡蠣五兩 熬　　蜀漆三兩 洗去腥　　龍骨四兩

上七味，以水一斗二升，先煑蜀漆減二升，內諸藥，煑取三升，去滓。溫服一升。本云：桂枝湯，今去芍藥，加蜀漆、牡蠣、龍骨。

【词解】

①火迫劫之：劫，强迫、抢劫。谓使用火法（如烧针等）强迫发汗。

②亡阳：亡，作损伤解。亡阳，即亡失心阳。

【提要】论太阳病用火法亡失心阳兼痰浊惊狂的证治。

【解析】伤寒脉浮，其病在表，治宜发汗解表，汗出得当，邪去病愈。医者却误用峻烈的火疗法强迫发汗。汗为心之液，汗出过多，表邪虽除心阳却随汗外泄，心气随汗耗散，故曰"亡阳"。心主神志，心阳亏损，心神失于温养，则神怯易惊，心悸气短，或烦躁等。上焦心胸阳气不振，阴邪得以上乘阳位，痰浊上逆，蒙蔽心窍，扰乱心神，以致又出现狂躁，卧起不安等。证由心阳亏虚，神气浮越，痰浊扰心所致，故治用桂枝去芍药加蜀漆牡蛎龙骨救逆汤温振心阳，潜镇心神，涤痰定惊。

本方即桂枝汤去芍药之酸苦阴柔，则有利于桂枝、甘草之辛甘合化，温复心阳；生姜、大枣补益中焦以充化源，更助桂甘之温通心阳。蜀漆即常山之幼苗，味辛苦性泄，涤痰化浊，开清窍之闭塞；龙骨、牡蛎潜镇浮越之心神，收敛耗散之正气，安神定悸止惊狂。诸药相配，共奏温补心阳，潜镇心神，涤痰定惊之效。因其专治火逆坏病，故名"救逆汤"。

【辨治要点】惊狂烦躁，卧起不安，心悸，伴见胸闷气短，头昏乏力，多汗，舌淡苔白等。

【鉴别】

桂枝甘草汤证、桂枝甘草龙骨牡蛎汤证及本方证皆为心阳亏虚证，但证情轻重各异，兼夹不同。桂枝甘草汤证属单纯心阳亏虚且程度较轻，临床以心下悸、欲得按为主症；桂枝甘草龙骨牡蛎汤证除心阳亏虚程度较重外，尚有心神浮越，临床除前证外，又见烦躁不安、惊恐等；桂枝去芍药加蜀漆牡蛎龙骨救逆汤证心阳亏虚，心神浮越程度更重，且兼痰浊扰心，临床以惊狂烦躁、卧起不安为主症。

【现代研究及临床应用】

本方适用于失眠、惊狂、心悸、癫痫等病，证属心阳亏虚，痰浊内盛者。现代临床用本方化裁，治疗神经衰弱、心律失常、神经官能症、癫痫、精神分裂症等疾病，具备本证病机者。

【医案选录】

樊某，女，52岁，2006年8月19日初诊。主诉：患恐惧症病史18年。近因症状加重而前来诊治。诊见：心悸，恐惧不宁，烦躁，自汗，四肢困重无力，手足不温，口腻不爽，口淡不渴，头沉重，舌淡、苔白厚腻，脉沉滑。西医诊断为恐惧症；中医诊为心悸，辨为阳虚痰扰证。治当温补阳气，醒脾化痰，给予桂枝去芍药加蜀漆牡蛎龙骨救逆汤与二陈汤合方加味。处方：桂枝、人参、远志、茯苓、生姜各10g，大枣12枚，姜半夏、陈皮、牡蛎各15g，龙骨12g，常山（因药房无蜀漆，以常山代替）3g，乌梅2g，炙甘草6g。6剂，每天1剂，水煎，分3次服。二诊：烦躁略有减轻，自汗止，复以前方6剂。三诊：头沉重减轻，手足转温，再以前方6剂。四诊：恐惧不安有好转，烦躁止，续前方6剂。五诊：口腻、苔腻基本消除，仍守前方6剂。之后，以前方治疗50余剂，诸症得到有效控制。为了巩固疗效，将前方汤剂改为散剂，每次6g，每天3次，冲服，治疗半年。随访半年，一切尚好。

新中医，2010（7）：106

4. 桂枝加桂汤证

【原文】

燒針令其汗，針處被寒，核起而赤者，必發奔豚[①]，氣從少腹上衝心者，灸其核上各一壯[②]，與桂枝加桂湯，更加桂二兩也。（117）

桂枝五兩 去皮　　芍藥三兩　　　生薑三兩 切　　甘草二兩 炙

大棗十二枚 擘

上五味，以水七升，煑取三升，去滓。溫服一升。本云：桂枝湯今加桂滿五兩。所以加桂者，以能泄奔豚氣也。

【词解】

①奔豚：病名，又称奔豚气。豚，小猪。《金匮要略》言："奔豚病从少腹起，上冲咽喉，发作欲死，复还止。"《诸病源候论》云："奔豚者，气上下游走，如豚之奔，故曰奔豚。"

②灸其核上各一壮：核，即前文"核起而赤"者，指烧针部位出现的红色硬块。一壮，灸法的计量单位，把艾绒做成艾炷，灸完一个艾炷为一壮。

【提要】论烧针迫汗损伤心阳，针处被寒，核起而赤，引发奔豚的证治。

【解析】太阳病邪气在表，应当发汗解表，医者却使用烧针方法迫汗。结果一者寒邪乘虚从针孔袭入，寒闭阳郁而营血凝滞于局部，以致针处出现红肿硬核。二者汗出太过，耗伤心阳。心居上属阳，主君火，肾居下属阴，主寒水；在正常情况下须心肾相交，水火既济，才能维持人体上下阴阳之平衡。今上焦心阳亏虚，无以下温寒水，则下焦阴寒之气上逆，阴乘阳位，故"必发奔豚"。奔豚气病是一种发作性的疾患，病发时自觉有气从少腹上冲心胸及咽喉，有如小猪向上拱冲状，故名"奔豚"。此时患者可伴见腹痛、心悸气短、胸闷气促、恐怖欲死，甚则冷汗淋漓、眩晕跌仆等；片刻逆气平息，则复如常人。本条所述为内外兼病，故当内外同治。外用艾炷"灸其核上各一壮"，以温经散寒，通阳散结；内服桂枝加桂汤温通心阳，平冲降逆。

桂枝加桂汤即桂枝汤重用桂枝而成。桂枝与甘草、大枣、生姜相伍，辛甘合化，温补心阳，且降逆平冲。芍药酸寒，敛阴和营，且缓冲气之急，兼制大量桂枝之辛散；与甘草相配，酸甘化阴，缓挛止痛。全方共奏温通心阳，平冲降逆之功，故适用于心阳虚奔豚证。

关于本方之"加桂"，是加桂枝还是加肉桂，历代医家看法不一。我们认为在仲景时代尚未明确区分桂枝和肉桂，故经方仅有桂枝之名。随着临床用药经验的积累，人们逐渐将其区分开。桂枝辛甘性温，归心、肺、膀胱经，偏于走表发汗，解肌祛风，温经通阳；肉桂辛甘而大热，归肾、肝、脾经，偏于走里，温里散寒，补命门之火助肾阳。临床可根据具体病机、证候的不同，灵活选用。

【辨治要点】阵发性气从少腹上冲心胸，伴腹痛、心悸气短、胸闷气促、恐怖欲死，甚则冷汗淋漓、眩晕跌仆等。

【现代研究及临床应用】

本方适用于奔豚气、心悸、腹痛、吐涎、眩晕等，证属上焦阳虚寒气上逆者。现代临床用本方化裁，治疗神经官能症、癔症、更年期综合征、膈肌痉挛、肢端动脉痉挛症、冻疮等疾病，具备本证病机者。

【医案选录】

崔某，女，50岁，其证颇奇，自觉有一股气从两脚踝开始沿阴股往上走窜，行至少腹则胀，上抵心胸则气短心悸，头冒冷汗，胸中憋气，每次发作时精神特别紧张恐怖，如临死亡。少顷气往下行，则诸症随之而消。每日发作三四次。平时胸闷，多汗，面色苍白，少腹及腰部有酸疼感，带下量多。舌体胖舌质淡嫩，苔白滑，脉沉而无力。辨为心阳虚弱坐镇无权，以致下焦浊阴乘虚上犯。治疗当温补心阳，而消阴降冲。桂枝15g，白芍9g，生姜9g，大枣12枚，炙甘草6g，黑锡丹6g（用药汤送服）。一剂药服尽，冲气已止。共进5剂而愈。

《伤寒论十四讲》，天津科学技术出版社，1982

5. 茯苓桂枝甘草大枣汤证

【原文】

發汗後，其人臍下悸^①者，欲作奔豚^②，茯苓桂枝甘草大棗湯主之。（65）

茯苓半斤　　　　　　桂枝四两　去皮　　　甘草二两　炙　　　大枣十五枚　擘

上四味，以甘烂水一斗，先煮茯苓减二升，内诸药，煮取三升。去滓，温服一升，日三服。

作甘烂水法：取水二斗，置大盆内，以杓扬之，水上有珠子五六千颗相逐，取用之。

【词解】

①脐下悸：患者自觉肚脐下小腹部有动悸感。

②欲作奔豚：谓患者小腹部筑筑而动悸，似有上逆发作为奔豚之势。

【提要】论太阳病发汗，损伤心阳，寒水妄动欲作奔豚的证治。

【解析】本条所论为太阳病发汗太过，表邪虽去，但心阳却随汗外泄。心阳虚损于上，不仅心神失于温养庇护，而且君火无力下达温暖肾水，则寒水内停，妄动于下，故患者自觉脐下小腹部动悸不宁，似有上逆发作为奔豚之势，故曰"欲作奔豚"。既属心阳亏虚于上，寒水妄动于下，必伴见心悸气短、小便不利或肢体浮肿等症。治用茯苓桂枝甘草大枣汤温通心阳，化气利水。

本方重用茯苓为君药，淡渗利水，宁心定悸；桂枝为臣，温阳散寒，与茯苓相配，通阳化气利水。大枣、炙甘草为佐使，与茯苓相配，健脾益气，培土以制水；与桂枝相配，辛甘合化，温振心阳。全方药仅四味，共奏温通心阳、化气利水、定悸宁心之效。因本证为阳虚寒水妄动所致，治以温阳利水法，故煎药要求用"甘澜水"。甘澜水又称"劳水"，是将水扬多遍，去其阴凝之性，用之煎药则有助于去除水饮而无恋邪之弊。

【辨治要点】脐下动悸不宁，欲作奔豚，伴心悸气短，小便不利或肢体浮肿等。

【鉴别】

《伤寒论》原文中提及奔豚者有第117条和第65条，现将两方证鉴别（表1-7）。

表1-7　桂枝加桂汤证与茯苓桂枝甘草大枣汤证鉴别表

		桂枝加桂汤证（117条）	茯苓桂枝甘草大枣汤证（65条）
共同点		皆因太阳病发汗不当，损伤心阳，因上虚不能制下而致；临床皆可见心悸气短，脐下悸动等；治均用桂枝、大枣、炙甘草温振心阳	
不同点	病机	太阳病烧针劫汗，针处被寒，上焦心阳虚，下焦寒气上逆	太阳病发汗不当，上焦心阳亏虚，寒水妄动于下焦
	主症	已作奔豚。气从小腹上冲心胸，发作欲死，复还止	欲作奔豚。自觉脐下动悸不宁，有发为奔豚之势；伴小便不利，肢体浮肿
	治法	温振心阳，平冲降逆	温振心阳，化气利水
	药物	桂枝五两　生姜三两　芍药三两　大枣十二枚　炙甘草二两	茯苓半斤　桂枝四两　大枣十五枚　炙甘草二两

【现代研究及临床应用】

研究证实，苓桂甘枣汤具有确切的利尿作用。对家兔排尿作用近似于呋塞米片，但较缓和持久。

对小白鼠利尿实验发现 100% 的苓桂甘枣汤在投药后第 3、4、5、6 小时均有明显的利尿作用，与呋塞米组相比发挥利尿作用的时间较晚，但利尿作用持续时间较长，6 小时内小白鼠排尿总量与呋塞米组相类似。

本方适用于心悸、水肿、奔豚、胃脘痛、眩晕等病，证属阳虚饮逆者。现代临床用本方化裁，治疗神经官能症、慢性胃炎、慢性肾炎等疾病，具备本证病机者。

【医案选录】

胃寒兼脐下悸动案：患者，女，年已 60 岁，初病呕吐清水，心下悸动，温熨则减，继之则脐下悸动明显，并且上冲胸咽，时发时止，精神恍惚，睡眠欠佳，肢体困倦，食欲不振，脉弱舌白。为病已 3 个月，影响健康较大。衡量证情，此与"发汗后，脐下悸者欲作奔豚，茯苓桂枝甘草大枣汤"证相符。于此可见患者所病为胸阳不足，饮邪上冲之候。治宜温阳散寒，安胃降逆，化气行水，水去则冲气自平。仿小半夏加茯苓汤合茯苓桂枝甘草大枣汤方意。药为生半夏 15g，生姜 20g，茯苓 20g，桂枝 10g，炙甘草 6g，大枣 10 枚，此方连用 6 剂而病除。

（二）脾虚证

1.厚朴生姜半夏甘草人参汤证

【原文】

發汗後，腹脹滿者，厚朴生薑半夏甘草人參湯主之。（66）

厚朴半斤 炙去皮　　生薑半斤 切　　　半夏半升 洗　　　甘草二兩 炙

人參一兩

上五味，以水一斗，煑取三升，去滓。溫服一升，日三服。

【提要】论发汗后脾虚湿阻气滞腹胀满的证治。

【解析】太阳病，治宜发汗解表。今发汗后却出现腹胀满的变证。究其原因，多见于平素脾虚气弱之人复感外邪，因发汗太过，表邪虽去，却进一步损伤脾气所致。脾气虚弱，无力运化，使湿浊中阻，壅滞气机，则脘腹胀满。病由脾虚湿阻气滞所致，证属虚中兼实。结合病机，其腹胀满当以时轻时重，晨起较轻，食后及午后较重为特点。还可伴纳差、体倦乏力、便溏、恶心呕吐、舌淡胖苔白腻等症。治当补消兼施，用厚朴生姜半夏甘草人参汤健脾祛湿，宽中除满。

本方重用厚朴为君，苦辛温燥，行气宽中，燥湿除满；生姜、半夏为臣，辛散气机，温燥湿浊，且和胃降逆；人参、炙甘草为佐使，益气健脾助运化。五药相配，标本同治而为消补兼施之剂。若从用量分析，本方消大于补，故适用于实多虚少的证候。

【辨治要点】脘腹胀满，时轻时重，晨起较轻，食后及午后较重，伴见纳差、体倦乏力、便溏、恶心呕吐、舌淡胖苔白腻等。

【鉴别】

腹胀满一证，有寒热虚实之异。《金匮要略·腹满寒疝宿食病》曾云"病者腹满，按之不痛为虚，痛者为实""腹满时减，复如故，此为寒，当与温药""腹满不减，减不足言，当须下之"等，指出了腹满的辨治要点。本证腹胀满虽甚，但按之一般不硬不痛，且时轻时重，伴恶心呕吐嗳气、纳差体倦等。这些均足以与阳明腑实证及太阴虚寒证腹满鉴别。

【现代研究及临床应用】

动物实验研究表明，连续3天灌胃给药，可明显促进大鼠小肠ECA的移行速度和缩短MMC周期，即促进小肠的推进功能，本方低浓度有明显促进豚鼠离体肠管活动的作用。

中国中西医结合杂志，1996 特集：158

本方适用于腹胀满、呕吐等，证属脾虚湿阻气滞者。现代临床用本方化裁，治疗慢性胃炎、胃下垂、慢性胃肠炎、消化性溃疡、胃肠功能紊乱症、慢性肝炎等疾病。还被用于外科术后腹胀满，糖尿病患者使用阿卡波糖后出现腹胀、矢气等副作用，皆有良好效果。

【医案选录】

①尹某，男。患腹胀证。自诉心下胀满，日夜有不适感，是属虚胀证。投以厚朴生姜半夏甘草人参汤：厚朴12g，生姜9g，半夏9g，炙甘草6g，党参4.5g。经复诊1次，未易方愈。

《岳美中医案》，中国中医药出版社，2000：281

②杨某，女，42岁，农民。1970年8月28日初诊。主诉腹胀3天，下午尤甚，得矢气而快，腹胀减。1周前因患感冒，经服药后好转，现唯觉腹胀，下午难忍，二便尚可，脉缓稍弦，舌淡红，苔薄白。正合"发汗后，腹胀满者"，即以厚朴生姜半夏甘草人参汤，益气健脾，行气宽中而病除。处方：党参15g，白术12g，茯苓15g，半夏10g，川厚朴10g，生姜10g，陈皮10g，香附10g，炙甘草6g，3剂，水煎服。

《伤寒论方证辨析与新用》，陕西科学技术出版社，1997：116

2. 茯苓桂枝白术甘草汤证

【原文】

伤寒，若吐，若下後，心下逆满，氣上衝胷，起則頭眩^①，脉沈緊，發汗則動經^②，身為振振摇者，茯苓桂枝白术甘草湯主之。（67）

茯苓四兩　　桂枝三兩 去皮　　白术　　甘草 炙 各二兩

上四味，以水六升，煑取三升，去滓，分温三服。

【词解】

①起则头眩：谓患者坐起或起立时即感到头晕目眩。起，指体位而言。

②发汗则动经：谓再次发汗则伤动经脉之气。

【提要】论太阳病误治后脾虚水停，浊阴上逆的证治及禁忌。

【解析】本条为倒装文法，"茯苓桂枝白术甘草汤主之"应接在"脉沉紧"之后。

太阳病伤寒，法当汗解。医者却误施涌吐、苦寒攻下诸法，势必损伤机体阳气。脾阳虚弱，温运失司，则水饮停于心下，壅滞气机，故心下胃脘痞满。上焦心阳不振，中焦浊阴上逆，则心下胀满且有向上发展之势，故曰"心下逆满"，同时患者有"气上冲胸"之感。脾主升清，今脾虚失运，清阳不升，加之浊阴上逆，故患者在突然坐起或起立时即感头晕目眩。仲景曾云："脉得诸沉，当责有水。"沉脉主里、主水，紧脉主寒。脉沉而紧，揭示本证脾阳虚弱，水饮内停的基本病机。据此病机分析，尚可伴见心悸气短、咳喘咳痰、纳差便溏、小便不利或肢体浮肿等症。治用茯苓桂枝白术甘草汤温阳健脾，化饮利水。

该证为太阳伤寒误治之变证，只宜温阳化饮利水治其里。若医者失察，将"脉沉而紧"误作表证寒甚而再误用发汗法，势必发越已虚之阳气，使阳虚程度加重，以致脾损及肾而脾肾阳虚，全身经脉失于温养，加之水湿浸渍，于是出现筋肉动摇、身体振颤等症。

茯苓桂枝白术甘草汤方重用茯苓为君药，取其甘淡，健脾养心，淡渗水饮。桂枝辛甘性温，温经通阳，降逆平冲；与茯苓相配，有通阳化气利水之效，故为臣药。白术健脾益气，燥湿助运化；炙甘草益气健脾，与桂枝相配，温振上焦心阳，共为佐药。四药相合，共奏温阳健脾、化饮利水、降逆平冲之功。

【辨治要点】心下逆满，气上冲胸，起则头眩，脉沉紧，伴见心悸气短、咳喘咳痰、纳差便溏、小便不利或肢体浮肿等。

【鉴别】

茯苓桂枝白术甘草汤证和茯苓桂枝甘草大枣汤证皆属阳虚水气证，两者证治稍异，组成仅一味之差，比较如下（表1-8）。

表1-8 茯苓桂枝白术甘草汤证和茯苓桂枝甘草大枣汤证鉴别表

		茯苓桂枝甘草大枣汤证（65条）	茯苓桂枝白术甘草汤证（67条）
共同点		均为太阳病治疗不当，损伤阳气，水气内停所致阳虚水停之变证；临床皆可见心悸、气短、小便不利，或肢体浮肿等症；治疗同属温阳利水法，药用茯苓、桂枝、炙甘草	
不同点	病机	心阳亏虚于上，寒水妄动于下	脾阳亏虚，饮停中焦，浊阴上逆
	主症	脐下动悸，欲作奔豚	心下逆满，气上冲胸，起则头眩，脉沉而紧
	治法	温通心阳，化气利水	温阳健脾，化饮利水
	药物	茯苓半斤　桂枝四两 大枣十五枚　炙甘草二两	茯苓四两　桂枝三两　白术二两 炙甘草二两

【现代研究及临床应用】

药理研究发现苓桂术甘汤组成成分大多含有抗炎、抗肿瘤以及调节免疫的作用，能够清除 β 淀粉样蛋白（Aβ）与抗神经炎症、调控脂质代谢和胰岛素抵抗、保护心肌细胞以及调节水液代谢。

中国实验方剂学杂志，2019（14）：222

动物实验研究发现，本方能明显延长缺氧条件下小鼠的存活时间，对氯仿所致小鼠的室颤有明显的抑制作用，能缓解异丙肾上腺素所致大鼠的心肌缺血，对家兔实验性心衰的心力恢复有促进作用，对大鼠心脏有负性频率作用，还有较好的镇静作用。

《仲景方药研究应用精鉴》，人民军医出版社，1999：429

本方是中医温阳化饮利水的基础方，可用于痰饮、咳喘、眩晕、心悸、水肿、胸痹、多唾、泄泻、带下等多种疾病，证属脾虚水饮内停者。现代临床用本方化裁，治疗慢性支气管炎、支气管哮喘、肺气肿、肺心病、冠心病、风心病、心包积液、胸腔积液、慢性心功能不全、脑积水、内耳性眩晕、视神经盘水肿、慢性肾炎、肾病综合征、慢性胃肠炎、羊水过多、产后尿潴留等多种疾患，具备本证病机者。

【医案选录】

陆某，男，42岁。形体肥胖，患有冠心病心肌梗死而住院，抢治2个多月，未见功效。现证：心胸疼痛，心悸气短，多在夜晚发作。每当发作之时，自觉有气上冲咽喉，顿感气息窒塞，有时憋气而周身出冷汗，有死亡来临之感。颈旁之血脉又随气上冲，心悸而胀痛不休。视其舌水滑欲滴，切其脉沉弦，偶见结象。辨为水气凌心，心阳受阻，血脉不利之"水心病"。处方：茯苓30g，桂枝12g，白术10g，炙甘草10g。此方服3剂，气冲得平，心神得安，诸症明显减轻。但脉仍带结，犹显露出畏寒肢冷等阳虚见证。乃于上方加附子9g，肉桂6g，以复心肾阳气。服3剂手足转温，而不恶寒，然心悸气短犹未痊愈，再于上方中加党参、五味子各10g，以补心肺脉络之气。连服6剂，诸症皆瘥。

《100首经方方证要点》，中国中医药出版社，2015：37

3. 小建中汤证

【原文】

傷寒二三日，心中悸而煩者，小建中湯主之。(102)

桂枝三兩　去皮　　　甘草二兩　炙　　　大棗十二枚　擘　　　芍藥六兩

生薑三兩　　　　　　膠飴一升

上六味，以水七升，煮取三升，去滓，內飴，更上微火消解。溫服一升，日三服。嘔家不可用建中湯，以甜故也。

【提要】里虚伤寒，心中悸而烦的证治。

【解析】"伤寒二三日"，是概言病因来路及病程。太阳伤寒之初，未经误治即见心中悸而烦，知此非单纯表证而兼里证。分析病机，与素体里虚，心脾气血不足有关。盖太阳与少阴互为表里，太阳为外卫，心主为宫城。在少阴里虚的前提下，太阳表邪易于内陷，里虚邪扰，故致此证。气血不足，心失所养则动悸不宁；邪扰心胸，神不安舍则心烦不安。此属表里同病，但治疗不可攻表，而宜建中补虚，益气血生化之源，安内以攘外，方用小建中汤。

小建中汤即桂枝汤倍用芍药重加饴糖而成。方中饴糖、大枣、炙甘草味甘性温，温建中州，补脾益胃，使中气得复则气血化源充沛；生姜、桂枝辛温，温中散寒，与诸甘药相配，有辛甘化阳之功；倍用芍药敛阴和营，养血缓急，与诸甘药相配，有酸甘化阴之效。全方六药相合，以甘温建中为主，而气血阴阳双补。用之可使里虚得复，正气充沛，则邪气自退，烦悸自止。又仲景时代不分白芍、赤芍，而统称芍药，本方今用白芍为妥。

【辨治要点】心中悸而烦，腹中急痛或绵绵作痛、喜温喜按，乏力，或伴轻微恶寒发热等。

【现代研究及临床应用】

动物实验研究发现小建中汤可明显抑制小鼠水浸应激性溃疡、吲哚美辛加乙醇诱发的小鼠溃疡，明显抑制盐酸引起的大鼠胃黏膜损伤，明显抑制幽门结扎型大鼠胃溃疡的产生，而具有显著的抗溃疡作用；能显著抑制小鼠胃肠推进运动；显著延长小鼠痛反应时间，明显抑制醋酸引起的小鼠扭体反应而有明显的止痛作用；能显著对抗二甲苯引起的小鼠耳肿胀，琼脂引起的小鼠足肿胀，角叉菜引起的大鼠足肿胀，而有显著的抗炎作用；能明显抑制全血化学发光，对 H_2O_2 具有很强的清除能力，具有清除羟自由基的作用。

《张仲景方剂实验研究》，中国医药科技出版社，2005：470

本方通过激活 Keap1-Nrf2-ARE 信号通路发挥抗氧化作用，能够提高小鼠抗疲劳能力。

中医老年医学杂志，2019（23）：5801

本方适用于心悸、虚劳、胃脘痛、腹痛、遗精、便秘、血证（鼻衄、肌衄）等病，证属心脾两虚、气血不足者。现代临床多化裁用于慢性胃炎、消化性溃疡、慢性肝炎、贫血、血小板减少性紫癜、功能性发热、再生障碍性贫血、习惯性便秘等疾病具备本证病机者。

【医案选录】

①蔡某，男，19岁，学生，因受凉后发热、汗出、鼻塞、全身酸痛，经抗炎等治疗1周后热退，现汗出，心中动悸，神烦不得眠。知为表未解而里气虚。治当内益气血、外和营卫。药用：桂枝10g，白芍18g，炙甘草、生姜各6g，大枣8g，饴糖45g。上5味，煎取汁，纳市售之胶饴，文火令熔，温服。予服3剂则表证解，睡眠好转。继服4剂而安。

时珍国医国药，2003（1）：32

②张某，男，42岁。1966年6月10日初诊。胃脘隐痛反复发作已5年，经检查诊断为"胃黏膜脱垂"。近常饿时胃脘痛，恶寒怕冷，口中渴不思饮，大便微溏，日2次行，下肢瘫软。先与附子理中汤治之不效，后细问症，据有汗出恶风，脉缓，知为表虚中寒之证，故予小建中汤：桂枝10g，白芍18g，生姜10g，大枣4枚，炙甘草6g，饴糖45g（分冲）。服6剂胃脘痛已，但饿时仍不适，大便溏好转，但仍日2行，再服上方。7月1日复诊，除大便微溏外，余无不适。

《胡希恕医论医案集粹》，中国中医药出版社，2018

4. 旋覆代赭汤证

【原文】

伤寒发汗，若吐、若下，解后，心下痞鞭，噫气不除者，旋复代赭汤主之。
（161）

旋復花三两　　　人参二两　　　生薑五两　　　　代赭一两

甘草三两　炙　　半夏半升　洗　　大棗十二枚　擘

上七味，以水一斗，煑取六升，去滓。再煎取三升，温服一升，日三服。

【提要】伤寒解后，脾胃虚弱，痰气中阻的证治。

【解析】太阳伤寒其病在表，当以汗解。若发汗不当，或误施吐下诸法后，表证虽罢，但脾胃正气已伤。脾虚运化无权，水湿内聚而为痰饮，痰阻中焦，气机壅滞，故心下痞硬；痰气中阻，胃失和降，故噫气频作，久久不除。根据病机分析，本证尚可伴见恶心呕吐或呃逆，食少纳差，体倦乏力，舌淡苔白滑等症。治用旋覆代赭汤降逆化痰，益气和胃。

本方以旋覆花为君药，苦辛咸温，下气消痰，降逆止噫。代赭石重镇降逆，止噫除哕；生姜、半夏散饮化痰，降逆和胃，共为臣药。君臣相配，降逆化痰，止噫止呕之力尤著。人参、大枣、炙甘草甘温，补益脾胃之虚，且可防代赭石苦寒重坠伤胃，共为佐药。七味合用，降逆化痰和胃而除噫消痞，益气健脾补虚而扶正顾本。本方的煎法要求"去滓再煎"，目的在于使药性和合，而利于和胃消痞。

【辨治要点】心下痞硬，噫气不除，伴见恶心呕吐或呃逆，食少纳差，体倦乏力，舌淡苔白滑等。

【现代研究及临床应用】

动物实验研究证实旋覆代赭汤能够减轻 RE 模型大鼠食管黏膜的损伤，抑制 TLR4，NF-κB 的表达，促进食管黏膜损伤的恢复。

中国中西医结合杂志，2019（12）：1

旋覆代赭汤可能是通过增加 5-HT$_4$R 表达，继而激活 AC，促进 cAMP 释放，使胞内 Ca^{2+} 浓度升高，引起食管平滑肌收缩，从而减轻反流。

中医杂志，2019（19）：1976

本方能显著促进小鼠的胃排空，有一定的促胃动力作用；对多种原因导致的呕吐具有良好的镇吐止呕效果；能够促进血液循环，消除胃组织水肿，防止胃黏膜损伤，增强胃黏膜修复，而有抗胃溃疡的作用；能够抑制小鼠及豚鼠的咳嗽、哮喘，而有一定的镇咳平喘效果。

《张仲景方剂实验研究》，中国医药科技出版社，2005：393

本方用于噫气、呕吐、呃逆、噎膈、妊娠恶阻、梅核气、眩晕、咳嗽等多种病证，属脾胃虚弱，痰气中阻者。现代临床用其化裁治疗急慢性胃炎、膈肌痉挛、贲门痉挛、幽门不全梗阻、神经性呕吐、消化性溃疡、尿毒症消化道反应、恶性肿瘤放疗化疗后消化道反应等多种疾病，具备本证病机者。

【医案选录】

蒋某，女，31 岁，教师，1996 年 4 月 11 日初诊。患者于 4 月 3 日因感冒出汗后出现胃脘痞满，频频嗳气，恶心欲呕，食入不化，先于我院住院，胃肠钡透提示十二指肠球部炎症。血象 WBC 9.8×10^9/L、N 61%、L 39%。西医诊断为十二指肠球部炎症。予庆大霉素、甲硝唑、西咪替丁等抗炎、保护胃黏膜治疗 1 周，病情反复，未能痊愈，遂转诊中医。舌苔薄黄，脉细弦。中医辨证：胃气不和，中虚气逆。治以和胃降逆，扶中下气。方用旋覆代赭汤加味：旋覆花 9g（包煎），代赭石 30g（先煎），太子参 15g，大枣 10g，炙甘草 6g，半夏 10g，生姜 3 片，白术 12g，茯苓 15g，陈皮 10g。服药 3 剂后二诊：胃脘痞满、泛呕嗳气、食入不化均较前好转，胃气有下降之趋，痰浊渐化，气机渐和，舌苔淡黄，脉弦，前法既效，勿需更方，随即于上方加吴茱萸 6g，黄连 3g，再5 剂而病愈。

福建中医药，2000（3）：46

5. 桂枝人参汤证

【原文】

太陽病，外證未除①，而數下之，遂恊熱而利②，利下不止，心下痞鞕，表裏不解者，桂枝人參湯主之。（163）

桂枝四兩　別切　　甘草四兩　炙　　　白术三兩　　　　人參三兩

乾薑三兩

上五味，以水九升，先煮四味，取五升；内桂，更煮取三升。温服一升，日再夜一服。

【词解】

①外证未除：指表证未解。

②协热而利：协，伴随；热，指表证发热。即里虚寒下利兼表证不解之发热。

【提要】太阳病误下致脾虚里寒下利兼表证发热的证治。

【解析】太阳病，表证未解，法当发汗解表。医者失察，屡用苦寒攻下，是属误治。误下之后不仅表邪不除，而且损伤脾胃阳气，导致新的变证。脾虚中寒，温运失司，寒湿下趋则下利不止；湿浊中阻，气机壅塞，则心下痞硬；表证仍在，故发热恶寒，头痛等外证依然未除。外有表证之发热，里有虚寒之下利，故谓"协热而利"。此乃表里同病，治宜表里双解，用桂枝人参汤温中止利，兼解表邪。

桂枝人参汤即理中汤加桂枝而成。理中汤亦即人参汤。方中人参甘温，益气健脾；干姜辛热，温中散寒；白术苦甘性温，健脾燥湿止利；炙甘草补脾和中；桂枝既辛温解散表邪，又助干姜温阳散寒。合用成方，共奏温中散寒，健脾止利，解散表邪之功。虽属表里双解，但仍侧重于温里散寒。由于本证里虚寒较重，故温里补虚之人参汤四味宜先煎久煮，欲得其醇厚之味；用桂枝意在辛散表邪，不宜久煎，故要求后下。"日再夜一服"，使药力分布均匀，而有助于温中散寒。

【辨治要点】下利不止，心下痞硬，发热恶寒，头痛等，可伴见纳差、乏力、舌淡苔白、脉弱等。

【鉴别】

本证和葛根黄芩黄连汤证，都是太阳病误下后表证不解，兼里证下利者，均可称之为"协热利"，治疗皆属表里双解且以治里止利为主；但是两者的病机性质却截然相反，故治疗用药不同（表1-9）。

表 1–9　桂枝人参汤证与葛根黄芩黄连汤证鉴别表

		葛根黄芩黄连汤证（34 条）	桂枝人参汤证（163 条）
共同点		均为太阳病误下后表证未除，兼里证下利之表里同病；均可见发热，下利等症；治疗皆属表里双解而以治里止利为主，药物都用炙甘草	
不同点	病机	表热不解，里热下利，表里皆热	表寒不解，里寒下利，表里皆寒
	主症	发热微恶风寒，泻利急迫，稀黄秽臭，肛门灼热，口渴，汗出而喘，脉急促	恶寒发热，头痛，泻利不止，利下稀薄，口淡不渴，心下痞硬，舌淡苔白，脉浮缓
	治法	清热止利，辛凉解表	温里止利，辛温解表
	药物	葛根　黄芩　黄连	桂枝　干姜　人参　白术

【现代研究及临床应用】

本方适用于泄泻、胃脘痛、发热等病，证属里虚寒兼表证者。现代临床多用本方化裁治疗感冒、流感、急慢性胃肠炎、慢性胃炎、慢性结肠炎、消化性溃疡、病态窦房结综合征等疾病具备本证病机者。

【医案选录】

霍某，女，63 岁。素有脾胃衰弱之证，因感寒而身发冷热，头痛无汗，心下痞满，医用辛温解表之剂，而佐以苦寒消痞之法。服药后，汗未出表不解，而溏泄数次，痞闷加剧，渐致不欲进食，腹痛肢厥，脉象沉微，舌苔滑润。此乃脾阳素虚，因误用苦寒，而邪转内陷。由于脾阳不运，故痞益甚，而下利不止。为今之治，宜疏散表邪，温建中州，因疏桂枝人参汤与之：桂枝 10g，炒白术 10g，野党参 10g，干姜 10g，甘草 6g。服药后，啜稀粥 1 杯，以助药力。服药 2 剂，身见小汗，而冷热消，痞轻，而下利已减。连服 5 剂，痞消泻止诸证痊愈。

《伤寒论临床实验录》，天津科学技术出版社，1984

6. 桂枝去桂加茯苓白术汤证

【原文】

服桂枝湯，或下之，仍頭項強痛，翕翕發熱，無汗，心下滿微痛，小便不利者，桂枝去桂加茯苓白术湯主之。(28)

芍藥三兩　　　　甘草二兩　炙　　　生薑切　　　　　　白术

茯苓各三兩　　　大棗十二枚　擘

上六味，以水八升，煑取三升，去滓。溫服一升，小便利則愈。本云：桂枝湯今去桂枝，加茯苓、白术。

【提要】脾虚水气内停致太阳经气不利的证治。

【解析】"服桂枝汤，或下之"，介绍原发病的治疗经过。从"仍"字可知，头项强痛，翕翕发热，无汗，心下满微痛，小便不利诸症在服桂枝汤或攻下之前就已经存在，是原发病的基本表现。上述证候既似太阳表证，也似里实证，故有施用汗、下之可能。然而汗下之后，诸症依然，则说明以前辨证有误，施治不当。然究属何病？仔细辨析，此证皆由脾虚水气内停影响太阳经气不利所致。盖脾居中焦，属阴土，主运化水湿。脾虚失于运化转输，水湿内停，凝聚于中焦，故心下满微痛；水道不畅，气化不行，则小便不利。水气内停，阻遏营卫，使太阳经气不利，则出现头痛项强，翕翕发热，无汗等症。分析得知，此证既非太阳表证，也非阳明腑实，故汗下两法皆非所宜。病由脾虚水停为患，治当健脾利水，方用桂枝去桂加茯苓白术汤。

本方即桂枝汤去桂枝另加茯苓、白术而成。方用茯苓、白术健脾利水，既能渗利内停之水湿，又能使水饮不再形成。芍药益阴通经，且助茯苓祛水气而利小便；《神农本草经》谓芍药"利小便"；《名医别录》谓芍药可"去水气，利膀胱大小肠"。生姜辛温，温中健胃，宣散水气；大枣、炙甘草补脾益气，更助苓术培土制水，诸药合用以健脾利水为主。用之可使脾运健旺，水道通畅，则内停之水皆从下而出，故言服药后"小便利则愈"。

【现代研究及临床应用】

动物实验研究表明桂枝去桂加茯苓白术汤可改善脓毒症对肾组织的损伤，其效果受药物剂量影响，其机制可能与抑制 NF-κB 与 TNF-α 信号通路有关。

山东医药，2018（46）：24

本方能治疗偏头痛，可能与抑制血浆 NQ、CGRP 的产生有关。

吉林医学，2010（35）：6419

本方用于小便不利、胃脘痛、水肿、癫痫等病，证属脾虚水气内停，太阳经气不利者。现代临床用于胃肠型感冒、癫痫、妊娠水肿等疾病符合本证病机者。

【医案选录】

陈慎吾老中医曾治一发热患者，屡经医治，发热不退。问其小便不利，而胃脘不舒，脉沉而弦，舌苔白而水滑，辨为水饮内停，阳气外郁，乃不治热而治水。用桂枝去桂加茯苓白术汤 3 剂热退而安。

《古方妙用》，科学普及出版社，1994

（三）肾阳虚证

1. 干姜附子汤证

【原文】

下之後，復發汗，晝日煩躁不得眠，夜而安靜，不嘔，不渴，無表證，脉沈微，身無大熱者，乾薑附子湯主之。（61）

乾薑一兩　　　　附子一枚　生用　去皮　切八片

上二味，以水三升，煮取一升，去滓，頓服。

【提要】下后复汗，肾阳暴虚烦躁的证治。

【解析】太阳病，医者先下后汗，汗下失序，重伤少阴肾阳，而阳衰阴盛，虚阳躁动，故致本证。烦躁是其主症，且以白昼烦躁剧烈，躁扰不宁，夜晚安静为特点。盖天人相应，白昼属阳，阳气旺盛，虚衰之阳得到天阳资助能奋起与阴邪抗争，故"昼日烦躁不得眠"；夜暮属阴，阴气旺盛，虚阳无助，无力与阴邪抗争，故"夜而安静"。不过这种安静是与烦躁相对而言的，多在白昼烦躁之后，患者精神极度疲惫，而呈似睡非睡之神志恍惚欲寐状态，并非常人之安然入睡，是病势加剧之象，切勿误认为病情减轻。

不呕、不渴、无表证具有鉴别之意，以排除三阳证。如不呕，病不在少阳；不渴，则非阳明；无表证，则邪不在太阳。病由太阳病误治发展而成，今邪不在三阳之表，必入三阴之里。脉沉微，则是本条的辨证关键。盖沉脉主里，微主阳虚，沉微脉是少阴寒化证的主脉，故揭示本证少阴肾阳暴虚而阳衰阴盛的本质。阳衰阴盛，格阳于外，故见身热；但毕竟此属虚阳外越之假热，故热势不高而身无大热。根据病机，必伴见四肢厥逆，舌淡苔白等症。总之，本证为阳衰阴盛，虚阳躁动，且有浮越之势，真寒假热，病势极危，故需急救回阳，方用干姜附子汤。

干姜附子汤即四逆汤去炙甘草而成。生附子、干姜皆大辛大热，温里散寒，回阳救逆；去甘草者，是不欲其缓也。二味相合，药精力专，功效宏大，且浓煎顿服，意在集中药力，速破阴邪，急挽暴亡之阳气。

【辨治要点】昼日烦躁不得眠，夜而安静，脉沉微，身无大热，伴见四肢厥逆、畏寒怯冷、舌淡苔白等症。

【鉴别】

干姜附子汤证之主症是烦躁。烦躁一症，阳证、阴证皆可见之，应注意其鉴别。阳证烦躁皆由阳热亢盛，内扰心神所致；故临床必伴见一派阳热征象，如身热较甚，烦渴多饮，满面通红，多汗，便秘尿赤，舌红苔黄燥，脉数实有力等。阴证烦躁则由阳衰阴盛，虚阳躁动，神不内守所致；故临床必伴见一派阴寒征象，如无热畏寒，或微热，面赤如妆、游移不定，无汗尿清，下利清谷，四肢厥逆，舌淡苔白润，脉沉微等。

【现代研究及临床应用】

动物实验证实干姜附子汤能有效对抗大鼠心肌缺血再灌注损伤导致的心电图 ST 段抬高，明显缩小心肌梗死百分率，降低血清中 CK-MB、cTn-I 的含量及 LDH 的活性，对受损的心肌细胞有明显的保护作用。

贵阳中医学院学报，2014（5）：5

本方可明显加快乙酰胆碱诱发心动过缓家兔的心率，并显著缩短心率降低的持续时间。

光明中医，2016（7）：944

本方适用于烦躁、厥证、霍乱等，证属阳气暴亡欲脱者；还用于暴寒伤阳之心腹猝痛，阳虚眩晕，阳虚咽痛、喉痹等。现代临床多化裁治疗各种心脏疾患之心功能不全、休克、低血压眩晕等具备该证病机者。

【医案选录】

黄某，女，55岁。1985年4月诊。患者平素四肢发凉，冬季尤甚，因劳累受寒致使咽痛，时作时止近2个月，虽服多种抗生素及清热利咽药未见显效，饮食吞咽疼甚。患者形体偏胖，时值春暖仍头部恶风寒，头巾裹头，咽中不红不肿，但有大量黏液丝条，舌淡苔白腻，脉沉紧。证属阳虚阴证喉痹，用干姜6g，附子、半夏各12g，细辛5g，甘草9g。2剂而愈，且头痛宿疾也豁然并除。

辽宁中医学院学报，2006（1）：26

2. 茯苓四逆汤证

【原文】

發汗，若下之，病仍不解，煩躁者，茯苓四逆湯主之。（69）

茯苓四兩　人參一兩　附子一枚　生用　去皮　破八片　甘草二兩　炙　乾薑一兩半

上五味，以水五升，煑取三升，去滓。温服七合，日二服。

【提要】汗下后阴阳两虚烦躁的证治。

【解析】太阳病发汗不当则伤阳，攻下不当则损阴。太阳与少阴相表里，太阳病治疗不当，损伤阴阳大多内及少阴，于是造成少阴阴阳俱虚的变证。"病仍不解"者，是说疾病已发生了变化，而非太阳表证仍在。烦躁是本条之主症，乃由阳衰而神气浮越，更兼阴损不能敛阳，神不内守所致。原文过简，叙症不全，应以方药测证及联系相关条文分析。茯苓四逆汤是由四逆加人参汤再加茯苓而成，又寓干姜附子汤意，结合第385条、61条可知，本证似以阳衰为主，同时兼有水气为患。临床除见烦躁外，还可伴见畏寒、四肢厥逆，下利或小便不利，肢体浮肿，脉沉微细等症。故用茯苓四逆汤回阳益阴，安神利水治之。

本方以生附子、干姜大辛大热，温里回阳救逆为主；人参大补元气，既益气固脱，助姜附回阳救逆，又具益阴安神之功；重用茯苓，一者助人参宁心安神，二者助姜附通阳利水；炙甘草益气补中，且调和诸药，共成回阳益阴、安神利水之剂。

【辨治要点】烦躁不安，畏寒，四肢厥逆，小便不利，肢体浮肿，脉沉微细等。

【鉴别】

本证与干姜附子汤证皆属阳虚烦躁，然两者同中有异，比较如表1-10。

表1-10　干姜附子汤证与茯苓四逆汤证鉴别表

		干姜附子汤证（61条）	茯苓四逆汤证（69条）
共同点		同由太阳病治疗不当，损伤少阴肾阳而阳衰阴盛所致；临床皆以烦躁为主症，伴畏寒，四肢厥逆，脉沉微；治皆回阳救逆，药用干姜、生附子	
不同点	病机	阳气暴虚，虚阳躁动，浮越于外	阴阳两虚，以阳衰为主，兼水气内停
	主症	昼日烦躁不得眠，夜而安静，不呕不渴，无表证，身无大热等	烦躁不分昼夜，伴小便不利，或下利，或肢体浮肿等
不同点	治法	急救回阳	回阳益阴，安神利水
	药物	生附子一枚　干姜一两	生附子一枚　干姜一两半　人参一两 炙甘草二两　茯苓四两

【现代研究及临床应用】

动物实验证实茯苓四逆汤对脓毒症大鼠心肌抑制具有良好保护作用，其机制可能与减少炎症释放有关。

中国中医急症，2019（4）：661

本方用于烦躁、厥证、下利、水肿等，证属阴阳两虚，以阳衰为主兼水气者。现代临床化裁用于各种心脏疾病之急慢性心力衰竭、肺心病、慢性胃肠炎、慢性结肠炎、慢性肾炎、雷诺病等疾患具备本证病机者。

【医案选录】

段某，素体衰弱，形体消瘦，患病年余，久治不愈。症见两目欲脱，烦躁欲死，以头冲墙，高声呼烦。家属诉：初起微烦头疼，屡经诊治，因其烦躁，均用寒凉清热之剂，多剂无效，病反增剧。面色青黑，精神极惫，气喘不足以息，急汗如雨而凉，四肢厥逆，脉沉细欲绝。拟方如下：茯苓30g，高丽参30g，炮附子30g，炮干姜30g，甘草30g，急煎服之。服后，烦躁自止，后减其量，继服十余剂而愈。

中医杂志，1965（1）

3. 真武汤证

【原文】

太陽病，發汗，汗出不解，其人仍發熱，心下悸，頭眩，身瞤動①，振振欲擗地②者，真武湯主之。（82）

茯苓　　　　　　芍藥　　　　　　生薑切 各三兩　　　白朮二兩

附子一枚　炮　去皮　破八片

上五味，以水八升，煑取三升，去滓。溫服七合，日三服。

【词解】

①身瞤（rún）动：瞤，眼皮跳动，肌肉瘈动。谓身体筋肉不由自主地跳动。

②振振欲擗地：谓身体振颤，站立不稳而摇摇欲仆的状态。

【提要】太阳病过汗伤阳，致阳虚水泛的证治。

【解析】本条属素体阳虚外感者，医者未察表里缓急而径用汗法，且发汗太过，重伤少阴之阳而致阳虚水泛的变证。阳气内虚，虚阳外浮，故其人仍发热。肾为水脏，今阳虚不能化气行水，则水气内停；水气上逆凌心，则心下动悸不宁；上干清窍，则头晕目眩。"阳气者，精则养神，柔则养筋。"经脉肌肉失于阳气温养，加之水湿流窜经脉，浸渍筋肉，故其人筋肉不由自主地跳动，身体颤动而站立不稳，似有欲仆倒之势。联系少阴病篇第316条及结合病机分析，本证尚可伴见腹痛、便溏下利、畏寒怯冷、四肢不温、舌淡胖苔白滑、脉沉微等。病属阳虚水泛，治宜温阳利水，方用真武汤。

真武汤方用炮附子为君药，大辛大热，补命门之火而温肾助阳，使水有所主；茯苓、白术为臣，健脾运湿，渗湿利水，使内停之水由小便而去，更兼培土制水。生姜、芍药为佐，生姜辛温，既佐附子温里阳，又宣散水气助苓术；芍药酸苦微寒，既利小便而去水气，又敛阴和营，兼制术附刚燥之性，更能缓挛舒筋，有止腹痛及身瞤动之妙。全方五味相合，温利并行，刚柔相济，则温阳利水而无伤阴之弊，敛阴缓挛而无助湿之虞。

【辨治要点】心悸，头眩，身瞤动、振振欲擗地，伴见水肿，腹痛便溏，小便不利，畏寒怯冷，四肢不温，舌淡胖、苔白滑，脉沉微等。

【鉴别】

本证与第67条茯苓桂枝白术甘草汤证皆属阳虚水停证，注意鉴别（表1-11）。

表 1-11　真武汤证与茯苓桂枝白术甘草汤证鉴别表

		茯苓桂枝白术甘草汤证（67条）	真武汤证（82条）
共同点		均为太阳病治疗不当，损伤阳气而阳虚水气内停证；临床皆可见小便不利或肢体浮肿，纳差便溏，畏寒怯冷，舌淡苔白，脉沉等症；均治以温阳利水法，药用茯苓、白术	
不同点	病机	心脾阳虚，以中焦脾阳虚为主 脾虚饮停，浊阴上逆	脾肾阳虚，以下焦肾虚为主 阳虚水停，泛溢周身
	主症	心下逆满，气上冲胸，起则头眩，脉沉而紧病情较轻，若误治病情加重，可发展为真武汤证	心下悸，头眩，身瞤动，振振欲擗地，腹痛，四肢沉重疼痛，全身浮肿，自下利，脉沉微。病情较重
	治法	温阳健脾，化饮利水	温肾补脾，利水消肿
	药物	茯苓四两　白术二两　桂枝三两 炙甘草三两	茯苓三两　白术二两　炮附子一枚 生姜三两　芍药三两

【现代研究及临床应用】

药理实验研究证实本方能显著改善血液流变学指标、降低血脂，有抗动脉硬化作用；具有改善肾功能、调节肾上腺皮质分泌及抗衰老等多种作用。

《张仲景方剂实验研究》，中国医药科技出版社，2005：406

动物实验研究表明，真武汤可改善心力衰竭大鼠心室重构，减少心肌细胞凋亡和心肌纤维化。

中医杂志，2017（14）：1218

本方同时能减少阿霉素肾病大鼠肾组织羟脯氨酸含量，改善肾功能及减轻病理损伤。

中国病理生理杂志，2013（11）：1994

本方可降低尿毒症心肌病大鼠血浆 IS 水平，进而延缓 IS 对心肌肥厚作用，延缓心室重构。

南方医科大学学报，2019（1）：113

真武汤属中医温阳利水的代表方，适用于水肿、眩晕、心悸、泄泻、喘咳、带下等病，证属脾肾阳虚，水气内停者。现代临床用其化裁治疗各种心脏疾患之慢性充血性心力衰竭、低血压、高血压、慢性肾炎、慢性肾盂肾炎、肾病综合征、慢性肾衰竭、梅尼埃病、慢性支气管炎、肺气肿、慢性胃肠炎、肠易激综合征、甲状腺功能减退症、慢性盆腔炎、更年期综合征等多种疾病符合本证病机者。

【医案选录】

水肿案：张某，女，32岁。2005年10月8日初诊。全身浮肿、心悸伴乏力2个多月。有系统性红斑狼疮病史4年，曾长期服用肾上腺皮质激素控制病情，免疫功能低下，经常感冒。2个月前因一次较重的感冒诱使病情加重，初起时发热恶寒，腰冷痛酸重，小便不利，继则头目及全身水肿，并伴心悸乏力，尿量减少。住院以西药治疗多日，效不明显，遂请中医会诊。诊见激素面容，神疲乏力，面色萎黄，面部及全身水肿，腰以下较甚，按之凹陷不起，心悸，小便量少，脘腹胀闷不舒，腰冷痛酸重。舌质淡、苔白滑，脉沉缓。证属脾肾阳虚，运化失司，气化不行，寒水横溢。治宜温补脾肾，化气行水，兼以攻逐水饮。拟真武汤合五苓散加味：炮附子（先煎）、猪苓、炙甘草、茯苓、生姜、泽泻各 30g，白芍、白术、党参、桂枝、麻黄各 15g，车前子 18g（包煎）。3 剂。每日 1 剂，水煎分 2 次服。观患者年轻，正气尚足，且水肿过甚，可耐适当攻逐，故宜标本同治，在服汤药之前，先给予十枣汤以攻逐水饮：甘遂、大戟、白芥子各 1g，研末，以红枣 10 枚煎汤，早晨空腹顿服。二诊：十枣汤服后吐泻数次，水肿有所减轻；又服上述汤药后，尿量增加，水肿渐消。仍感心悸、腰冷痛酸重，上方将炮附子加至 40g，加黄芪 30g，汉防己 20g，怀牛膝 15g，续服 6 剂。三诊：水肿基本消失，心悸乏力明显减轻，腰冷痛已除，酸重减轻。嘱服桂附地黄丸合附子理中丸以巩固疗效。

（四）阴阳两虚证

1. 甘草干姜汤证、芍药甘草汤证

【原文】

伤寒，脉浮，自汗出，小便数，心烦，微恶寒，脚挛急①，反与桂枝②欲攻其表，此误也。得之便厥，咽中干，烦躁吐逆者，作甘草乾薑汤与之，以复其陽；若厥愈足温者，更作芍药甘草汤与之，其脚即伸。若胃气不和，谵语者，少与调胃承气汤；若重发汗，复加烧针者，四逆汤主之。（29）

甘草乾薑汤方

甘草四两　炙　　　乾薑二两

上二味，以水三升，煮取一升五合，去滓。分温再服。

芍藥甘草汤方

白芍藥③　　　　甘草炙　各四两

上二味，以水三升，煮取一升五合，去滓。分温再服。

調胃承氣汤方

大黄四两　去皮　清酒洗　　　　　　甘草二两　炙　芒消半升

上三味，以水三升，煮取一升，去滓，内芒消，更上火微煮令沸，少少温服之。

四逆汤方

甘草二两　炙　　　乾薑一两半　　　　附子一枚　生用　去皮　破八片

上三味，以水三升，煮取一升二合，去滓。分温再服。强人可大附子一枚，乾薑三两。

【词解】

①脚挛急：脚，《说文解字》谓"胫也"，指小腿。脚挛急，即小腿部筋肉拘挛，伸展不利。

②桂枝：指桂枝汤类发汗解表剂。《金匮玉函经》及《注解伤寒论》在桂枝下有一"汤"字。

③白芍药：《金匮玉函经》无"白"字。盖仲景时代芍药尚无赤、白之分，故"白"字系衍文。

【提要】论表证兼里虚误汗的变证及随证救治。

【解析】本条以虚人外感为例，说明误汗后的变证及救治方法。根据文意，可分为三段理解。"伤寒脉浮……此误也"为第一段，说明原发病及误治。"伤寒"为广义，泛指外感病表证。病初即见脉浮，自汗出，微恶寒等，此系太阳中风无疑；但同时又见心烦、小便数、脚挛急，则属里证。因里阳亏虚，温摄失司，则小便频数；阴液不足，上不能养心则心烦，下不能濡筋则脚挛急。综合分析，原病证属太阳中风兼阴阳两虚，为虚人外感表里同病。治疗当扶正解表而表里兼顾，可根据阳虚、阴亏侧重点之不同，分别采用温阳解表，滋阴解表或温阳益阴解表法。若不考虑里虚，而贸然使用桂枝汤则犯虚虚之戒，必然重伤阴阳，导致变证，故曰"此误也"。

"得之便厥……其脚即伸"为第二段，说明原病误汗后的变证及救治原则。桂枝汤虽为辛温发汗的缓剂，但毕竟以辛散发汗祛风为主，上证用之，汗出表证虽罢，但进一步损伤阴阳。阳气更虚，四肢失于温煦则见手足厥逆；阳虚阴盛，寒气犯胃则吐逆；阴液更伤不能上润，故咽中干，心烦更甚而烦躁，其脚挛急仍在。如此阴阳两虚，错综复杂之证，当分清缓急轻重，确定先后治法。其阳虚厥逆显较阴虚咽干、脚挛急为重且急，故须首先复阳。所以先与甘草干姜汤温阳复气。服甘草干姜汤以后，若见厥愈足温，则是阳气已复的标志，此时再投以芍药甘草汤益阴缓急。服芍药甘草汤以后，酸甘化阴，柔筋缓急，其脚即伸。

"若胃气不和……四逆汤主之"为第三段，说明在上述变证的救治过程中，有可能出现的变证及随证治疗。阴阳两虚，且以阳虚为主，法当温复阳气为先。但"阴平阳秘，精神乃治"，阳复亦不可太过。若温燥阳药用之太多，加之素有阴虚之机，则阳复太过变为邪热，伤阴化燥而胃燥成实，以致胃气不和出现谵语、不大便等。这是阴证阳复太过，病转阳明，可少与调胃承气汤泄热和胃即可，切勿苦寒攻泻太过，以免复伤里气。若在阴阳两虚变证的基础上，医者失察，再次误发其汗，又施以烧针火迫劫汗，则阳随汗亡，病及少阴，出现四肢厥逆、畏寒蜷卧，脉沉微细等症时，则非甘草干姜汤所能胜任，当急取四逆汤回阳救逆。

本条动态地分析了虚人外感误治后出现的种种变证以及灵活的救治方法，体现了仲景重阳气和设法御变的思想及"观其脉证，知犯何逆，随证治之"的辨证论治精神。

甘草干姜汤方由炙甘草、干姜二味组成。炙甘草补中益气，干姜辛热，温中复阳。二味相配，辛甘化阳，为理中汤之一半，重在温复中焦之阳气。其炙甘草用量倍于干姜，是甘胜于辛，故能守中复阳。

芍药甘草汤方由芍药、炙甘草二味组成。芍药酸寒阴柔，益阴养血；炙甘草甘温，补虚缓急。二味相配，有酸甘化阴，缓挛止痛之效。

调胃承气汤及四逆汤方义略，详见阳明病篇和少阴病篇。

【辨治要点】甘草干姜汤证主症为手足厥逆，烦躁，吐逆，伴见涎沫多、恶寒无热、小便数、头眩、舌淡苔白、脉沉微等。

芍药甘草汤证主症为脚挛急或筋脉挛急，伴见口渴、舌红少苔、脉细等。

【现代研究及临床应用】

药理研究发现甘草干姜汤有抗炎作用，抗变态反应性作用。

中国中医药现代远程教育，2017（21）: 152

芍药甘草汤有解痉、镇痛作用，抗炎作用，通过突触前与突触后抑制作用抑制神经兴奋所致的回肠收缩，止咳、平喘、抗变态反应作用，减少前列腺素合成，胃肠双向性调节作用，神经－肌肉阻断作用，保肝作用。

中华中医药杂志，2015（8）: 2865

动物实验证实甘草干姜汤通过保护非纤维化区的肺泡结构和功能，对博莱霉素所致肺纤维化大鼠肺脏功能具有改善作用。

世界中医药，2017（2）: 390

芍药甘草汤对于中枢损伤所致的痉挛性肌张力增高有很好的柔筋止痛作用，综合判断其解痉止痛的最佳比例是 3：1。

北京中医药大学学报，2015（1）: 33

甘草干姜汤是温复阳气的基础方，常用于咳嗽、哮喘、肺痿、吐酸、多唾、胃脘痛、泄泻、遗尿、尿频、血证等病，证属脾肺虚寒者。现代临床常化裁用于治疗慢性支气管炎、肺炎、支气管哮喘、慢性胃炎、消化性溃疡、慢性结肠炎等疾病具备本证病机者。

芍药甘草汤是益阴缓挛的基础方，临床用于脚挛急、胃脘痛、腹痛、头痛、便秘、消渴等病，证属阴液亏虚者。现代多化裁用于腓肠肌痉挛、面肌痉挛、眼睑肌痉挛、不安腿综合征、胃痉挛、慢性胃炎、消化性溃疡、胆石症、泌尿系结石、三叉神经痛、坐骨神经痛、痛经、糖尿病、尿毒症末梢神经病变等多种疾病，具备本证病机者。

【医案选录】

①小便频数案：于某，女性，56 岁。小便频数已月余，但无尿痛，经多次尿检（包括尿糖）均为阴性。口服呋喃妥因、诺氟沙星及凤尾草等，其症状有增无减，每日排尿 10～20 次，有时每半小时就得小便。1994 年 6 月 7 日求诊于吾，证见舌淡而嫩，脉虚弱以右寸为甚，确诊为肺气虚寒，水液失制，治以温肺摄津。处方：干姜 10g，炙甘草 20g，3 剂。6 月 11 日患者诉说，药后尿次明显减少，每日 7～8 次。效不更方，又以原方加党参 15g。3 剂后尿次为每日 5～6 次，再以原方 3 剂，以巩固疗效。

江西中医药，1995（2）: 63

②脚挛急案：藏某，男，52 岁，炊事员。1980 年 8 月 21 日就诊。患者平卧或跑步时单侧或双侧腓肠肌痉挛 3 年多，曾经理疗、针灸、西药治疗。虽能缓解一时，移时而发。现每晚发作 2～3 次，每次 1～30 分钟，发作时腓肠肌挛急，僵硬疼痛，不得屈伸，遇热较舒，舌苔薄白，脉沉细。以芍药甘草汤加味，处方：白芍 30g，甘草 15g，桂枝 15g，木瓜 10g。3 剂止。3 个月后复发，又服 3 剂止，未再复发。

中医杂志，1985（6）: 50

2.芍药甘草附子汤证

【原文】

發汗，病不解，反惡寒者，虛故也，芍藥甘草附子湯主之。（68）

芍藥　　　　　　　甘草炙　各三兩　　　附子一枚　炮　去皮　破八片

上三味，以水五升，煮取一升五合，去滓。分温三服。疑非仲景方①。

【词解】

①疑非仲景方：《金匮玉函经》无此五字，显系后世注文误入正文。

【提要】 发汗不当，致阴阳两虚的证治。

【解析】 本条叙证简略，可结合第29条、60条、70条理解。太阳病表证，法当汗出而解。但今发汗后却病不解，恶寒明显加重，又不见发热头痛，脉浮等表证，可知此为太阳病发汗不当，表证虽罢，损伤正气所致的变证。"病不解"，是指出现新的变证，而非表证不解。从"虚故也"及用芍药甘草附子汤来看，本证当属阴阳两虚无疑。阳气亏虚，失于温煦，故恶寒较前加重而畏寒怯冷；阴液亏损，筋肉失于濡养，则可能见脚挛急或腹中拘急疼痛等症；阳气虚鼓动无力，阴液亏不能充盈，故其脉必沉而微细。此阴阳俱虚之证，当分辨其缓急轻重，因无四肢厥逆，则说明阳气虽虚但证势较缓，尚无亡阳之虞，故不必先救其阳，而采取阴阳双补法，用芍药甘草附子汤。

本方即芍药甘草汤加炮附子而成。芍药配甘草，酸甘化阴，益阴增液，缓挛止痛；炮附子辛热，补火助阳，温经散寒，与甘草相配，又有辛甘化阳之妙。三味相合，刚柔相济，扶阳而无耗阴之弊，益阴而无碍阳之虞，共奏扶阳益阴之效。

【辨治要点】 恶寒，脚挛急或腹中拘急疼痛，脉沉而微细等。

【鉴别】

《伤寒论》之恶寒，辨析其表里大要有二：一为太阳病表证之恶寒，多与发热、头痛、脉浮等并见；由风寒束表，卫阳被遏所致，治宜辛温发汗解表。其二为阳虚里证之恶寒，多由误汗、大汗或迭经汗下损伤三阴里阳，阳虚失于温煦所致；常与四肢厥逆、吐利、脉沉微等并见；为便于和表证恶寒区别，后世称为畏寒；治宜温经扶阳，或回阳救逆。

桂枝加附子汤证（20条）与芍药甘草附子汤证皆为太阳病发汗不当致阴阳两虚，均可见阳虚失温之恶寒，阴亏筋肉失养之脚挛急，或四肢拘急，难以屈伸等症，治疗皆扶阳益阴。鉴别之要点在于前者太阳表证仍在，且以阳虚汗漏不止为主，若表固汗止则阴液自复，故治疗仍用桂枝汤祛风解表、调和营卫；加炮附子扶助阳气。后者发汗不当，表证已罢，单纯为阴阳两虚之里证，故仅用芍药甘草附子汤扶阳益阴。

【现代研究及临床应用】

动物实验证实芍药甘草附子汤能抑制类风湿关节炎（RA）大鼠下丘脑室旁核神经元型一氧化氮合酶（nNOS）、白介素1β（IL-1β）及肿瘤坏死因子α（TNF-α）表达，对RA大鼠有治疗、保护作用。

中国现代医学杂志，2017（20）：6

本方对胶原性关节炎（CIA）大鼠有明显的治疗作用，其机制可能与抑制VEGF及其受体表达有关。

世界中西医结合杂志，2013（5）：502

本方适用于脚挛急、胃脘痛、痹证、阳痿等病，证属阴阳两虚者。现代临床用本方加味，治疗四肢肌肉痉挛，坐骨神经痛，风湿性、类风湿性关节炎等疾病具备本证病机者。

【医案选录】

下肢搐动痉证案：王某，男，62岁，1996年8月12日初诊。主诉：双腿睡中阵发性搐动1年余，午睡及夜晚均作，发作后小腿疼痛，心烦，须走动及按摩后方能缓解。有下肢受凉史。初病时足冷，下肢无汗，其病阴雨天尤重。舌暗红，苔薄白腻，脉弦细。辨证为血虚夹寒，芍药甘草附子汤证，治宜养血散寒。方拟：白芍45g，炙甘草45g，附子9g。服5剂后疼痛减轻，搐动时作。再服5剂，病告痊愈。

北京中医，2001（1）：56

3. 炙甘草汤证

【原文】

伤寒，脉结代，心动悸，炙甘草汤主之。（177）

甘草四两 炙　　　生薑三两 切　　　人参二两　　　生地黄一斤

桂枝三两 去皮　　阿膠二两　　　麥門冬半升 去心　　麻仁半升

大棗三十枚 擘

上九味，以清酒七升，水八升，先煮八味，取三升，去滓，内膠烊消盡。温服一升，日三服。一名復脉汤。

【提要】 伤寒兼心阴心阳两虚，正虚邪扰而脉结代，心动悸的证治。

【解析】 "伤寒"属广义，泛指太阳受邪之外感病，提示原发病及病因来路。太阳与少阴互为表里，太阳为外卫，心主为宫城；太阳受邪，少阴里虚，邪气往往循着这种表里联系而内陷少阴。本证多由少阴心主气血阴阳不足者复感外邪，太阳之邪难以外解而内陷少阴，正虚邪扰所致。心为君主之官，主血脉及藏神。心之阳气亏虚，则心失温煦，血脉失于鼓动；心之阴血亏虚，则神失于濡养而不能自持，脉道失于充盈，气血运行艰涩，脉气难以接续，是以脉来或结或代，自觉心中动悸，惕惕然不安。结合病机，尚可伴见气短乏力，精神不振，头昏胸闷，心烦眠差，多汗，面色无华，舌淡少苔等症。综观此证，虽始于表里同病，但终以少阴心阴心阳两虚为急且重，故予炙甘草汤滋阴养血，通阳复脉治里为主。

炙甘草汤方重用炙甘草为君药，甘温益气，养心通经，《名医别录》谓其能"通经脉，利血气"，为复脉之要药。生地黄为臣，滋养阴血以充血脉，《名医别录》谓其善"补五脏内伤不足，通血脉，益气力"；君臣药配合，气血双补以复脉之本。人参、大枣益气补心脾，助炙甘草之用；麦冬、阿胶、麻仁滋心阴、养心血，助地黄之用；桂枝、生姜、清酒辛行温通，温心阳，通血脉，共为佐药。全方诸药相合，滋阴养血，益气助阳，滋而不腻，温而不燥，刚柔相济，相得益彰。使阴血足而血脉充，阳气旺而心脉通，气血充足阴阳调和，故其脉可复，心悸自安。本方功在复脉，故又名"复脉汤"。

本方煎煮法要求"清酒七升，水八升"，仅煮"取三升"，即水酒各半，久煎之意。清酒即米酒之久贮变清者，现代临床可用黄酒。久煎则酒力不峻，既可行气血助药力通行血脉；又可兼制大剂地黄、麦冬、阿胶阴柔之性。

【辨治要点】 心动悸，脉结代，伴见气短乏力，精神不振，头昏胸闷，心烦眠差，多汗，面色无华，舌淡少苔等症。

【现代研究及临床应用】

研究表明：①炙甘草汤对心律失常有很好的预防和治疗作用。②炙甘草汤具有良好的抗心肌缺血、保护和恢复心肌功能和结构，恢复血液循环的作用。③能促进造血机能。④有抗衰老作用。⑤毒性低，安全性高。

《张仲景方剂实验研究》，中国医药科技出版社，2005：513

【医案选录】

张某，患风湿性心脏病已数年之久，最近心慌、心中悸动不安。切其脉结，视其舌苔薄白。辨为阴阳两虚证，处方：炙甘草 15g，人参 10g，麦冬 30g，生地黄 30g，桂枝 10g，生姜 10g，大枣 15g，阿胶 10g（烊化），麻子仁 10g。水酒各半浓煎，分 3 次服。患者自服该方一百余剂后，不但心慌、心跳得解，风湿性心脏病也大有改进。

《刘渡舟伤寒临证指要》，学苑出版社，1998

【原文】

脉按之来缓，时一止复来者，名曰结；又脉来动而中止，更来小数，中有还者反动①，名曰结，阴也。脉来动而中止，不能自还②，因而复动者，名曰代，阴也。得此脉者，必难治。（178）

【词解】

①中有还者反动：反，作"复"解。谓这种结脉在脉搏跳动过程中发生歇止，而复来之脉有数次搏动较快，以补偿间歇的至数。

②不能自还：还，指恢复搏动。与结脉相对而言，歇止的时间较长，已超过一次脉搏的搏动时间。"不能自还"含有良久复动之意，并非脉搏彻底不能恢复。

【提要】论结、代脉的脉形特点及预后。

【解析】脉结代是炙甘草汤证的主症之一，临床如何辨识？这里即承上条详述结脉、代脉的脉形特点及预后。结脉有两种，一为"脉按之来缓，时一止复来者"。即脉来缓慢，中有歇止，止而复来。二是"脉来动而中止，更来小数，中有还者反动"者。即脉搏在缓而一止的前提下，复来之脉有数次跳动较快，波幅较低，通过这种"小数"以补偿其间歇的至数。结，表示脉道结滞；结脉多因正气虚衰，阳气不足，阴寒凝结，脉气不畅所致，故属阴脉。

代脉也是"缓而一止"，然脉搏歇止延时较长，以至超过一次脉搏的搏动时间，须下一次脉搏动而代之，良久方来，故曰"不能自还"。代脉多由气血不足，元气虚衰所致，亦属阴脉。

总之，结、代脉都是脉律不齐，脉率缓慢的间歇脉。二者的区别是结脉之止，止无定数，歇止的时间较短；代脉之止，止有定数，歇止时间较长。结脉、代脉同属阴脉，临床见此脉多主气虚血少，阴阳虚衰，脉气难以接续，提示病情较重，故仲景断为"得此脉者，必难治"。不过，对本条所言结、代脉者"其病难治"，还应灵活看，亦非不治。177 条脉结代，心动悸者，用炙甘草汤即是较好的治法。结脉、代脉在临床上既可并见，亦可单见，有因气血阴阳虚衰所致者，也有因七情刺激，瘀血凝滞，痰饮阻遏，剧烈吐泻，跌仆重伤，猝然失血，剧烈疼痛等因素引起者。其治疗当据证施以疏肝理气，或化瘀通络，或化痰利水等治法，不可拘于炙甘草汤一法。又有个别健康人及孕妇，也可偶见结、代脉，倘无病象，则不得作病脉论。

表 1-12 太阳病变证虚证归纳表

证型	汤（方）证	条文号	病因病机	主症	治法
心阳虚证	桂枝甘草汤证	64 条	发汗过多损伤心阳	其人叉手自冒心，心下悸欲得按，伴胸闷气短，乏力自汗，头昏，舌淡等	温补心阳
	桂枝甘草龙骨牡蛎汤证	118 条	火逆下之损伤心阳心神浮越	心悸气短，自汗乏力，头昏，舌淡，惊恐烦躁不安等	温补心阳潜镇心神
	桂枝去芍药加蜀漆牡蛎龙骨救逆汤证	112 条	火迫劫汗损伤心阳痰浊内扰	心悸气短，自汗乏力，头昏，神怯易惊，狂躁不宁，卧起不安，舌淡苔滑腻	温补心阳潜镇心神涤痰定惊
	桂枝加桂汤证	117 条	烧针迫汗损伤上焦心阳下焦寒气上逆	必发奔豚，气从少腹上冲心胸，发作欲死，复还止。伴心悸气短，胸闷气促等	温通心阳平冲降逆
	茯苓桂枝甘草大枣汤证	65 条	发汗不当损伤上焦心阳下焦寒水妄动	心悸气短，脐下动悸，欲作奔豚，小便不利，或肢体浮肿等	温通心阳化气利水
脾虚证	厚朴生姜半夏甘草人参汤证	66 条	发汗不当损伤脾气湿阻气滞	脘腹胀满，时轻时重，喜得温按，纳差体倦，恶心呕吐	健脾祛湿宽中除满
	茯苓桂枝白术甘草汤证	67 条	脾虚饮停浊阴上逆	心下逆满，气上冲胸，起则头眩，脉沉而紧，伴心悸气短，喘咳咳痰，纳差便溏，小便不利等	温阳健脾化饮利水
	小建中汤证	102 条	心脾两虚气血不足复被邪扰	伤寒二三日，心中悸而烦，伴腹中拘急疼痛，纳差，舌淡苔白，脉缓	建中补脾安内攘外
	旋覆代赭汤证	161 条	脾胃虚弱痰气中阻	心下痞硬，噫气不除，恶心，呕吐，呃逆，纳差，体倦，舌淡苔白滑	降逆化痰益气和胃
	桂枝人参汤证	163 条	太阳病误下脾虚里寒表证未罢	利下不止，心下痞硬，伴发热恶寒，头痛等	温中止利兼解表邪
	桂枝去桂加茯苓白术汤证	28 条	脾虚水气内停太阳经气不利	小便不利，心下满微痛，头痛项强，翕翕发热无汗	健脾利水
肾阳虚证	附子干姜汤证	61 条	下后复汗肾阳暴虚	昼日烦躁不得眠，夜而安静，不呕，不渴，无表证，身无大热，脉沉微，伴四肢厥逆，舌淡苔白	急救回阳
	茯苓四逆汤证	69 条	汗下不当阴阳两虚阳衰为主水气内停	烦躁不宁，畏寒怯冷，四肢厥逆，下利，小便不利，肢体浮肿，舌淡胖苔白，脉沉微欲绝	回阳益阴安神利水
	真武汤证	82 条	发汗不当损伤肾阳阳虚水泛	心下悸，头眩，身瞤动，振振欲擗地，其人仍发热，伴小便不利，肢体浮肿，腹痛便溏下利等	温阳利水

续表

证型	汤（方）证	条文号	病因病机	主症	治法
阴阳两虚证	甘草干姜汤证	29条	里虚兼表 误施发汗 阴阳两虚	四肢厥逆，小便数，咽中干，烦躁吐逆 脚挛急等	先温阳复气 后益阴缓挛
	芍药甘草汤证				
	芍药甘草附子汤证	68条	发汗不当 阴阳两虚	恶寒加重（畏寒怯冷），脚挛急，或腹中 拘急疼痛，脉沉微细	扶阳益阴
	炙甘草汤证	177条	伤寒太阳受邪 心阴心阳俱虚	伤寒，脉结代，心动悸，伴胸闷气短、 自汗、乏力头昏、精神不振等	滋阴养血 通阳复脉

四、结胸证

（一）结胸辨证

【原文】

问曰：病有结胷①，有藏结②，其状何如？答曰：按之痛，寸脉浮，關脉沈，名曰結胷也。(128)

【词解】

①结胸：证候名，太阳病的变证。是有形之邪结于胸膈，以胸脘部疼痛为主症的一种病证。

②藏结：杂病病名。藏，通"脏"。是脏气虚衰，阴邪凝结的病变。其临床表现与结胸相似，但病机性质不同。

【提要】论结胸证的脉症特点。

【解析】结胸证是太阳病的主要变证之一，而杂病脏结也与结胸有类似之处，故有提出鉴别之必要。本条首先以问答形式提出结胸和脏结的鉴别问题，但仅论及结胸证的脉症特点。结胸，以病机和病位命名。多由太阳病失治误治，邪气内陷，与痰浊水饮结聚于胸膈所致。其证属实，以阳热居多。临床以膈内拒痛、心下痛、按之石硬且拒按为主症。寸脉候上，寸脉浮提示病位偏上、胸中邪实；关脉候中，关脉沉说明痰水结于中（里），所以寸脉浮、关脉沉，既是结胸证的脉象特点，也揭示了实邪结聚于胸膈之里的病机。

【原文】

病發於陽①，而反下之，熱入因作結胷；病發於陰②，而反下之，因作痞③也。所以成結胷者，以下之太早故也。(131上)

【词解】

①病发于阳：病，指太阳病；阳，指体质因素，胃阳素旺，体质较强，兼痰水留滞者。

②病发于阴：病，同上指太阳病；阴，指体质因素，胃阳不足，脾胃虚弱者。

③痞：即痞证，证候名。由无形之邪气内阻，中焦升降紊乱，气机壅滞所致，临床以心下痞塞不适，满闷不舒，但按之濡软，不硬不痛为主症。

【提要】论结胸和痞证的成因。

【解析】结胸和痞证都是太阳病的主要变证，皆由表证误下，邪气内陷所致。同属太阳病误下，为什么造成的变证不同？主要取决于患者的体质因素及兼夹邪气。"病发于阳，而反下之，热入因作结胸。"谓胃阳素旺，而兼有痰水留滞之人复感外邪患太阳病表证，若早施攻下则邪气内陷，随阳化热，与宿有之痰水搏结于胸膈，于是成为结胸证。"病发于阴而反下之，因作痞也。"谓胃阳不足，脾胃虚弱之人复感外邪而患太阳表证，若误施攻下，则更伤脾胃，邪气内陷于中焦，升降紊乱，气机壅滞于心下，于是形成痞证。

"所以成结胸者，以下之太早故也。"为自注句，是说"病发于阳"者为表证兼里热痰水，属表里同病，治疗应遵先表后里之原则。若表证未除，早施攻下，则引邪深入，导致变证。至于"病发于阴"者，本无可下之机，故无早晚可言。

此外，需要注意的是结胸和痞证的形成，固然有因表证误下而成者，但也有不因攻下而成者，临床当以脉症为凭，切勿拘泥于表证误下一途。

（二）结胸证治

1. 热实结胸

（1）大陷胸汤证

【原文】

太陽病，脉浮而動①數，浮則為風，數則為熱，動則為痛，數則為虛。頭痛發熱，微盜汗出，而反惡寒者，表未解也。醫反下之，動數變遲，膈內拒痛，胃中空虛，客氣②動膈，短氣躁煩，心中懊憹，陽氣③內陷，心下因鞭，則為結胷，大陷胷湯主之。若不結胷，但頭汗出，餘處無汗，劑頸而還④，小便不利，身必發黃。（134）

大黃六兩　去皮　　芒消一升　　　　甘遂一錢匕

上三味，以水六升，先煑大黃取二升，去滓；内芒消，煑一兩沸，内甘遂末，溫服一升。得快利，止後服。

【词解】

①动：指动脉。以脉短如豆，滑数有力，独见于关上为特征。主疼痛，又主惊。

②客气：指外来之邪气。因邪从外来，客于人体，故称客气。

③阳气：此处指表邪及化热之阳热邪气。

④剂颈而还：剂同齐。谓汗出到颈部而止，颈部以上有汗，颈部以下无汗。

【提要】太阳病误下导致热实结胸或湿热发黄的变证。

【解析】本条分三段看："太阳病……表未解也"为第一段，分析脉症，说明原发病的病机证候。"太阳病"，提示原属太阳表证；"脉浮而动数"，则揭示病因及证候。浮脉主风，数脉主热，动脉主痛；脉浮而动数，说明该证因风热邪气袭表，临床必见头痛身疼及发热等症。另数脉虽主热，但表热尚未与体内有形实邪搏结，故曰"数则为虚"；其"虚"是针对无形之邪而言，并非正气亏虚。"微盗汗出"，提示阳热邪气较盛，且已有入里之势。"而反恶寒"是本段的辨证关键，提示表证尚未罢。脉症合参，可知原发病为风热邪气束表，邪热较盛，且已有入里之势，治宜解表清热法。

"医反下之……大陷胸汤主之"为第二段，讨论表证误下形成热实结胸的病机与证治。太阳表证仍在，不应攻下而误下之，故曰"反"。"胃中空虚，客气动膈""阳气内陷"，是言表证误下后形成热实结胸的病机。表证误下，徒损其里，邪气内陷与宿有之痰水实邪结聚于胸膈，是以形成热实结胸。邪气入里，结聚成实，故其脉亦由原浮而动数，变为沉而迟紧；膈内拒痛，心下因硬，短气躁烦，心中懊憹诸症，皆是邪热内陷，与痰水结于胸膈的反映。病由表证误下，阳热内陷，与痰水结于胸膈所致，证属热实大结胸，故当以大陷胸汤泄热逐水开结治之。

"若不结胸……身必发黄"为第三段，承"医反下之"后，论表证误下后没有形成热实结胸证而形成湿热发黄的变证。表证误下，徒损中焦，脾不运湿，热陷中焦，湿与热合故致此证。热在湿中，湿将热裹，热性上蒸，气机不畅，故但头汗出，齐颈而还，余处无汗；转输不利，水道不畅则小便不利；热邪无由外越，湿浊无由外泄，郁蒸日久，势必发黄。此证属湿热发黄无疑，原文未言治法方药，结合有关发黄证的内容，自当采用清热利湿退黄法，茵陈蒿汤、栀子柏皮汤诸方可随证选用。

大陷胸汤方中用甘遂辛苦性寒，峻逐水饮，泄热开结为君药。大黄苦寒，泄热荡实；芒硝咸寒，软坚散结而泄热，共为臣药，以助甘遂泄热开结之用。三药相配，共奏泄热逐水开结之功。因其主治邪气内陷胸膈与水饮结聚之大结胸证，故名大陷胸汤。

本方煎服法比较特殊，要求先煎大黄，去滓后纳芒硝溶化，最后纳入甘遂末一钱匕（1～1.5g），连滓服下。因为甘遂峻泻逐水之有效成分难溶于水，必须以末冲服才能充分发挥药效。本方力峻效猛，应中病即止，不可过服，以免伤正。故方后又强调"得快利，止后服。"

【原文】

傷寒六七日，結胷熱實，脉沈而緊，心下痛，按之石鞕者，大陷胷湯主之。（135）

【提要】论太阳病未经误治而成的大结胸证。

【解析】上条论太阳病误下后邪热内陷形成大结胸证；本条提示太阳病未经误治也可发展成为大结胸证。"伤寒"属广义。得太阳病表证六七日，失于及时治疗，加之患者素体阳盛，表邪入里随阳化热与宿有之水饮结聚于胸膈间，故致此证。"结胸热实"，则提示其病位在胸膈，病机性质属热属实，概括了本证的病机特点。沉脉主病位在里，又主水病；紧脉主邪实，又主疼痛；脉沉而紧反映了实邪内结、疼痛较甚的病机，是热实结胸证的主脉。热邪与水饮结聚于胸膈，遏阻于心下，气血阻滞不通，故"心下痛，按之石硬"。所谓"石硬"，是形容患者上腹部肌肉紧张坚硬如石，其痛甚拒按自在言外。同时还当伴见膈内拒痛，短气躁烦等症。"脉沉而紧，心下痛，按之石硬"是临床辨识热实大结胸证的三个典型症候，故又有"结胸三症"之称。临床若见此三症，则提示大结胸的主要脉症已经具备，即可使用大陷胸汤泄热逐水开结治之。

【原文】

伤寒十餘日，热结在裏，復往来寒热者，與大柴胡湯；但結胷，無大热者，此為水結在胷脅也，但頭微汗出者，大陷胷湯主之。（136）

【提要】辨太阳病表邪入里，有少阳兼阳明里实证与热实大结胸证之异。

【解析】太阳病表证，迁延十余日，则表邪入里化热，与有形实邪搏结于里，有两种不同的病证。一是邪气循经内传少阳，波及阳明，而为少阳兼阳明里实证。临床必见往来寒热，呕不止，心下急或痞硬，郁郁微烦，不大便，脉弦数等症。治宜大柴胡汤和解少阳，内泄热结。二是邪热内陷，与宿有之水饮结聚于胸膈间，而成为热实结胸变证。临床必见心下痛，按之石硬，膈内拒痛，身无大热，头部微汗出，脉沉紧等症。治宜大陷胸汤泄热逐水开结。

本条"水结在胸胁"与135条"结胸热实"相呼应，提示大结胸证的病因病机。

【鉴别】

大柴胡汤证和大陷胸汤证皆可由太阳病发展而成，临床表现亦有相似之处，鉴别如表1–13。

表1–13　大陷胸汤证与大柴胡汤证鉴别表

		大柴胡汤证	大陷胸汤证
共同点		皆可由太阳病失治误治邪气入里发展而成，热结在里是共同病机；临床均可见心下痞硬疼痛，胸胁疼痛，发热，不大便等症；泄热攻下是共同治法，药物都用大黄	
不同点	病机	邪入少阳，波及阳明；少阳兼阳明里实	邪热内陷，与水饮结聚于胸膈；热实结胸
	主症	往来寒热，呕不止，心下急，或心中痞硬，不大便，郁郁微烦，口苦，脉弦数	无大热，膈内拒痛，心下痛，按之石硬，甚则从心下至少腹硬满而痛不可近；头汗出，脉沉而紧或迟
	治法	和解少阳，内泄热结	泄热逐水开结
	药物	柴胡　黄芩　半夏　生姜　大黄　枳实　芍药　大枣	大黄　甘遂　芒硝

【原文】

太陽病，重發汗而復下之，不大便五六日，舌上燥而渴，日晡所①小有潮热②，從心下至少腹鞕滿而痛不可近③者，大陷胷湯主之。（137）

【词解】

①日晡所：日晡，申时（下午3～5时）；所，副词，表示大概范围。日晡所，即下午3～5时。

②潮热：谓发热如潮水之涨落，定时加重。

③痛不可近：谓疼痛剧烈且拒按。

【提要】论大结胸证兼阳明腑实的证治。

【解析】太阳病邪气在表，法当汗解。但若发汗太过又误用攻下，一则表证未除，邪热内陷，与水饮结于胸膈之间；二则伤津化燥，热结阳明，故形成热实大结胸兼阳明腑实证。不大便五六日，舌上燥而渴，日晡所小有潮热，此乃阳明燥实之征；"从心下至少腹硬满而痛不可近者"，言本证除热实结胸之"心下痛、按之石硬"等症较重外，更兼阳明腑实，其腹部症状更加严重，范围更广。此外，尚可伴见膈内拒痛，短气躁烦，脉沉而紧或迟等症。病以热实结胸为主兼有阳明腑实，故治用大陷胸汤泄热逐水开结，可收一举两得之效。

上述四条集中讨论大陷胸汤证的因机证治。综合分析可知，本证既可形成于太阳病误下之后，也可因表证迁延失治所致，而邪热入里，与水饮结聚于胸膈是其基本病机，"结胸热实"是对本证病机和性质的高度概括。大陷胸汤泄热逐水开结，是治疗热实大结胸证的主方。

【辨治要点】膈内拒痛，心下痛、按之石硬，甚则从心下至少腹硬满而痛不可近；短气躁烦，心中懊侬，头汗出，不大便，脉沉而紧或脉迟等。

【现代研究及临床应用】

实验研究发现，大陷胸汤煎剂对大小鼠具有和呋塞米类似的利尿作用；可促进氯化汞引起的急性肾功能衰竭家兔排尿，减少尿毒症性胸腹水，减轻氯化汞对肾脏的损害程度；能显著提高小鼠腹腔巨噬细胞的吞噬功能，对机体非特异性免疫机能有增强作用。本方能明显促进肠内容物的推进，有增强肠蠕动和很强的导泻作用。

《张仲景方剂实验研究》，中国医药科技出版社，2005：117

从实验学角度证实大陷胸汤对大鼠急性胰腺炎的治疗作用。

辽宁中医杂志，2008（7）：1102

临床证实加减大陷胸汤保留灌肠对急性胰腺炎患者的疗效显著，能够有效增加抑炎因子的水平同时对促炎因子产生抑制作用。

四川中医，2017（9）：44

本方适用于结胸证、痰饮、胃脘痛、腹痛、喘证等，证属邪热与水饮结聚于里者。现代临床用本方化裁治疗急性胰腺炎、胃十二指肠溃疡病穿孔、急性肠梗阻、急性胆道感染等急腹症；还用于流行性出血热合并急性肺水肿，渗出性胸膜炎，急性肾功能衰竭，急性呼吸窘迫综合征等疾病符合本证病机者。

【医案选录】

吴某，女，40岁，农民。因上腹部胀痛2天于2010年11月10日14时入院。住院号180379。患者于11月8日午饭后突然出现上腹部持续性胀满疼痛，无暴饮暴食、饮酒及进食肥腻食物史。伴恶心呕吐，呕吐物为胃内食物。自服胃药未缓解，8日晚上仍持续性上腹部疼痛。当地医院诊断为"急性胰腺炎"，经治疗后恶心呕吐止而腹痛无好转，反逐渐加重，故来我院治疗。刻下症见：上腹胀痛较剧，连及腰背部，呈束带状，自胃脘至小腹拒按而手不可触及，时反酸，口干口苦明显，喜冷饮，大便2日未解，未进食，稍有胸闷心慌，夜寐欠佳。查体：体温37.3℃，脉搏80次/分，呼吸20次/分，血压130/80mmHg，神志清，形体肥胖，精神差，扶入病房，腹部稍膨隆，腹肌较紧，满腹压痛明显，不能触按，上腹部更重，并有明显反跳痛，移动性浊音阴性，肠鸣音减弱。舌红苔白黄腻，脉弦滑。急查血淀粉酶131U/L，尿淀粉酶2092U/L；血常规：白细胞28.3×10^9/L，中性粒细胞91.2%；CT示：胰腺炎、胆囊结石。中医诊断：①胰瘅（水热互结胸腹）；②胆石。西医诊断：①胆源性急性胰腺炎；②胆囊结石。西医以常规禁食，抑制胰腺分泌，抗炎，营养支持治疗。中医治法：泄热逐水。中药口服方用大陷胸汤：大黄15g（水煎），芒硝10g（烊化），甘遂末1g（冲服）；中药外敷：以大黄250g、芒硝120g，水调成稠糊状，用一次性帽子包好，外敷胰腺体表部位。11月12日查房：昨急服中药1剂，共排大便7次，稀水样，量较多，腹部疼痛及压痛均明显减轻，可以按压。11月13日：2剂大陷胸汤服完，自觉腹痛轻微，欲进食，可自行行走，大便仍如水样，量不多，上腹偏右轻度压痛。舌红、苔白腻微黄，脉弦滑。互结之水饮邪热得以顿挫，邪势已微，现证属肝胆湿热、水饮未尽。予清利肝胆为主，兼泻水热余邪。方用大柴胡汤加味：柴胡10g，黄芩15g，大黄15g，大枣3枚，生姜4片，法半夏10g，白芍20g，枳壳10g，槟榔15g，郁金10g，谷芽、麦芽各15g，焦山楂30g。嘱继续禁食。服药4剂，腹痛消失，轻微压痛，血、尿淀粉酶正常。嘱患者可少量饮水和进食米汤。由于患者自行食较多稀饭，出现食入即吐，中上腹部压痛，以四逆散合小陷胸汤加消导药，3剂后腹痛、压痛消失。复查CT，胰腺基本正常。

（2）大陷胸丸证

【原文】

結胷者，項亦强，如柔痓①状，下之則和，宜大陷胷丸。（131下）

大黄半斤　　　　葶藶子半升　熬　　　芒消半升

杏仁半升　去皮尖　熬黑

上四味，擣篩二味，内杏仁、芒消，合研如脂，和散，取如彈丸一枚；别擣甘遂末一錢匕，白蜜二合，水二升，煑取一升，温頓服之。一宿乃下，如不下，更服，取下為效。禁如藥法。

【词解】

①柔痓：痓，为"痉"之误；《金匮玉函经》作"痉"，宜从。痉病以项背强直，角弓反张为主症；有汗者为柔痉，无汗出者为刚痉。

【提要】热实结胸病位偏上的证治。

【解析】"结胸者"，明确诊断此属热实结胸证，当必有"膈内拒痛，心下痛，按之石硬"等结胸证的一般症状。"项亦强，如柔痉状"，则提示本证的临床特点。谓其人汗出身热，胸膈憋闷，喘促气急，以至于项背强直，俯仰困难而有如痉病之柔痉。"如柔痉状"，为形容之辞，并非确属柔痉。究其病机，此乃水热结聚于胸膈，因其病位偏高，病势偏上，肺气壅遏较重所致。故宜用大陷胸丸泄热逐水开结，泻肺降气平喘治之。

大陷胸丸即大陷胸汤加葶苈子、杏仁、白蜜而成。方中甘遂、大黄、芒硝三味泄热荡实，逐水开结；葶苈子苦寒，泻肺行水，降气平喘；杏仁宣降肺气，助葶苈子之用。以白蜜煮丸，取其甘缓顾正，使祛邪而无伤正之弊，且有治上者制宜缓之意。诸药相合，共奏泄热逐水开结，泻肺降气平喘之功。本方药力虽峻猛，但由于每服量较小，且采用加蜜煮丸法，故属于峻药缓攻之剂，适用于热实结胸病位病势偏上者。

【辨治要点】胸膈心下硬满疼痛，汗出身热，胸膈憋闷，喘促气急，以至于项背强直，俯仰困难。

【鉴别】

大陷胸汤和大陷胸丸皆治热实大结胸证，两者都可见膈内拒痛，心下痛，按之石硬等热实内结胸膈症，但病位有偏上、偏下之别，病势有缓急之异。大陷胸汤证病位以胸膈为主而偏下，临床可见从心下至少腹硬满而痛不可近，不大便五六日等，病势急迫，故须急用大陷胸汤泄热逐水开结。大陷胸丸证病位偏上，壅遏肺气，临床伴见胸膈憋闷，喘促气急，以至于项背强直，俯仰困难而有"如柔痉状"，邪结较高而病势稍缓，故用大陷胸丸泄热逐水开结，泻肺降气平喘，属峻药缓攻之剂。

【现代研究及临床应用】

动物实验研究证实加减大陷胸丸具有明显抑制油酸型 ARDS 大鼠血清中的炎症因子 TNF-α、IL-8 的作用。

本方适用于热实结胸、喘证、悬饮等证属邪热与痰饮互结于胸膈者。现代临床用本方化裁治疗慢性支气管炎、支气管哮喘、肺气肿、胸膜炎、胸腔积液、流行性出血热合并急性肺水肿等疾病具备该证病机者。

【医案选录】

天津罗某，素有茶癖，每日把壶长饮，习以为常。身体硕胖，面目光亮，每以身健而自豪。冬季感受风寒后，自服青宁丸与救苦丹，病不效而胸中硬疼，呼吸不利，项背拘急，俯仰为难。经人介绍，乃请余诊。其脉弦而有力，舌苔白厚而腻。辨为伏饮踞于胸膈，而风寒之邪又化热入里，热与水结于上，乃大陷胸丸证。为疏：大黄 6g，芒硝 6g，葶苈子、杏仁各 9g，水二碗、蜜半碗，煎成多半碗，后下甘遂末 1g。服 1 剂，大便泻下两次，而胸中顿爽。又服 1 剂，泻下 4 次。从此病告愈，而饮茶之嗜亦淡。

《新编伤寒论类方》，山西人民出版社，1984：81

（3）小陷胸汤证

【原文】

小结胸病，正在心下，按之则痛，脉浮滑者，小陷胸汤主之。（138）

黄连一两　　　　　半夏半升 洗　　　　栝楼实大者一枚

上三味，以水六升，先煮栝楼，取三升，去滓；内诸药，煮取二升，去滓。分温三服。

【提要】论小结胸病的证治。

【解析】小结胸与大结胸相对而言，同为热实结胸，但因邪结轻浅，病位局限，病势较缓，故以"小结胸"名之，属热实结胸之轻证。其成因病机也与大结胸相类似，多由表证失治、误治，邪气入里化热，痰热互结而成。"正在心下"，提示其病变范围比较局限，仅限于心下胃脘部。"按之则痛"，谓疼痛不明显、不按则不痛，又说明邪结程度轻浅，病势亦较轻缓。浮脉主阳热且病位浅，滑脉主痰浊且结聚轻；脉浮滑提示痰热结聚，病势轻浅。既言结胸，还应具备胸膈满闷或疼痛、心下痞满等痰热互结胸膈心下的征象。病由痰热互结所致，治宜清热化痰散结，方用小陷胸汤。

小陷胸汤方用栝楼实甘寒滑利，清热化痰，理气宽胸，为君药。黄连苦寒，清泄胸胃之热；半夏辛燥，化痰降逆，消痞散结，二味为臣，辛开苦降，与君药相配，共奏清热化痰，散结宽胸之功。本方药性缓而剂轻，主治小结胸证，故以小陷胸汤名方。

【辨治要点】心下痞满，按之则痛，脉浮滑；伴见胸膈满闷，咳嗽胸痛，痰黄黏稠，便秘，舌红苔黄腻等。

【鉴别】

小陷胸汤证和大陷胸汤证都属热实结胸证，但病因有痰水之异、病位有小大之别，病情有轻重缓急之分，故治法用方不同。大陷胸汤证是邪热与水饮结聚，邪深热重，病位广泛，属热实结胸重证；临床以膈内拒痛，心下痛，按之石硬，甚则从心下至少腹硬满而痛不可近，短气躁烦，心中懊恼，但头汗出，不大便，舌上燥而渴，脉沉紧或沉迟等为主要表现；病势急迫而热与水结，故以泄热逐水开结为治法。小陷胸汤证是邪热与痰浊结聚，邪浅热轻，病位局限，属热实结胸轻证；临床以心下胃脘部痞硬不舒，按之则痛，脉浮滑，或伴胸膈满闷，咳嗽，痰黄稠等为主要表现；病势较缓而痰热互结，故以清热化痰散结为治法。

【现代研究及临床应用】

药理研究证实，小陷胸汤具有抗菌、抗炎、祛痰镇咳、健胃利胆等作用。

《仲景方药研究应用精鉴》，人民军医出版社，1999：455

动物实验表明小陷胸汤能有效抑制动脉粥样硬化模型大鼠的形成和发展，其不但对 ox-LDL、IL-6、CRP、NF-κB 等 4 个指标单独有抑制作用，更能抑制 NF-κB 所介导的 ox-LDL、IL-6、CRP 等炎症因子所诱发的炎症反应，从而从总体上对动脉粥样硬化进行调节。

中医学报，2015（7）：1003

小陷胸汤能显著降低大鼠动脉粥样硬化的发生率，明显降低动脉粥样硬化大鼠总胆固醇、三酰甘油、低密度脂蛋白胆固醇、载脂蛋白 B100、氧化低密度脂蛋白、白介素 -6、白介素 -8、血管细胞黏附分子 -1、细胞间黏附分子 -1 及 C- 反应蛋白水平，升高载脂蛋白和高密度脂蛋白胆固醇含量；显著降低血液黏度，维持红细胞变形性。

中药药理与临床，2016（1）：10

通过小鼠右侧腋部皮下接种 A549 细胞建立肺癌小鼠异体移植模型，小陷胸汤处理后能够抑制肿瘤的生长。

中华中医药杂志，2014（5）：1483

本方适用于结胸、胸痹、痰饮、咳嗽、胸胁痛、呕吐、胃脘痛等病，证属痰热互结者。现代临床用其化裁治疗急慢性支气管炎、肺炎、肺气肿、胸膜炎、肺心病、冠心病、食道炎、食道憩室、急慢性胃炎、功能性消化不良、胆囊炎、慢性肝炎、胸膜粘连、肋间神经痛、乳腺炎、乳腺增生等疾病符合本证病机者。

【医案选录】

孙某，女，58 岁。胃脘作痛，按之则痛甚，其疼痛之处向外鼓起一包，大如鸡卵，濡软不硬。患者恐为癌变，急到医院做 X 线钡餐透视，因需排队等候，心急如火，乃请中医治疗。切其脉弦滑有力，舌苔白中带滑。问其饮食、二便，皆为正常。辨为痰热内凝，脉络瘀滞之证。为疏小陷胸汤：栝楼 30g，黄连 9g，半夏 10g。共服 3 剂，大便解下许多黄色黏液，胃脘之痛立止，鼓起之包遂消，病愈。

《刘渡舟临证验案精选》，学苑出版社，1996：95

2. 寒实结胸（三物小白散证）

【原文】

……寒實結胷，無熱證者，與三物小陷胷湯，白散亦可服①。（141）

桔梗三分②　　　　巴豆一分　去皮心　熬黑　研如脂　　　　　貝母三分

上三味為散，內巴豆更於臼中杵之，以白飲和服，强人半錢匕，羸者減之。病在膈上必吐，在膈下必利。不利進熱粥一杯，利過不止，進冷粥一杯。

【词解】

①与三物小陷胸汤，白散亦可服：考《金匮玉函经》卷三、《千金翼方》卷九，均无"陷胸汤"及"亦可服"六字，作"与三物小白散"，宜从。

②分：作"份"解，谓诸药的比例。

【提要】 寒实结胸的证治。

【解析】 寒实结胸与热实结胸相对而言，同为结胸，但寒热性质不同。其成因病机多由太阳病失治、误治，寒邪内陷，与宿有之痰浊水饮凝结于胸膈而成。本条叙证不全，仅论及病机性质及鉴别要点，应结合有关内容及以方药测证综合分析。既言结胸，当具备胸膈满闷、疼痛，心下硬满而痛，甚则连及少腹等结胸证的一般症候。"无热证者"，是本条的辨证及鉴别要点，即无发热、烦渴、舌红苔黄等阳热征象；而应当具备畏寒怯冷、便闭尿清，舌淡苔白滑，脉沉紧或迟等一派寒实征象。病由寒邪入里与痰浊水饮凝结所致，证属寒实，故治宜温寒逐水，祛痰开结，方用三物小白散。

三物小白散方由巴豆、贝母、桔梗三味药组成，因其药色皆白，用量很小，取散剂，故名。巴豆辛热大毒，秉阳刚雄猛之性，峻下冷积寒饮，破其凝坚，为君药；贝母化痰解郁开结，以助巴豆之用，为臣；桔梗宣肺理气化痰，又载药上行于胸膈，而为佐使。三药相配，共奏温寒逐水，祛痰开结之功。

三物小白散药力十分峻猛，临床应用时须注意：①根据患者的体质状况确定每服用量。体质壮实者，每次可用 1～1.5g，体质虚弱者适当减少用量，体现个体化用药原则。②用米汤调服药散，取其顾护胃气，且缓解巴豆之峻毒。③通过调理，可控制药力。本方为温下剂，故若欲加强泻下力量，可进服热粥；若欲减轻延缓其泻下力量，可进服冷粥。盖巴豆得温则行速，得冷则行迟。④随病位不同，药后的反应各异。病在膈上者服药后可能会呕吐，病在膈以下者服药后多泄利。

【辨治要点】 胸膈满闷、疼痛，心下硬满而痛，甚则连及少腹，伴见畏寒怯冷、便闭尿清，舌淡苔白滑，脉沉紧或迟等。

【现代研究及临床应用】

药理研究发现三物小白散能有效抑制肿瘤细胞增殖，下调肿瘤细胞释放相关免疫抑制因子，拮抗肿瘤细胞多药耐药，防止肿瘤的复发转移。同时，该方在一定浓度范围及作用时限内还能直接诱导胸腺细胞、T淋巴细胞、巨噬细胞等的活化增殖，释放相关细胞免疫正相调节因子。

中华中医药杂志，2017（1）：225

三物小白散是中医温下祛邪剂的代表方，适用于寒实结胸、哮喘、肺痈、急喉风、喉痹、便闭、中风、痰厥、食厥等病，证属寒实内结者。现代临床多用于白喉、急性喉炎、肺脓疡、胸腔积液、肠梗阻、胃癌、流行性出血热之急性肾功能衰竭等疾病具备本证病机者。

【医案选录】

任某，男，25岁，襄阳市粮食局工人，住院号26095。1981年12月25日入院。患者素嗜烟酒，并有胸膜炎病史，其人痰湿素盛。时值寒冬，劳动后汗出脱衣受凉而病，遂发胸胁胀痛，痛甚如锥刺，咳嗽痰多，泛恶欲呕，伴有头晕目眩，纳食不馨，大便未行，无发热气急，曾用中西药治疗十余日，无明显好转而住院治疗。证如上述，舌淡红、苔白厚，脉弦滑有力。证属寒实结胸，治当温下寒实，涤痰破结，用《伤寒论》三物白散。处方：巴豆霜5g，贝母15g，桔梗15g。上三味共研末，每次1.5g，温开水调服。患者当日服1.5g，腹泻稀溏便4次。次日上、下午各服1.5g，先腹痛灼热，肠中鸣响，继之泻下稀水便中夹有痰涎样白冻6次后，头晕目眩、泛恶欲呕消失，胸痛好转，咳痰减少。观患者病邪尚盛，正气未伤，舌脉同前，故继用散剂3日，腹泻达30余次之多。患者泻后虽觉乏力，但食欲增加，胸部仍有隐痛，白苔转薄，脉细缓，即停服散剂，投以六君子汤善后，共住院13天，诸症消除，痊愈出院。

中医杂志，1982（7）：7

（三）结胸治禁及预后

【原文】

结胷證，其脉浮大者，不可下，下之则死。（132）

【提要】结胸证脉浮大者禁下。

【解析】结胸证多由太阳表证失治、误治，邪气内陷，与痰水结聚于里而成。其病位在里，性质属实，故其脉象应以沉紧或沉迟有力为主。结胸证见此脉者，是脉症相符，即可选用陷胸汤、三物小白散等方攻逐实邪治之。今患者虽见膈内拒痛，或心下痞硬满痛等症，然其脉不沉紧反浮大者，则禁用攻下。究其原因有二：一是其脉浮大有力，则提示表证未罢，且里实未成，应遵先表后里之原则，不可贸然使用陷胸汤类方攻下；否则前因误下而成结胸，今再误下必更伤里气，使外邪尽陷而致病情恶化。二是脉浮大无力，则提示正气已衰，为正虚邪实之证，治宜先补其虚而后攻逐痰水，或攻补兼施，不可轻易使用陷胸汤峻逐猛攻；否则一味蛮下，则犯虚虚之戒，必然使正气不支而预后不良。

【原文】

結胷證悉具，煩躁者亦死。（133）

【提要】论结胸证危候。

【解析】"结胸证悉具"，是指膈内拒痛，心下痛，按之石硬，或从心下至少腹硬满而痛不可近，短气躁烦，心中懊憹，不大便，舌上燥而渴，日晡所发潮热，脉沉紧等大结胸证已完全具备。说明邪气盛实，水热结聚程度极重，病情亦极为重笃，此时当急用大陷胸汤泄热逐水开结治之。若医者迟疑，不能断然下之，则势必延误病机，使邪气痼结更深，真气涣散而正不胜邪，患者烦躁加剧而躁扰不宁。此属结胸正衰邪实之危候，攻邪则正衰不支，扶正则实邪不去，攻补两难，预后险恶，故断之曰"死"。

上述两条讨论结胸证的治禁及预后。132条通过"脉浮大"，提示结胸表证未罢里实未成不可攻下；下之太早，有可能造成不良后果。133条通过"结胸证悉具"更增烦躁，说明当下失下，延误病机，也可能造成不良后果。两条互参，提示临证治病必须密切观察病情变化，谨守病机，准确地把握治疗的最佳时机，是非常重要的。

表1-14　太阳病变证结胸证治归纳表

证型	汤（方）证	条文	病因病机	主症	治法
热实结胸	大陷胸汤证	134 135 136 137	水热互结 邪深热重 病位广泛 热实结胸重证	膈内拒痛、心下痛、按之石硬，甚则从心下至少腹硬满而痛不可近；短气躁烦，心中懊憹，但头汗出，不大便，舌上燥而渴，日晡所小有潮热，舌红苔黄，脉沉紧或迟	泄热 逐水 开结
	大陷胸丸证	131	水热互结 病位偏上 肺气壅遏	膈内拒痛、心下痛、按之石硬，汗出身热，胸中憋闷，喘促气急、项背强直，俯仰困难而如柔痉状，舌红苔黄	清热逐水 开结泻肺 降气平喘
	小陷胸汤证	138	痰热互结 邪浅热轻 病位局限 热实结胸轻证	胸膈满闷疼痛，心下痞满、按之则痛，咳嗽痰黄黏稠，脉浮滑，舌红苔黄腻	清热 化痰 散结
寒实结胸	三物小白散证	141	寒邪入里，与痰浊水饮凝结	胸膈满闷疼痛，心下痛而痞满、拒按，无热畏寒怯冷，口淡不渴，便闭尿清，舌淡苔白滑，脉沉紧或迟	温寒逐水 祛痰开结

小结胸证列于"证型"列（大结胸证、小结胸证）

五、脏结证

【原文】

何謂藏結？荅曰：如結胷狀，飲食如故，時時下利，寸脉浮、關脉小細沈緊，名曰藏結。舌上白胎滑者，難治。（129）

【提要】论脏结的脉症及预后。

【解析】本条承128条论结胸和脏结的脉症。由于结胸和脏结都有实邪内结的病机，所以脏结与结胸也有相似的临床症状。如皆可见心下硬满，疼痛拒按，或连及少腹等，故说"如结胸状"。然而脏结多因脏气虚衰，阴邪凝结在脏所致，胃腑无实邪阻滞，尚可受纳，故"饮食如故"；脏结脏气已虚，脾肾衰败，温运失司，水谷不别，故其人经常大便稀薄下利，这些皆有别于结胸之不能进食及不大便。寸脉浮，关脉小细沉紧是脏结的主脉。寸脉浮，主阳衰而虚阳浮越于上，必浮而无力；关脉候里，小细沉紧皆为阴脉，诸阴脉见于关部，提示阴邪凝结于里。综合分析可知，脏结病属脏气虚衰，阴邪凝结于脏的病变，为虚实夹杂之证。脏结若见舌苔白滑，则提示阳气更衰，阴寒更甚。阴结之实非攻不去，而脏气虚衰又不耐攻伐，故属预后不良的难治病证。

【鉴别】

脏结与结胸有阴阳寒热虚实之异，鉴别如表1-15。

表1-15　结胸证与脏结鉴别表

		结胸证（热实）	脏结
共同点		皆有实邪内结，同属里证；临床均可见心下硬满，疼痛拒按，甚则连及少腹等症	
不同点	病机	邪热内陷，与水饮痰浊结聚于胸膈 太阳病变证，猝病	脏气虚衰，阴邪凝结在脏 杂病，痼疾
	性质	阳热实证	阴寒虚证
不同点	主症	膈内拒痛，心下痛，按之石硬，或从心下至少腹硬满而痛不可近；短气躁烦，不能食，不大便，身热或日晡所发潮热，舌上燥而渴，苔黄，寸脉浮、关脉沉	如结胸状，但病程日久，尚可进食，时时下利，无阳热征象，舌淡苔白滑，寸脉浮、关脉小细沉紧
	预后	病虽急重，但可治	难治，预后不良

【原文】

藏結無陽證，不往來寒熱，其人反靜，舌上胎滑者，不可攻也。（130）

【提要】论脏结的性质、证候及治禁。

【解析】"脏结无阳证"，既概括了脏结的病机性质是纯阴无阳的阴寒证，又排除其发热、烦渴等阳热征象。脏结可见胁下硬满疼痛，而类似于少阳证，但无往来寒热，则知此非少阳证。脏结为里证，但"其人反静"而无烦躁等，则知此非里热，正是无阳证的标志。综上分析可知，脏结属脏气虚衰，阴邪凝结所致，病在五脏而非六腑，为纯阴无阳的疾患。若更见舌上滑苔，则确属阳衰寒湿凝滞之证。脏衰阳虚难耐攻伐，故禁之曰"不可攻也"。

上条言脏结"难治"，本条又云"不可攻"，都未出治法。然"难治"并非不治，"不可攻"仅强调不可一味蛮下。若论治法，当谨守病机而采用攻补兼施法。

【原文】

病脅下素有痞①，連在臍傍，痛引少腹入陰筋②者，此名藏結，死。（167）

【词解】

①素有痞：素，向来，言病程较久；痞，指痞积包块。谓患者久病胁下痞积内结。

②入阴筋：入，进入，含有"影响到"及"回缩"两种含义；阴筋，指外生殖器。

【提要】论脏结之危候。

【解析】脏结，统而言之是脏气虚衰，阴邪凝结在脏的病变；若分而言之，则有邪结在心、肝、脾、肺、肾五脏之异。本条以邪结在肝为例，说明脏结的临床表现及预后。

"病胁下素有痞，连在脐旁"，说明病史、病程及客观体征。患者久病，在胁下腹内有痞积包块，固定不移，且日益增大，甚至波及下腹肚脐旁边。"痛引少腹入阴筋"，言其主观感觉。胁下痞块疼痛剧烈，其疼痛可牵引下腹两侧及外生殖器，甚则可使外生殖器向腹腔内回缩。考胁下、少腹及阴筋皆为足厥阴肝之分野，故本证之脏结是阴邪凝结在肝脏无疑。肝气衰竭而阴邪凝结、血瘀络阻，久病痼疾，邪深病危，极难救治，预后不良。故仲景断之曰"死"。

本证胁下素有痞块内结，当属癥积类。结合临床特征来看，类似于现代医学之腹腔肿瘤类疾患。

六、痞证

（一）成因及证候特点

【原文】

脉浮而紧，而復①下之，紧反入裏②，则作痞③。按之自濡，但氣痞④耳。（151）

【词解】

①复：作"反"解。

②紧反入里：紧，指前述"脉浮而紧"，指代表邪。表证误下后，邪气内陷入里。

③痞：指痞证。

④气痞：谓气机闭塞不通。

【提要】表证误下致痞及痞证的特点。

【解析】"脉浮而紧"，以脉代证，提示原发病为太阳伤寒。太阳表证，本当汗解，而医者失察，却误用攻下；下后徒伤脾胃，以致表邪乘势内陷中焦而形成痞证，故曰"紧反入里，则作痞"。心下痞，按之濡是痞证的证候特点。心下痞，乃自觉心下胃脘部堵塞不适、满闷不舒；按之濡，谓按之柔软、不硬不痛。痞证主要是无形之寒热邪气内陷，中焦气机壅塞所致，并无有形实邪阻结，故仲景强调"但气痞耳"。

关于痞证的成因，《伤寒论》多从表证误下立论。然结合临床来看，痞证成因十分复杂，除与感受外邪及治疗不当有关外，还与饮食不当，劳倦过度，脾胃素虚等因素有关。临证当综合分析，不可因"误下"而印定眼目。

（二）痞证证治

1. 大黄黄连泻心汤证

【原文】

心下痞，按之濡，其脉关上浮者，大黄黄连泻心汤主之。（154）

大黄二两　　　　黄连一两

上二味，以麻沸汤①二升，渍之须臾②，绞去滓。分温再服。臣亿等看详大黄黄连泻心汤，诸本皆二味，又后附子泻心汤，用大黄、黄连、黄芩、附子，恐是前方中亦有黄芩，后但加附子也。故后云附子泻心汤，本云加附子也。

【词解】

①麻沸汤：即滚开的沸水。钱天来说："曰麻沸汤者，言汤沸时泛沫之多，其乱如麻也。"

②渍之须臾：渍，浸泡；须臾，短时间、一会儿。

【提要】热痞的证治。

【解析】无形之邪热炽盛于中焦，热壅气滞而致本证，故为热痞。患者自觉心下胃脘堵塞、满闷不舒，但按之柔软、不硬不痛，此即痞证的典型表现。关脉候中焦，无形邪热炽盛中焦，故关上脉必浮盛有力、多兼数象。病属中焦热壅气滞，临床除见心下痞，按之濡，关脉浮数等主要脉症外，尚可见心烦、口渴，或吐衄出血、小便短赤、口舌生疮、口臭、舌红苔黄等阳热征象。治用大黄黄连泻心汤泄热消痞。

大黄黄连泻心汤原方仅大黄、黄连二味，但据林亿方后注及参考《金匮要略》《千金翼方》等，方中当有黄芩一两为是。大黄苦寒沉降，泄热和胃开结；黄连苦寒，善于清泻心胃之火；黄芩清泻上中二焦之火。三味相合，苦寒泄热为主，使邪热得以清泄，气机畅通，痞满自除。

本方三药用量较轻，且煎法特殊。要求用"麻沸汤渍须臾"，而不必煎煮。盖本方三味药皆苦寒，气味俱厚，若长时煎煮则重浊之味俱出，服之必沉降下走大肠而致泻下，是药过病所。仅用开水浸泡短时，是取其轻清寒凉之气，以清泄中焦无形之邪热。

【辨治要点】心下痞，按之濡，关脉浮数，伴见心烦、口渴，或吐衄出血、小便短赤、口舌生疮、口臭、舌红苔黄等。

【现代研究及临床应用】

研究表明，本方对多种病原微生物具有较强的抑制效果，而有明显的抗菌消炎作用。

现代中西医结合杂志，2008（10）：1478

能够促进胃肠运动而有导泻作用；能够保护胃黏膜，而有抗消化性溃疡的作用；有明显的解热作用；能促血小板聚集、缩短凝血时间和出血时间而有止血作用；还有改善微循环，降低血脂，抗缺氧抗疲劳，降血糖等多种作用。

《张仲景方剂实验研究》，中国医药科技出版社，2005：282

　　动物实验研究证实本方对 2 型糖尿病大鼠空腹血糖（FPG）、胆固醇（TC）、三酰甘油（TG）、低密度脂蛋白胆固醇（LDL-C）有明显的降低作用，其机制与 AMPK 信号通路相关，通过激活 AMPKα，上调 PGC-1α、GLUT4 的表达，来调节糖脂代谢。

中国医药导报，2019（33）：13

　　大黄黄连泻心汤的临床应用主要有三个方面：其一火热内盛之热痞、胃脘痛、癫狂、便秘以及外科疔疖疮疡等；其二火热上炎之头痛、眩晕、牙痛、口舌生疮等；其三热盛迫血妄行之各种出血证，如吐血、衄血、咯血、便血等证。现代临床用其化裁治疗急慢性胃炎，消化性溃疡，肠伤寒，上消化道出血，高血压病，口腔炎，舌炎，青年痤疮，带状疱疹，眼底出血，鼻出血，口腔溃疡等疾病具备火热内盛病机者。临证使用本方时，可根据所治病证而采用开水浸泡或水煎法，并随症加味。

【医案选录】

　　王某，女，42 岁，1994 年 3 月 28 日初诊。心下痞满，按之不痛，不欲饮食，小便短赤，大便偏干，心烦，口干，头晕耳鸣，西医诊断为"自主神经功能紊乱"。其舌质红，苔白滑，脉来沉弦小数。此乃无形邪热痞于心下之证，与大黄黄连泻心汤以泄热消痞。大黄 3g，黄连 10g，沸水浸泡片刻，去滓而饮。服 3 剂后，则心下痞满诸症爽然而愈。

《刘渡舟临证验案精选》，学苑出版社，1996：96

2. 附子泻心汤证

【原文】

心下痞，而復惡寒汗出者，附子瀉心湯主之。（155）

大黄二兩　黄連一兩　黄芩一兩　附子一枚　炮　去皮　破　別煮取汁

上四味，切三味，以麻沸湯二升漬之，須臾，絞去滓，內附子汁。分溫再服。

【提要】热痞兼表阳虚的证治。

【解析】本条紧承 154 条而言"心下痞"，当属热痞无疑，应具备心下痞闷，按之柔软、不硬不痛，烦渴尿赤，舌红等邪热内盛之热痞主症。患者又出现恶寒汗出，却无头痛身疼、鼻鸣干呕等症，则知此非表证，而是表阳亏虚所致。其恶寒实际是阳虚失于温煦之畏寒怯冷，汗出是阳虚腠理不固之自汗。本证既有邪热内壅之热痞，又有表阳亏虚之外寒，而寒热并见，虚实互呈。故治用附子泻心汤泄热消痞，扶阳固表，而寒温并用，消补兼施。

　　附子泻心汤即大黄黄连泻心汤加炮附子一枚而成。方中大黄、黄连、黄芩，三味皆苦寒泄热消痞；炮附子辛热，补命门壮元阳而助卫阳，固表止汗。药仅四味，寒热并投，消补兼施，共奏泄热消痞，扶阳固表之功。

　　本方的煎服法尤其特殊，值得重视。大黄黄连泻心汤三味皆须开水浸泡短时，取其轻清之气以泄心下热壅而消痞；附子则另煮久煎，取其药力醇厚以温经扶阳，且降低其毒性。将两种药汁混合服下，则寒热异其气，生熟异其性，各司其职，发挥泄热消痞、扶阳固表之效。

【辨治要点】心下痞，按之濡软、不硬不痛，烦渴尿赤，畏寒怕冷，自汗出。

【现代研究及临床应用】

实验研究表明，附子泻心汤对氰化钾、亚硝酸钠、异丙基肾上腺素和结扎小白鼠双侧颈动脉所致的急性缺氧均有不同程度的对抗作用，而延长小白鼠在缺氧条件下的存活时间，证实其有显著的抗缺氧作用。

黑龙江中医药，1988（2）：41

本方水醇法提取液具有延长出血时间，减少血小板和白细胞计数；对体外血栓形成有明显的抑制作用。

锦州医学院学报，1996（4）：29

本方煎剂能延长小白鼠负重游泳的存活时间，提高负重游泳的耐力，具有抗疲劳作用；同时该方使狗脑电图显示慢波周波数增多，有促进脑电活动的作用；该方还有降低血胆固醇作用。

解放军医学高等专科学校学报，1996（3）：58

本方适用于痞证、血证（吐血、便血等）、胃脘痛、泄泻、痢疾等病，证属邪热内壅兼阳虚者。现代临床多化裁用于急慢性胃肠炎、慢性胃炎、细菌性痢疾、消化道出血、复发性口疮、慢性肾功能衰竭等疾病具备本证病机者。

【医案选录】

胃痛案：刘某，男，52岁。1995年11月25日就诊，冷食后胸满胃痛一周，伴心烦口干，头颈微汗，腹冷肢凉，厌食便秘。前医以疏肝理气，消食导滞治疗未见寸功。刻诊：舌淡苔黄，脉细弦，胃痛绵绵，口干喜热饮。此属阳虚热痞，当以扶阳消痞，泄热止痛。方用《伤寒论》附子泻心汤：炮附子、生大黄、黄芩各6g，川黄连3g，延胡索10g，先煮附子，再入延胡索，最后入三黄，水煎两次，频服。两剂后大便得下，痞消痛减；续服2剂痛止汗停。

按：本案胸满心烦，其证貌似热郁肝胆，实则不然，乃由饮食不当，邪热聚于胃腑阻塞气机所致；口干便秘，貌似胃肠积滞，然患者并无大实痛。此为阳虚热实，寒热虚实错杂之痞证。治疗无须清肝胆、消积滞，扶阳泄热、温清兼施，则此证可除。其煎法至关重要，先煎附子取其醇厚之味以扶阳，后入三黄取其轻清之气以泄热。

国医论坛，1997（2）：17

3. 半夏泻心汤证

【原文】

傷寒五六日，嘔而發熱者，柴胡湯證具，而以他藥下之，柴胡證仍在者，復與柴胡湯；此雖已下之，不為逆，必蒸蒸而振[①]，却發熱汗出而解。若心下滿而鞕痛者，此為結胸也，大陷胸湯主之。但滿而不痛者，此為痞，柴胡不中與之[②]，宜半夏瀉心湯。（149）

半夏半升 洗	黃芩	乾薑	人參
甘草炙 各三兩	黃連一兩	大棗十二枚 擘	

上七味，以水一斗，煮取六升，去滓，再煎取三升。温服一升，日三服。

【词解】

①蒸蒸而振：蒸蒸，形容发热较甚，热势由里向外蒸腾；振，周身振栗颤抖。

②柴胡不中与之：柴胡，指前述之柴胡汤类方；不中，河南方言，即不可之意。

【提要】辨柴胡汤证误下后的三种转归及证治。

【解析】"伤寒"为广义之辞，泛指外感病。太阳表证五六日，失于汗解，而见心烦喜呕、往来寒热等症，这是邪传少阳之征，故曰"柴胡汤证具"。柴胡汤证系指小柴胡汤证，小柴胡汤是少阳病本证的主方，故柴胡汤证也就是少阳证的互辞。此时宜用小柴胡汤和解少阳治之，然而医者失察，却"以他药下之"。少阳证误下后，随患者体质状况及所兼邪气，又有三种不同的转归：

其一："柴胡证仍在者"。虽经误下，所幸患者正气尚盛，邪未内陷而病情未变，心烦喜呕、往来寒热等少阳证仍在，自当予小柴胡汤和解少阳，扶正达邪治之。这种患者服药后，往往在药力的帮助下，正气奋起抗邪，而发生正邪剧烈交争的病理过程，临床出现振寒战栗，继之蒸蒸发热，最后汗出病解的"战汗"现象。

其二：变成热实结胸证。若其人素体阳旺，又有痰水留滞者，少阳证误下后，邪热内陷，与水饮结聚于胸膈，则成为热实结胸证。临床见膈内拒痛、心下痛、按之石硬、脉沉而紧等症，宜用大陷胸汤泄热逐水开结治之。

其三：变成寒热错杂呕利痞证。若少阳证而兼脾虚胃弱者，误下则更伤中阳而生寒，邪热内陷中焦，脾胃不和，升降紊乱，气机壅塞，成为寒热错杂痞证。"但满而不痛者"，承上与结胸证"心下满而硬痛者"比较而言，谓患者以心下痞满，按之柔软，不硬不痛为主症，这是痞证的典型表现。此证虽形成于少阳证误下后，但病已变化，故不宜再用小柴胡汤类方，而宜用半夏泻心汤和中降逆消痞。又本条叙证不全，参考《金匮要略·呕吐哕下利病》篇有关内容，结合病机，本证还可见恶心呕吐、肠鸣下利，心烦口苦，舌淡、苔滑或黄腻等症。

半夏泻心汤方以半夏为君药，辛温质燥，和胃降逆止呕，散结消痞；臣以干姜之辛热，温中阳而散阴寒，黄芩、黄连之苦寒泄降，清热和胃；佐以人参、大枣、炙甘草，甘温益气，补脾胃助运化以复其升降之职；甘草更有调和诸药之用，兼为使。诸药相合，寒温并用，辛开苦降，补消兼施，和胃消痞。用之可使寒热得除，升降有序，脾胃调和，则痞满呕利自愈。该方可消除脾胃之寒热邪气，治疗心下痞满之证，半夏为君药，故名"半夏泻心汤"。由于本方寒热并用，消补兼施，药性庞杂，故仲景要求"去滓再煎"，意在使药性和合，而利于调和中焦。

半夏泻心汤证是寒热错杂痞证的基础方证，以下两个方证皆在其基础上变化而成。

【辨治要点】心下痞满，按之柔软，不硬不痛，伴见恶心呕吐，肠鸣下利，心烦口苦，舌淡红、苔滑或黄腻等。

4. 生姜泻心汤证

【原文】

傷寒汗出，觧之後，胃中不和，心下痞鞕，乾噫食臭①，脅下有水氣，腹中

雷鸣②，下利者，生薑瀉心湯主之。（157）

　　生薑四兩　切　　　　甘草三兩　炙　　　　人參三兩　　　　　乾薑一兩

　　黃芩三兩　　　　　　半夏半升　洗　　　　黃連一兩　　　　　大棗十二枚　擘

　　上八味，以水一斗，煮取六升，去滓，再煎取三升。溫服一升，日三服。

【词解】

①干噫（ài）食臭（xiù）：噫，音义同嗳；臭，泛指气味。谓嗳气中有腐馊的食物气味。

②腹中雷鸣：腹中有漉漉作响的声音。

【提要】论寒热错杂水气食滞痞的证治。

【解析】伤寒发汗不当，表证虽罢，却损伤脾胃；或其人脾胃素弱兼外感，汗之不当，亦伤中阳，皆可使邪热内陷，而寒热错杂于中焦，脾胃不和，升降紊乱，气机壅塞，形成痞证。脾虚胃弱，运化不健，水气食滞内停是本证的病机特点。故其心下痞而硬，干噫食臭，腹中肠鸣辘辘有声，大便稀溏下利。结合病机分析，尚可伴见心烦口苦或泛酸，小便不利，下肢浮肿等症。治用生姜泻心汤和中降逆，散水消痞。

　　本方即半夏泻心汤减少干姜用量另加生姜而成。因本证胃气不和，水气食滞内停，故重用生姜辛温气薄，宣散水气，醒脾和胃为君药。半夏辛温，与生姜相配，化饮和胃降逆开结之力更著；芩连苦寒，清热消痞，共为臣药。干姜辛热气厚，守而不走，温中散寒化饮；人参、大枣、炙甘草甘温补脾益胃，培补正气，共为佐药。如此配伍，仍属辛开苦降，寒热并用，和中消痞法，但增其散水降逆之功。故适用于寒热错杂痞证而以水气食滞为主的证候。

【辨治要点】心下痞硬，干噫食臭，腹中肠鸣辘辘有声，大便稀溏下利，伴见心烦口苦，小便不利，下肢浮肿等。

　　5. 甘草泻心汤证

【原文】

　　傷寒、中風，醫反下之，其人下利日數十行，穀不化①，腹中雷鳴，心下痞鞕而滿，乾嘔心煩不得安。醫見心下痞，謂病不盡，復下之，其痞益甚。此非結熱②，但以胃中虛，客氣上逆，故使鞕也。甘草瀉心湯主之。（158）

　　甘草四兩　炙　　　黃芩三兩　　　　　乾薑三兩　　　　　半夏半升　洗

　　大棗十二枚　擘　　黃連一兩

　　上六味，以水一斗，煮取六升，去滓，再煎取三升。溫服一升，日三服。臣億等謹按：上生薑瀉心湯法，本云理中人參黃芩湯。今詳瀉心以療痞，痞氣因發陰而生，是半夏、生薑、甘草瀉心三方，皆本於理中也。其方必各有人參，今甘草瀉心湯中無者，脫落之也。又按《千金》並《外臺秘要》，治傷寒䘌食用此方皆有人參，知脫落無疑。

【词解】

①谷不化：食物不消化。指下利物中有未消化的食物残渣。

②结热：指实热内结。

【提要】论寒热错杂，脾胃重虚，痞利俱甚的证治。

【解析】伤寒或中风，皆属太阳表证，法当以汗解，而不可攻下。不可下而下之，即属误下，故曰"反"。若遇脾胃素弱之人，苦寒攻下则重伤脾胃正气，表邪乘虚内陷，寒热错杂于中焦，脾胃不和，升降紊乱，气机壅塞，形成痞证。因其脾胃重伤，温运失职，气机壅塞严重，故见心下痞硬而满，泻利频繁，日数十行，且泻下物稀薄、中有未消化之食物残渣，腹中辘辘，肠鸣有声。胃虚气逆不降则干呕或呕吐；邪热内扰，则心烦或嘈杂不安等。此为寒热错杂之痞证，若医者失察，误以为"心下痞硬而满"为实邪未尽，而再用攻下，一误再误，脾胃正气大伤，寒热错杂，气机壅滞更甚，诸症更加严重，故"其痞益甚"。"此非结热，但以胃中虚，客气上逆，故使硬也"，为自注句，仲景分析说明心下痞硬满并非胃肠实热阻结，而是脾胃大虚，寒热错杂，浊气壅塞上逆所致。不仅明确了本证的病机，也暗示下法非其所宜。此寒热错杂，脾胃重虚，痞利俱甚的证候，宜用甘草泻心汤和中消痞，补虚止利治之。

甘草泻心汤即半夏泻心汤重用炙甘草而成。炙甘草甘补缓中，健脾益胃为君药。干姜、半夏温中散寒，降逆和胃，开结消痞；黄芩、黄连苦寒清热，共为臣药。人参、大枣之甘温，佐助炙甘草培补中焦脾胃之虚。诸药相合，仍属寒热并用，消补兼施，辛开苦降甘补之剂，但以甘补为主，和中消痞，补虚止利。

原书所载甘草泻心汤无人参，考《千金翼方》卷九在大枣"擘"字下有"一方有人参三两"，《金匮要略》之甘草泻心汤亦有"人参三两"；结合本证脾胃重虚的病机和方后林亿的按语可知，本方脱漏"人参三两"无疑，当补。

【辨治要点】心下痞硬而满，便溏泄泻频繁、日数十行、甚则完谷不化，腹中肠鸣辘辘有声，干呕或呕吐，心烦或嘈杂不安。

【鉴别】

半夏泻心汤证、生姜泻心汤证、甘草泻心汤证皆属寒热错杂痞证。三者病机、主症、治法、用药均相似，应注意同中求异（表1–16）。

表1–16　半夏泻心汤证、生姜泻心汤证、甘草泻心汤证比较表

		半夏泻心汤证（149条）	生姜泻心汤证（157条）	甘草泻心汤证（158条）
	共同点	皆因外感病失治、误治，损伤脾胃，邪气内陷，寒热错杂于中焦，脾胃失和，升降紊乱，气机壅塞而成；临床皆可见心下痞满，呕吐，肠鸣下利，心烦口苦，舌淡或红，苔白或黄腻等症；治皆寒热并用，辛开苦降，消补兼施，和中消痞；药用半夏、干姜、黄连、黄芩、人参、大枣、炙甘草		
不同点	病因病机	少阳证误下，损伤脾胃，使邪热内陷，寒热错杂，升降失常之呕利痞	表证发汗不当，胃中不和，水气食滞内停之水气食滞痞	多次误下，重伤脾胃，客气上逆，脾胃重虚，痞利俱甚
	主症	寒热错杂痞之基本证候。心下痞满，呕吐、肠鸣下利并见	心下痞硬，干噫食臭，腹中雷鸣，下利，伴小便不利，下肢浮肿等	心下痞硬而满，腹中雷鸣，下利日数十行、谷不化，干呕心烦不得安等
	治法	和中降逆消痞	和中降逆，散水消痞	和中消痞，补虚止利
	药物	半夏为君药	生姜四两为君药	重用炙甘草为君药

【现代研究及临床应用】

药理研究发现半夏泻心汤可通过下调或抑制MECP2mRNA表达从而参与细胞DNA甲基化调控，这可能是其治疗幽门螺杆菌相关的消化性溃疡的作用机制之一。

中华中医药学刊，2019（12）：1

动物实验证实，半夏泻心汤通过影响胃癌前病变模型大鼠胃黏膜组织微环境变化的3个关键环节，即PI3K/Akt/mTOR信号通路中的启动子、调控器及效应子，从而影响并阻断胃癌前病变的发生发展。

湖南中医杂志，2018（12）：117

半夏泻心汤类方适用于痞证、呕吐、泄泻、胃脘痛、关格、狐惑病等，证属寒热错杂，虚实并见者。现代临床用其化裁治疗急慢性胃炎、胃窦炎、胆汁返流性胃炎、胃肠炎、慢性肠炎、慢性结肠炎、消化性溃疡、胃肠功能紊乱症、放疗化疗致消化道反应、慢性肝炎、慢性胆囊炎、白塞氏综合征、慢性肾功能不全等疾病具备寒热错杂，升降逆乱，虚实兼见病机者。

【医案选录】

胡某，男性。患慢性胃炎，自觉心下有膨闷感，经年累月当饱食后嗳生食气，所谓"干噫食臭"；腹中常有走注之雷鸣声。体形瘦削，面少光泽。认为是胃机能衰弱，食物停滞，腐败成气，增大容积，所谓"心下痞硬"；胃中停水不去，有时下走肠间，所谓"腹中雷鸣"。以上种种见症，都符合仲景生姜泻心汤证，因疏方予之。生姜12g，炙甘草9g，党参9g，干姜3g，黄芩9g，黄连3g（忌用大量），半夏9g，大枣4枚（擘），以水8盅，煎至4盅，去滓再煎取2盅，分两次温服。服一周后，所有症状基本消失，唯食欲不振，投以加味六君子汤，胃纳渐佳。

《岳美中医学文集》，中国中医药出版社，2000：284

痞证归纳为表1-17。

表1-17 痞证归纳表

证型	汤（方）证	条文号	病因病机	证候	治法
热痞	大黄黄连泻心汤证	154	无形之邪热炽盛于中焦，热壅气滞	心下痞，按之濡，关上脉浮数，伴心烦口渴，小便短赤，或口舌生疮，吐血衄血，舌红苔黄等	泄热消痞
	附子泻心汤证	155	热壅气滞，表阳亏虚	除上证心下痞，按之濡外，伴畏寒怯冷自汗出等	泄热消痞扶阳固表
寒热错杂痞证	半夏泻心汤证	149	寒热错杂中焦，脾胃失和，升降紊乱，气机壅滞	寒热错杂呕利痞，为寒热错杂痞的基本证候。心下痞满，恶心呕吐，肠鸣下利，伴心烦口苦，舌淡或红，苔黄白相兼等	寒热并用辛开苦降和中消痞
	生姜泻心汤证	157	除上述病机外，兼有水气食滞	水气食滞痞。除上述基本证候外，心下痞硬，干噫食臭，腹中雷鸣，或伴小便不利，下肢浮肿等	寒热并用辛开苦降散水消痞
	甘草泻心汤证	158	除上述病机外，脾胃重虚，气机壅滞更甚	脾胃重虚，痞利俱甚。除上述基本证候外，心下痞硬而满，腹中雷鸣，下利日数十行，谷不化，干呕，心烦不得安等	寒热并用辛开苦降补虚消痞

七、上热下寒证（黄连汤证）

【原文】

傷寒，胷中有熱，胃中有邪氣^①，腹中痛，欲嘔吐者，黃連湯主之。（173）

黃連三兩　　　　甘草三兩　炙　　　乾薑三兩　　　　桂枝三兩　去皮

人參二兩　　　　半夏半升　洗　　　大棗十二枚　擘

上七味，以水一斗，煮取六升，去滓。溫服，晝三夜二。疑非仲景方。

【词解】

①胃中有邪气：胃中，与胸中相对而言，部位偏下，具体包括脾、肠；邪气，指寒邪，即脾肠有寒。

【提要】上热下寒，腹中痛、欲呕吐的证治。

【解析】"伤寒"属广义，提示原发病及病因来路；"胸中"与"胃中"相对而言，代表上下病位。伤寒表证失治，邪气入里化热，邪热盛于胸膈、胃脘，故曰"胸中有热"；患者素体脾虚肠寒，故曰"胃中有邪气"。胸胃有热而胃热气逆不降，则泛泛欲呕，或呕吐频繁；脾虚肠寒而寒凝气滞，肠络不和，则腹中疼痛，多喜得温按。热在上而寒在下，故属上热下寒证。据此病机，还可伴见心烦，口苦口渴，嘈杂吞酸，纳差，腹胀，大便溏薄泄利等症。治用黄连汤清上温下，和胃降逆。

方中黄连苦寒，清泄胸膈胃脘之上热；干姜辛热，温散脾肠之下寒，二者相合，清上温下，共为君药。半夏辛温，助干姜和胃降逆止呕吐；桂枝辛温，既温阳散寒，又交通上下，共为臣药。人参、大枣、炙甘草甘温益气健脾，补中安胃，共为佐药；炙甘草兼具调和之职，又为使药。全方寒温并用，辛开苦降，可收清上温下，和胃降逆之效。

考《金匮玉函经》《备急千金要方》《注解伤寒论》皆无"疑非仲景方"五字，恐为后世注文。

【辨治要点】腹中痛，欲呕吐，伴见心烦，口苦口渴，嘈杂吞酸，纳差腹胀，大便溏薄泄利等症。

【鉴别】

黄连汤是半夏泻心汤去黄芩加桂枝而成。腹中痛，提示阴凝较重，故去黄芩之苦寒；加桂枝以宣通上下，交通阴阳。故半夏泻心汤偏于苦降，为寒热互结于心下之呕利痞而设；黄连汤偏于辛开，为寒热阻格于上下之腹中痛、欲呕吐而设。前者为寒热错杂证，后者属上热下寒证。由于病机不同，二者煎服法也有别。半夏泻心汤采用去滓再煎法，取其药性和合，温服一升，日服三次；黄连汤仅煎煮一次，取其各自的功效，昼三夜二温服，有少量多次频服之意。

【现代研究及临床应用】

药理实验发现黄连汤预测的 175 个活性成分与胃炎相关的 538 个关键靶标相互作用，通过趋化因子、雌激素和 T 细胞受体等信号通路，参与幽门螺旋杆菌感染浸润、胃黏膜损伤、胃黏膜萎缩等胃炎发生与发展过程中病理环节的调控。

中国实验方剂学杂志，2018（4）：57

动物实验研究表明，黄连汤对乙醇诱发的大鼠胃黏膜损伤有明显的保护作用；对阿司匹林、盐酸灌胃后所致大鼠胃黏膜损伤（多发性条索状或点状溃疡）有明显的保护作用，而且随剂量增加，其保护作用增强。黄连汤对硫酸铜灌胃诱发鸽子呕吐具有明显的镇吐作用。急毒实验表明，小鼠口服黄连汤 27g/（kg·d），未见明显毒副反应，此量为最大耐受量，相当于黄连汤临床用量的 400 倍。

中国中药杂志，1994（7）：427

本方适用于呕吐、胃脘痛、腹痛、泄泻等病，证属上热下寒者。现代临床化裁多用于急性胃炎、急性胃肠炎、慢性胃炎、消化性溃疡、慢性胆囊炎、复发性口疮等疾病具备本证病机者。

【医案选录】

胃脘痛欲呕案：王某，男，31 岁，农民。2004 年 1 月 18 日就诊。既往有胃溃疡史，近日胃痛剧作，服"甲氰咪呱"能暂时取效。现肢冷畏寒，头身疼痛，脘腹疼痛，便溏二次，纳呆、欲呕，口干不欲饮，舌淡红，苔黄微腻，脉弦细缓。此乃邪在胃肠寒热失调之胃脘痛，而又兼风寒表证。治以调和寒热，祛邪达表。以黄连汤加味：黄连、桂枝、干姜各 9g，温清并用，调和寒热，党参 12g、炙甘草 6g，健脾补虚，半夏 9g、生姜 3 片，和胃降逆，白芍 15g 合甘草缓急止痛，苏叶 10g、大枣 4 枚合生姜，解表达邪，调和营卫。一剂服后，微汗出，即觉肢暖痛轻，精神好转，次日脘腹疼痛及欲呕大减，稍有头痛不适，脉细缓，舌质淡红，苔薄黄，守前方去苏叶继服二剂，胃痛缓解，唯食欠佳，继以健脾和胃之方收效。

现代中医药，2007（5）：63

八、火逆证

【原文】

太陽病中風，以火劫發汗[①]，邪風被火熱，血氣流溢，失其常度。兩陽[②]相熏灼，其身發黃；陽盛[③]則欲衄，陰虛[④]小便難；陰陽俱虛竭[⑤]，身體則枯燥，但頭汗出，劑頸而還[⑥]，腹滿微喘，口乾咽爛，或不大便。久則讝語，甚者至噦，手足躁擾，捻衣摸床[⑦]。小便利者，其人可治。（111）

【词解】

①火劫发汗：火，指火法，包括温针、烧针、火针、艾灸、熏、熨等法；劫，强夺、掠取，有强迫之意。火劫发汗，指应用火法来强迫发汗。

②两阳：风为阳邪，火为阳热，风火相合，故称两阳。

③阳盛：指阳热邪气炽盛。

④阴虚：指阴津亏损不足。

⑤阴阳俱虚竭：指气血津液亏乏，以正气言。

⑥剂颈而还：剂同齐。谓患者头部出汗，到颈部而止（颈部以下无汗）。

⑦捻衣摸床：指患者在神昏状态下两手不自主地捻弄衣被或抚摸床边。也称循衣摸床。

【提要】太阳中风证误用火劫发汗后的变证及预后。

【解析】根据文意，分三层理解。"太阳病中风……失其常度"为第一层，论述变证的原因。太阳病中风，法当用桂枝汤解肌祛风，调和营卫治之。医者失察，却误用火法劫汗，不仅风邪不除，反与火邪相合，风助火势，火借风威，风火相煽，必然扰乱气血，气受火热则动荡，血受火扰则妄溢，气血失却运行之常度故发生各种变证。

"两阳相熏灼……捻衣摸床"为第二层，论述变证的证候及机理。风为阳邪，火为阳热，风火相合，邪热炽盛。火毒内攻，伤及肝胆，胆汁横溢，则发为身黄，此即"火劫发黄"。若火热上炎，灼伤阳络，迫血妄行，则发为衄血。火热内盛，灼伤阴津，化源匮乏则小便困难。火劫发汗太过，既伤阴津，又耗元气，以致气血阴阳俱虚，不能充肤泽毛、濡润筋肉，则身体肌肤干瘪枯燥而不荣。火热内盛，迫津外泄，本当周身汗出；然津液已伤，汗源匮乏，火性上炎，故但头汗出，齐颈而还，口干咽烂。热炽津亏肠燥，腑气不通，肺气难降，则大便干结不通，腹满微喘。浊热不去，上扰心神，故发谵语；甚则胃津大伤，胃气败坏而发哕逆，此即《素问·宝命全形论》所言"病深者，其声哕"。若更见神识昏迷、手足躁扰不宁、循衣摸床、撮空理线等症，则为热盛津竭之神昏危候。

"小便利者，其人可治"为第三层，通过小便辨本证的预后。阳热证的预后取决于阴津的存亡，所谓"有一分阴津，便有一分生机"。若小便尚利，则提示阴津虽伤，但未至尽亡，尚有一线生机，故云"可治"。反之，若小便全无，则提示阴津耗竭，纯阳无阴，预后险恶。

【原文】

形作伤寒①，其脉不弦紧而弱②。弱者必渴，被火③必谵语。弱者发热，脉浮，解之，当汗出愈。（113）

【词解】

①形作伤寒：形，指病形、临床表现。谓患者临床表现类似于太阳伤寒证。

②弱：本条三个"弱"字，皆当"数"解。《医宗金鉴》曰："三弱字，当俱是数字，若是弱字，热从何有？"

③被火：谓用火法治疗。

【提要】太阳温病的治法及误用火法的变证。

【解析】"形作伤寒"，谓患者的临床证候有如伤寒表证，具有发热恶风寒，头疼身痛等症。然其脉象虽浮却不弦紧，而呈浮数，且伴见口渴。结合太阳病篇第6条可知，此为风热束表之太阳温病，而实非伤寒。既属温病初期，邪在太阳，治宜辛凉发汗，透邪解表，故云"解之，当汗出愈"。若误施火法，则犹抱薪救火，两阳相得，火热炽盛，邪热内陷，扰乱神明，必致神昏谵语等变证。

【原文】

太阳病，以火熏①之，不得汗，其人必躁，到经不解②，必清血③，名为火邪。（114）

【词解】

①火熏：古代火疗法之一，有烧炕卧床和烧薪卧地多种，通过熏蒸取汗以治病。庞

安时《伤寒总病论》载："薪火烧地良久，去火扫地，以水洒之，取蚕沙、桃、柏、荆叶，糠及麦麸皆可，同和铺烧地上，可侧手厚，上铺席，令患者卧床上，温覆之……其汗立出。"

②到经不解：谓到了疾病应解之期而病仍不解。

③清血：清通圊，圊，厕所，这里活用为动词。清血，即便血。

【提要】太阳病火法使用不当而发生便血的变证。

【解析】太阳病，邪气在表，法当汗解，医者使用火熏法以取汗。若火熏后得汗出，则邪气随汗外泄，其病必解。反之，若火熏后汗不得出，则不仅表邪不除，到经不解；而且火邪内攻，必致火逆变证。火热内盛，上扰心神，则其人躁烦不安；下伤阴络，迫血妄行，则必见便血。本证形成于火熏之后，火热内郁，因火为邪，故名"火邪"。

【原文】

脉浮熱甚，而反灸之，此為實，實以虛治，因火而動，必咽燥吐血。（115）

【提要】表热实证误用灸法导致变证。

【解析】"脉浮热甚"，提示原发病虽为太阳表证，但非表寒，而是温病，属表热实证，法当辛凉发汗，祛邪解表。医者失察，却采用艾灸法。灸法本属温补，只宜于虚寒阴证。今阳热实证却施以灸法温补，则犯"实实"之戒，故曰："实以虚治。"两阳相得，火热内盛，耗津伤液，炎灼于上，则必见咽喉干燥；灼伤血络，迫血妄行，则可见吐血等症。这些皆由火热内攻，耗阴动血所致之变证，故曰"因火而动"。

【原文】

微數之脉，慎不可灸，因火為邪，則為煩逆，追虛逐實①，血散脉中，火氣②雖微，內攻有力，焦骨傷筋③，血難復也。脉浮，宜以汗解；用火灸之，邪無從出④，因火而盛，病從腰以下必重而痺，名火逆也。欲自解者，必當先煩，煩乃有汗而解。何以知之？脉浮，故知汗出解。（116）

【词解】

①追虚逐实：追、逐都有增加、加重之意。阴血本虚而用火法劫阴，使阴血更虚；邪热本盛而用火法助阳，使邪热更炽。

②火气：指艾灸之火热。

③焦骨伤筋：使动用法，谓火热邪气内攻，使筋骨损伤的病理。

④邪无从出：谓表证误用火灸后，表邪不能从汗出。

【提要】阴虚内热证及表证误用灸法所致的变证。

【解析】根据文意，分两段理解。"微数之脉……血难复也"为第一段，论述阴虚内热证误用火灸的变证。"微数之脉"，即脉数而微弱，以脉代证，此属阴虚内热之证。虚者补之，热者寒之，故治宜清补，当予滋阴清热法，切不可用温补之灸法。如果误用灸法，则犯"虚虚实实"之戒，必致火逆变证。盖阴血已亏，误用火灸，则更耗其阴，使已亏之阴血更虚；虚火已盛，误用火法，则更助其阳，使已盛之火热更旺，是谓"追虚逐实"。艾灸之火气虽微，但应用不当造成的危害却十分严重。如火毒攻冲，必致心胸烦乱气逆；火毒散于血脉之中，耗灼阴血，筋骨无所濡养，终成焦骨伤筋之疾。病若至此，极难救治，故曰"血难复也"。

"脉浮，宜以汗解……故知汗出解"为第二段，论表证误用火灸所致的变证及自愈的机转。脉浮，主病邪在表，表证当以汗解。若医者失察，表证而误用火灸法，是"实以虚治"，灸后无汗则邪气不得外解，反随艾灸之火气入里化热，表闭阳郁而邪不能出，邪热壅滞气机而上下不达，以致患者更见腰以下肢体沉重，麻木不仁等症。这些都是表证误用火灸所致的变证，故名"火逆"。在上述火逆变证中，假如其脉仍浮，则提示病仍趋表，正气尚盛，故仍有汗出外解之机。然火邪透表外解者，必有一定的条件和证候反映。其条件是正气来复而邪气退出于表；其证候则是先见心烦，继之周身汗出而邪解病除。

太阳病表证是否能用火法？当视具体病证而定，表寒证者可用，表热证则不宜用。《伤寒论》中多条原文论及太阳病因火法造成变证者，究其原因有二：一是医者失察，将火法误用于表热证而致变，如第 6 条、113 条、115 条等，皆是其例；二是火法虽可发汗散寒解表，但某些火法因其发汗力量过于峻猛，以致火迫劫汗，损伤机体正气而致变，如 112 条、117 条、118 条等。另外，值得注意的是随着时代的发展和科学的进步，一些原始火疗方法正逐步被淘汰和改革，似乎仲景所述的各种火逆变证已不多见，但并不因此就失去了学习火逆诸证的意义和价值。如随着火疗法的改革和运用，现今的电热褥、电温针、电热、红外线等理疗方法，实际也发挥着火疗的作用，若用之不当，也有火逆之害。因此学习火逆内容，不要就事论事而拘泥于原文的字面意思，应该在掌握仲景基本精神的前提下，积极地扩大辨证思维，灵活地理解运用。

复习思考题

1. 何谓坏病？太阳病变证的治疗原则是什么？应如何理解？

2. 太阳病施以同一种治法，为什么会有虚、实不同的两种变证？

3. 请结合原文说明《伤寒论》表里同病的治则。

4. 热郁胸膈证有几种证型？分述各自的病机、证候、治法及方药。

5. 如何理解第 81 条？

6. 试述麻黄杏仁甘草石膏汤证的病机、证候、治法及方药。

7. 有人云"有汗不可用麻黄，无大热不可用石膏"，但 63 条"汗出而喘无大热"者，却既用麻黄又用石膏，试述其机理。

8. 麻黄汤证、小青龙汤证、麻杏甘石汤证、桂枝加厚朴杏子汤证、葛根芩连汤证皆有喘，其证治有何异同？

9. 请比较说明葛根汤证（32 条）、葛根黄芩黄连汤证及黄芩汤证所治下利之异同。

10. 试述桂枝甘草汤证、桂枝加桂汤证的病机、证候、治法及方药。

11. 比较说明桂枝甘草汤证、桂枝甘草龙骨牡蛎汤证、桂枝去芍药加蜀漆牡蛎龙骨救逆汤证的异同。

12. 比较说明桂枝加桂汤证与茯苓桂枝甘草大枣汤证的异同。

13. 分述厚朴生姜半夏甘草人参汤证、桂枝人参汤证的病机、证候、治法及方药。

14. 比较说明茯苓桂枝白术甘草汤证与茯苓桂枝甘草大枣汤证的异同。

15. 比较说明桂枝人参汤证与葛根黄芩黄连汤证的异同。

16. 比较说明附子干姜汤证与茯苓四逆汤证的异同。

17. 阳证、阴证皆可见烦躁，请分别说明各自产生的病机及证候特点。

18. 比较说明茯苓桂枝白术甘草汤证与真武汤证的异同。

19. 谈谈你学习第 29 条原文的体会。

20. 试述炙甘草汤证的病机、证候、治法及用药特点。

21. 请根据原文归纳太阳病变证虚证的证治。

22. 如何理解 131 条"病发于阳而反下之，热入因作结胸；病发于阴而反下之，因作痞"？

23. 试述大陷胸汤证的病机、证候、治法、方药。

24. 请比较说明大陷胸汤证与大陷胸丸证的异同。

25. 试述小陷胸汤证的病机、证候、治法及方药。

26. 试述寒实结胸的病机、证候、治法、方药，并比较说明其与热实结胸证的异同。

27. 使用三物小白散的注意事项有哪些？

28. 何谓脏结？试述脏结的临床证候。

29. 请比较说明脏结与结胸的异同。

30. 何谓痞证？试述《伤寒论》对痞证的分类及辨治。

31. 大黄黄连泻心汤证与附子泻心汤证有何异同？

32. 比较说明寒热错杂痞证三方证治的异同。

33. 痞证诸方的煎药法有何特殊之处？说明其机理。

34. 试述黄连汤证的病机、证候、治法及方药。

35. 比较说明黄连汤证与半夏泻心汤证的异同。

36. 何谓火法？试述火法的功效、适应证及禁忌证。

37. 何谓火逆证？结合原文说明火逆证产生的机理及学习火逆证的意义。

第四节　太阳病类似证

一、悬饮证（十枣汤证）

【原文】

太陽中風，下利嘔逆，表解者，乃可攻之。其人漐漐汗出[①]，發作有時，頭痛，心下痞鞕滿，引脅下痛，乾嘔短氣，汗出不惡寒者，此表解裏未和也，十棗湯主之。（152）

芫花熬　　　　甘遂　　　　大戟

上三味，等分，各別擣為散。以水一升半，先煮大棗肥者十枚，取八合，去滓，内藥末。強人服一錢匕，羸人服半錢[②]，温服之，平旦[③]服。若下少病不除者，明日更服加半錢。得快下利後，糜粥自養。

【词解】

①漐（zhé）漐汗出：漐，《通雅》曰："小雨不辍也。"漐漐汗出，即微微汗出。

②半钱：指半钱匕，下同。

③平旦：指清晨。

【提要】太阳中风兼悬饮的证治。

【解析】本条宜分两段看。"太阳中风……表解者乃可攻之"为第一段，论太阳中风兼里有水饮的治疗原则。"太阳中风"，当具备恶风寒发热、头痛、汗出、脉浮等表证，原文省文未言。下利、呕逆，是里有水饮所致。水饮内停，上逆于胃则呕逆，下趋于肠则泄利。综观此病，为太阳中风兼里有水饮之患。中风属猝病表证，水饮属痼疾里证。表证猝病易解，里证痼疾难除。故治疗当遵先表后里之原则，表证解后方可攻逐水饮；否则先后失序，必生他变。因此仲景告诫曰"表解者，乃可攻之"。

"其人漐漐汗出……十枣汤主之"为第二段，论悬饮的证治。水饮为有形之邪，饮邪内停，结聚于胁下，阻碍气机，则有心下痞硬而满，牵引胁下疼痛等症，这是本病的主症，根据《金匮要略》对痰饮的分类，此属悬饮无疑。饮邪变动不居，可随处流窜而为病，故见症复杂多端，往往因水饮留居部位、影响脏腑的不同而有多种临床表现。若饮邪外走于肌肤，影响营卫失和，则其人微微汗出；邪正相争，时而气机暂通，饮邪暂不外攻，故汗出发作有时；饮邪上干清窍，蒙蔽清阳则头痛；饮邪犯肺，肺气不利则呼吸短气；饮邪犯胃，胃失和降则呕逆。汗出、头痛、干呕诸症皆类似于太阳中风，加之太阳中风亦可兼水饮痼疾，其治法有别，故须仔细鉴别。其区别在于本病以心下痞硬满，引胁下疼痛为主症；虽见汗出，但发作有时；虽有头痛，但无恶寒发热等。皆提示本病已无表证，纯属里证，故曰"此表解里未和也"。综观上述诸症，属水饮内停，癖结胸胁，流窜上下，牵连周身之悬饮证，此非一般的化饮利水剂所能治，须用十枣汤峻逐水饮。

方中用芫花为君药，苦辛性温，既能苦泄逐水，又能辛散痰饮，善消胸胁伏饮痰癖。大戟苦寒，善攻脏腑之水饮；甘遂苦寒，善逐经隧间水饮，共为臣药，以助芫花之用。君臣相配，药力峻猛，合而用之攻逐水饮之力尤甚。然三味皆为峻逐有毒之品，易伤伐脾胃，故以肥大枣十枚为佐使，既补脾益胃，防其峻逐伤正，又甘缓解毒，调和诸药，使其峻逐饮邪而无伤正之虞。

十枣汤为攻逐水饮之峻剂，临床须注意掌握其用法。其一是芫花、甘遂、大戟三药各等分，共为细末，用大枣煎汤送服。因甘遂等逐饮泻下的有效成分难溶于水，故以散剂冲服疗效较好。其二是从小量开始，逐渐增大药量；且应根据患者的体质状况决定每次的服药量。体质较强壮者每次用 1～1.5g，体质较弱者每次用 0.5～1g。若服药后泻下过少，病证未除，可于次日加量再服一次。其三是于清晨空腹服药。其四是中病即止，不可过服；且应加强饮食调养。

【辨治要点】心下痞硬满，咳唾引及胸胁下疼痛，干呕短气，下利，汗出发作有时，头痛不恶寒等。

【现代研究及临床应用】

动物实验证实十枣汤可减轻博来霉素所致肺纤维化大鼠血清中 TNF-α、TGF-β1

的含量，延缓肺纤维化进展，减轻肺纤维化程度。

中国中医药现代远程教育，2014（8）：157

十枣汤对悬饮（胸腔积液）模型大鼠有明显的治疗效果，能够明显减少胸腔积液量；减轻胸膜间质水肿及胸膜组织炎性细胞浸润；降低胸腔积液白细胞的总数。

辽宁中医药大学学报，2014（1）：38

十枣汤为峻下逐水剂，适用于悬饮、臌胀（水臌）、水肿、喘咳等病，证属水饮内盛者。现代临床用于渗出性胸膜炎，肝硬化腹水，血吸虫病腹水，肾炎，肾病综合征水肿、腹水，癌性胸腹水；还被用于流行性出血热急性肾功能衰竭、肺炎喘咳、青光眼、胃酸过多症等疾病具备本证病机者。

【医案选录】

吴某，男性，26 岁，2000 年 5 月 22 日诊。患者因肝硬化（失代偿期）住院已月余，近 3 天尿量减少，虽用呋塞米 160mg 静推、每日 2 次，24 小时尿量仍不足 500mL。昨起腹部胀满欲裂，坐卧不安，呻吟不止，彻夜未眠，伴频繁恶心，难以进食，便秘 5 天。诊时见形销骨立，大肉已脱，精神委顿，腹大隆起，脐眼外凸，腹皮光亮，青筋显现，苔白舌淡，脉细滑。此属臌胀重症，水湿内停，气机不利，三焦壅塞，冲气上逆。予甘遂、大戟、芫花各 2g，研粉，米汤送服。药后约 1 小时，腹胀突然加剧，片刻即排大便，2 小时左右排水液状大便约 3000mL，当晚入睡，次日感腹胀顿减，精神转佳，能进食米粥。十枣汤原方中有大枣，而患者恶心频繁，恐甘味加重恶心，故改用米汤送服，以护养胃气。

中国中医急症，2003（6）：577

二、胸膈痰实证（瓜蒂散证）

【原文】

病如桂枝證，頭不痛，項不强，寸脉微浮①，胷中痞鞕，氣上衝喉咽，不得息②者，此為胷有寒③也。當吐之，宜瓜蒂散。（166）

瓜蒂一分 熬黄 　　赤小豆一分

上二味，各別擣篩，為散已，合治之，取一錢匕，以香豉一合，用熱湯七合，煑作稀糜，去滓，取汁和散，溫頓服之。不吐者，少少加，得快吐乃止。諸亡血虛家，不可與瓜蒂散。

【词解】

①寸脉微浮：微作"稍微"解，并非指微脉。即寸部脉象比较浮盛。

②不得息：息，一呼一吸谓之息。不得息，即呼吸不利。

③胸有寒：寒，作"邪"解，指痰浊宿食等实邪。胸有寒，即痰浊宿食等实邪壅滞于胸膈。

【提要】胸膈痰实的证治。

【解析】"病如桂枝证"，是说患者具有恶风寒发热、自汗出、脉浮等症状，很像太阳中风之桂枝汤证。然其人却头不痛、项不强，且浮脉仅见于寸部，则知此非真正的太阳中风证。胸中痞硬、气上冲喉咽不得息才是其主症；"此为胸有寒"，属自注句，指出痰食壅遏胸膈是其病机。胸膈属上焦乃心肺之居处，宗气与卫气的开发之地。今痰浊宿食等有形实邪壅塞其间，气机必然阻滞不畅，故其人自觉胸中痞塞满闷；痰食壅阻，肺胃之气失于和降，是以逆气频频上冲喉咽，则呼吸困难而不畅，泛泛欲吐而不得；胸中邪壅，阻碍卫气之宣发，以致营卫失于调和，故出现恶风寒发热、自汗出等；此非风寒邪气阻滞太阳经输，故无头项强痛。寸脉候上焦，今痰食壅塞于胸膈，病位病势皆偏上，故寸部脉比较浮盛。综合分析可知，该证为实邪阻遏胸膈，而非太阳中风，病位偏高，病势偏上，且有上越之势。根据《内经》"其高者因而越之"的治疗原则，当因势利导，用瓜蒂散涌吐痰食治之。

瓜蒂即甜瓜蒂，又名苦丁香，味极苦有毒，性升催吐，善涌吐胸膈痰涎宿食，为君药。赤小豆为臣，味酸祛湿利水，与瓜蒂相伍，酸苦涌泻，催吐之力倍增。豆豉轻清宣泄，既可增强君臣药的催吐之力，又载药上行，故为佐使。三味相合，共奏涌吐痰食之功。

本方涌吐之力颇猛，且有毒，若用之得当则行速效捷，邪去正安；若用之不当，则易损伤正气，甚至造成不良后果。故临床必须注意使用方法：其一瓜蒂阴干焙黄，赤小豆各取等份，分别研为细末，混合均匀，每次仅取 1～2g，用豆豉 10g，煎汤冲服。其二先从小量开始，根据服药后的情况，可逐渐增加药量；但应中病即止，切勿过剂。其三若服药后不吐者，可用翎毛或手指探喉以助其涌吐；假若服药后呕吐不止，可针刺合谷、内关、足三里穴，或服生姜汁，或丁香末 0.5g 以解之。其四本方只宜用于邪实而正不虚者，年老体弱、孕妇产后、咯血吐血等气血亏虚之人皆当禁之。

【辨治要点】胸脘痞塞满闷，气上冲喉咽不得息，泛泛欲吐而不能，头不痛、项不强，寸脉微浮，舌苔厚而腐腻。

【鉴别】

桂枝汤证与瓜蒂散证病机、主症、治法、用药均相似，应注意同中求异（表 1-18）。

表 1-18 桂枝汤证与瓜蒂散证鉴别表

		桂枝汤证	瓜蒂散证
共同点		皆有营卫失和，均可见恶风寒发热，自汗出，干呕，脉浮等症状	
不同点	病机	风寒束表，太阳经气不利，营卫失和	痰食壅遏胸中，气机不利，营卫失和
	主症	头痛，项强而痛，鼻鸣，舌苔薄白，寸关尺三部脉皆浮而缓	胸中痞硬，气上冲喉咽不得息，头不痛、项不强，寸脉微浮，舌苔厚而腐腻
	治法	解肌祛风，调和营卫	涌吐痰食
	药物	桂枝 芍药 生姜 大枣 炙甘草	瓜蒂 赤小豆 豆豉

【现代研究及临床应用】

瓜蒂散的主要药理作用在于瓜蒂。甜瓜蒂的主要成分为甜瓜素及葫芦素 B、E 等结晶性苦味质。经动物实验证明甜瓜素能刺激胃黏膜的感觉神经，反射性地兴奋呕吐中枢，引起强烈呕吐。

《中药大辞典》，上海科学技术出版社，2006：756

葫芦素对逆转细胞免疫缺陷，激发细胞免疫功能，阻止肝细胞脂肪变性，抑制肝纤维增生方面有一定作用。

《14版新编药物学》，人民卫生出版社，1997：358

瓜蒂散是中医涌吐剂的代表方，适用于癫狂、郁证、喉痹、中风、痰厥、宿食及误食毒物等，证属痰浊宿食壅遏于胸膈上脘，或蒙蔽心窍且有上越之势者。现代临床多用于食物中毒、药物中毒、消化不良、酒精依赖症、精神分裂症、癫痫等疾病，具备本证病机者。用单味瓜蒂煎汤内服或揩鼻可治疗黄疸、肝炎。现代临床用瓜蒂制剂（瓜蒂素片、葫芦素片）治疗慢性肝炎及原发性肝癌。临床也有因误用或服用大量瓜蒂制剂而致中毒死亡的报道，故使用本方必须注意其适应证和用法、用量。

【医案选录】

王某，女，20岁。大学二年级学生。因失恋而抑郁失眠，因思念旧友，强迫性打电话与其联系。对方说"刺激性"语言而抑郁越甚。为控制自己打电话，常以胶带自缠双手。抑郁日益加重，坐卧不安。服用抗抑郁药而疗效不显，遂请王洪图诊治。就诊时患者表情呆滞，胸中满闷欲呕，食欲不振，舌红苔薄黄腻，脉弦数。证属痰浊壅阻，气机不畅。先拟涌吐浊邪，取瓜蒂散方义。甜瓜蒂 5g，捣为末，以水煎取药汁 2g，每服约 0.5g，半小时后不吐则渐加药量。备冷粥待用。患者服药后 20 分钟未吐，再服少许。随即涌吐如食指样痰涎 4 条，黏着不易扯断。后又吐清水 4～5 次。吐后感觉胸中畅快，但胃脘烧灼、腹部发热、后背发凉。欲腹卧地板，背覆衣物。服冷粥一碗后灼热略有缓解，只感疲惫无力，安然入睡。次日，患者感觉精神清爽。再予和胃健脾、转输气机之剂调理。

中国医药学报，2003（5）：300

三、风湿痹证

1. 风湿表阳虚证（桂枝附子汤证、去桂加白术汤证）

【原文】

伤寒八九日，風濕相搏，身體疼煩①，不能自轉側，不嘔不渴，脉浮虛而濇者，桂枝附子湯主之。若其人大便鞕，小便自利者，去桂加白术湯主之。（174）

桂枝附子湯方

桂枝四兩　去皮　　　　附子三枚　炮　去皮　破　　　　生薑三兩　切

大棗十二枚　擘　　　　甘草二兩　炙

上五味，以水六升，煑取二升，去滓。分温三服。

去桂加白术湯方

附子三枚　炮　去皮　破　　　　　白术四兩　　　　生薑三兩　切

甘草二兩　炙　　　　　　　　　大棗十二枚　擘

上五味，以水六升，煑取二升，去滓。分温三服。初一服，其人身如痹②，半日許復服之；三服都盡，其人如冒狀③，勿怪。此以附子、术，併走皮内，逐水氣未得除，故使之耳。法當加桂四兩。此本一方二法，以大便鞕，小便自利，去桂也；以大便不鞕，小便不利，當加桂。附子三枚恐多也，虛弱家及産婦，宜減服之。

【词解】

①身体疼烦：谓身体疼痛剧烈，而致心烦不宁。

②身如痹：谓患者身体麻木不仁。

③如冒状：冒，眩冒。谓患者服药后自觉头部昏晕、眩冒。

【提要】风湿留着肌腠而表阳虚的证治。

【解析】"伤寒"乃广义之辞，"八九日"说明病程较长，"风湿相搏"则揭示其病因病机。此乃风寒湿三邪杂合而至，留着于肌腠肢体，痹阻经脉气血之痹证。盖风湿邪气从外而来，其病亦由太阳而起，初时可见恶风寒发热等表证，故云"伤寒"。然本病又有其特殊性而与伤寒不同，如病程较久，八九日难解；以肢体疼痛剧烈而心烦不宁，肌腠沉重而不能自转侧为主症。风湿邪气留着肌腠不去，故虽病八九日而不呕不渴，无少阳、阳明里热征象。其病位偏表，故脉浮；脉虚乃其人正气不足，卫阳亏虚；脉涩为寒湿困滞，气血痹阻不畅之征。结合后文及《金匮要略·湿病》篇"湿痹之候，小便不利，大便反快"，可知本证尚有小便不利，大便溏泄等症。分析得知，该病属风湿痹证，乃风寒湿邪留着肌腠而表阳虚所致。故治宜温经散寒，祛风除湿，方用桂枝附子汤。

"若其人大便硬，小便自利者"，是承前段而言患者服桂枝附子汤后，身体疼烦虽有所减轻，但仍重滞，转侧不利；小便虽已畅利，大便却干硬。提示药后风邪虽去而寒湿未除，湿重困脾而运化失职，津液不能还入胃中而偏渗膀胱。故当调整治疗方案，用原方去桂枝加白术，温阳散寒，健脾除湿治之。

桂枝附子汤方即桂枝汤去芍药加炮附子三枚而成。方中重用辛散温通之桂枝，以祛风散寒，温经通阳；重用炮附子大辛大热，温经助阳，散寒祛湿而止痛。生姜助桂附以走表祛风散寒；大枣、炙甘草协桂附以益气助阳。五味相合，辛甘发散，共奏温经散寒助阳，祛风除湿止痛之效。适用于风湿痹证表阳虚而风邪偏盛者。

去桂加白术汤，即桂枝附子汤去桂枝加白术四两而成。白术苦甘温燥，益气健脾而燥湿助运化，与附子相配，温经助阳，祛除内外之寒湿。生姜助术附散寒除湿而走表，大枣、炙甘草益气调中，更协术附以健脾助阳。去桂枝者，盖风邪已除，气化已行，恐其发散太过更耗津液。全方共奏温经散寒助阳，健脾除湿止痛之效。适用于风湿痹证表阳虚而湿邪偏盛者，本方在《金匮要略》中仅取其半量而名"白术附子汤"。

附子有毒，上述两方附子用量较大。方后注"初服，其人身如痹，半日许复服之，三服都尽，其人如冒状，勿怪。此以附子、术，并走皮内，逐水气未得除，故使之耳"。谓患者服此方后可能出现身体麻木，头昏目眩等反应，仲景认为这是附子、白术的药力作用，不必惊怪。然现代研究已证实，附子用量过大可导致中毒，其中毒症状为口唇、舌及肢体麻木、流涎、恶心呕吐、头昏眼花，甚则呼吸困难，神志不清等。这里出现"身如痹""如冒状"等，已属轻度的附子中毒症状，临床应引起高度重视。张仲景似也认识到了这一点，故又指出"附子三枚恐多也"，强调体质虚弱者，产妇以及对附子耐受性较差之人，应减少用量。

【辨治要点】桂枝附子汤证主症：身体疼烦，不能自转侧，大便溏，小便不利，不呕不渴，脉浮虚而涩等；去桂加白术汤证主症：身体沉重疼痛，不能自转侧，小便自利，大便硬。

【现代研究及临床应用】

动物实验证实桂枝附子汤能降低佐剂性关节炎大鼠血清中 IL-6 的含量，对类风湿关节炎有治疗作用。

辽宁中医药大学学报，2011（6）: 250

能抑制佐剂性关节炎大鼠滑膜炎症和血管翳的形成，对类风湿性关节炎有明显的治疗作用。

辽宁中医药大学学报，2008（5）: 48

桂枝附子汤对多种炎证模型均有一定的抑制作用，对热刺激致痛、醋酸致痛有明显的镇痛作用，证实本方有一定的抗炎及镇痛作用。

长春中医药大学学报，2007（5）: 17

上述两方皆可用于风寒湿痹兼阳虚者，前者适宜于风邪偏盛者，后者宜于湿邪偏盛者及脾虚便秘证。现代临床多化裁治疗风湿性关节炎、类风湿性关节炎、肌肉风湿、坐骨神经痛、窦性心动过缓、低血压、新生儿硬肿症等疾病具备本证病机者。风湿偏上者，可加羌活、姜黄、威灵仙等；偏下者，加独活、防己；湿甚者加苍术、薏苡仁、木瓜；寒重痛甚者加川乌；气血两虚者，加人参、黄芪、当归、芍药等。

【医案选录】

杨某，女，60岁。既往有风湿痛史，1974年8月初，身觉不适，畏寒，头昏，身痛。某日弯腰时，忽感腰部剧烈疼痛，不能伸直，头上直冒冷汗，遂倒床不起，邀范老诊治：腰痛如割，不能转侧，身觉阵阵畏寒发热，手脚麻木。面色青黯，唇乌，舌质微红，苔白滑腻，触双手背微凉，脉浮虚。此为太阳证，风湿相搏，卫阳已虚，法宜温经散寒，祛风除湿，以桂枝附子汤主之：桂枝15g，制附片（久煎1.5小时）60g，生姜30g，炙甘草10g，红枣30g，4剂。药后诸证悉减，再服4剂，基本痊愈，行走、劳动如常。1979年6月追访，未再复发。

辽宁中医，2008（2）: 282

2.风湿表里阳气俱虚证（甘草附子汤证）

【原文】

風濕相搏，骨節疼煩，掣痛不得屈伸①，近之則痛劇②，汗出短氣，小便不利，惡風不欲去衣，或身微腫者，甘草附子湯主之。（175）

甘草二兩 炙　　　附子二枚 炮 去皮 破　　　白術二兩

桂枝四兩 去皮

上四味，以水六升，煑取三升，去滓。溫服一升，日三服。初服得微汗則解，能食。汗止復煩者，將服五合；恐一升多者，宜服六七合為始。

【词解】

①掣（chè）痛不得屈伸：掣，牵拉的意思。谓肢体关节疼痛剧烈，抽掣牵引拘急，活动受限，以致不能正常地屈伸。

②近之则痛剧：谓用手触动病处则疼痛加剧。

【提要】风湿留着骨节而表里阳气俱虚的证治。

【解析】素体阳气亏虚，风寒湿邪外袭；或久患风寒湿痹而损伤阳气，皆致此证。风寒湿邪留着于筋骨，经脉气血阻痹不通，故肢体关节疼痛剧烈而烦扰不宁；甚则肢体呈抽掣牵引拘挛状疼痛，以致肢体活动受限，关节屈伸不利，疼痛拒按等。风邪袭表，卫阳亏虚不固则汗出；阳虚失于温煦，故畏寒恶风而欲厚衣得暖。寒湿伤阳，里阳亏虚，在上肺气不足则呼吸短气；在下脾肾阳虚不能运湿主水，则小便不利；甚或湿泛肌肤而身微肿等。综合分析，此属痹证，风寒湿邪留着筋骨而表里阳气俱虚，邪结较深病情较重。故治以甘草附子汤温经扶阳，祛风散寒，除湿止痛。

甘草附子汤方用炙甘草益气补中，缓急止痛；附子辛热，温经扶阳，散寒除湿，止痹痛；桂枝辛甘温，温经通阳化气，祛风散寒；白术苦甘温，健脾燥湿，又主风寒湿痹。桂甘相合，有温振阳气之功；桂附相伍，可使表阳固而自汗止；术附相配，可振奋脾肾阳气，并逐内外之寒湿；附甘相合，可缓和附子峻烈之性；术甘同用，健脾益气化湿。全方药仅四味，配伍精当，兼走表里，共奏温经扶阳，祛风散寒，除湿止痛之效。

本证较桂枝附子汤证、去桂加白术汤证为重，但附子、白术用量反轻。此乃因风寒湿邪留着于筋骨比邪留肌腠更难速除；若用量过大，徒去风而湿留，且有中毒之虞。以甘草为方名者，旨在甘缓守中，以尽药力，含有峻药缓图之意。方后"恐一升多者，宜服六七合为始"，亦含此意。

【辨治要点】骨节疼烦，掣痛不得屈伸，近之则痛剧，汗出短气，小便不利，恶风畏寒，身体微浮肿，舌淡苔薄白，脉沉或弱。

【鉴别】

兹将桂枝附子汤证、去桂加白术汤证、甘草附子汤证鉴别如下（表1-19）。

表1-19　桂枝附子汤证、去桂加白术汤证、甘草附子汤证鉴别表

		桂枝附子汤证	去桂加白术汤证	甘草附子汤证
共同点		同属痹证，风寒湿三邪杂至，留滞肌腠肢体而阳气亏虚；临床皆可见身体疼烦、恶风寒，汗出，舌淡苔白等症状；均治以温阳散寒，除湿止痛法；药物同用炮附子、炙甘草		
不同点	病机	风寒湿邪留滞肌腠，表阳亏虚而风邪偏盛	风寒湿邪留滞肌腠，表阳亏虚而湿邪偏盛	风寒湿邪留滞筋骨，表里阳气俱虚，风湿俱盛
	主症	病初邪浅，病情较轻。一身疼烦，不能自转侧，大便溏，小便不利，不呕不渴，脉浮虚而涩	身体沉重疼痛，不能自转侧，小便自利，大便硬	病久邪深，病情较重。骨节疼烦，掣痛不得屈伸，近之则痛剧，汗出短气，小便不利，恶风畏寒，身体微浮肿
	治法	温经散寒，祛风除湿	温经散寒，健脾除湿	温经散寒助阳　祛风除湿止痛
	药物	桂枝四两　炮附子三枚　生姜三两　大枣十二枚　炙甘草二两	炮附子三枚　白术四两　大枣十二枚　生姜三两　炙甘草二两	炙甘草二两　白术二两　炮附子二枚　桂枝四两

【现代研究及临床应用】

动物实验证实甘草附子汤可通过下调关节滑膜组织中 VEGF、NF-κB、GATA4 蛋白的表达，减少滑膜组织中血管翳的形成并有效抑制血管新生，从而对佐剂性关节炎小鼠发挥防治骨质破坏、保护关节等作用。

中国药房，2019（12）：1618

本方对佐剂性关节炎小鼠关节和滑膜损伤具有明显改善作用，可能与降低局部慢性炎症，调节佐剂性关节炎小鼠滑膜 CyclinD1，PCNA，p53 和 p21 的蛋白异常表达，抑制 FLS 增殖有关。

中国实验方剂学杂志，2018（14）：142

本方适用于痹证、痛证、水肿、脱疽等，证属阳气亏虚，寒湿凝滞者。若风痹为主者，可加防风、威灵仙；湿痹为主者，加防己、薏苡仁；寒痹为主者，加细辛、川乌等；久痛入络，关节变形者，加乳香、没药、地龙、蜈蚣、乌梢蛇等；久病气血两虚明显者加人参、黄芪、当归、芍药、川芎等。现代临床多化裁治疗风湿性、类风湿性关节炎，坐骨神经痛，痛风，血栓闭塞性脉管炎，肾炎，冠心病等疾病具备本证病机者。

【医案选录】

杨某，男，42岁。患关节炎已3年，最近加剧，骨节烦疼，手不可近，并伴有心慌气短、胸中发憋，每到夜晚则尤重。切其脉缓弱无力，视其舌胖而嫩。辨为心肾阳虚，寒湿留于关节之证。为疏附子 15g，白术 15g，桂枝 10g，炙甘草 6g，茯苓皮 10g，服 3 剂而痛减其半，心慌等证亦佳。转方用桂枝去芍药加附子汤，又服 3 剂，则病减其七。乃书丸药方而治其顽痹获愈。

《新编伤寒论类方》，山西人民出版社，1984：108

太阳病类似证归纳见表 1-20。

表 1-20　太阳病类似证归纳表

病证	条文	病机		主症	治法	方剂
悬饮	152	水饮内停，癖结胸胁		心下痞硬满，咳唾呼吸及转侧牵引胁下疼痛；伴汗出有时，头痛，短气，呕逆，下利，舌苔白滑，脉弦	峻逐水饮	十枣汤
胸膈痰实	166	痰浊宿食壅遏胸膈		胸中痞硬，气上冲喉咽不得息，欲吐不吐，恶风寒发热，汗出，寸部脉较浮盛，舌苔厚腻	涌吐痰实	瓜蒂散
风湿痹证	174	风寒湿三邪杂至留着肌腠，痹阻气血而表阳亏虚	风邪盛	身体疼烦，不能自转侧，大便溏，小便不利，脉浮虚而涩，伴恶寒发热等	温经散寒祛风除湿	桂枝附子汤
			湿邪盛	身体沉重疼痛，不能自转侧，小便自利，大便硬	温经散寒健脾除湿	去桂加白术汤
	175	风寒湿三邪杂至，留着筋骨，痹阻经脉，表里阳气俱虚		骨节疼烦，掣痛不得屈伸，近之则痛剧，汗出短气，小便不利，恶风不欲去衣，或身体微肿	温经散寒助阳祛风除湿止痛	甘草附子汤

复习思考题

1. 十枣汤主治什么证候？分述其病机、临床表现及治法方药。
2. 瓜蒂散主治什么证候？分述其病机、临床表现及治法方药。
3. 简述十枣汤及瓜蒂散的具体使用方法。
4. 请对比说明桂枝附子汤证、去桂加白术汤证、甘草附子汤证的异同。
5. 何谓太阳病类似证？本篇列举太阳病类似证的意义是什么？

小结

太阳病是外邪伤人致病的初期阶段，"脉浮，头项强痛而恶寒"反映了太阳病表证的共同脉症特点，是临床辨识太阳病的标志，故以其作为太阳病的提纲。根据邪气的性质，正气抗邪力量的强弱，将太阳病区分为中风、伤寒、温病三种类型。

邪气侵犯太阳所属的经络和脏腑，其病理表现反映于临床的证候就是太阳病本证。这是太阳病的基本证候，又可分为经证和腑证两大类证型。太阳病经证中，以发热恶风、汗出脉浮缓为特点，反映卫强营弱病机的，称之为太阳病中风证，治以解肌祛风、调和营卫，主方用桂枝汤；以恶寒发热、无汗、脉浮紧为特点，反映卫遏营郁病机的，称之为太阳病伤寒证，治以发汗解表，宣肺平喘，主方用麻黄汤。太阳病迁延日久，邪气已微，正气亦不足，邪正相持不下的病理阶段为表郁轻证，临床以发热恶寒呈阵发性发作，面红、无汗身痒为特征，治以辛温轻剂、小发其汗，桂枝麻黄各半汤为代表方。太阳病经证各型证候皆可有兼证，如兼经输不利，项背强几几者，有桂枝加葛根汤证、葛根汤证；兼肺失宣降、气喘咳嗽者，有桂枝加厚朴杏子汤证、小青龙汤证；兼邪气内迫肠胃、下利呕吐者，有葛根汤证及葛根加半夏汤证；兼胸阳不振、胸满者，有桂枝去芍药汤证、桂枝去芍药加附子汤证；兼阳虚不固、漏汗者，有桂枝加附子汤证；兼气营不足、身疼痛者，有桂枝新加汤证；兼邪热内扰、烦躁者，有大青龙汤证、桂枝二越婢一汤证等等。兼证是相对主证而言的，虽属次要，但兼证也是病机变化的一个侧面，故诊治时只要情况许可，就应尽可能兼顾，即在治疗主证的同时随症加减，体现了张仲景辨证论治的灵活性。

太阳病腑证有蓄水、蓄血两大证型。以小便不利、小腹胀满、微热消渴为特点，反映膀胱气化不行，水蓄下焦病机的，称之为太阳病蓄水证，治以通阳化气行水解表，五苓散为主方；以小便自利，小腹急结或硬满，神志失常，脉象沉结或沉涩等为特点，反映邪热与瘀血结滞下焦病机的，称之为太阳病蓄血证，治以活血逐瘀泄热，按照蓄血之轻重缓急可选用桃核承气汤、抵当汤或抵当丸。蓄水证和蓄血证同为有形之邪停蓄下焦的证候，其主要区别点是小便通利与否，是否有神志异常，但亦应结合其他脉症仔细辨别。

辛温发汗法，是太阳病风寒表证的基本治法，使用时要根据病证的轻重，分别使用峻缓之剂，总以使患者遍身微微汗出为佳，决不可汗出太过，亦不可汗出不彻，以免伤正或恋邪不解。辛温发汗法为风寒表证而设，故病不属表证者，皆当禁用。由于发汗法虽可以解表祛邪，但发之太过亦能伤阳耗阴，对里虚证候，即使兼有表证亦当慎用或禁用，仲景举例甚多，应切记勿误。

太阳病失治误治，导致病情变化，脱离六经病证传变规律者，称之为变证。太阳病篇有大量的变证内容，其证候类型繁杂，病变性质不一，故仲景提出"观其脉证，知犯何逆，随证治之"的原则。

热证，是指太阳病发汗不当或误治后，邪气入里化热，或疾病自然发展所致的里热变证。根据邪热所在部位及证候特点，分为热郁胸膈证、邪热壅肺证、热炽气津两伤证及热利证四类。

虚证，是指太阳病发汗不当或误治损伤机体正气为主要病机的一类变证。根据所伤脏腑及阴阳气血的不同，分为心阳虚证、脾虚证、肾阳虚证及阴阳两虚证四类。

结胸证是太阳病的主要变证之一。多由太阳病失治，或误下后邪气内陷，与痰浊水饮结聚于胸膈而成。随内陷邪气性质之不同，有热实结胸和寒实结胸之异，热实结胸又根据邪结位置的不同分为大结胸证和小结胸证。

脏结并非太阳病变证，而属杂病范畴。因其与太阳病变证结胸证有类似之处，故论之以资鉴别。脏结本由脏气虚衰，阴邪凝结于脏而成，属纯阴无阳的里虚阴寒证。脏结属久病痼疾、正衰邪实之证，预后大多不良。原文未出治法，根据病机，当以温补脏气，祛邪散结法攻补兼施治之。

痞证是太阳病的主要变证之一。多由表证失治、误治、邪气内陷中焦，脾胃不和，升降紊乱，气机壅塞所致。临床以心下痞满不适，按之濡软为证候特点，根据病机性质的不同，分为热痞、寒热错杂痞两大类五个典型方证。

伤寒表证失治，邪气入里化热，邪热盛于胸膈、胃脘，而脾虚肠寒、寒凝气滞，肠络不和，致上热下寒证，以腹中痛、欲呕吐为主症，治以黄连汤。

火逆证是指火法使用不当而造成的变证。火法是我国古代以火为治疗手段的一种物理疗法，具体有灸法、熨法、熏法、温针、烧针、火针等多种。火法具有温阳散寒，温经止痛，活血通痹，温通气血，回阳固脱，升阳举陷等功效。主要适用于虚寒阴证，诸如寒湿痹证、脘腹冷痛、虚寒泄利、遗尿脱肛、亡阳虚脱以及阴证痈疽等等。一切阳热证及阴虚内热证皆当禁之。

太阳病类似证，本非太阳病，只是因其临床也可出现恶风寒发热，汗出，或有头疼、身痛，脉浮等症状，而与太阳病相类似，故名太阳病类似证。包括悬饮、胸膈痰实以及风湿痹证三类。

第二章　辨阳明病脉证并治 ▷▷▷

【要点导航】

1. 掌握阳明病提纲及病因病机、脉症特点。掌握栀子豉汤证、白虎汤证、白虎加人参汤证、猪苓汤证、调胃承气汤证、小承气汤证、大承气汤证、麻子仁丸证、茵陈蒿汤证、栀子柏皮汤证、麻黄连轺赤小豆汤证的病机、证候、治法、方药。

2. 熟悉阳明病下法辨证、阳明三急下证、下法禁例。阳明中寒证的病因病机、治法、方药。阳明蓄血证的辨证治疗。

3. 了解寒湿发黄、被火发黄及阳明病变证中血热证的发病机制及证候表现。

　　阳明，包括手足阳明经脉及其所属的脏腑而言。手阳明大肠经起于食指桡侧端，沿上肢外侧上行，入缺盆分为两支，一支入胸络肺，贯膈下属大肠；另一支经颈部上面颊入下齿。足阳明胃经起于鼻旁，上鼻根，入目内眦，下循鼻外，入上齿中，还出绕口唇，下交承浆，一支沿耳前循发际至前额，一支下入缺盆后分为内外两支，内行支入胸贯膈属胃络脾，外行支过乳中下行，内外两支会合于气街穴，下行沿下肢外侧至足。胃与脾同居于中州，胃喜润恶燥，以降为顺，主受纳、腐熟水谷；脾喜燥恶湿，以升为健，主运化、转输精微，二者相互配合，共同完成饮食水谷的受纳、腐熟和精微物质的转输，故称脾胃为后天之本，气血生化之源。大肠主传导糟粕，排泄粪便，其又赖于肺气的肃降和脾气的"散精"功能。

　　阳明病的病因来路有四个方面：一是由太阳病失治或误治传变而来；二是由少阳病失治或误治传变而来；三是素体阳盛，或兼宿食内停，外邪可直犯阳明而发病，属阳明本经自病；四是三阴病，尤其是太阴病，过用温燥药物，使阳复太过而转阳明。

　　由于阳明多气多血，阳气昌盛，抗邪有力；又因阳明主燥，邪入阳明，易从热化燥，燥热互结，邪正剧争，而见阳气偏亢，邪热极盛的证候。因此，阳明病常见于外感病的阳热极盛期，为外感病的中期阶段。

　　阳明病的病位在里，以里热亢盛、津伤化燥为其病理特点，病性多为里、热、燥实证。仲景将其概括为"胃家实"。

　　阳明病依据燥热与肠中糟粕是否搏结，分为阳明经证和阳明腑证两大证型。阳明经证的病机是燥热亢盛，无形邪热弥漫全身，充斥内外，而肠中尚无有形燥屎阻结，临床以身大热、汗大出、不恶寒、反恶热、大烦渴、脉洪大、苔黄燥等为主要表现。阳明腑证的病机为燥热与肠中糟粕相互搏结而成有形之燥屎，阻滞于里，腑气不通，以"痞、满、燥、坚、实"为病理特征，主要脉症有潮热、谵语、手足濈然汗出、腹满硬痛或绕脐疼痛而拒按、大便秘结、舌红起刺、苔焦黄、脉沉实有力等，甚则可见循衣摸床、微喘、直视等危重症状。此外，阳明病还有湿热发黄、阳明中寒、阳明蓄血、血热致衄等变证。

清、下两法为阳明病的正治法则。清法适用于阳明经证，代表方为白虎汤及白虎加人参汤，用以清热益气养阴；若邪热郁扰于胸膈，宜用栀子豉汤类清宣郁热；若为阴虚水热互结证，则用猪苓汤育阴清热利水。下法适用于阳明腑实证，代表方为大、小、调胃三承气汤，以攻下燥实，通腑泄热；若为脾约证或津竭便硬证则宜润下法或导下法，方药分别为麻子仁丸和蜜煎等。湿热发黄证，治宜清热利湿退黄，方如茵陈蒿汤之类；阳明中寒证宜温中散寒和胃降逆，方用吴茱萸汤；阳明蓄血则宜用抵当汤通下瘀热；血热致衄则当以清热凉血止血为法。由于阳明病以经证和腑实证为主要证候类型，故治法重点在于清、下，但应注意中病即止，做到"保胃气，存津液"。

阳明病禁用发汗和利小便之法。

阳明病邪气盛实，正气不虚，邪正剧争，故病势急重而凶猛，但只要辨证准确，用药得当，治疗及时，则邪除病愈，预后一般较好。其预后与津液的存亡关系至密，故有"脉弦者生、涩者死"之论，即留得一分津液，便有一分生机。另外，若苦寒攻下太过，则会重伤阳气，使邪气内陷三阴，尤以寒凉伤中内陷太阴为多见。

第一节 阳明病纲要

一、阳明病提纲

【原文】

陽明之為病，胃家實是也。（180）

【提要】阳明病提纲。

【解析】阳明之为病，即阳明病。胃家，概指阳明所属的经络和脏腑，包括大小肠。《灵枢·本输》云："大肠小肠，皆属于胃。"实，指邪气盛，即《素问·通评虚实论》"邪气盛则实"之意。阳明主燥，多气多血，邪入阳明，胃肠功能失常，邪从燥化，燥热亢盛，津液耗伤，病变以里热实为特征。阳明病经证与腑实证均属燥热里实之证，皆为邪气盛，故仲景以"胃家实"作为阳明病提纲。

综观《伤寒论》六经病提纲，其他五经病证皆以脉症为提纲，惟阳明病以病机作为提纲。这是因为阳明经证和腑实证的证候表现差异较大，很难以几个主要症状和脉象来反映其临床表现，故以其共同的病机作为提纲；其次，"胃家实"从总体上揭示了阳明病里热盛实的病机，符合阳明主燥化的病理特征，故可作阳明病提纲。

二、阳明病病因来路

【原文】

问曰：病有太陽陽明，有正陽陽明，有少陽陽明，何謂也？答曰：太陽陽明者，脾約①是也；正陽陽明者，胃家實是也；少陽陽明者，發汗利小便已，胃

中燥煩實，大便難是也。（179）

【词解】

①脾约：证候名。指因胃热津亏，脾的转输功能被胃热所约束而不能为胃行津液所致的津亏肠燥便秘证。

【提要】阳明病的病因来路及证候特点。

【解析】本条以问答方式，从三阳角度论述了阳明病的病因来路、形成机理与证候特点。一是"太阳阳明"，即由太阳病发展而来的阳明病。太阳病失治或误治，邪气入里，化热化燥，胃热津亏，脾运受约而不能为胃行津液以致肠燥便秘则成为阳明病。论中称此为"脾约"证。二是"正阳阳明"，即外邪直犯阳明而形成的阳明病，属阳明本经自受邪而发病。此多因胃阳素旺，或胃肠素有蕴热，或夹有宿食，使病邪入里直犯阳明，迅速从阳化热化燥成实而致。其证候特点为"胃家实"。三是"少阳阳明"，即由少阳病发展而来的阳明病。少阳病为半表半里之热证，以和解为正治法，若误用发汗、利小便或吐、下等法，则伤津助热，使邪热化燥而病转阳明。论中以"胃中燥烦实，大便难"概括其病机和证候特点。

不论病邪从何经发展传变形成阳明病，凡具有燥热实的病机和证候特征，皆可看作是"胃家实"，如"脾约""大便难"都是"胃家实"的表现形式。此外，结合181条所论阳明病，其证有"不更衣，内实，大便难"之不同，与本条属互文见义法。

【原文】

問曰：何緣得陽明病？答曰：太陽病，若發汗、若下、若利小便，此亡津液，胃中乾燥，因轉屬①陽明。不更衣②，内實，大便難者，此名陽明也。（181）

【词解】

①转属：转到。属，到，至也。如《吕氏春秋·明理》："其气上不属天，下不属地。"

②不更衣：更衣，古时对大小便之婉称。本条中专指解大便。成无己云："古人登厕必更衣，不更衣者，通为不大便。"

【提要】论太阳病误治伤津转变为阳明病。

【解析】承上条进一步论述太阳病转变为阳明病的机理。发汗为太阳病的正治之法，若汗不得法，或误用攻下、利小便等法，均可导致津液耗伤，胃肠干燥，燥热内生而转为阳明病。由本条可见，误治虽有不同，而"亡津液，胃中干燥"转属阳明则同。故"亡津液"三字为辨证之关键。因此"保胃气，存津液"是《伤寒论》的治疗大法，也是张仲景学术思想的重要体现。

病邪入里化热化燥转变为阳明病的标志是"不更衣，内实，大便难"。"不更衣"即不大便，前人多指为脾约，其证尚轻；"大便难"即大便困难，其证较重；"内实"即胃家实，其证又重于大便难。此仅为病转阳明的举例之证，且皆为阳明腑实见证，而临床所见较此为广，理解时当举一反三。同为病转阳明，为何会有轻重不同的临床证候？主要是感邪之轻重、患者素体差异、津伤的程度不同之故。

【原文】

本太陽初得病時，發其汗，汗先出不徹①，因轉屬陽明也。傷寒發熱無汗，

嘔不能食，而反汗出濈濈然^②者，是轉屬陽明也。（185）

【词解】

①彻：透之意。

②汗出濈（jí）濈然：濈濈：汗出貌。汗出濈濈然，是形容汗出连绵不断的样子。

【提要】太阳病发汗不彻及伤寒兼里热亢盛均可转属阳明。

【解析】本条可分作两段理解。"本太阳初得病时……因转属阳明也"为第一段，论述太阳病因发汗不彻而病转属阳明。太阳病初起时虽发汗，而汗出不透彻，如汗出过少，或汗出为时过短，或乍出乍收，或微汗未至遍身等，则表邪不能随汗而宣散，邪气郁闭不解，入里化热化燥而病转阳明。

"伤寒发热无汗……是转属阳明也"为第二段，说明胃阳素旺或素有内热之人患太阳伤寒证，虽未经误治，亦可因病情发展形成阳明病。条文中无发汗、吐、下字句，说明未经误治。伤寒发热无汗，是风寒外束之太阳表证。呕不能食，是因胃阳素旺，或素有内热，胃气上逆而不纳之故。"而反汗出濈濈然"，是病转属阳明的重要标志之一。"反"，是针对前句"无汗"而言，既有加强辨证的作用，又突出了病机转折。太阳伤寒表证本应无汗，现反而汗出濈濈然，说明邪已入里，阳明里热炽盛，迫津外泄，见此症即"是转属阳明"的标志。此时必伴见发热不恶寒，反恶热等症状。

【鉴别】

六经病证中皆可见到呕不能食，但必须与其他脉症综合分析，才能确定其属何种病证。如太阳中风证之鼻鸣干呕，必与恶寒发热、自汗、脉浮缓并见；太阳伤寒证之体痛呕逆，必与发热恶寒、无汗、脉浮紧并见；少阳之心烦喜呕、默默不欲饮食，多与往来寒热、胸胁苦满、口苦、脉弦细等症并见；太阴病之呕吐、食不下，必见腹满时痛、自利等症；少阴、厥阴病之呕吐，总以脉微、四肢厥逆、下利清谷为多，而本条之呕不能食，与濈濈然汗出并见，反映了阳明的病机特点，故从阳明论之。

三、阳明病脉症特点

（一）外证

【原文】

問曰：陽明病外證^①云何？答曰：身熱，汗自出，不惡寒，反惡熱也。（182）

【词解】

①外证：外，外面，与"内""里"相对而言。在仲景著作中，"外证"的含义有二：一是指某病表现于外的证候。如阳明病外证，即阳明里热反映于外的证候；又如《金匮要略》血痹病"外证身体不仁"，水气病之"风水其脉自浮，外证骨节疼痛，恶风；皮水其脉亦浮，外证胕肿，按之没指"。二是指表证：第42、44、146、163条中的"外证"均是表证之意。

【提要】阳明病的外证。

【解析】本条以问答形式论述了阳明病的外在表现。邪入阳明化热化燥，阳明里热炽盛，蒸腾于外，故身热。热盛迫津外泄则汗自出。太阳表证已罢，外邪悉入于里而化热，故不恶寒，反恶热。上述外证是阳明经证和腑证共有的外在表现，为判断外感病是否转属阳明的主要标志，因而具有重要的辨证指导意义。

"身热，汗自出，不恶寒，反恶热"是邪入阳明的早期表现，而潮热、谵语、腹满痛、不大便等症亦为阳明病的外在表现，但出现得较晚，故仲景不将其列入外证之中。因而，本条作为阳明病之外证，又具有见微知著，早期诊断之意。

【鉴别】

三阳病证皆可见身热一症，当注意分辨。太阳病为"翕翕发热"，是风寒束表，卫阳被遏，邪正交争之故，其热型特征是恶寒发热同时并见，伴脉浮、头项强痛等症。少阳病之热型为"往来寒热"，是邪入半表半里，少阳枢机不利，正邪分争之故，常与胸胁苦满、口苦、咽干等症并见。阳明病为"蒸蒸发热"，是阳明里热炽盛蒸腾于外所致，伴汗自出、口渴喜冷饮、脉洪大等症，虽汗出而热不退，其热型为身热不恶寒反恶热，即"但热不寒"。

太阳中风证亦有发热、汗自出，但必伴见恶风或恶寒、脉浮、头痛等症，是病邪在表，营卫不和；阳明病身热、汗自出，必见不恶寒反恶热、口渴等症，为病邪入里而里热炽盛的反映。

【原文】

问曰：病有得之一日，不發熱而惡寒者，何也？荅曰：雖得之一日，惡寒將自罷，即自汗出而惡熱也。（183）

问曰：惡寒何故自罷？荅曰：陽明居中，主土也①，萬物所歸，無所復傳，始雖惡寒，二日自止，此為陽明也。（184）

【词解】

①阳明居中，主土也：根据五行学说，土在方位上为中央，在脏腑则为脾胃，亦即脾胃同属于土。阳明胃属阳土，太阴脾属阴土，脾胃同居于中焦，故说"阳明居中，主土也"。

【提要】阳明初感外邪而恶寒及其恶寒自罢的机理。

【解析】182条指出阳明病的外证是身热不恶寒，反恶热，这是阳明病邪热炽盛的典型表现。183条又云"病有得之一日，不发热而恶寒者"，则是阳明病初起时的特殊表现。后者非由太阳病邪传变所致，而是阳明本经自受邪而发病。由于阳明受邪之初，经气被遏，阳气郁而不伸，邪气尚未化热，故见不发热而恶寒。但阳明为多气多血之经，胃为阳土，邪入阳明易迅速化热化燥，故其恶寒具有程度轻、时间短的特点，当阳明燥热出现时恶寒便很快消失，则见"自汗出而恶热"等阳明病的外证。

184条紧承183条，运用五行学说阐述阳明病恶寒自罢的机理。"阳明居中主土也，万物所归，无所复传"，是以取类比象法说明阳明的生理、病理特点。在生理上，脾胃运化水谷以溉四旁，如同自然界中土居中央以化生长养万物一般；在病理上，太阳病、少阳病皆可传入阳明化燥成实，三阴病阳复太过亦可转入阳明，而邪入阳明之后，一般通过清法或下法便可治愈，这犹如土生万物，万物最终又复归于土一样。当邪入阳明迅即化热化燥之后，恶寒自行停止，故该条称"始虽恶寒，二日自止，此为阳明也。"不过，对阳明"万物所归，无所复传"当灵活理解。此句乃相对之辞，阳明病因邪虽盛而正不虚，且其经多气多血，阳气旺盛，故当经证得清、腑实得下后疾病可很快痊愈，预后良好。但阳明病较少传变，并非不传变，如清、下太过而损伤阳气，或燥热亢极而劫夺真阴，均可发生传变而使病转三阴。

【鉴别】

三阳三阴病证皆可见"恶寒"一症。太阳病恶寒之特点，是恶寒程度重且与发热并见，持续时间长，不能自罢，非汗法不能解，伴见头项强痛、脉浮等症。阳明病恶寒的特点，是恶寒程度轻，持续时间短，随病情发展可很快自罢，继之自汗出而恶热，此一般仅见于阳明本经自受邪而发病之初，且伴见面赤、鼻干、口渴、苔黄等里热症。少阳病的恶寒是与发热交替出现，即寒热往来，伴见胸胁苦满、心烦喜呕、口苦、咽干等症。三阴病寒证之恶寒（后世称畏寒）则始终不发热，伴见神疲乏力、口不渴、不欲食、舌淡苔白、脉弱等一系列阴寒症，不用温里药则恶寒不除。

（二）出汗

【原文】

傷寒發熱無汗，嘔不能食，而反汗出濈濈然者，是轉屬陽明也。（185 下）

傷寒轉繫①陽明者，其人濈然微汗出也。（188）

【词解】

①转系：转，转变；系，关涉、关系。转系似有病情发生了转变，病邪初涉某经之意；而转属则指病邪全部传变到某经，病情显著。

【提要】辨阳明病出汗的特点。

【解析】185条下段在讨论阳明病的病因来路时已做了详细分析，可参。邪传阳明，化热化燥，里热炽盛，蒸津外泄，则见濈濈然汗出，故"濈濈然汗出"可作为判断病变是否转属阳明的重要标志。其与182条阳明病外证和186条"阳明脉大"共为转属阳明的辨证要点。阳明病出汗的特点，是濈濈然汗出。濈濈然，即汗出量多且连绵不断，常是一身未了，一身又起，汗出而热不退。一般而言，阳明燥热之经证多见大汗出；而阳明燥结之腑实证因津伤较甚而多见全身微汗出，甚则仅手足濈然汗出。

188条为病邪初传阳明，病情正处于演变过程之中，阳明邪热尚轻，故见"濈然微汗出也"。尽管此与185条所论邪热较重的阳明病"汗出濈濈然"，有汗出量的多少之异，但濈然汗出之势则同。188条亦寓有见微知著，早期诊断之意，即临证见病情转变过程中有濈然微汗之症，就应考虑为阳明病，而不必待濈然大汗出时才确诊为阳明病。当然，确定诊断亦应与其他脉症合参，并非仅据汗出一症。

【原文】

陽明病，法多汗，反無汗，其身如蟲行皮中狀者，此以久虛故也。（196）

【提要】辨津气久虚之人患阳明病无汗证。

【解析】阳明病里热盛实则见多汗，此言其常。其变者，如津气久虚之人患阳明病，反而无汗，是因其素体津气久虚，虽有阳明燥热，但津亏气虚，汗液之化源不足，无以化汗达于肌表之故。由于无汗，邪热不能随汗液宣泄而郁于肌肤，则有"身如虫行皮中状"之身痒见症。治当益气生津补充汗源以治本，清解阳明邪热以治标。

【鉴别】

第 23 条亦有身痒无汗，为太阳病日久不愈，邪郁肌表，不得小汗出，阳气怫郁肌表所致，治以辛温轻剂桂枝麻黄各半汤小发其汗。196 条阳明病因津气久虚而无汗身痒，治当益气生津补充汗源以治本，清解阳明邪热以治标。二者病机不同，故当注意辨别。

阳明病无汗尚有兼太阳表证未罢者、阳明中寒证阳虚不能蒸津作汗者（197 条）、阳明湿热郁蒸发黄者（199 条），故不得以无汗概作津气久虚而论。

（三）主脉

【原文】

傷寒三日，陽明脉大。(186)

【提要】指出阳明病的主脉。

【解析】"伤寒"为广义，"三日"为约略之辞。"脉大"，是指脉体宽阔，搏指有力。大脉是阳明病的主脉。因就生理而言，阳明为多气多血之经，阳气最旺，又为水谷之海；从病理来说，邪入阳明，燥热亢盛，邪正剧争，鼓动气血，故见脉大而有力。此脉反映了阳明病邪正剧争的特征，亦说明邪热炽盛，病在发展。如《素问·脉要精微论》指出"大则病进"。病变过程中，不论何病，脉象都会受多种因素的影响而有所不同。阳明经证常表现为脉洪大或滑数，阳明腑实证常见脉沉实有力。

太阳病脉浮，少阳病脉弦，阳明病脉大，这是从总体角度论述三阳病证的主脉，对于三阳病证的诊断与鉴别具有重要的意义。

四、阳明病愈期

【原文】

陽明病，欲解時①，從申至戌上②。(193)

【词解】

①欲解时：指病证可能得以缓解之时，并非病愈之时。

②从申至戌上：指申、酉、戌三个时辰。即从 15 时至 21 时这段时间之内。

【提要】指出阳明病欲解的有利时段。

【解析】人与自然相应，自然界的阴阳消长、昼夜交替等则会对人体的生理、病理产生一定的影响。申、酉、戌为阳明经气当旺之时，此时由于阳明经气旺盛而抗邪力量增强，且此时又正值太阳逐渐西下，自然界的阳气由隆盛状态而逐渐衰减，在里之邪热亦因之受到顿挫；阳明之气可借外界因素的资助而祛邪于外，因此阳明病证有可能得解，故为阳明病欲解时。

第二节　阳明病本证

一、阳明病经证

（一）热郁胸膈证（栀子豉汤证）

【原文】

陽明病，脉浮而緊，咽燥口苦，腹滿而喘，發熱汗出，不惡寒，反惡熱，身重。若發汗則躁，心憒憒^①，反讝語。若加溫針，必怵惕^②，煩躁不得眠。若下之，則胃中空虛，客氣^③動膈，心中懊憹，舌上胎^④者，栀子豉湯主之。（221）

【词解】

①心憒（kuì）憒：憒，《集韵》："心乱也。"心憒憒，形容心中烦乱不安。

②怵（chù）惕（tì）：怵，《说文》："怵，恐也。"惕，《中华大字典》："惕，忧惧也。"怵惕，即恐惧不安之状。

③客气：指邪气，此处指热邪。

④舌上胎：胎，通苔。舌上胎，此处是指舌上有黄色或黄白色相间的薄苔。

【提要】论阳明经热证误治后的各种变证及下后热郁胸膈的证治。

【解析】本条分两层理解。"阳明病"至"身重"为第一段，指出阳明病未经误治的原有证候。脉浮而紧，是太阳伤寒证的主脉，但从"发热汗出，不恶寒，反恶热"可知，此脉并非太阳表邪不解，而是阳明里热的反映。阳明病见脉浮而紧是较为特殊的情况，浮为燥热炽盛，充斥内外，里热外扬；紧为邪实正不虚，邪正相搏有力。太阳伤寒之脉浮紧，是轻取有力，重按力减，伴发热恶寒、无汗、苔白；阳明病之脉浮紧，是轻取重按皆有力，伴发热汗自出、不恶寒、苔黄等症。热盛津伤，胃热上冲则咽燥口苦，热壅气滞则腹满，肺气上逆则喘。由于此非阳明燥结腑实之证，故腹虽满，但必无腹部硬痛拒按。阳明主肌肉，阳明热盛，伤津耗气，肌肉失养，加之邪热充斥阳明经气运行不利，故身重。脉症合参，此属无形邪热炽盛的阳明经热证，治疗当用白虎汤类方辛寒清热，禁用汗、下之法。

从"若发汗"至条文末为第二段，论述阳明经热证误治后的几种变证及误下后热郁胸膈的证治。如果将脉浮紧、身重、发热等误作太阳伤寒表实证未解，而妄用辛温发汗，则会使津液愈伤，里热愈盛，加速其热结成实，而见烦躁不安，心烦意乱，甚或谵语等症；若将脉浮紧、身重等症误作寒湿痹证，而用温针强发其汗，此以火济热，是为火逆，热甚使心神受扰而见惊恐不安、烦躁不得眠等变证；若误将"腹满而喘"作阳明腑实证而施以苦寒攻下之法，则下后伤及胃肠，邪热乘虚内陷郁留于胸膈之间，即所谓"客气动膈"，而见心中懊憹、"舌上胎"等症，治当清宣郁热，方用栀子豉汤。

本条连用三个"若"字，是以举例方式说明阳明经热证误治后会引起各种变证，从而示人临床辨证时应脉症合参，全面综合分析，切不可被"脉浮而紧""腹满而喘""身重"等疑似症所迷惑。

【辨治要点】虚烦不得眠，心中懊侬，饥不能食，但头汗出，舌苔薄黄。

【原文】

陽明病下之，其外有熱，手足溫，不結胷，心中懊憹，飢不能食①，但頭汗出者，栀子豉湯主之。（228）

【词解】

①饥不能食：胃中嘈杂，似饥非饥，不欲进食。

【提要】辨阳明病下后余热郁留胸膈的证治。

【解析】阳明病下之而成热郁胸膈证者，有两种情况：一是无形燥热充斥于阳明，误下后邪热内陷郁留胸膈，如221条所论；二是燥结里实的阳明腑实证，用苦寒攻下后燥屎结滞虽通而余热未尽，留扰胸膈。本条所论多属后者。"其外有热，手足温"，是下后无形邪热未尽而散漫于外之故，多呈微热；郁热留扰胸膈，胸膈邻近胃脘，胃脘亦被热扰而气机郁滞，故见嘈杂似饥而又不能进食；热郁阻碍气机，使热不得外散而蒸腾于上，故见"但头汗出"而周身无汗，此与阳明燥热所致的周身或手足濈濈然汗出截然不同；"不结胸"，指无胸膈胃脘痞硬疼痛等症，以此排除了水热互结的结胸证。因下后亦有可能形成结胸证，结胸证亦可见心中懊侬、但头汗出等症（见134、136条），故"不结胸"具有重要的鉴别诊断意义。本证虽系阳明病下后而成，但其病机为热郁胸膈，故治疗仍以栀子豉汤清宣郁热。

本篇栀子豉汤证两条，与太阳病篇76、77、78条三条所论栀子豉汤证的不同之处，在于病因与发病过程。太阳病篇中所述为太阳病过汗或误用吐下后而成，本篇所述则为阳明病下后所致，但二者均为郁热留扰胸膈，病机实质是相同的，故皆用栀子豉汤治之。此外，热郁胸膈证亦可由大病瘥后，余热未尽，或邪热复聚胸膈而成（393条）；也可由厥阴热利，利止后热遗胸膈而成（375条）。若能将这些论述综合分析，则有助于对热郁胸膈证成因的深刻理解。

（二）胃热津气两伤证

1. 白虎汤证

【原文】

傷寒，脈浮滑，此以表有熱，裏有寒①，白虎湯主之。（176）

知母六兩　　　石膏一斤 碎　　　甘草二兩 炙　　　粳米六合

上四味，以水一斗，煮米熟湯成，去滓。溫服一升，日三服。臣億等謹按：前篇云：熱結在裏，表裏俱熱者，白虎湯主之。又云：其表不解者，不可與白虎湯。此云脈浮滑，表有熱，裏有寒者，必表裏字差矣。又陽明一證云：脈浮遲，表熱裏寒，四逆湯主之。又少陰一證云：裏寒外熱，通脈四逆湯主之。以此表裏自差明矣。《千金翼》云白通湯，非也。

【词解】

①里有寒：为里有热之误。

【提要】辨阳明病胃热炽盛的证治。

【解析】脉浮滑反映了阳明胃热炽盛，无形燥热弥漫表里，充斥内外的基本病机。脉浮为热盛于外，是里热蒸腾外达之象；脉滑为热炽于里，气血沸涌之征。如此表里俱热，当有身热、汗自出、不恶寒反恶热、心烦、口舌干燥而渴喜冷饮、小便黄赤、舌红苔黄燥等症。故用白虎汤清热除烦，生津止渴。

本方重用生石膏辛甘大寒以清热，正如柯琴所云"石膏辛寒，辛能解肌，寒能胜胃火，寒性沉内，辛能去外，两擅内外之能，故以为君"；臣以苦寒质润的知母清热养阴，二药合用，能大清阳明独盛之热，且清热而不伤津，养阴而不恋邪；炙甘草、粳米益气生津，和中养胃，又可防石膏、知母寒凉伤胃之弊。由于本方功效卓著，仲景以西方星宿白虎作为方名比喻之，如柯琴解释曰："白虎主西方金也，用以名汤者，秋金得令，而暑清阳解"。

【辨治要点】身热汗自出，口渴，或腹满，身重，口不仁，面垢，谵语，遗尿，脉浮滑。

【现代研究及临床应用】

白虎汤具有明显的解热、抑菌、抗炎、镇痛、增强免疫、抗痛风、降低血糖和降脂的作用。白虎汤原方及其加减方常用于急性传染及感染性、新陈代谢性、关节性疾病的治疗。另外，对一些老年性疾病也有明显的疗效。

中成药，2009，31（8）：1272-1275

【医案选录】

孙某，女，3岁。出麻疹后，高热不退，周身出汗，一身未了，又出一身，随拭随出。患儿口渴唇焦，饮水不辍，视其舌苔薄黄，切其脉滑数流利。辨为阳明气分热盛充斥内外，治急当清热生津，以防动风痉厥之变。处方：生石膏30g，知母6g，炙甘草6g，粳米一大撮。服1剂即热退身凉，汗止而愈。

《刘渡舟临证验案精选》，学苑出版社，1996：5

【原文】

三陽合病①，腹滿身重，難以轉側，口不仁②，面垢③，讝語，遺尿。發汗則讝語④；下之則額上生汗，手足逆冷。若自汗出者，白虎湯主之。（219）

【词解】

①三阳合病：指太阳、少阳、阳明三经病证的证候同时出现。

②口不仁：言语不利，食不知味。

③面垢：面部如蒙油垢状。

④发汗则谵语：《金匮玉函经》在"谵语"下有一"甚"字，当从。

【提要】三阳合病邪热偏重于阳明的证治及禁例。

【解析】"若自汗出者，白虎汤主之"应接在"谵语，遗尿"后，属倒装文法。本条虽以"三阳合病"冠首，但实以邪热独盛于阳明为论，即有合病之名而无合病之实。或初起为三阳合病，目前太阳、少阳病症状已消失，而阳明燥热独存。由于阳明热盛，气机壅滞则腹满；阳明主肌肉，邪热盛经气不通，又伤津耗气，肌肉失养则身重，难以转侧；胃之窍出于口，胃热灼津则口不仁；手足阳明经脉皆上于面部，阳明热盛，邪热迫津夹胃肠浊气上蒸则面垢；热盛心神受扰则谵语；热盛神昏，膀胱失约则遗尿。此时，"若自汗出"，说明上述证候虽重，但仍为阳明气分热盛，津伤不甚，故仍以白虎汤辛寒大清气分之热。若把身重、难以转侧误作表证而用辛温发汗，则伤津助热，里热愈炽，故谵语更甚；若将腹满、谵语等误作阳明燥结腑实证而妄用下法，则阴液耗竭于下，阳气无所依附而上越，故有额上生汗、手足逆冷之危重见证。由此提示，阳明经证禁用汗、下之法。

腹满、谵语、遗尿等症，在阳明经证、腑证时均可出现，但本条既无潮热、便闭、腹痛、脉沉实等伴随症状，又出现"自汗出"，故不用承气汤而用白虎汤。因此，"若自汗出"是本证的辨证要点。

【医案选录】

有市人李九妻，患腹痛，身体重，不能转侧，小便遗失。或作中湿治。予曰：非是也，三阳合病证。仲景云：见阳明篇第十证。三阳合病，腹满身重难转侧，口不仁、面垢，谵语，遗尿。不可汗，汗则谵语，下则额上汗出，手足逆冷，乃三投白虎汤而愈。

《伤寒九十论》，商务印书馆，1955：证三十五

【原文】

伤寒脉滑而厥者，裏有熱，白虎湯主之。（350）

【提要】论热厥的证治。

【解析】滑为阳脉，往来流利，以方测之，此脉主热盛。由于无形邪热炽盛，郁遏于里，故脉应之而滑。176条为无形邪热弥漫表里，充斥内外，故见"脉浮滑"。二者同中有异。因邪热深伏于里，阻遏阳气不能布达四末，则见手足厥逆。本条仅指出一脉一症，属举脉略症法，目的在于突出热厥证的辨证要点。结合临床实际，热厥证除脉滑、手足厥逆外，还伴有胸腹灼热、口渴心烦、小便黄赤、舌红苔黄燥等里热表现。热厥属真热假寒证，治以白虎汤辛寒清热，里热清、郁遏除则阳气宣通畅达，而肢厥等症自愈。

【医案选录】

吕某，男，48岁。初秋患外感，发热不止，体温高达39.8℃，到当地医务室注射"氨基比林"等退烧剂，旋退旋升。四五日后，发热仍不退，体温增至40℃，大渴引饮，时有汗出，而手足却反厥冷，舌绛苔黄，脉滑而大。此乃阳明热盛于内，格阴于外，阴阳不相顺接的"热厥"之证。治当辛寒清热，生津止渴，以使阴阳之气互相顺接而不发生格拒。急疏白虎汤：生石膏30g，知母9g，炙甘草6g，粳米一大撮。仅服2剂，即热退厥回而病愈。

《刘渡舟临证验案精选》，学苑出版社，1996：5-6

2. 白虎加人参汤证

【原文】

伤寒，若吐若下後，七八日不解，熱結在裏，表裏俱熱，時時惡風，大渴，舌上乾燥而煩，欲飲水數升者，白虎加人參湯主之。（168）

【提要】伤寒误用吐、下后，热结在里，津气两伤的证治。

【解析】因邪热充斥内外，表里俱热，伤津耗气，而见心烦，舌上干燥，口大渴、

欲饮水数升。此证渴饮的特点是口渴特甚，喜冷饮，饮入量多，饮后仍口渴不止。"大渴，舌上干燥而烦，欲饮水数升"，是热盛伤津的确切依据。阳气蒸发阴津至体表则为汗，此乃汗出之生理。由此亦可说明汗多不但伤津，亦能伤耗阳气。而病理状态下的出汗更易伤津耗气，如《素问·举痛论》曰："炅则腠理开，营卫通，汗大泄，故气泄。"本证由于热极汗多，津气两伤，肌腠疏松，则身体局部不胜风寒，而见"时时恶风"或"背微恶寒"。治宜白虎加人参汤清热益气，生津止渴。

【辨治要点】发热，汗出，口大渴，脉洪大，伴见时时恶风或背微恶寒。

【现代研究及临床应用】

本方具有解热、抗炎、镇静、降血糖等作用。现代临床亦广泛用于治疗各种发热，内分泌紊乱和结缔组织疾病，范围涉及神经、呼吸、消化、骨关节等系统疾病而符合热盛于里，津气两伤病机者。

【医案选录】

金某，男，55岁，1981年3月11日初诊。口渴多饮，神疲消瘦，全身无力，已五六个月，某医院诊断为"糖尿病"服中西药不效，前来就诊。化验尿糖（+++），空腹血糖240mg%。舌苔黄白厚，脉洪滑而有力。诊为消渴，乃阳明热盛，气阴两伤。治宜清热益气生津。处方：石膏60g，知母18g，甘草12g，粳米18g，麦冬30g，沙参30g，葛根18g，花粉30g，党参9g，6剂。二诊：口干与全身无力好转，尿糖（-），脉洪，前方继服12剂。三诊：口渴大减，饮水基本正常，全身较前有力。苔薄，脉洪。尿糖（-），空腹血糖140mg%，前方继服60剂。四诊：症状消失，苔薄白，脉滑。尿糖（-），空腹血糖80mg%。

《经方验》，内蒙古人民出版社，1987：68

【原文】

伤寒，无大热，口燥渴，心烦，背微恶寒者，白虎加人参汤主之。（169）

【提要】阳明里热过盛，津气两伤的证治。

【解析】本条所述症状在辨证时有一定的伪难度，当注意与相类似病证鉴别并以方测证分析。"无大热"而用白虎加人参汤治之，说明并非里无大热，而是指表无大热。这是由于汗出过多，弥漫于表之邪热得以宣泄，故表热不显。背为阳之府，是阳气会聚的地方，热迫汗出津气两伤，卫阳失于固密，肌腠疏松，不胜风寒，则觉"背微恶寒"。本证仍属阳明里热炽盛，津气两伤，故用白虎加人参汤主治。

【鉴别】

"无大热"一症，在《伤寒论》中凡六见，可分作两类：一类为表无大热，而热甚于里之意。如63、162条麻黄杏仁甘草石膏汤证，指表无大热，而热壅于肺。136条大陷胸汤证，指表无大热，而水热互结于胸胁之间。169条白虎加人参汤证，亦指肌表似无大热，而阳明热盛于里。另一类是虚阳浮越于外之假热，因与真热相比，故称"无大热"。如61条干姜附子汤证。可见，文字同为"无大热"，但含义各不相同，所在方证的病机实质迥异，临证当注意分辨。

169条和304条皆有"背恶寒"，然两条所主病机性质各异，治法不同。169条恶寒程度较轻，仅局限于背部，伴见一系列燥热津伤之症；304 条附子汤证之"背恶寒"，是少阴阳虚失于温煦所致，其背部恶寒程度重，全身亦畏寒怯冷，无发热，且伴手足寒、身体痛、骨节痛、口中和、苔白滑、脉沉微细等症，治宜温经扶阳，散寒除湿。

【医案选录】

窦某，男，70 岁，离休干部。因恶性淋巴瘤住院治疗，近 1 个月来每晚发热达 37.2～38.5℃，次日上午热退，西药治疗无效。诊见发热，背微恶寒，心烦，口烦渴，时时汗出，乏力，舌红，苔薄黄而少津，脉数。证属内热炽盛，津气受伤。方用白虎加人参汤加味：石膏 50g，知母 15g，人参 10g（另煎），甘草 6g，麦冬 15g，沙参 10g，白花蛇舌草 15g，山药 10g。服 3 剂后，已不发热，汗亦少，仍口干、乏力、脉细数。原方石膏减至 30g，知母减至 10g，继服善后。后因淋巴瘤脑转移去省肿瘤医院治疗，但未再发热。

国医论坛，1997，12（4）：12

【原文】

若渴欲飲水，口乾舌燥者，白虎加人參湯主之。（222）

【提要】承 221 条论阳明病误下后热盛津气两伤的证治。

【解析】阳明无形燥热炽盛，不当下而误下之，则不但燥热不解，而且津气两伤更甚，故见渴欲饮水，口干舌燥等症，以白虎加人参汤治之。

【原文】

傷寒，脉浮，發熱無汗，其表不解，不可與白虎湯；渴欲飲水，無表證者，白虎加人參湯主之。（170）

【提要】指出表证未解禁用白虎汤及白虎加人参汤，并论阳明热盛津气两伤的证治。

【解析】太阳伤寒表证未解，见脉浮、发热恶寒（从"其表不解"句测知当有恶寒）、无汗等症，治当发汗解表，而不可用辛寒清热的重剂白虎汤，以免其寒凉冰伏表邪不去，或徒伤中阳引起变证。此时即或兼见心烦、口渴等里热之证，亦应表里两解，或先解表后清里，而不可先以白虎汤清其里热。若表证已解，见"渴欲饮水"等热盛津气两伤等症，则不但可用白虎汤清热，还须加人参益气生津。从"渴欲饮水，无表证者，白虎加人参汤主之"可知，该方亦禁用于表证。吴鞠通在《温病条辨》中进一步提出了白虎汤"四禁"说："白虎汤本为达热出表，若其人脉浮弦而细者，不可与也；脉沉者，不可与也；不渴者，不可与也；汗不出者，不可与也。常须识此，勿令误也。"

【鉴别】

白虎汤证与白虎加人参汤证之异同：两方证的共同病机为阳明胃热炽盛而伤津，表里俱热，治法皆为辛寒清热，用药所不同者，仅后方中加人参益气生津而已。后世有医家认为大热、大渴、大汗、脉洪大为白虎汤的四大主症。但《伤寒论》原文中并无此四大症之确切论述，因此，言"四大症"，针对白虎加人参汤方证才较合适。

总之，白虎汤证的典型证候表现是身热、口渴、汗自出、心烦，脉滑或浮滑或滑数、舌红苔黄燥；还可见到热盛重证的腹满、谵语、神昏、遗尿；或热厥证。白虎加人参汤证是在上方证的基础上，加之津气大伤，所以其典型证候是身大热、口大渴、大汗出、脉洪大而芤或洪大而软，舌红苔黄干燥；还可见时时恶风或背微恶寒、肌表无大热等症。

（三）阴虚水热互结证（猪苓汤证）

【原文】

若脉浮，發熱，渴欲飲水，小便不利者，豬苓湯主之。（223）

豬苓去皮　　　　茯苓　　　　　澤瀉　　　　　阿膠

滑石碎　各一兩

上五味，以水四升，先煑四味，取二升，去滓，内阿膠烊消。溫服七合，日三服。

【提要】论阳明阴虚水热互结的证治。

【解析】本条紧承221、222条，三条文义相贯。该证就误下而言，有下后余热留扰胸膈的栀子豉汤证；有下后热盛津气两伤的白虎加人参汤证；有下后津伤热郁水停，水热互结的猪苓汤证。此三种证候有偏于上焦、中焦、下焦之不同，习惯上称作阳明"清法三证"。

223条所论为猪苓汤证，因误下后阴津耗伤，阳明燥热邪气未尽而入于下焦，水热互结，则小便不利；热为阳邪，气热蒸腾于外，则见脉浮发热；热盛津伤，又因水热互结而津不上承，故渴欲饮水。小便不利则水液无下行之途，加之渴而饮水，饮入不化，必使水热互结愈来愈重。上述诸症中以"小便不利"为主症，亦为辨证之关键。由于系阴虚内热，故舌红少苔、脉细数。治用猪苓汤，养阴润燥，清热利水。

猪苓汤即五苓散去温燥之桂枝、白术，加阿胶、滑石而成。方中用猪苓、茯苓、泽泻甘淡渗湿以利水，阿胶甘平养阴以润燥，滑石甘淡性寒清热通窍利小便，合为养阴润燥清热利水之剂。

【辨治要点】发热，渴欲饮水，小便不利，脉浮细数，或伴见心烦不得眠，下利等。

【鉴别】

本证与五苓散证证候相似，但病因病机、治法、方药不同，鉴别见表2-1。

表2-1　五苓散证与猪苓汤证鉴别表

鉴别	病因病机		主症		治法		药物	
方证名	同	异	同	异	同	异	同	异
五苓散证	膀胱气化不利	太阳表证不解，表邪循经入腑，水蓄下焦	发热，脉浮，口渴欲饮，小便不利	发热恶寒，头痛，脉浮紧或浮数，舌苔白，或水逆，苦里急	利水	化气利水兼以解表	猪苓，茯苓，泽泻	桂枝，白术
猪苓汤证		阳明经热证误下伤津，热入下焦，水热互结		发热不恶寒，心烦不得眠，舌红少苔，脉浮而细数		养阴润燥清热利水		阿胶，滑石

【现代研究及临床应用】

现代药理研究表明，猪苓汤对泌尿系统具有利尿、抗菌、改善肾脏局部炎症、改善肾功能、抑制肾结石形成与促进结石排出等作用。在临床中主要用于泌尿系统疾病，另外可用于神经系统、消化系统、呼吸系统疾病及传染病、儿科疾病等见于本方证病机者。

中成药，2014，36（8）：1726-1729

【医案选录】

高某，女性。患慢性肾盂肾炎，因体质较弱抗病机能减退，长期反复发作，经久治不愈。发作时有高热、头痛、腰酸、腰痛、食欲不振、尿意窘迫、排尿少，有不快与疼痛感。尿检查：混有脓球，上皮细胞，红、白细胞等。尿培养：有大肠杆菌。中医诊断：属淋病范畴。此为湿热侵及下焦。治宜清利下焦湿热，选张仲景《伤寒论》猪苓汤。猪苓 12g，茯苓 12g，滑石 12g，泽泻 18g，阿胶 9g（烊化兑服）。水煎服 6 剂后，诸症即消失。

《岳美中医案集》，人民卫生出版社，2005

【原文】

陽明病，汗出多而渴者，不可與豬苓湯，以汗多胃中燥，豬苓湯復利其小便故也。（224）

【提要】论猪苓汤的禁例。

【解析】本条寓有从口渴、小便不利、身热、心烦诸症方面与阳明津伤胃燥证的鉴别之意。《内经》曰："汗出溱溱是谓津"。说明汗为津液所化，汗出多必伤津。阳明热盛迫津外泄，故"汗出多而渴"。此证之口渴必是渴而多饮，饮不解渴，反映了体内津液匮乏，化源不足，则小便必短少而不畅。其病位在中焦，病理为热盛而"胃中燥"，并无水液内停，故治当清热益气生津，方用白虎加人参汤，而不可用猪苓汤。猪苓汤证为阴虚水热互结，其口渴而不多饮，小便不利，身热不甚，一般无汗或汗出甚少，舌红少苔，以此为别。若将阳明热盛汗多津伤之口渴、小便短少误作阴虚水热互结之证，而用猪苓汤治疗，则更伤其阴津而增其燥热。因猪苓汤虽有养阴润燥清热作用，但以利小便为主，故本条指出猪苓汤禁用于阳明热盛汗多津伤之证。

二、阳明病腑证

（一）腑实证治

1. 燥坚实证（调胃承气汤证）

【原文】

陽明病，不吐、不下、心煩者，可與調胃承氣湯。（207）

甘草二兩 炙　　芒消半斤　　　　大黃四兩 清酒洗

上三味，切，以水三升，煮二物至一升，去滓，内芒消，更上微火一二沸。温頓服之，以調胃氣。

太陽病三日①，發汗不解②，蒸蒸發熱③者，屬胃④也，調胃承氣湯主之。

（248）

傷寒吐後，腹脹滿者，與調胃承氣湯。（249）

【词解】

①三日：约略之辞，多日之意，非指绝对的三天。

②发汗不解：指用发汗法后病仍不愈，并不是太阳表证未解。

③蒸蒸发热：形容发热如蒸笼中热气由里向外蒸腾一样。

④属胃：即转属阳明之意。

【提要】辨阳明腑实证燥实甚而痞满轻的证治。

【解析】此三条原文突出"蒸蒸发热""腹胀满""心烦"症状，分别从热型、腹征、神志等不同侧面辨析调胃承气汤证，具有重要的临床指导意义。但还须参照大、小承气汤证的有关条文及采用以方测证的分析方法，才能全面、准确地理解和掌握该方证。

207条论阳明燥结里实，郁热心烦的证治。阳明病未曾用吐法或下法而见心烦等症。"心烦"一症，阳明经证、腑证均可见之，从本条治用调胃承气汤分析，则是由于阳明燥结里实，腑气不通，胃热上扰心神之故，因"胃络上通于心"；尚应伴有发热汗出、不恶寒反恶热、腹胀满痛、不大便等症。此"心烦"属有形燥结里实所致，故为"实烦"，与误用汗、吐、下后无形邪热留扰胸膈之"虚烦"病机、治法迥异，当注意辨别。

248条论太阳病汗后转属阳明胃肠燥结里实的证治。太阳病发汗之后，理应汗出而病解，却见"蒸蒸发热"，此非表证不解，而是邪气入里，化热成实的征兆。蒸蒸，乃热气上行貌，形容热自内腾达于外，犹蒸炊然，热气蒸腾，热而潮润。由于阳明经证和腑实证均可见此热型，故曰："蒸蒸发热者，属胃也。"本条突出"蒸蒸发热"作为辨证要点。此与太阳中风证之"翕翕发热"、少阳病之"往来寒热"者不同。以方测证，本证尚伴濈然汗出、不恶寒、反恶热、心烦或谵语、腹胀满、不大便等症。当以调胃承气汤为治。

249条论述伤寒吐后转属阳明燥实腹满的证治。"伤寒吐后，腹胀满"，是指表证误吐伤津化燥，邪热入里而成阳明燥实腹满证；或病邪不在上焦与胃脘，而是积于肠腑，妄用吐法伤津，促使肠腑病邪化热成实而形成阳明燥实腹满证。本证之"腹胀满"，多为持续胀满不减，伴腹痛拒按或按之则痛、不大便、发热、口渴、舌红苔黄燥、脉实有力，治当泄热和胃，润燥软坚，方用谓胃承气汤。

综上所述，并与29、70条互参，调胃承气汤证的成因来路是多方面的，如太阳病汗后、伤寒吐后、阳明病未经吐下误治而邪气自然发展、过用热药而阳复太过（29条）等。但临证不应拘泥于此，而应以证候为依据。其病机为阳明燥热内结成实，胃气不和，腑气不通，燥实甚而痞满轻。其主症为蒸蒸发热，心烦或谵语，腹胀满拒按，不大便，舌红苔黄燥，脉滑数。治法为泄热和胃，润燥软坚。方用调胃承气汤。

调胃承气汤用大黄苦寒泄热，推陈致新以祛实；芒硝咸寒，润燥软坚，泄热通便；炙甘草甘平和中，顾护胃气，使下而不伤正。三物相合，集苦寒、咸寒、甘平于一方，共奏泄热和胃，润燥软坚通便之功；尤妙在配炙甘草，既能缓硝、黄泻下峻猛之性，使其作用和缓，又能防硝、黄苦寒伤胃，以达甘缓和中、泄热通便、调和胃气之目的。方中芒硝用量虽比大承气汤多，但无枳实、厚朴行气破结之品，且配甘缓和中之甘草，故泻下之力弱，仅适用于大便燥坚，痞满不甚的阳明腑实轻证。因有调和胃气之功，故称为"和下法"。

调胃承气汤的服药法，太阳病篇第29条"少少温服之"，以泄热和胃，而不在于速下；阳明病篇207条，"温顿服之"，则使药力集中，以泄热和胃，通下腑实。

【辨治要点】大便不通，蒸蒸发热，心烦，腹胀满，舌红苔黄燥，脉滑数。

【鉴别】

腹胀满一证，有寒热虚实之异，治法不同，应注意鉴别。阳虚寒凝，脾胃健运失职而气机壅滞则腹胀满，其腹满时减，喜温喜按，伴少气乏力、便溏、舌淡苔白润、脉沉缓或沉迟而弱。此属中焦虚寒证，治当温中健脾，行气除满，切忌攻下，当用理中汤之类。太阳病发汗后亦可致脾虚气滞腹满，其腹满以食后及午后为甚，得矢气则减，伴神疲乏力、纳差、口不渴、心不烦、脉多沉缓或弦缓，舌苔白微腻，治当健脾行滞，宽中除满，方用厚朴生姜半夏甘草人参汤。若腹满按之不痛，伴心烦、卧起不安、舌红苔黄、脉数有力者，是邪热留扰胸膈，气滞于腹的栀子厚朴汤证（79条）。《金匮要略·腹满寒疝宿食病》篇曰"病者腹满，按之不痛为虚，痛者为实"；"腹满时减，复如故，此为寒，当以温药"；"腹满不减，减不足言，当须下之"。

【现代研究及临床应用】

调胃承气汤方包含蒽醌类、黄酮类、二苯乙烯苷类等成分，黄酮类在心血管系统、消化系统、免疫调节等方面具有显著药理作用；二苯乙烯苷类化合物的药理作用则主要体现在心血管系统、保肝等方面。

中国药房，2016，27（31）：4446-4448

调胃承气汤原为治疗阳明腑实轻证而设，其病因病机为燥热结实，胃气不和，故凡由此而引起的便秘、下利、呕吐、腹痛、腹胀、蛔厥、热厥、消渴、咳嗽、黄疸、不寐等，均可用本方加味治疗。现代临床则广泛用其治疗急性胰腺炎、单纯性肠梗阻、粘连性肠梗阻、蛔虫性肠梗阻、急性痢疾、急性阑尾炎、肺炎、妊娠黄疸、高热、糖尿病等疾病而符合本证病机者。

【医案选录】

严某，男，50岁，搬运工人。患者3天前于中午饮酒饱食后，胃脘胀闷不舒，继之呃呃连声，不能自制。经多方医治无效。现闻其呃声接连不断，甚是痛苦。询知3日来未大便，脘腹胀满，口渴心烦。舌苔黄厚，脉象滑数。处方：大黄、芒硝各15g，甘草6g，加入开水500mL，盖严浸泡30分钟后滤出，1次服完。服后泄下大便甚多，臭秽异常，呃逆自止，脘腹胀满等症亦消。

新中医，1993，25（3）：45

2. 痞满实证（小承气汤证）

【原文】

陽明病，其人多汗，以津液外出，胃中燥，大便必鞭，鞭則讝語，小承氣湯主之。若一服讝語止者，更莫復服。（213）

大黃四兩　　　厚朴二兩　炙　去皮　　　枳實三枚大者　炙

上三味，以水四升，煮取一升二合，去滓，分温二服。初服汤当更衣，不爾者盡飲之。若更衣者，勿服之。

【提要】辨阳明病多汗伤津致胃肠干燥成实的证治。

【解析】本条阐明了汗多、津伤、胃燥、便硬和谵语之间的因果关系。阳明病里热炽盛，迫津外泄，故"其人多汗"。汗乃胃中水谷之津气所化生，汗多必伤胃津而致胃肠干燥，汗多又促进邪热化燥，胃肠津亏失于濡润而传导不利，燥热与糟粕相结成实，则"大便必硬"。腑气不通，浊热上扰心神则谵语。可见"多汗是胃燥之因，便硬是谵语之根"（柯琴《伤寒来苏集》）；"谵语由便硬，便硬由胃燥，胃燥由汗出津少，层层相因，病情显著"（徐灵胎《伤寒论类方》）。治疗以小承气汤泄热通便，消滞除满。方中大黄苦寒，泄热祛实，推陈致新为君；臣以厚朴苦辛温行气除满，枳实苦寒破气消痞，合为泄热通便，消痞除满之剂。本方即大承气汤去芒硝，减少枳实、厚朴用量而成，其攻下之力较大承气汤为缓，故有"缓下剂"之称。大便畅利，腑气得通，浊热得泻，则谵语等症自除。若服药后大便通利，谵语得止者，则应停服，以免过剂伤正。

【辨治要点】大便硬，潮热或发热微烦，腹大满，脉滑而疾。

【原文】

陽明病，讝語，發潮熱①，脉滑而疾②者，小承氣湯主之。因與承氣湯一升，腹中轉氣③者，更服一升；若不轉氣者，勿更與之。明日又不大便，脉反微澀④者，裏虛也，為難治，不可更與承氣湯也。（214）

【词解】

①发潮热：形容发热如潮水涨退有定时。阳明经气旺于日晡（申时），此时邪正交争剧烈，故发热加重，又称日晡潮热。

②脉滑而疾：脉象圆滑流利，搏动很快。

③转气：即转矢气，指肠腑有气从肛门排出，俗称放屁；或指腹中鸣。

④脉反微涩：脉象微而无力，往来艰涩不利。与"脉滑而疾"相对而言，故曰"反"。

【提要】论阳明腑实轻证的证治及禁例。

【解析】本条对于阳明腑实轻、重证有疑似或兼有正虚迹象时，采用先服小承气汤试探法，然后根据服药后的反应情况，决定是否再用小承气汤；不可再用者，亦从反面提示了小承气汤的禁忌证。这种给药观察的方法，既可保证用药安全，防止伤正而加重病情，又能协助明确诊断，以调整治疗方案，反映了张仲景临床辨证论治之严谨态度，具有重要的启发意义。阳明病见谵语，发潮热，脉滑，为里热炽盛，腑实已成，似可投大承气汤而用小承气汤者，关键在于"疾脉"。见疾脉者，说明燥结里实未甚，非属脉沉实有力，手足濈然汗出，痞满燥坚实俱备的大承气汤证；或为阳亢无制，真阴垂绝之候；或为邪实兼有正虚之象。如周禹载曾强调指出："其所以然者，正疑其人痰结见滑，得热变疾，胃气早虚者有之，故一见滑疾，便有微涩之虑，此所以一试再试而不敢攻也"（《伤寒论三注》）。本条所述的阳明腑实轻证较213条所论略重，故用小承气汤不按常法服六合，而是加服至一升。服小承气汤一升后，大约有三种不同反应：一是出现"腹中转气者"，说明肠中燥屎被药力推动，气机得以运转，浊气得以下趋，可更服小承气汤一升，以泻下燥屎；二是腹中"不转气者"，为邪热初入阳明，尚未结实，肠中无燥屎阻结，浊热之气不甚，或大便初硬后溏，则不可再服小承气汤；三是服药后大便虽通，但"明日又不大便"，脉由滑疾变为"微涩"，乃气虚血少，邪实正虚之象，攻之伤正，补虚恋邪，攻补两难，故曰"难治"，不可单纯再用承气汤一类攻下之剂。对此证当采用攻补兼施之法，可据证选用黄龙汤或新加黄龙汤。

【原文】

太陽病，若吐、若下、若發汗後，微煩，小便數，大便因鞕者，與小承氣湯和之愈。（250）

【提要】 太阳病误治伤津致热结成实的证治。

【解析】 太阳病若汗不如法，或误用吐下津液耗伤，邪气由表入里，化热化燥而病转属阳明。胃热亢盛，迫津偏渗膀胱则小便频数。本已伤津，又加之津液偏渗膀胱而肠道失于濡润，则燥实内结而大便硬。大便硬结不通，腑气壅闭，浊热上扰神明则心烦。本证微烦、便硬，说明燥结尚轻，故仅用小承气汤泄热通便，使胃肠气机下行，腑气得以调和通畅则病愈。

【原文】

下利讝語者，有燥屎也，宜小承氣湯。（374）

【提要】 燥实内阻热结旁流下利的证治。

【解析】 下利有虚实寒热之分。本证之下利与谵语并见，且原文明确指出"有燥屎也，宜小承气汤"，说明其下利的本质为阳明热实，燥屎内结。由于燥结里实，邪热逼迫津液从结滞于肠内之燥粪块的缝隙而下则见下利。明·吴又可《温疫论》中将此种下利概括为"热结旁流"。本证之下利特点是：所下之物为清稀的黄色或黑色粪水，不夹渣滓，量不多，其气臭秽难闻，伴腹部满痛、谵语、潮热、舌苔黄燥、脉沉实等症。治当以通因通用之法，方用小承气汤通便泄热，导滞破结，使燥热结滞去则下利谵语自止。若病重而势急，也可用大承气汤治之，可参照321条"少阴病，自利清水，色纯青，心下必痛，口干燥者，可下之，宜大承气汤"理解。

以上四条，集中讨论了小承气汤证的因机证治。此外，尚有以下三条作参照分析：208条"若腹大满不通者，可与小承气汤微和胃气，勿令致大泄下"；209条"其后发热者，必大便硬而少也，以小承气汤和之"；251条"得病二三日，脉微，无太阳、柴胡证，烦躁，心下硬，至四五日，虽能食，以小承气汤少少与，微和之，令小安……"

综上所述，小承气汤证的病机为津伤胃肠燥结成实，腑气壅滞，燥坚不著，痞满较甚；主证为潮热（轻），微烦，或见谵语，腹大满不通而拒按，大便秘结或下利清稀臭秽，舌红苔黄而燥，脉滑而疾；治法为泄热通便，消滞除满；方剂用小承气汤。

【现代研究及临床应用】

现代药理实验证明小承气汤具有以下药理作用：①抗菌；②保肝；③降低血管通透性；④改善胃肠功能，提高呼吸能和生存率。

中国医药指南，2008（15）：136-137

现代临床则多用于治疗粘连性、麻痹性、蛔虫性及手术后肠梗阻，急性阑尾炎，急性胰腺炎，溃疡病穿孔，慢性胃扭转，小儿胆道蛔虫症，腹部手术后的调治，急性痢疾，胆道感染，急性肾功能衰竭等病而具本方证病机者。

【医案选录】

患者某男，30岁。病心下胀满剧痛近一天，大便正常，小便色赤，脉大而实，舌苔黄燥。原由实热内积，气滞不行，故心下胀满剧痛。由于气滞重于积滞，所以大便尚正常。药用厚朴25g，枳实15g，大黄10g，一剂。煎服药液一半，而心下满痛消除。

《经方临证录》，陕西科学技术出版社，1996：71

3.痞满燥坚实证（大承气汤证）

【原文】

傷寒，若吐、若下後，不解，不大便五六日，上至十餘日，日晡所①發潮熱，不惡寒，獨語如見鬼狀②。若劇者，發則不識人，循衣摸牀③，惕而不安，微喘直視，脉弦者生，濇者死。微者，但發讝語者，大承氣湯主之。若一服利，則止後服。（212）

大黃四兩 酒洗　　厚實半斤 炙 去皮　枳實五枚 炙　　　芒消三合

上四味，以水一斗，先煑二物，取五升，去滓，内大黃，更煑取二升，去滓，内芒消，更上微火一兩沸。分溫再服。得下，餘勿服。

【词解】

①日晡所：晡，《玉篇》谓"申时也"。日晡，是古人按照人类昼夜活动规律和日出日落记时的时辰之一，即申时，午后15～17时。所，此处表示"……时候""……时间左右"。日晡所，即日晡时。

②独语如见鬼状：独自妄言妄语，若有所见。

③循衣摸床：同捻衣摸床，指患者神识不清时，两手不自觉地反复摸弄衣被床帐，是意识障碍的表现，多见于热病的危重阶段。

【提要】论阳明腑实重证的辨治及凭脉以判断预后。

【解析】据文意可分作三段理解：自条首至"独语如见鬼状"为第一段，论述阳明腑实重证的形成原因及临床表现。伤寒表证，误用吐法或下法之后，津液大伤，表邪入里内传阳明，邪气化热化燥，热结成实，则见五六日甚至十余日不大便。多日不大便，说明燥结里实较重，必伴腹满硬痛拒按，文中未言，属省文。240条"日晡所发热者，属阳明也。"本条"日晡所发潮热"，是随阳明经气当旺之时发热定时增高。"不恶寒"者，说明表证已罢，里热亢盛而充斥内外。肠中燥屎结滞，腑气不通，浊热上扰，心神逆乱，则见独自妄言妄语，若有所见，其声音高亢，或有惊叫呼喊。此时燥结里实已甚，用大承气汤峻下，其病可愈。

"若剧者"至"涩者死"为第二段，指出上证失治而使病情进一步恶化及据脉辨预后。"若剧者"，是指上证当下而未下，坐失良机，邪盛正衰的危重证候。热极津竭，心神无所主持，则在神识不清目不识人时，又见循衣摸床、撮空理线等一些不自觉的动作。微喘，是呼吸急促而表浅，由于燥结里实，腑气不通，肺失清肃而气机上逆所致。直视，指目瞪而转动不灵活，是肝肾精血亏耗，目系失养所致，属动风见症之一。判断此危候预后良恶的关键在于津液的存亡。本条以脉为辨，若脉弦长者，为阴液未至全竭，胃气尚存，还有一线生机，故曰"生"；若脉短涩者，是阴液已竭，胃气已亡，攻补两难，预后险恶，故曰"死"。此种邪盛正虚之危重证候，大承气汤单纯攻邪而必伤正气，固非所宜。但亦不能坐以待毙，当采用扶正祛邪、攻补兼施之法，以挽垂危，可选用《伤寒六书》的黄龙汤或《温病条辨》的新加黄龙汤、增液承气汤等方剂。

"微者"至条文末尾为第三段，是遥承第一段重申大承气汤证，又紧接第二段文义，与"剧者"相对举，说明病不增剧，病情较轻者，仅见发潮热、谵语、不大便、腹满硬痛等腑实内结之证，是津伤而未竭，可用大承气汤攻下实热燥结。但仍应审慎从事，若服一次药而大便通利，则当停服，以免过剂伤正而生他变。

大承气汤以大黄苦寒泄热祛实，荡涤胃肠；芒硝咸寒软坚润燥，通利大便；枳实、厚朴辛散消痞除满，四物相合，共奏竣下之功。方中厚朴用量是大黄的二倍，目的在于加强行气泄满消痞之力；大黄后下是增强泻下通便之功。本方量大力猛，作用快速，能承顺胃气输转下行，故名大承气汤。

本条采用"剧者"与"微者"对举的写作笔法，示人以"见微知著"之意，临证须知当微时失治或误治，"剧者"必接踵而至。

【原文】

陽明病，讝語，有潮熱，反不能食者，胃中[①]**必有燥屎五六枚**[②]**也。若能食者，但鞕耳。宜大承氣湯下之。**（215）

【词解】

①胃中：胃赅肠而言。此处胃中实为肠中之意。

②五六枚：约略之辞。

【提要】 据能食与否辨阳明腑实燥结的轻重与治法。

【解析】"宜大承气汤下之"应接在"胃中必有燥屎五六枚也"句下，属倒装文法。谵语、潮热，是阳明腑实已成的标志。但燥结的轻重程度如何？除209条以服小承气汤试探外，本条又提出根据患者的进食情况加以判断。一般而言，胃热当消谷善饥而能食，今虽有胃热而不能进食，故曰"反"。是因胃肠热结里实，肠中燥屎阻滞，腑气不通，胃气壅塞而受纳无权之故。并以此推测肠中"必有燥屎五六枚也"。此属燥结深重之候，宜用大承气汤峻下之。"若能食者"，反映了大便尚未至燥坚的程度，故言其"但硬耳"，说明燥结轻浅，气机阻滞不甚，胃肠尚有通降之机。因其证情较轻，参照214、251条分析，用小承气汤轻下即可。

【鉴别】

本条"能食"与"不能食"，是以谵语、潮热、腹满痛、不大便等阳明腑实见证为前提的，与190条"阳明病，若能食，名中风；不能食，名中寒"大相径庭，应注意分辨。否则，虚作实治，则变证立见，如194条曰："阳明病，不能食，攻其热必哕。所以然者，胃中虚冷故也；以其人本虚，攻其热必哕。"

【原文】

汗出，讝語者，以有燥屎在胃中，此為風[①]**也。須下者，過經**[②]**乃可下之。**

下之若早，語言必亂，以表虛裏實故也。下之愈，宜大承氣湯。（217）

【词解】

①风：指感受风邪之表证，或指太阳中风证。

②过经：病邪由一经传入另一经，而原来的病证已罢，仅见所传入之经的证候者，谓之过经。此处指太阳病转阳明，而太阳表证已罢，即病已过太阳经。

【提要】论表里同病，先汗后下的治法。

【解析】"下之愈，宜大承气汤"应接在"过经乃可下之"句后，为倒装文法。"汗出，谵语"，分别代表表证和里证，各自的伴随症状皆省略。"以有燥屎在胃中，此为风也"，是对里实、表虚（与表实无汗相对而言，并非虚证）之病机概括。从"此为风也"与"过经乃可下之"可知，本条原为太阳中风表虚与阳明热结里实并见之证。汗出，是风邪在表不解，当见发热、恶风寒、头痛等症；谵语，是燥屎阻结在肠，胃肠浊热上扰神明所致，当见腹满痛而拒按、不大便等症。此里证尚不甚急重，可按表里同病的一般原则，先解表后攻里，故原文强调"须下者，过经乃可下之"，宜用大承气汤下之以泄热祛实。若在表未解时便早用攻下，则致表邪入里，化热化燥，使胃热肠燥益甚，而见神识昏迷、语言错乱等症。这是从正、反两个方面阐述表解后方可攻下之理，以警示医者临证注意。

【原文】

二陽併病，太陽證罷，但發潮熱，手足漐漐汗出，大便難而讝語者，下之則愈，宜大承氣湯。（220）

【提要】二阳并病转属阳明腑实的证治。

【解析】太阳病未罢，阳明证候又起者，谓之二阳并病。对于二阳并病的治疗，当据二者孰轻孰重区别对待：如偏于表证，可小发其汗，参见48条；若表证、里证均著，可表里双解；若太阳证罢，病邪悉入于里，出现潮热、谵语、手足漐漐汗出、大便难等症，为热结阳明，燥结成实之证，可用大承气汤攻下实热，荡涤燥结。本条所述即为后者。其中"手足漐漐汗出"是辨证的关键。阳明主四肢，一般而言，阳明经证津伤不甚，多为全身性大汗出，而阳明腑实重证胃肠干燥，津液耗竭，无津供全身汗出，仅见"手足漐漐汗出"。

【原文】

陽明病，下之，心中懊憹而煩，胃中有燥屎者，可攻。腹微滿，初頭鞕，後必溏，不可攻之。若有燥屎者，宜大承氣湯。（238）

【提要】辨阳明病下后可攻与不可攻的证治。

【解析】"若有燥屎者，宜大承气汤"为倒装文法，应接在"可攻"之后。阳明腑实证有一下而愈者；有下后燥结里实未尽去而仍需攻下者；亦有攻下太过或病轻药重而变为他证者。今下后见"心中懊侬而烦"，结合"胃中有燥屎者，可攻"分析，为下后余热未尽，复与肠中糟粕结为燥屎，浊热上扰心神所致。此证尚应有腹满硬痛或绕脐痛而拒按、不大便、潮热、谵语、苔黄燥、脉沉有力等症。故宜用大承气汤攻下。"宜用"含斟酌之意，临证时该证用苦寒攻下之法不能变，而攻下之方当据证酌情选用，不可仅局限于大承气汤一方。若下后见腹微满、大便初硬后溏者，为下后燥屎虽去，无形邪热未尽，热壅气滞，兼有脾虚之证，故原文指出"不可攻之"。文中未出方药，据证可用栀子厚朴汤加人参等益气健脾之品治之。

【鉴别】

阳明病下后见"心中懊侬"，其病机有燥屎阻结浊热上扰心神和余热留扰胸膈之不同，治疗则有攻下（238条）与清宣（228条）之异。如228条"阳明病下之，其外有热，手足温，不结胸，心中懊侬，饥不能食，但头汗出者，栀子豉汤主之。"为阳明病下后有形之实滞已去，而无形之邪热未尽，留扰胸膈，以心中懊侬为主症，其肠中无燥屎结滞，胸中亦无痰水与热相结，无胸胁或脘腹硬满疼痛、不大便等症，故治以栀子豉汤清宣郁热。

【原文】

病人不大便五六日，绕脐痛，烦躁，发作有时者，此有燥屎，故使不大便也。（239）

【提要】辨阳明腑实燥屎内结证。

【解析】"患者不大便五六日"，是邪热犯及阳明，但是否为燥屎内结，尚需结合其他证候仔细辨析。脐周皆为肠管。不大便五六日而绕脐痛、烦躁，则知为肠胃干燥，邪热与糟粕相结成燥屎阻塞肠道，腑气不通，邪热上扰心神所致。又因燥屎内结不得下行，肠中浊热之气时而攻冲，故绕脐痛、烦躁随之而发作有时，或呈阵发性加剧。至此，燥屎已成确实无疑，故原文指出"此有燥屎，故使不大便也"。联系238条，宜用大承气汤攻下。

【原文】

大下后，六七日不大便，烦不解，腹满痛者，此有燥屎也。所以然者，本有宿食①故也，宜大承气汤。（241）

【词解】

①宿食：食物经宿不消，停积于胃肠。

【提要】辨阳明病下后燥屎复结的证治。

【解析】阳明腑证经攻下之后，若大便通畅、腹无满痛、脉静身凉，是为病愈。今大下后又六七天不大便，并伴见心烦不解、腹满痛等症，是下后邪热未尽，津液未复，胃肠功能尚未健旺，复因饮食不节或调护不当，则数日所进之食物滞留肠腑而变为宿食，未尽之邪热与宿食相合，遂成燥屎复结之证。"所以然者，本有宿食故也"，是对燥屎复结原因之自释。此证虽见于攻下之后，但燥屎复结，确为阳明腑实之证，又无正虚之兆，故不必拘泥于前已攻下，仍可再用下法治之，以大承气汤下其燥屎，通腑泄热。若证情轻缓，亦可据证选用小承气汤或调胃承气汤。

【鉴别】

综观《伤寒论》全书，张仲景论阳明病下后有如下几种情况：一是下后余热留扰胸膈证，用栀子豉汤清宣郁热（228条）；二是下后谵语、下利，"此为内实"者，用调胃承气汤（105条）；三是下后大便复硬而少者，用小承气汤（209条）；四是下后燥屎复结者，用大承气汤（238、239、241 条）。可见，同为阳明病下后，但证候变化多端（与下前之证候轻重、所用药力大小、病者体质状况等多种因素有关），宜清、宜下以及用何方而下，均以证候为根据。仲景辨证如此精细，意在示人临证当灵活变通，不可拘泥。

【原文】

病人小便不利，大便乍①難乍易，時有微熱，喘冒②不能臥者，有燥屎也，宜大承氣湯。（242）

【词解】

①乍：忽然。

②喘冒：即气喘而头昏目眩。

【提要】指出燥屎内结而喘冒不能卧者可用攻下。

【解析】阳明腑实证的二便表现约有三种情况：一般是"小便利者，大便当硬"；二是津伤热结，二便皆不通利；三是本条所述的"小便不利，大便乍难乍易"。由于燥屎内结，腑气不通，故大便乍难，即大便有时硬结而难以排出；又因小便不利，部分津液尚能还于肠中，部分燥屎得以稍润，则大便乍易。因燥屎内结，邪热深伏于里，难以向外透发，故在外"时有微热"；肠腑燥结，腑气不通，浊热上犯于肺，肺气肃降失司而上逆则喘；浊热上干清窍则头昏目眩；因喘冒俱甚而不得安卧。仅见小便不利、大便乍难乍易、时有微热，尚不能确定燥屎已成，若再结合喘冒不能卧，即可肯定，故"喘冒不能卧"为辨别燥屎已成之关键。诸症合参，本证之病机实质为燥屎内结，腑气不通，故宜用大承气汤攻下。

【医案选录】

赵某，男，50 岁，平素体健，偶然感到胸腹满闷，食后尤甚，一二日后病情逐渐加重，继则喘息，抬肩不能卧，腹部胀满、拒按，三日未解大便，身热，口渴能饮，小便短赤，汗出，脉象实大而数，苔黄厚腻，拟以大承气汤，大黄 12g，厚朴 12g，枳实 12g，芒硝 10g，加瓜蒌 15g，服 1 剂。泻下粪便颇多，喘息随之而愈。

《经方发挥》，人民卫生出版社，2009：95

【原文】

傷寒六七日，目中不了了①，睛不和②，無表裏證③，大便難，身微熱者，此為實也。急下之，宜大承氣湯。（252）

【词解】

①目中不了了：了了，清清楚楚之意。目中不了了，即视物不清。

②睛不和：指眼球转动不灵活。

③无表里证：表里，此处作偏义复词，意偏于表。无表里证，实指无表证。

【提要】伤寒目中不了了、睛不和，治当急下存阴。

【解析】外感病六七日，表证已罢，病邪入里而成阳明腑实之证，虽未言潮热、谵语、腹满硬痛，仅见大便难、身微热，病情似乎不甚急重，却用大承气汤急下，关键在于出现了"目中不了了，睛不和"之症。瞳仁为肾所主，肝开窍于目。《灵枢·大惑论》云："五脏六腑之精气，皆上注于目而为之精。精之窠为眼，骨之精为瞳子……上属于

脑……目者，五脏六腑之精也，营卫魂魄之所常营也，神气之所生也。"《灵枢·五癃津
液别》说："五脏六腑之津液尽上渗于目。"叶天士曰："热邪不燥胃津，必耗肾液。"由
此可见，本证出现目中不了了、睛不和，是阳明病燥热极盛，燔灼脏腑精气，尤以胃津
肾液肝血耗伤严重之征，且有动风之兆，属燥热亢极，真阴欲竭之危重证候。故急用大
承气汤荡涤燥热里实，釜底抽薪，以保存欲竭之阴津。

【医案选录】

予尝诊江阴街肉庄吴姓妇人，病起已六七日，壮热，头汗出，脉大，便闭，七日未
行，身不发黄，胸不结，腹不胀满，惟满头剧痛，不言语，眼胀，瞳神不能瞬，人过其
前，亦不能辨，证颇危重。余曰："目中不了了，睛不和。燥热上冲，此阳明篇三急下
证之第一证也。不速治，行见其脑膜爆裂。病不可为矣。"于是，遂书大承气汤方与之。
大黄四钱，枳实三钱，川朴一钱，芒硝三钱。并嘱其家人速煎服之。竟一剂而愈。

《经方实验录》，学苑出版社，2008：65-66

【原文】

陽明病，發熱汗多者，急下之，宜大承氣湯。(253)

【提要】阳明腑实，发热汗多者，治当急下存阴。

【解析】发热、汗多，是阳明经证和腑证的共有症状，本条以大承气汤急下，显非
阳明经证，而应具腹满疼痛拒按、不大便等症。阳明经证多为大热、大汗，腑实证多
为潮热、手足濈然汗出。本条所论阳明病发热、汗多而急下，说明是邪热炽盛，充斥内
外，燥结里实，津液将竭之证。由于里热蒸腾，迫津外泄则多汗，汗多津伤则易致大便
燥结，诚如213条所云："阳明病，其人多汗，以津液外出，胃中燥，大便必硬"。大便
燥结不通，里热愈炽，又使汗出更多，从而形成热盛汗多—便硬、热更炽—汗更多的恶
性病理循环，则阴津有耗竭之势，故宜以大承气汤急下存阴。

【原文】

發汗不解，腹滿痛者，急下之，宜大承氣湯。(254)

【提要】发汗后成阳明腑实重证，治当急下存阴。

【解析】发汗后病不解，出现腹满痛而应急下之，说明病为太阳病发汗不当伤耗津
液，邪从燥化而转属阳明内实，或为阳明经证误用汗法，津伤热炽而燥结成实；与"大
下后，六七日不大便，烦不解，腹满痛者"（241条）、"伤寒若吐若下后，不解，不大
便五六日，上至十余日，日晡所发潮热，不恶寒，独语如见鬼状……"（213条）相比，
本证发汗后即见腹满痛等症，可见其津伤特甚，邪热炽盛，燥结里实较重，发展传变迅
速，病势急迫，故当急早攻下，以泻下燥热结实而保存阴津。本条的审证关键在于"腹
满痛"，文中虽未详论其腹满痛若何，但以方测之，必是腹满硬痛拒按，伴不大便、身
热、谵语、舌红苔黄燥或焦黄。

252、253、254条辨阳明三急下证，叙证不同，但皆具燥热亢极，阴津欲竭之特点。
欲挽将竭之阴津，必须釜底抽薪，急用峻下之法，直折燥热之锐势，才能达急下存阴之
目的。三条中除252条属危重证之外，后两条似不甚急重，但热盛燥结里实速耗津液之
势已经显露，故当急下。若此之时，因循等待痞满燥坚实俱全才考虑用下法，或犹豫徘

徊而不敢急下，都会坐失良机，使燥热燔灼，燎原莫制，真阴竭尽，病必不治。因此，这几条亦体现了张仲景"治未病"、防微杜渐的治疗学思想。

【原文】

腹满不减，减不足言，当下之，宜大承氣湯。(255)

【提要】辨阳明腑实证腹满的特征与治疗。

【解析】腹满一症，通常有虚寒与实热之分。虚寒性腹满，多由脾虚不运而寒凝气滞，里阳时通时闭，其满常有减轻的时候，且喜温喜按，伴便溏、不发热、苔白、脉虚；实热性腹满，多由燥屎等有形之邪阻结，气滞不通而成，其满常呈持续性而无明显减轻之时，且按之则痛或痛剧，伴不大便、发热、苔黄燥、脉实有力。《金匮要略·腹满寒疝宿食病》篇对此做了明确的辨析，指出"腹满时减，复如故，此为寒，当与温药"；"病者腹满，按之不痛为虚，痛者为实，可下之，舌黄未下者，下之黄自去。"本条"腹满不减，减不足言"，提示腹满特甚，持续不减，即使有所减轻，但微不足道，因阳明腑实，腑气壅滞不通之故。此为阳明腑实证腹满的特征，广而言之，凡实热证腹满，不论外感、内伤所致，均具有此特征。本条既从腹满辨其为阳明腑实，言"当下之，宜大承气汤"，则腹痛拒按、不大便、潮热、心烦、舌苔黄厚干燥、脉沉实有力等症当并见，是症以方略，属省文。

【原文】

陽明少陽合病，必下利，其脉不負者，為順也。負者，失也^①。互相剋賊，名為負也。脉滑而數者，有宿食也，當下之，宜大承氣湯。(256)

【词解】

①其脉不负者，为顺也。负者，失也：这是根据五行生克制化学说，综合脉症来辨析疾病的顺逆。如就少阳阳明合病下利而言，少阳属木，阳明属土，此时若见实大滑数之脉，为脉不负，脉症相合，说明木未乘土，其病为顺；若见胃土之气不足，受少阳胆木所克贼，其病为逆。

【提要】辨阳明少阳合病下利的证候顺逆与治法。

【解析】阳明胃属土、主燥，少阳胆属木、主火。脾与胃相表里，肝与胆相表里。属木、土之脏腑，具有生理相克、病理相乘的关系。本条从五行学说的生克制化角度出发，以脉象为依据推断阳明少阳合病下利的顺逆。脉象若实大滑数，是阳明偏胜，土不受木乘，脉症相合，则为不负，属顺证，预后良好；若见弦脉，是少阳偏胜，木横乘土，脉症不合，则为负、为失，属逆证，预后不良。"脉滑而数者，有宿食也"是遥承"其脉不负，为顺也"而来，即阳明少阳合病下利，是燥热与宿食结滞肠道，热结旁流之故。其下利量少而不爽，秽臭灼肛，伴腹满疼痛拒按、发热、苔黄燥等症。治"当下之，宜大承气汤"，属通因通用之法。

《伤寒论》中合病下利除本条外，尚有 32 条太阳与阳明合病的表邪内迫大肠之下利，用葛根汤解表止利；172 条太阳与少阳合病的少阳邪热内迫于肠之下利，用黄芩汤清热止利。三者的病因病机、主病、兼症及治疗各不相同，临证当注意辨别。

以上十三条原文，从辨热型、神志、汗出、腹征、有无燥屎、脉象等方面论述了大承气汤证的因、机、证、治，当相互参照理解。

【辨治要点】潮热，谵语，大便秘结，腹部胀满疼痛拒按、持续不减，绕脐痛，手足漐漐汗出，脉沉实有力。重者不识人，循衣摸床，惕而不安，微喘直视。

【鉴别】

大、小、调胃三承气汤均为苦寒泻下之剂，是为阳明腑实证而设。其主治证候的病机皆为燥热内结，腑气不通，都以腹满疼痛、不大便、舌苔黄、脉实有力等为主症，但其燥结腑实程度有轻重之异，证情有缓急之分，制方有大小之别。调胃承气汤不用行气的枳实、厚朴，而芒硝在三方中用量最大，又配以甘缓的甘草，为和下剂，主治阳明腑实轻证燥实甚、痞满轻者，重在泄热和胃，软坚润燥；小承气汤以大黄通便，配以行气的枳实、厚朴，而厚朴的用量仅为大承气汤的 1/4，且不用芒硝，为缓下剂，主治阳明腑实轻证痞满为主、燥坚不甚者，重在消痞除满；大承气汤大黄后下，且配芒硝软坚润燥，通便泄热之力更强，又用枳实五枚、厚朴八两行气破结，药味多且用量大而力猛，为峻下剂，适用于痞满燥坚实俱甚的阳明腑实重证。燥结里实证候由轻到重依次为调胃承气汤证、小承气汤证、大承气汤证；攻下之力由小到大依次为调胃承气汤、小承气汤、大承气汤。根据原文，将三承气汤证治异同列表鉴别如下（表 2-2）。

表 2-2　三承气汤证鉴别表

			调胃承气汤证	小承气汤证	大承气汤证
相同点		主症	发热，汗自出，不恶寒反恶热，心烦，腹满痛拒按，不大便，舌红苔黄，脉实		
		病机	阳明里实，燥热与糟粕相结，气机阻滞，腑气不通		
		治法	攻下泄热通便		
		用药	大黄		
不同点	主症	热型	蒸蒸发热	潮热（轻）	潮热（重）
		出汗	汗出	汗多	手足漐然汗出或发热汗多
		神态	心烦	心烦，谵语	心烦不解，谵语甚，或独语，甚则喘冒不得卧，神昏而谵语不止，或目中不了了，睛不和，或循衣摸床，惕而不安
		腹征	腹满较轻	腹胀满较重	腹胀满硬痛，或绕脐痛，腹满不减，减不足言
		二便	不大便	小便数，大便硬结，或热结旁流而下利	小便利，大便硬结不通，或小便不利，大便乍难乍易，或热结旁流而下利
		舌象	舌苔黄燥	舌苔黄厚	舌苔老黄或焦黄或焦燥起刺
		脉象	滑数	滑而疾	沉实或沉迟有力
	病机		燥热初结，胃气不和，燥实甚痞满轻	燥屎初结于肠，腑气壅滞，痞满甚燥坚轻	实热深伏，燥屎阻结于肠，腑气壅闭，痞满燥坚实俱甚，有速耗津液之势
	治法		泄热和胃软坚润燥	泄热通便破滞除满	攻下实热荡涤燥结
	下法特点		和下	缓下	峻下

续表

		调胃承气汤证	小承气汤证	大承气汤证
不同点	药物及用量 大黄	四两	四两	四两
	厚朴		二两	八两
	枳实		三枚	五枚
	芒硝	半升		三合
	炙甘草	二两		
	煎法	先煎大黄、甘草，去滓，纳芒硝微沸	三味药同煎	先煮厚朴、枳实，去滓，纳大黄，再煮去滓，纳芒硝，微沸
	服法	顿服或少少与饮之	分二次服	分二次服
	服药后注意		初服汤当更衣不尔者尽饮之。若更衣者勿服之	得下，余勿服

【现代研究及临床应用】

现代药理研究证明，大承气汤方除了具有泻下、抗菌、抗内毒素、降低炎性细胞因子、解热作用和解毒作用外，还对胃肠功能、免疫功能以及消化系统功能有显著的影响，对脑、肺等重要脏器具有明显的保护作用。

中国民族民间医药，2017，26（21）：70-72

现代临床则广泛用于乙型脑炎、急性肝炎、重症肝炎、肝昏迷、流行性出血热、伤寒及副伤寒、破伤风、不明原因的高热、多种类型的肠梗阻、急性胰腺炎、急性胆囊炎、胆石症、胃柿石症、呼吸窘迫综合征、哮喘、肺心病、肾功能衰竭、脑出血、脑血栓形成、精神分裂症等病而符合本方证病机者。

山西中医，2000，16（6）：52-53

【医案选录】

王某，女，29岁。每年好发于冬春季节已7年。1993年1月27日又胸闷气喘，不能平卧，痰少稠黄，烦热口渴，大便6天未行，欲解时气急更甚，苔黄厚腻，脉滑数。双肺布满哮鸣音，已在西医内科急诊静滴抗生素、氨茶碱、激素2日，未见好转，由家属陪同来我科治疗。中医辨证为痰热壅肺，移热于大肠，致腑气壅滞不通。法当通腑泻肺，清热化痰：大黄（后入）、银翘各15g，芒硝（冲）、枳实、厚朴、前胡、杏仁、陈皮各10g，甘草6g。水煎，昼夜分服2次。配合吸氧、抗生素等西药。1剂服后大便通，胸闷气喘大减，能平卧休息。待3剂服完，症状明显好转。

上海中医药杂志，1996（4）：37

4.脾约证（麻子仁丸证）

【原文】

趺陽脉[①]浮而澀，浮則胃氣强，澀則小便數，浮澀相搏，大便則鞕，其脾為約，麻子仁丸主之。（247）

麻子仁二升　　　　芍藥半斤　　　　枳實半斤 炙　　　大黄一斤 去皮
厚朴一尺 炙 去皮　杏仁一升 去皮尖 熬 別作脂

上六味，蜜和丸如梧桐子大。飲服十丸，日三服，漸加，以知^②為度。

【词解】

①趺阳脉：即足背动脉，在冲阳穴处，属足阳明胃经。诊此处可候脾胃之气盛衰。

②知：愈也。《方言》卷三云："差、间、知，愈也。南楚病愈者谓之差，或谓之间，或谓之知。"

【提要】 辨脾约的病机和证治。

【解析】 本条以脉象论脾约证的病机。趺阳脉浮而涩：浮属阳，主胃中有热；涩为阴，脾属阴，主脾阴不足。"胃气强"是与脾阴不足相对而言，是一种病理性的亢奋状态，即胃热气盛之意。胃与脾相表里，脏腑之气相通，脾能为胃行其津液而灌溉四旁，使燥湿相济，以维持两者之阴阳平衡。今因胃热盛而脾阴弱，脾的转输功能被胃热所约束而使津液偏渗膀胱则小便数；热盛耗津，加之津液偏渗，大肠失于濡润而传导不利，故大便硬。"浮涩相搏"，即浮脉和涩脉所代表的胃中有热、脾阴不足这两种病理因素相互影响之意。

脾约证的主要临床表现为大便结硬，或数日不行，或便出不畅，所排出之粪便多干燥坚硬，甚至屎黑而干小如羊粪状，但无明显的腹满疼痛症状，即244条所言"不更衣十日，无所苦也"，小便频数，趺阳脉浮而涩，舌苔黄，而无身热、潮热、谵语、烦躁等症，故与诸承气汤证有别。本证的主要病机是胃热约束脾的转输功能，津液不布，肠燥便秘。治宜润肠泄热、缓通大便，方用麻子仁丸。

本方是小承气汤加麻子仁、杏仁、芍药、蜂蜜而成。麻子仁甘平质润多脂，能润肠滋燥，通利大便，用量最重，是为君药。杏仁润肺肃降，使气下行以助通便，又能润肠通便，芍药养阴和营，二者共为臣药。以上三药皆能滋润脾阴。佐以小承气汤（大黄、枳实、厚朴）泄热祛实，行气导滞。使以蜂蜜润燥滑肠。以蜜和丸，服用时渐加，以知为度，意在缓缓润下。全方以滋润滑肠药为主，以寒下、行气导滞药为辅，用蜜和丸，取其泻而不峻、润而不腻之义，共奏润肠泄热、缓通大便之功，故称润下法。

【辨治要点】 经常性大便干硬难下，小便频数，腹无所苦，趺阳脉浮而涩。

【现代研究及临床应用】

实验研究表明，麻仁丸对燥结便秘模型小鼠有润肠通便作用，能增强小鼠排便粒数、排便重量并软化大便。

中国民族民间医药，2016，25（3）：53-59

现代临床常用本方加减治疗不全性肠梗阻、蛔虫性肠梗阻、老年人便秘、产后便秘、习惯性便秘、老年人支气管哮喘、神经性尿频以及肛肠外科术后、痔疮、糖尿病所致之便秘等符合本证病机者。

【医案选录】

一豪子郭氏，得伤寒数日，身热头疼恶风，大便不通，脐腹膨胀，易数医，一医欲用大承气，一医欲用大柴胡，一医欲用蜜导。病家相知凡三五人，各主其说，纷然不定，最后请予至。问小便如何？病家云：小便频数。乃诊六脉，下及趺阳脉浮且涩。予曰：脾约证也。此属太阳阳明。仲景云：太阳阳明者，脾约也。仲景又曰：趺阳脉浮而涩，浮则胃气强，涩则小便数，浮涩相搏，大便则硬，其脾为约者，大承气、大柴胡恐不当。仲景法中，麻仁丸不可易也。主病亲戚尚尔纷纷。予曰：若不相信，恐别生他证，请辞，无庸召我。坐有一人，乃弟也，逡巡曰：诸君不须纷争，既有仲景证法相当，不同此说何据？某虽愚昧，请终其说，诸医若何，各请叙述。众医默默，纷争始定。予以麻仁丸百粒，分三服，食顷间尽，是夕大便通，中汗而解。

《许叔微医案集按》，华夏出版社，2012：168-169

【原文】

太陽病，寸緩關浮尺弱，其人發熱汗出，復惡寒，不嘔，但心下痞者，此以醫下之也。如其不下者，病人不惡寒而渴者，此轉屬陽明也。小便數者，大便必鞕，不更衣十日，無所苦也。渴欲飲水，少少與之，但以法救之。渴者，宜五苓散。（244）

【提要】论太阳病向阳明病转化过程中可能出现的三种情况。

【解析】本条内容重在辨证：一辨太阳中风证误下成痞与自然发展传入阳明的区别；二辨津亏肠燥便秘的脾约证与承气汤证的区别；三辨津伤胃燥口渴与停饮津不上承口渴的区别。其中"小便数者，大便必硬，不更衣十日，无所苦也"，是对脾约证二便关系及临床特征的概括，亦借此与承气汤证相鉴别。其余内容与脾约证无关，故不做详解。

5. 津竭便硬证

【原文】

陽明病，自汗出，若發汗，小便自利者，此為津液內竭，雖鞕不可攻之，當須自欲大便，宜蜜煎導[①]而通之；若土瓜根[②]及大豬膽汁，皆可為導。（233）

食蜜[③]七合

上一味，於銅器內，微火煎，當須凝如飴狀，攪之勿令焦著，欲可丸，併手捻作挺，令頭銳，大如指，長二寸許。當熱時急作，冷則鞕。以內穀道[④]中，以手急抱，欲大便時乃去之。疑非仲景意，已試甚良。

又大豬膽一枚，瀉汁，和少許法醋[⑤]，以灌穀道內，如一食頃[⑥]，當大便出宿食惡物，甚效。

【词解】

①导：有因势利导之意。将润滑类药物纳入肛门，引起排便的一种外治法谓之导法。

②土瓜根：原方已佚。土瓜又名王瓜。寇宗奭《本草衍义》说："王瓜其壳径寸，长二寸许，上微圆，下尖长，七八月熟，红赤色，壳中子如螳螂头者，今人又谓之赤雹子，其根即土瓜根也。"吴其濬《植物名实图考》亦名赤雹子。土瓜苦寒无毒，其根富于汁液，将其捣汁灌肠通便，方书多有记载。

③食蜜：即蜂蜜。甘平无毒，滋阴润燥，局部用药更有润滑作用。

④谷道：即肛门内直肠。

⑤法醋：按官府法定规格酿造的食用醋。

⑥一食顷：约吃一顿饭的时间。顷，少时，形容时间短。

【提要】论津竭便硬，欲解而大便不下的外治法。

【解析】阳明病里热亢盛迫津外泄则本自汗出，若再发其汗则津液更伤，加之小便自利使津液从下而泄，伤津途径众多使津液内竭，大肠失于濡润而致大便结硬干涩难下。此时虽云阳明病，但阳明邪热已解，无发热、汗出等燥热之症，而文中"自汗出，若发汗"，是指导致本证的成因，并非指目前仍有此症。诚如陆渊雷《伤寒论今释》所云："此证但肠燥便硬耳，非因胃家实也，大病恢复期中往往见。云阳明病者，盖追溯以往之病，非当前之证。"本证以局部症状为主，表现为肛门坠胀，便意频频而硬粪始终不能排出，是因硬粪结于大肠末端，邻近肛门，阻挡去路之故。此种便硬与承气汤证之热结燥实不大便的病机和结滞的部位不同，亦无潮热、谵语、腹满硬痛等症，故"虽硬不可攻之"，即虽有大便硬但不能用承气汤类苦寒攻下。须在病者"自欲大便"之时因势利导，用蜜煎或土瓜根汁或猪胆汁纳入或注入肛门内，以润燥滑肠，导下通便。燥结之硬粪得下，则诸症自除。土瓜根原方佚失，《肘后备急方》"治大便不通，采土瓜根捣汁，用唧筒射入肛门内，取通"，可供参考。

"当须自欲大便"，为施用导法之时机，即须待患者有便意而不能自行排出时，乘其势而利导之。"自欲大便"亦为本证的辨证要点。

蜜煎导法相当于现代之直肠栓剂或肛门坐药，土瓜根和猪胆汁导法则相当于保留灌肠法。据考证，此乃世界上导便法之先驱，早于西方医学 500 余年。

【辨治要点】大便硬结，自欲大便而难以排出。

【鉴别】

津竭便硬证与脾约证、承气汤证均有不大便之症，但其病机、主症、治法及方药各有不同，详见表 2-3。

表 2-3　津竭便硬证、承气汤证、脾约证证治鉴别表

证候名	津竭便硬证	承气汤证	脾约证
病机	津竭肠燥，大肠失于濡润，大便硬结迫近肛门	燥热与肠中糟粕结为燥屎，腑气不通	胃热约束脾之转输功能，以致津亏肠燥便秘
主症	自欲大便（便意频频），肛门坠胀，硬粪难以自行排出	潮热谵语，手足濈然汗出，腹满硬痛，大便秘结或下利，苔黄脉实	大便秘结，多日不大便腹无所苦，小便频数，趺阳脉浮而涩
治法	润燥滑肠，导下通便	苦寒攻下，泄热通便	润肠泄热，缓通大便
方药	蜜煎、猪胆汁、土瓜根	调胃承气汤、小承气汤、大承气汤	麻子仁丸

【现代研究及临床应用】

现代药理研究证实，蜂蜜具有润滑性缓泻等作用。

中国实验方剂学杂志，2007（6）：70-73

猪胆汁具有增加肠蠕动及轻泻等作用。

中成药，2014，36（2）：376-379

蜜煎方现代用于习惯性便秘、老年性便秘、蛔虫性肠梗阻、某些疾病所致之体弱性便秘、肺炎、支气管炎等的治疗。猪胆汁方现代常用于治疗手术后便秘、手术后气胀、麻痹性肠梗阻、产妇便秘、乙脑并发肺炎腹胀、便秘等。

【医案选录】

汪某，女，68岁。大便经常七八日不行，甚至不用泻药，十数日亦不见大便。平素饮食很少，服泻药一次，每觉脘满气短心悸，食物更不消化，因对泻药怀有戒心，而便秘不行，往往胃脘膨闷，小腹胀满，饮食不思。诊其脉象细弱而尺沉涩，是气血俱虚，阴津枯竭之证，下之不但伤胃，更能损津。处方：蜜煎导，隔三日导便一次。用蜜煎后隔半小时即溏泄一次，不但无胀满之患，而食欲逐渐好转，患者甚觉满意，以后经常使用，半年未断，而健康遂日渐恢复。

《伤寒论临床实验录》，天津科学技术出版社，1984：207

（二）下法辨析

【原文】

傷寒十三日，過經讝語者，以有熱也，當以湯下之。若小便利者，大便當鞕，而反下利，脉調和者，知醫以丸藥下之，非其治也。若自下利者，脉當微厥①，今反和者，此為內實也，調胃承氣湯主之。（105）

【词解】

①脉当微厥：注家对此见解不一。成无己解为"脉微而厥"；《医宗金鉴》解为"脉微弱而厥"；张隐庵解为"脉微肢厥"；张令韶引用《伤寒论·辨不可下病》"厥者，脉初来大，渐渐小，更来渐大"释解；陈亦人解释说："所谓微厥，即脉不调和的互词，不是脉象的名称。"联系该句之上下文，诸说以陈氏所言之义见长。

【提要】阳明病谵语、下利的辨治。

【解析】本条是承104条而论，两条都是病伤寒10余日，同属用丸药误下而致的下利，但104条是病邪传入少阳兼阳明里实之证，其主症明确，辨证尚易，治以小柴胡汤和解达邪于外，再用柴胡加芒硝汤兼治其里实。105条则是病邪传入阳明，虽有谵语之症，但无其他里实见症，况且不是便秘而是下利，因而辨证尚有一定难度。此时，除小便利可作参考外，脉象是主要的依据。若脉调和而无虚寒证之脉，则可除外虚寒性下利，又无胸胁满而呕等少阳病见症，故曰："今反和者，此为内实，调胃承气汤主之。"

【原文】

陽明病，本自汗出，醫更重發汗，病已差，尚微煩不了了者，此必大便鞕故也。以亡津液，胃中乾燥，故令大便鞕。當問其小便日幾行，若本小便日三四行，今日再行，故知大便不久出。今為小便數少，以津液當還入胃中，故知不久必大便也。（203）

【提要】论阳明病瘥后微烦的机理及预测大便不久自通的依据。

【解析】"病已差"，是指阳明燥热邪气大势已去，其病基本痊愈。"尚微烦不了了者"，由于大便硬，腑气不通之故。大便硬的原因，是阳明病本身有自汗出易伤津，医者又误用汗法致津液内竭，胃肠干燥，传导不利。此便硬是以津伤为主，燥热不甚，故有津复自愈的可能，而不必攻下。即微烦由于便硬，便硬由于津亏，故津回硬便自出则微烦自解。如何预测大便不久将自行排出呢？主要根据大小便的关系，如247条脾约证"小便数""大便则硬"、250条小承气汤证"小便数，大便因硬"，皆是胃热迫津偏渗膀胱而致小便数、大便硬。临床亦常见大便如水样之泄泻患者，小便量、次均少，经治后大便成形则小便复常。这说明二便密切相关。因此，本条则以询问病变前后小便次数的多少作为"不久必大便"之依据。如小便由原来的每日三四次，减少到每日一两次，则说明津液不偏渗膀胱而流失减少，津液得以正常输布而还入胃肠，胃肠得以滋润则传导复常，硬便得以软化则易于排出，"故知不久必大便也"。本条明写辨证，实寓不可攻下之理。

【原文】

陽明病，脉遲，雖汗出不惡寒者，其身必重，短氣，腹滿而喘，有潮熱者，此外欲解，可攻裏也。手足濈然汗出者，此大便已鞕也，大承氣湯主之；若汗多，微發熱惡寒者，外未解也，其熱不潮，未可與承氣湯；若腹大滿不通者，可與小承氣湯，微和胃氣，勿令至大泄下。（208）

【提要】辨阳明病可攻与不可攻，以及大、小承气汤的证治与用法。

【解析】本条可分作三段理解。第一段从"阳明病"至"大承气汤主之"，论述大承气汤的证治。脉迟多主寒证，迟而有力为寒实，迟而无力为虚寒。195条"阳明病，脉迟，食难用饱……"是胃阳不足之阳明中寒证，其脉必迟缓无力。本条之"阳明病，脉迟"，为阳明腑实证的特殊表现，是由于实热燥结壅滞于里，腑气不通，气血阻滞，脉道不利所致，脉必迟而有力。其证虽汗出却不恶寒，则知表证已解。里热炽盛，腑气壅滞，经脉气血受阻，加之热盛汗出伤气，故见身重。燥结里实，肠腑气机阻滞，浊热上逆犯肺，肺气宣降失司，则见短气、腹满而喘。邪热入于阳明，腑有燥热结实，故发潮热。肠胃燥实，热迫津液外泄而津亏，故仅见手足濈然汗出。阳明病见潮热等症，说明腑实已成，可用攻下之法。若有潮热，又见手足濈然汗出，则说明"大便已硬也"。以上诸症，当是阳明里热炽盛，燥屎已成而硬，腑气不通之候，法当攻下里实，方用大承气汤。

从"若汗多"至"未可与承气汤"为第二段，指出表证未解，腑实未成者，禁用承气汤类攻下剂。阳明病汗出虽多，但发热尚轻而恶寒未罢，说明表证仍在，又无潮热，可知燥结里实未成，故不能用承气汤类攻下剂。再结合217条"须下者，过经乃可下之"分析，则是强调表证未解者禁用攻下法。

自"若腹大满不通者"至条尾为第三段，是紧承第二段，从与大承气汤证相比较中论小承气汤证。即如果表证已解，而见腹部大满不通者，是阳明腑实，腑气壅滞较甚，痞满显著，但无潮热、手足濈然汗出等症，则说明燥结里实较轻，故只能用小承气汤轻下以和胃气，不可用大承气汤峻下，以免大泻下损伤胃气而致变证。

【原文】

陽明病，潮熱，大便微鞕者，可與大承氣湯；不鞕者，不可與之。若不大便六七日，恐有燥屎，欲知之法，少與小承氣湯，湯入腹中，轉失氣者，此有燥屎也，乃可攻之。若不轉失氣者，此但初頭鞕，後必溏，不可攻之，攻之必脹滿不能食也。欲飲水者，與水則噦。其後發熱者，必大便復鞕而少也，以小承氣湯和之。不轉失氣者，慎不可攻也。（ 209 ）

【提要】辨大、小承气汤的证治及误下后之变证。

【解析】本条可分三段理解。自条首至"不可与之"为第一段，指出大承气汤的宜、忌证。"潮热"见于阳明病中，多为腑实已成之征，但亦不尽然，还当结合其他伴随症状分析。若阳明病发潮热，伴不大便、腹满痛而拒按、手足濈然汗出等症，则说明肠中大便结硬，燥屎已成，腑气不通，可用大承气汤攻下。若仅见潮热，而无上述伴随症状，则说明肠中无结滞而硬之大便，非可下之证，故仲景强调"不硬者，不可与之"。原文"大便微硬"之"微"字，疑系衍文。因从行文体例来看，"不硬者，不可与之"，正与"大便硬者，可与大承气汤"的文字对举；又因大承气汤证痞满燥坚实俱甚，不可能大便仅至微硬；再则，阳明病潮热、大便微硬，用小承气汤足矣，若用大承气汤则有过剂伤正之虞。

从"若不大便六七日"至"与水则哕"为第二段，试服小承气汤探测腹中有无燥屎，从而决定是否可攻，以及误用攻下后的变证。若不大便六七日，但尚无潮热、腹满痛等症，较难确定肠中有无燥屎形成。此时，可用小承气汤试探之。假如服药后腹中转矢气者，是病重药轻，药力仅能推动浊气下趋而不能泻下之故，则知燥屎已成，可用大承气汤攻下。若服小承气汤后不转矢气，是肠中无燥屎，虽有药力推动而无矢气下趋。其多日不大便者，是因有少许硬粪在前，阻挡其后之溏便不得排出之故。大便初硬后溏者，多属热而不实，或为燥湿不调，或系胃中虚冷（191 条），不可一概而论，但均不可攻下。若妄用攻下，则必损伤脾胃，中阳受伤，纳运失常，以致发生腹部胀满，不能食，甚至饮水则哕等变证。

从"其后发热者"至末尾为第三段，指出下后大便复硬的治法。本段文意是接大承气汤攻下而来，说明下后发热，为津伤而邪热未尽，复成燥结里实之故。"必大便复硬而少也"，是对其病机和主症的概括。由于此证见于大承气汤攻下之后，且燥结里实尚轻，所以不可再用大承气汤峻下，只宜小承气汤缓下之。"不转矢气者，慎不可攻也"，是重申腑实未成者，不可攻下，以引起后学的注意。

【原文】

得病二三日，脉弱，無太陽柴胡證，煩躁，心下鞕，至四五日，雖能食，以小承氣湯少少與，微和之，令小安。至六日，與承氣湯一升。若不大便六七日，小便少者，雖不受食，但初頭鞕，後必溏，未定成鞕，攻之必溏；須小便利，屎定鞕，乃可攻之，宜大承氣湯。（ 251 ）

【提要】辨大、小承气汤的使用方法。

【解析】可分两段理解。自条首至"与承气汤一升"为第一段，论述阳明腑实，证实脉虚的权宜治法。"得病二三日"，是言其病程尚短；"无太阳柴胡证"，是除外诊断法，说明邪气已不在太阳和少阳；其主症为烦躁、心下硬，则是阳明里热内实之征。其心下硬，而非脐周大腹硬满疼痛，且与脉弱、能食并见，则为腑中结实未甚，又兼正气不足之证。此时，只需用小承气汤少少与服以微和胃气。若服药后症状减轻、病者得以小安，则为药证相符。至六日仍烦躁、心下硬、不大便者，则可与小承气汤一升以泄热通便。仲景审察证候、给药时间与剂量如此精细者，因证实脉虚故也。

"若不大便六七日"至文末为第二段，是参考小便情况辨大便是否结硬以及可否用大承气汤。见不大便六七天、不能食等症，按照一般情况，多为大承气汤证，似可用大承气汤。但绝不能仅据此一端即断为燥屎已成，还须参考小便情况加以分析，如小便少，虽然不能食，但津液尚可还入肠中，大便未全结硬，而是初硬后溏，故不可攻下。若误用攻下，则会损伤脾胃阳气而形成大便稀溏的变证。若小便利（次频量多），是胃热迫津偏渗膀胱，津亏肠燥，大便必然坚硬，方可用大承气汤攻下。文末"须小便利"等四句，是承上文烦躁、心下硬、不大便而来，当合参之。条文中得病二三日，至四五日、至六日、不大便六七日等皆是约略之辞，反映了病情的动态演变过程；能食与不能食、小便利与不利，皆非阳明病的主症，但可从侧面反映大便是否结硬，对于确定诊断、可攻与否及用何方攻下都具有重要意义。

结合 208、209 条分析，可知小承气汤的应用有三：一是以"腹大满不通"为主症的阳明腑实轻证；二是在阳明腑实证候有疑似之时，作为测知燥屎形成与否的试探剂使用；三是用于下后大便复硬而少，须继续攻下者。

以上 5 条及 214、215 条，仲景多采用对比手法，分别从辨恶寒的有无（208）、辨汗出部位及多少（208）、辨有无潮热（208、209、214、215）、辨服小承气汤后有无转矢气（209、214）、辨小便利与不利（105、203、251）、辨能食与否（215、251）、辨烦躁、谵语（105、203、251）、辨脉象（105、208、214、251）等 8 个方面论述了三承气汤，尤其是大、小承气汤的证治及使用方法，具有重要的启发指导意义。

（三）下法禁例

【原文】

陽明中風，口苦咽乾，腹滿微喘，發熱惡寒，脉浮而緊。若下之，則腹滿小便難也。（189）

【提要】论三阳合病而表邪未解，里实未成者禁用下法。

【解析】本条虽曰"阳明中风"，而从症状描述来看，实为三阳合病。如"发热恶寒，脉浮而紧"，是太阳表证；"口苦咽干"，是邪在少阳，胆火上炎；"腹满微喘"，是邪犯阳明，热壅气滞，热迫于肺。本证腹满微喘，虽为阳明里证表现，但其喘微，又无潮热谵语、不大便等症，说明里热不盛，腑实未成，况且表证未罢，少阳证又在，故不可攻下。若误用下法，则表邪内陷，中焦气机不畅，而使腹满加重，津液耗损则小便难也。

【原文】

陽明病，不能食，攻[①]其熱必噦。所以然者，胃中虛冷故也。以其人本虛，攻其熱必噦。（194）

【词解】

①攻：此处指泻下而言。以下三条中"攻"字之义同此。

【提要】指出阳明中寒证禁下及误下后之变证。

【解析】"胃中虚冷故也""以其人本虚"是言本证的病机为脾胃阳虚。由于中焦阳虚阴盛，无火以腐谷，脾胃纳运失司，故"不能食"，还当伴见腹满时痛而喜温喜按、口不渴、大便溏、舌淡苔白、脉沉迟无力等症。此即阳明中寒证，治当温中补虚，散寒和胃，而禁用攻下之法。"攻其热必哕"，是将阳明中寒误作里热腑实证而用承气汤类苦寒攻下，则使脾胃阳气衰败，浊阴之气上逆而致呃逆等变证。参照215条"阳明病，谵语，有潮热，反不能食者，胃中必有燥屎五六枚也……宜大承气汤下之"，可见阳明病不能食，有胃中虚冷与热结腑实之别。

【原文】

伤寒呕多，虽有阳明证，不可攻之。（204）

【提要】伤寒呕多，病机向上者禁用攻下。

【解析】"伤寒"属广义。"呕多"指呕吐频繁。"有阳明证"，指有身热、汗自出、不恶寒、反恶热等阳明里热征象。本条之呕，为阳明里热壅聚于胃脘，胃气上逆所致。因其为无形邪热内扰，病机向上，而非有形燥结里实阻滞，故不可逆其病机而妄用攻下之法。

【鉴别】

伤寒呕多，亦当辨证施治。若属邪入少阳，胆火犯胃，则见心烦喜呕等症，治宜小柴胡汤和解，而禁用汗、吐、下之法。若属少阳兼阳明里实之"呕不止，心下急，郁郁微烦者"，治当用大柴胡汤和解少阳，兼通下阳明。若属阳明中寒呕吐者，治用吴茱萸汤温胃散寒，降逆止呕。如属阳明腑实证，大便闭结不通、腹满硬痛而呕吐频繁者，亦可酌情急下。

【原文】

阳明病，心下鞕满者，不可攻之。攻之利遂不止者死，利止者愈。（205）

【提要】论阳明病心下硬满者禁下，以及误下后的变证与预后。

【解析】阴明病可攻下之证，为燥热结实，腑气不通，临床以腹满硬痛或绕脐痛拒按、不大便等为特征。今虽为阳明病，但仅见心下硬满，且无腹满硬痛与不大便，则知其邪热在上，病位较高，为无形邪热壅滞胃脘，而非有形燥结阻滞在肠，亦非从心下至少腹硬满而痛不可近之大结胸证，故不可攻下。若误用攻下，则会损伤脾胃，使邪气内陷而形成下利的变证。若下后利不止者，是脾胃阳气衰败，正衰邪陷，故预后险恶；若下后下利渐止，则为体质尚好，伤中较轻，脾胃之气渐复，其病将愈。

【原文】

阳明病，面合色赤①，不可攻之。必发热，色黄者，小便不利也。（206）

【词解】

①面合色赤：即满面通红。

【提要】论阳明病邪热熏蒸于面者禁下及误下后的变证。

【解析】白云阁藏本木刻版《伤寒杂病论》"必发热"句上有"攻之"二字，宜从。

阳明病，满面通红，此属阳明经热炽盛，但腑实未成，治宜用清解，禁用攻下。若误用攻下，必会损伤脾胃，亦使邪热内陷。由于下后脾胃虚损，水湿运化障碍，湿与热合，湿热郁蒸，肝胆疏泄不利，则导致发热、身黄、目黄、小便不利等症。

第三节　阳明病兼证

【原文】

陽明病，脉遲，汗出多，微惡寒者，表未解也，可發汗，宜桂枝湯。（234）

陽明病，脉浮，無汗而喘者，發汗則愈，宜麻黃湯。（235）

【提要】辨阳明兼太阳表证的证治。

【解析】两条原文均冠以"阳明病"而未言其症，却突出太阳之症和治法、方药，说明是以太阳表证为主，阳明燥热尚不明显，或见腹微满、大便干，故当遵先表后里的原则，先解太阳之表邪。234条论阳明兼太阳中风表虚的证治。其"脉迟"提示发热不甚，与"汗出多，微恶寒"并见，是风寒束表，营卫不和之太阳中风表虚证，故用桂枝汤发汗解肌、调和营卫。235条论阳明兼太阳伤寒表实的证治。脉浮为太阳病之主脉，是风寒束表，卫气奋起抗邪于外的反映；腠理闭塞，营阴郁滞则无汗；肺气闭郁则喘；未言发热恶寒者，省文也，属以脉象、治法与方剂代症的写作手法。本条所述，为兼伤寒表实之证，治宜麻黄汤发汗解表、宣肺平喘。此证若治从阳明，则可使表邪内陷，变生他病。

阳明兼太阳表证者，尚有36条"太阳与阳明合病，喘而胸满者，不可下，宜麻黄汤"、170条"伤寒，脉浮，发热无汗，其表不解，不可与白虎汤"。

陈亦人《伤寒论译释》认为本节两条为阳明中寒兼太阳表虚、表实之证，若为阳明热证兼表，也不可用辛温性质的麻黄、桂枝。此说亦有一定道理，可参。

【鉴别】

阳明病脉迟可见于不同情况。如208条之脉迟，与汗出不恶寒、腹满而喘等症并见，为阳明燥结里实，气血郁滞之故，属实，脉必迟而有力，方用大承气汤；195条阳明病欲作谷疸之脉迟，是由于脾胃阳虚，寒湿中阻所致，属虚，脉必迟而无力；本节234条之脉迟，则是阳明病兼太阳表证发热不甚的表现。

第四节　阳明病变证

一、发黄证

（一）湿热发黄

1.病因病机

【原文】

陽明病，無汗，小便不利，心中懊憹者，身必發黃。（199）

【提要】阳明病湿热发黄的病因病机。

【解析】本条若与236条结合分析，则易于理解。阳明病为里热实证，一般有汗出、小便自利，则热能外散，湿能下泄而不发黄。今阳明病无汗，则里热不得外散；小便不利，则里湿无下行排出之途，湿与热相合，久则湿热郁蒸，上扰心胸而见心中懊憹；湿热郁遏中焦，熏蒸肝胆，胆汁外溢，则身必发黄。本条以无汗、小便不利、心中懊憹为根据，做出对发黄的预断。这种辨识方法，有助于提高医者临床诊治疾病的预见性。湿热发黄的主要表现，除无汗、小便不利、心中懊憹外，还当有身黄、目黄、尿黄，其色鲜明如橘子色，胸脘痞闷，舌苔黄腻等症。

【原文】

陽明病，被火，額上微汗出，而小便不利者，必發黃。（200）

【提要】论阳明病误用火法而致发黄。

【解析】可与第6条、111条火逆发黄证相参理解。阳明病多为里热实证，当以清、下两法为主。若用火法，则属误治，使火与热合，两阳相熏灼，则邪热愈炽，津伤愈甚。火热炽盛迫津上越而见额上微汗出；津伤而化源不足，无津下输膀胱则小便不利；火热熏灼肝胆，胆汁不循常道而外溢则见发黄。

2.证治

（1）茵陈蒿汤证

【原文】

陽明病，發熱，汗出者，此為熱越①，不能發黃也。但頭汗出，身無汗，劑頸而還②，小便不利，渴引水漿③者，此為瘀熱④在裏，身必發黃，茵陳蒿湯主之。（236）

傷寒七八日，身黃如橘子色，小便不利，腹微滿者，茵陳蒿湯主之。（260）

茵陳蒿六兩　　　梔子十四枚　擘　　大黃二兩　去皮

上三味，以水一斗二升，先煮茵陳，減六升，內二味，煮取三升，去滓。分三服。小便當利，尿如皂莢汁狀，色正赤，一宿腹減，黃從小便去也。

【词解】

①热越：越，有散之义。热越即里热之邪发散于外。

②剂颈而还：剂，通齐。齐颈而还，即颈以上有汗，颈以下无汗。

③水浆：泛指饮料，如水、果汁、蔗浆之类。

④瘀热：瘀通郁，瘀热即邪热郁滞在里之意。

【提要】论阳明病湿热俱重之发黄证的病机与证治。

【解析】阳明病热盛则发热，热迫津外泄则汗出。汗出可使里热发散于外，且汗出又无留湿之弊，热虽盛但里无湿邪，无湿热内郁故不发黄。若阳明病热与湿相搏，湿热郁遏，蒸腾于上则见但头汗出，齐颈而止。湿热交蒸，热被湿遏，气机被阻，津液运行不畅则身无汗。湿阻气机，水道不通，则小便不利。湿热内郁，气化受阻，津不上承则渴饮水浆。水浆入内不消则更助其湿，湿盛更遏其热。无汗、小便不利是湿热内郁的常见症状；同时，又因无汗致里热不能发散于外而热愈盛，小便不利使湿浊无下泄之途而湿更甚，则进一步加重了湿热内郁的程度，促进了发黄证候的形成，故无汗、小便不利又是致黄的重要因素。由于湿热久郁中焦，熏蒸肝胆，胆热液泄，故发身黄。

260条叙述湿热发黄的症状，指出该证的辨证要点"身黄如橘子色"，形象地说明其黄色鲜明润泽，后世医家将其作为辨别阳黄证的主要特征之一。由于湿热内蕴，腑气壅滞，故腹微满。

根据以上两条的论述和病机分析，此属阳黄的湿热俱重证。其临床表现为身目俱黄、黄色鲜明如橘子色，小便不利而黄，心烦口渴，腹微满，大便秘结或不爽，舌红苔黄腻，脉滑数或弦数。治当清热利湿退黄，方用茵陈蒿汤。

茵陈蒿汤三味药皆为苦寒之品，苦能燥湿，寒能清热。其中茵陈蒿清热利湿，疏肝利胆退黄作用尤著，为君药；栀子清热除烦，清泄三焦湿热而通调水道，兼能退黄；大黄泄热导滞，兼可化瘀。方后述及服药后的变化情况并借此以观察疗效："小便当利，尿如皂荚汁状，色正赤，一宿腹减，黄从小便去也。"由小便不利转为小便通利，颜色深黄，使湿热之邪从小便排泄以退黄。"一宿腹减"，亦说明原有腹满症状，服药后大小便畅利，腑气壅滞有所改善，故腹满亦减。

【辨治要点】身黄如橘子色，目黄，小便不利而黄，身热，无汗或头汗出，口渴，腹微满，舌红苔黄腻，脉滑数或弦数。

【现代研究及临床应用】

茵陈蒿汤在保护肝脏、增加胆汁排泄、调节血脂、降血糖、保护胰腺组织、消炎镇痛、调节免疫等多方面有显效。

内蒙古中医药，2016，35（7）：131-133

茵陈蒿汤是临床治疗湿热黄疸的首选方剂，广泛用于急性黄疸型传染性肝炎、乙型肝炎、肝硬化、肝癌、胆囊炎、胆结石症、胆道蛔虫症、妊娠期肝内胆汁郁结症、高胆红素血症、急性胰腺炎、钩端螺旋体病、肠伤寒、疟疾、痤疮、接触性皮炎等疾病符合湿热内盛病机者。

【医案选录】

李某，男，52岁，部队干部。1971年3月25日初诊。病史：患者腹胀、纳呆、全身不爽半个月余，近日巩膜轻度黄染，面部及周身皮肤发黄，色尚鲜明，唯眼圈及两颊青黯，整个腹部均胀满，叩之无移动性浊音，肝大，右肋下锁骨中线一横指、剑下两横指半，轻度压痛，质中等硬度、边钝，脾未及，但超声波检查脾较正常为厚。肝功能化验：转氨酶500U以上，高田氏（+），余在正常范围。同位素肝扫描：分布尚均匀，肝内未见占位疾病。结合患者以往曾患过无黄疸型肝炎，诊断为复发性肝炎。中医诊察：自感厌油，时而恶心，纳食后脘腹更胀，喜饮茶水，大便时干时稀，不畅利，每日2～3次，小便黄如浓茶，脉沉弦滑，舌红略紫，苔黄厚腻。辨证：属阳黄证，热重湿轻，湿热瘀滞中焦，胃肠气机不畅。因病经日久，有肝血郁滞现象。治宜泄热利湿，佐以化瘀消导。仿茵陈蒿汤加味。处方：茵陈60g，大黄9g（后下），栀子12g，连翘30g，板蓝根24g，金钱草24g，茯苓12g，泽泻9g，丹参30g，郁金12g，麦芽12g，神曲 9g，炒枳实 9g，生甘草 6g。6 剂，每日 1 剂，水煎，分 3 次内服。后以一诊方为主，随症加减，共八诊，诸症皆愈。

《杜雨茂奇难病证指要》，人民军医出版社，2011：181

（2）栀子柏皮汤证

【原文】

傷寒，身黃，發熱，栀子蘗皮湯主之。（261）

肥栀子十五箇　擘　　甘草一兩　炙　　　　黄蘗二兩

上三味，以水四升，煑取一升半，去滓。分温再服。

【提要】论热重于湿的发黄证治。

【解析】本条叙证简略，结合以方测证法分析，本证则属湿热发黄，热重于湿之证。湿热内郁，不得泄越，熏蒸肝胆，胆热液泄，则见身黄，亦当见目黄、小便黄，其黄色鲜明。湿热内盛，热重于湿，则除发热外，还应有心烦懊恼、口渴、苔黄、脉数等症。治宜清解里热，除湿退黄，方用栀子柏皮汤。

方中栀子清热除烦，泄三焦之热从小便而出以退黄；黄柏清热燥湿；炙甘草甘缓和中，可防栀、柏苦寒太过伤及脾胃。三味相合，使热清湿除而黄退病愈。

【辨治要点】身目黄俱黄如橘子色，小便不利而黄，身热口渴，心烦，舌红苔黄，脉弦数。

【鉴别】

本方证与茵陈蒿汤证皆可治湿热发黄，但两方证治有所差异，比较如下表 2-4。

表 2-4　栀子柏皮汤证与茵陈蒿汤证鉴别表

方证名	病机		主症		治法		方药	
	同	异	同	异	同	异	同	异
栀子柏皮汤证	湿热内郁，熏蒸肝胆，胆热液泄	热重于湿	身黄目黄，如橘子色，小便不利而黄，身热心烦，口渴舌红	发热心烦口渴较著，苔微腻	清热除湿退黄	偏于清热燥湿，兼甘缓和中	栀子	黄柏炙甘草
茵陈蒿汤证		湿热并重兼热结于里		腹微满，大便秘结或不爽，舌红苔黄腻		偏于清热利湿，兼通下里实		茵陈蒿大黄

【现代研究及临床应用】

栀子柏皮汤的有效成分栀子苷、栀子酸、山栀苷甲酯、芦丁、槲皮素，甘草苷、甘草酸等具有保护肝脏的作用，现多用于治疗免疫性肝损伤、肝内胆汁淤积、肝脏纤维化、恶性肿瘤、胫骨疲劳性骨膜炎以及痤疮和皮炎等疾病，有很好的疗效。

中医药临床杂志，2018，30（9）：1754

【医案选录】

曹某，男，42 岁。患早期肝硬化，下午轻度潮热，胃脘满，巩膜及皮肤发黄，小便赤涩。黄疸指数 32U，脉弦数，舌苔滑腻而黄。证属肝中郁热发黄，方用栀子柏皮汤加味。处方：生栀子 10g，黄柏 10g，茵陈蒿 15g，桃仁 15g，甘草 3g。服药 3 剂，下午潮热不作，小便增多，巩膜及皮肤发黄逐渐减轻。继服 13 剂后黄已显退，黄疸指数降至 3U 以下，后以健脾和胃之剂调理。

《伤寒论临床实验录》，天津科学技术出版社，1984：219

（3）麻黄连轺赤小豆汤证

【原文】

傷寒，瘀熱在裏，身必黄，麻黄連軺①赤小豆湯主之。（262）

麻黄二兩 去節　　　連軺二兩 連翹根是　　杏仁四十箇 去皮尖　　赤小豆一升

大棗十二枚 擘　　　生梓白皮切 一升　　生薑二兩 切　　　甘草二兩 炙

上八味，以潦水②一斗，先煮麻黄再沸，去上沫，内諸藥，煮取三升，去滓。分溫三服，半日服盡。

【词解】

①连轺（yáo）：连轺即连翘根。

②潦（lǎo）水：潦水，即地面流动之雨水。李时珍《本草纲目·卷五水部》曰："降注雨水谓之潦，又淫雨为潦。韩退之诗云'横潦无根源，朝灌夕已除'是矣。"

【提要】论湿热发黄兼表的证治。

【解析】伤寒，谓风寒束表，腠理闭塞，当见发热恶寒、无汗、身痒等症。瘀热在里，谓湿热邪气郁蒸于里。盖风寒外束，湿热之邪更难以外越，湿热内蕴亦有碍表邪的宣散，二者相互影响，使湿热郁结日甚，熏蒸肝胆而发黄。其黄亦为身黄、目黄、尿黄，属阳黄范畴。本证属黄疸表里同病，在治疗上单纯清利或单纯解表均非所宜，故用麻黄连轺赤小豆汤解表散邪、清热利湿退黄。

本方由麻黄汤去桂枝，加连轺、赤小豆、梓白皮、大枣、生姜而成。方中麻黄、生姜辛温发汗，宣散表邪；杏仁苦温以开宣肺气，助麻黄、生姜解表疏散。连轺、梓白皮、赤小豆苦寒，清热利湿退黄；炙甘草、大枣甘平调中。诸药合用，使表气宣通，湿热清泄，表解里和，则诸症可除。潦水为无根之水，以之煎药，取其味薄而不助湿邪之意。梓白皮和连轺一般药房不备，而自采又非易事，故前者多以桑白皮或茵陈蒿代之，连轺则多用连翘代之。但经魏氏实验研究表明，连轺的退黄作用强于连翘。

《陕西中医学院硕士学位研究生毕业论文汇编》，陕西中医学院出版社，1986：315

【辨治要点】身黄、目黄如橘子色，小便不利而色黄，伴发热恶寒，无汗身痒。

【现代研究及临床应用】

实验研究证实，麻黄连轺赤小豆汤能改善模型动物肝组织的损伤及代谢功能，具有预防和治疗肾炎、抗过敏及抗变态反应、抑制瘙痒等作用。

中成药，2013，35（11）：2495

本方除用于黄疸病初期兼有表证者外，还广泛用于肝炎、急性肾小球肾炎、肾病综合征、尿毒症、肝肾综合征、妇女经期浮肿、血管神经性水肿、荨麻疹、玫瑰糠疹、湿疹、水痘、带状疱疹、黄褐斑、风湿病等多种疾病具有湿热兼表病机者。表邪重者，麻黄量可稍重；然一旦汗出表解之后，就应减量或去除。湿热甚者，重用赤小豆、连翘等。随症化裁：水湿甚者，加茯苓、猪苓、泽泻、车前子；小便不利者，加滑石、白茅根；黄疸重者，合茵陈蒿汤；恶心呕吐者，加半夏、生姜、竹茹、代赭石；肌肤瘙痒者，加防风、地肤子、白鲜皮、蝉蜕、乌梢蛇等。

【医案选录】

先天性尿道狭窄淋证案：葛某，女，50岁。2010年8月2日初诊。患者原有先天性尿道狭窄病史，10余天来持续发热，恶寒无汗，下肢怯冷，尿频急痛，口干口苦，纳呆乏力，当地医院查血、尿常规未见异常，使用抗生素效不显。舌苔黄腻，脉濡数。此乃湿热兼表，阳气被郁，膀胱气化失司。治宜清热渗湿，解表并进。以麻黄连轺赤小豆汤出入，处方：生麻黄6g，连翘15g，赤小豆30g，土茯苓40g，草薢20g，石韦20g，白槿花15g，生槐角20g，海金沙15g（包），甘草6g。14剂。常法煎服。

江苏中医药，2011，43（12）：46-47

（二）寒湿发黄

【原文】

陽明病，脉遲，食難用飽，飽則發煩頭眩，必小便難，此欲作穀癉①。雖下之，腹滿如故。所以然者，脉遲故也。（195）

【词解】

①谷癉（dàn）：癉，同疸。谷癉，黄疸病的一种类型。《金匮要略》按病因把黄疸病分为谷疸、酒疸、女劳疸三种。谷疸是指因饮食不节，水谷之湿郁而发生的黄疸病。

【提要】论阳明中寒欲作谷疸的证治及禁例。

【解析】阳明病脉迟，若迟而有力，与潮热、谵语、腹满硬痛、不大便并见，则为阳明腑实证；今脉迟，与食难用饱等症并见，且禁用攻下之法，则脉必迟缓无力，为阳明中寒之证。由于素体胃阳不足，或伤寒误治损伤中阳而成阳明中寒证。胃阳虚弱，受纳无权，故不能多进饮食而难以饱食。若强食求饱，则脾胃不能消磨腐熟、运化水谷，湿浊由生，郁滞于中焦，清阳不升则头晕目眩；浊阴不降，气机壅滞则心烦、腹满。中焦阳虚，水湿不运，气化失司，水道不利，故小便难。此时，若不及时治疗，必因水谷不消，寒湿中阻，土壅木郁，久则将成谷疸。

本证无论谷疸已成未成，其治法都当于"寒湿中求之"，即温运中阳、散寒除湿，而禁用苦寒攻下之法。若因心烦、腹满误作实证而下之，必致中阳更伤，寒湿愈甚，不仅腹满等症不除而加重，甚至促使病情恶化。

【原文】

傷寒發汗已，身目為黃，所以然者，以寒濕在裏不解故也。以為不可下也，於寒濕中求之。（259）

【提要】辨寒湿发黄的证治及禁忌。

【解析】"以寒湿在里不解故也"，指出本证的病机是寒湿中阻。其原因除条文所述伤寒发汗太过，损伤中阳外，还可因素体脾虚寒湿内生，或阳明里热实证清下太过伤及脾胃阳气所致。由于寒湿内盛，又阻碍脾胃运化，脾胃健运失司，肝胆疏泄不利则身目发黄。寒湿皆为阴邪，其性沉滞，故其黄色晦暗如烟熏而无光泽。经分析病机及结合临床来看，因寒湿中阻，脾胃运化失职，清浊不分，气机不利，多伴见神疲乏力、畏寒肢冷、口不渴、食欲不振、脘腹胀满、大便稀溏、舌淡苔白腻、脉沉迟或沉缓无力等。

"于寒湿中求之"，指出寒湿发黄证的治法，即温中散寒、除湿退黄之意，仲景未出方剂，可酌选理中汤、茵陈五苓散、茵陈术附汤（《医学心悟》）等方。"以为不可下也"，强调寒湿发黄的治疗禁忌，切不可见有腹满等症而误用清下之法。

【鉴别】

寒湿发黄与湿热发黄之证治差异较大，鉴别如下表2-5。

表2-5　寒湿发黄证与湿热发黄证治鉴别表

类别	寒湿发黄证（阴黄）	湿热发黄证（阳黄）
病机	脾胃阳虚，寒湿中阻，土壅木郁，肝胆疏泄失常，胆汁外溢	湿热郁遏，熏蒸肝胆，肝胆疏泄失常，胆汁外溢
主症	身目色黄而晦暗，神疲乏力，畏寒肢冷，口不渴，食欲不振，脘腹痞满，大便稀溏，舌淡苔白或白腻，脉沉迟或沉缓无力	身目发黄如橘子色，小便不利色黄，发热，但头汗出，口渴心烦，腹满，大便秘结或不畅，舌苔黄腻，脉滑数或弦数有力
治法	温中散寒，除湿退黄	清热利湿退黄
方药	茵陈理中汤、茵陈五苓散、茵陈术附汤	茵陈蒿汤、栀子柏皮汤

二、血热证

（一）出血证

1. 衄血

【原文】

陽明病，口燥，但欲漱水，不欲嚥者，此必衄。（202）

【提要】辨阳明热在血分的证候。

【解析】阳明病，燥热亢盛灼津，又汗出较多耗津，故口渴多饮，甚至口大渴"欲饮水数升"渴仍不止，此为热在气分，白虎汤证、白虎加人参汤证是也。本条所述阳明病，表现为口燥，只是频频漱口以湿润之而不欲咽下，是邪热不在阳明气分而已入血分的特征。因营血属阴，其性濡润，血被热蒸，营阴上潮，故"口燥，但欲漱水，不欲咽"。热入血分，血热妄行，灼伤阳络，故见衄血。本条衄血仅属举例而言，说明热入血分必有出血表现，故除衄血外，还可见吐血或便血、发斑、妇女前阴出血等。

【原文】

脉浮，發熱，口乾，鼻燥，能食者則衄。（227）

【提要】辨阳明热盛，气血两燔致衄。

【解析】"脉浮，发热，口干，鼻燥"，是阳明气分热盛。阳热浮盛于气分，鼓动气血则脉浮；里热充斥内外，则发热不恶寒，反恶热；阳明经脉起于鼻之交頞中，络于目，夹口，环唇，入齿中，热邪循经上炎，故口干鼻燥。"能食"，说明仅有胃热，而肠腑尚无燥结里实。热盛于经而不得外越，热邪愈炽，进一步由气分波及血分，以致气血两燔，伤及阳络，迫血妄行则为衄血。

以上两条都是阳明热盛衄血之证，但 202 条为阳明邪热已全入血分，而 227 条则是阳明气分热仍未解，热又波及血分，为气血两燔之证。治疗时前者当清营凉血，后者当气血两清。

由上可见，仲景虽没有明确提出热入血分的病机概念，但对热入血分证还是有一定认识的，为后世温病学卫气营血辨证理论的形成奠定了基础。温病学以舌绛为热入营血的标志，可补《伤寒论》之未备。

2. 下血

【原文】

陽明病，下血讝語者，此為熱入血室①，但頭汗出者，刺期門②，隨其實而寫③之，濈然汗出則愈。（216）

【词解】

①血室：指胞宫，即子宫。

②期门：为肝之募穴，在乳中线上第 6 肋间取之。

③写：通泻。

【提要】辨阳明病热入血室的证治。

【解析】冲为血海，冲脉起源于胞中，隶于阳明。阳明热盛，邪热可由冲脉侵入血室，迫血妄行，故见下血（指妇女前阴非经期出血）；血热上扰心神则谵语；血热熏蒸于上，迫津外泄则但头汗出。血室隶属于肝脉，肝脉过少腹，布胸胁，肝主藏血、主疏泄，热与血结，脉气不利，肝气疏泄不畅，故本证还可见胸胁胀满疼痛、少腹急结等症。期门为肝之募穴，募穴是脏腑之气聚集于胸腹部的穴位，故针刺期门以泄肝经实热。濈然汗出，为针刺后气机畅利，热邪外泄的反映。本证若配合内服清热凉血药物治疗则效果更佳。

【原文】

若脈數不解，而下不止，必惵熱便膿血也。（258）

【提要】本条承 257 条论阳明病下后有便脓血的变证。

【解析】257 条言阳明里热证下后脉数不解，又不大便，是邪热不得向外宣泄，热与血结而为蓄血。本条为阳明里热证下后脉仍数，说明其热仍未解；热邪下迫，则下利不止；热入下焦血分，迫血下行，灼伤肠道脉络，腐血败肉而成下利脓血之证。

（二）蓄血证

【原文】

陽明證，其人喜忘①者，必有畜血②。所以然者，本有久瘀血，故令喜忘。屎雖鞕，大便反易，其色必黑者，宜抵當湯下之。（237）

【词解】

①喜忘：喜作"善"字解。《外台秘要》作"善忘"可证。喜忘，指记忆力差，容易忘记，亦即"健忘"之意。

②畜（xù）血：畜，同"蓄"，积聚、储藏之意。瘀血停留谓之蓄血。

【提要】辨阳明蓄血证的成因与证治。

【解析】阳明蓄血证，是阳明邪热与肠中旧有之瘀血相搏结而成。其主症为喜忘、大便质硬色黑易解。心藏神，主血脉，本证之喜忘，主要为邪热与宿瘀相合，心神被扰，与瘀血久积，血滞于下，则下实而上虚，心神失养亦有一定关系。正如《素问·调经论》所云："血并于下，气并于上，乱而喜忘。"《灵枢·大惑论》云："上气不足，下气有余，肠胃实而心肺虚，虚则营卫留于下，久之不以时上，故善忘也。"阳明热盛津伤则大便燥结；而血属阴，其性濡润，肠中旧有的离经之瘀血，与硬粪块相混杂，故大便虽硬排出却反而容易，所排之便色黑而亮如柏油或胶漆，此为阳明蓄血证的特征之一。若属阳明腑实证，则大便秘结难下，所排出的燥硬粪块黑晦如煤。

【辨治要点】发热，消谷善饥，喜忘，大便硬、色黑易解，脉数。

【现代研究及临床应用】

药理研究显示，水蛭和虻虫具有抗凝血、抗血栓和抗炎的作用；大黄具有很强的抗感染、调节免疫、降脂抗炎、止血等多种作用；桃仁可降低血管阻力、改善血流动力学，抗血栓形成，其抗炎镇痛作用显著。

中国中医药信息杂志，2016，23（10）：72-77

对老年期血管性痴呆的实验研究显示：抵当汤灌胃给药可显著改善 D- 半乳糖亚急性衰老小鼠和老年大鼠的学习记忆能力，提高血清和大脑皮层组织超氧化物歧化酶活力，降低血清和大脑皮质丙二醛含量，抑制亚急性衰老小鼠胸腺指数的下降，改善老年大鼠血液流变学和微循环。这为临床运用本方治疗老年痴呆症提供了实验学依据。

中药药理与临床，2000（16）：6

抵当汤现代临床用于脑梗死、脑出血、精神分裂症、闭经、周期性精神紊乱、盆腔炎、子宫内膜异位症、子宫肌瘤、卵巢囊肿、前列腺增生、健忘症、老年性痴呆症、脑外伤后神经精神紊乱及消化道出血等，具有瘀热内结病机者。

【医案选录】

蓄血一证，见于女子者多矣，男子患者甚鲜。某年，余诊一红十会某姓男子，少腹胀痛，小便清长，且目不识物。论证确为蓄血，而心窃疑之。乃姑投以桃核承气汤，服后片时，即下黑粪，而病证如故。再投二剂，加重其量，病又依然，心更惊奇。因思此证若非蓄血，服下药三剂，亦宜变成坏病。若果属是证，何以不见少差，此必药轻病重之故也。时门人章次公在侧，曰：与抵当丸何如？余曰：考其证，非轻剂可瘳，乃决以抵当汤下之。服后，黑粪夹宿血齐下。更进一剂，病者即能伏榻静卧，腹胀平，痛亦安。知药已中病，仍以前方减轻其量，计虻虫二钱，水蛭钱半，桃仁五钱，川大黄五钱。后复减至虻虫水蛭各四分，桃仁、川大黄各钱半。由章次公调理而愈。后更询诸病者，盖尝因劳力负重，致血凝而结成蓄血证也。

《经方实验录》，学苑出版社，2010：142-143

【原文】

病人無表裏證，發熱七八日，雖脉浮數者，可下之。假令已下，脉數不解，

合熱則消穀善飢，至六七日，不大便者，有瘀血，宜抵當湯。（257）

【提要】辨阳明腑实与有瘀血的证治。

【解析】患者发热持续七八日不除，既无恶寒、头痛等太阳表证，又无潮热、谵语、腹满硬痛等典型的阳明里证，这种发热究属何故，较难判断。结合"虽脉浮数者，可下之"的语气分析，可能有大便数日不通，属热盛于内而蒸腾于外之里热实证，可用下法以泻其热。若其确属胃肠燥结的阳明腑实之证，一般下之则便通热除。现下后浮脉已去而数脉仍在，当是气分之热已清，而血分之热未除。此时虽有不大便，但消谷善饥，说明并非阳明腑实，乃热在血分，热与瘀血相结之蓄血证。本条所言之蓄血证，由于邪热较甚，故除发热、不大便、脉数外，或可见如狂或喜忘、少腹急结、小便自利等症。治疗宜用抵当汤以破血逐瘀。

【鉴别】

阳明蓄血证和太阳蓄血证均属热与血结，皆有神志异常，治疗同用抵当汤；但二者的病位、主症及瘀结的新久不同，阳明蓄血证和阳明腑实证病位均在胃肠，皆有不大便或大便黑硬的表现，但二者的病机、主证及治法各不相同，均须注意辨别表2-6。

表2-6 阳明蓄血与太阳蓄血及阳明腑实证鉴别表

证名	病机	主症	治疗	辨证要点
太阳蓄血证	太阳表邪不解，化热入里，与血搏结于下焦	少腹急结或硬满，其人如狂或发狂，小便自利	据证候轻重缓急泄热化瘀或破血逐瘀，选用桃核承气汤、抵当汤、抵当丸	①辨太阳与阳明蓄血，在于如狂、发狂或喜忘，小便利或大便黑
阳明蓄血证	阳明邪热与胃肠之宿瘀相搏结	其人喜忘，屎虽硬，大便反易，其色必黑	破血逐瘀，用抵当汤	②辨阳明蓄血与腑实证，在于喜忘或谵语，大便硬黑如胶漆易解，或黑硬如煤难下
阳明腑实证	阳明燥热与胃肠宿食或糟粕相搏结，腑气壅塞不通	潮热，烦躁谵语，濈然汗出，腹满硬痛，大便硬结不下	通里攻下祛实，据证选用三承气汤	

第五节 阳明病辨证

一、辨中风、中寒证

【原文】

陽明病，若能食，名中風；不能食，名中寒。（190）

【提要】以能食、不能食作为阳明中风与中寒的辨证要点。

【解析】阳明胃为水谷之海，主受纳与腐熟水谷，阳明受邪后必然会影响其纳谷，故可以能食、不能食判断胃阳盛衰、胃气强弱以及病变性质。此处的风寒并非一般意义上单纯的六淫病因概念，而是代表了热与寒不同性质的两类邪气，中风、中寒则是包括病因、患者的体质因素及其他伴随症状在内的病机和病证概念。因风为阳邪，主动，侵入阳明易化热化燥，加之胃阳素旺，阳热能消谷，故能食者名中风，亦即阳明病胃热证；寒为阴邪，主静，侵入阳明易伤阳气，加之胃阳素弱，阴寒不能化谷，故不能食者名中寒，亦即阳明病胃寒证，或称胃中虚冷证。辨别阳明病中风、中寒证除以能食和不能食作为主要依据外，还应结合伴随脉症综合分析，才能做出准确的诊断。

【原文】

陽明病，若中寒者，不能食，小便不利，手足濈然汗出，此欲作固瘕[①]，必大便初鞕後溏。所以然者，以胃中冷，水穀不別[②]故也。(191)

【词解】

①瘕痕：是因胃中虚冷，水谷不消而结积的病证，其特征为大便初硬后溏。

②水谷不别：因脾胃失于腐熟、运化，清浊不分，水湿不能从小便而去，流注于肠，故大便为未消化的食物与水液相混。

【提要】辨阳明中寒欲作瘕痕的证候和病机。

【解析】平素胃阳不足而复感阴寒之邪，或过食生冷寒凉伤及中阳，或他病失治误治损伤脾胃阳气等，均可形成阳明中寒证。胃阳亏虚，受纳无权，无火腐谷而不能食。脾与胃相表里，同居中州，生理相助，病变相关，胃寒及脾，脾失运化转输，水谷不别，清浊不分，加之胃与小肠相连，胃寒亦可使小肠泌别清浊功能失调，均可使水液直趋大肠，则致小便不利而大便溏泄，水谷夹杂。手足濈然汗出者，一是由于中阳虚，卫阳失于充养而卫外不固；二是由于四肢禀气于脾胃，四肢为诸阳之本，胃阳虚不达四末以敛汗，再加之中焦湿胜阳微，水湿不能运于膀胱而外溢于四末所致。"欲作瘕痕"是将作而未作。原文以不能食、小便不利、手足濈然汗出等症作为欲作瘕痕的先兆症状，以推断病势发展，亦在提示医者当及时治疗本证，以促使胃阳恢复。否则，迁延失治，阴寒更甚，胃阳更虚，寒冷凝结，水谷不化而形成以大便先硬后溏为特征的瘕痕证，正衰邪盛，则较难治疗。"所以然者，以胃中冷，水谷不别故也"是仲景对阳明中寒欲作瘕痕的病机分析。

【鉴别】

手足濈然汗出与不能食二症，在阳明中寒证和阳明腑实证中均可出现，但形成机理、伴随症状、治法用药截然不同，须注意辨析。阳明中寒证的手足濈然汗出，必是冷汗津津，手足不温，伴不能食、小便不利、大便溏泄、舌淡苔白、脉缓弱或沉迟无力，为虚寒之证，治当温中。阳明腑实证的手足濈然汗出，则是汗出量多，手足及胸腹灼热，伴潮热、谵语、腹满硬痛、不大便、舌苔黄燥、脉沉实有力，为燥热里实之证，治当寒下。

【原文】

若胃中虛冷，不能食者，飲水則噦。(226)

【提要】辨胃中虚冷之哕逆证。

【解析】"胃中虚冷"，是指胃阳虚衰，阴寒内盛之病机。由于胃阳虚衰，不能腐熟水谷，势必影响胃的继续受纳，故不能食。若饮水入内，亦不得蒸化而停于胃中，虚弱的胃阳又受寒水浸渍、遏阻，致胃失和降，胃气上逆而为哕。原文未出治疗方剂，据证当温阳散寒、化水降逆止哕，《医宗金鉴》指出"宜理中汤加丁香、吴萸"，可资参考。

【原文】

食穀欲嘔，屬陽明也，吳茱萸湯主之；得湯反劇者，屬上焦也。（243）

吳茱萸一升 洗　　　人參三兩　　　　　生薑六兩 切　　　　大棗十二枚 擘

上四味，以水七升，煮取二升，去滓。溫服七合，日三服。

【提要】论阳明中寒呕逆证治及其与上焦有热之呕逆证的区别。

【解析】食谷欲呕的原因是多方面的，病位也有中焦上焦之分，病性亦有寒热之别。据 190 条"阳明病，不能食者，名中寒"和吴茱萸汤的功效分析，本条前半段食谷欲呕属阳明中寒证。由于胃阳虚弱，腐熟功能减退，食物积滞于中，使胃失和降，纳而不受，浊阴上逆，则"食谷欲呕"（恶心欲呕或呕吐）。本证之呕吐物多为清稀痰涎或杂有不消化的食物，其气不馊不腐，伴纳差、胃脘隐痛、便溏、舌淡苔白、脉沉缓或沉迟无力等，故用吴茱萸汤温胃散寒、降逆止呕。

方中吴茱萸辛苦温，善温胃暖肝、散寒止痛、降逆止呕、泄浊通阳，其用量亦较大，故为君药；重用辛温之生姜以散寒止呕，增强吴茱萸温胃降逆止呕之力；人参、大枣甘温以补益中气。诸药合为温胃散寒、降逆止呕之剂。

本条后半段是从服吴茱萸汤后呕吐反剧的情况，推论食谷欲呕之热证。若上焦有热，其部位近于胃上口，亦能导致胃失和降而发生食谷欲呕或呕吐，治当清热和胃、降逆止呕。此证若服用辛温的吴茱萸汤，则是以热治热，势必加重病情。呕逆之热证，呕吐物气味酸腐，伴口渴、舌红苔黄、脉数有力等症。临证当认真分析辨别。

【辨治要点】不能食，食即呕吐，呕吐物无酸腐之气味，或呕吐痰涎清水，或伴有胃脘疼痛不适，喜温喜按，甚则手足厥冷。

【医案选录】

张某，女，38 岁。2016 年 9 月 25 日初诊。患者 1 个月前突然干呕，或呕吐痰涎或胃内容物，伴头痛，四肢厥冷，纳寐可，二便调，舌淡红苔薄白，脉弦细。方用吴茱萸汤化裁：吴茱萸 6g，党参 15g，大枣 10g，生姜 10g，白术 15g，海螵蛸 30g，柴胡 10g，白芍 15g，炙甘草 10g，枳壳 15g，茯苓 15g，肉桂 10g，5 剂。经反馈，服用后呕吐涎沫减轻，头痛未再犯，手足渐温，未再服药。

中医药临床杂志，2019，31（8）：1461

二、辨虚证、实证及预后

【原文】

夫實則讝語，虛則鄭聲①。鄭聲者，重語也。直視，讝語，喘滿者死，下利者亦死。（210）

【词解】

①郑声：指患者神志不清时，语言重复，时断时续，声音低微。

【提要】辨谵语与郑声及谵语危候。

【解析】谵语和郑声，都是病重而神志不清时的胡言乱语，均属语言错乱的病态语言，但谵语多属热属实，郑声则属虚属寒。《素问·通评虚实论》说："邪气盛则实，精气夺则虚。"谵语表现为语无伦次，声高气粗，多由邪热亢盛扰乱神明所致，故原文曰"实则谵语。"阳明病以燥热实为主要病机，故不论是其经证、腑实证，还是热入血室，皆可见谵语。此外，谵语亦可见于少阳病误治后和少阴病变证，证候虽不同，但热扰心神之病机则一。

郑声表现为语言重复，时断时续，声音低微，为精气消耗而心神失养无所主持所致，属虚，多见于三阴病里虚寒证，故原文曰："虚则郑声。郑声者，重语也。"此与《素问·脉要精微论》"言而微，终日乃复言者，此夺气也"，基本相符。

实热证出现谵语，说明其病已重，若再兼见直视、喘满、下利等阴精阳气耗竭之症，则属邪盛正衰之危候，预后不良。"直视"为肝肾精气将绝，因肝开窍于目，目得血而能视，肾藏精，精上注于目。直视与谵语并见，为阳热极盛，阴液将竭之兆，若再见喘满，为阴竭而阳无所依附，正气将脱于上，故主死。直视、谵语而又见下利，是中气衰败，利复伤阴，故亦主死。

本条从神志、呼吸、眼神、语言、气息等方面来判断疾病的预后吉凶，具有重要的临床指导意义。

【原文】

發汗多，若重發汗者，亡其陽，讝語，脉短者死，脉自和者不死。(211)

【提要】凭脉判断亡阳谵语的预后。

【解析】上条"实则谵语"是就大多数情况而言，但谵语也有属虚者，本条亡阳谵语便是。由于汗为心之液，"阳加于阴谓之汗"，即阳气蒸腾津液到体表即为汗。本已发汗多，又再重新发汗，则阳气随阴津外泄，使心神散乱，神明无主而发谵语。其汗出为大汗淋漓，同时伴见形寒肢冷、神疲蜷卧等亡阳表现。此时，当据脉象以决断其预后。如果脉短，为气血虚衰，阳亡而津液亦竭，故主"死"；若脉不短而自和，是病较重但阴阳之气尚未至衰竭程度，仍有生机，故主"不死"。

小结

阳明病基本病机为"胃家实"，故主里实热证。其形成原因，多因太阳、少阳病邪不除，燥热成实，或为外邪直犯阳明，或为三阴病由阴出阳转化而成。

阳明病据邪热是否与肠中糟粕相结而分为两类：若无形邪热为患，症见身热、口渴、汗出等，称为阳明经热证；若邪热与肠中的糟粕相结，形成燥屎阻塞肠道，症见大便秘（难）、腹满疼痛拒按等，称为阳明腑实证。经热证治宜清热，腑实证治宜攻下。

阳明经热证系无形邪热充斥全身，症见身热、汗出、口渴、舌红苔黄者，治宜辛寒清热、方用白虎汤；若在上证基础上又见大渴引饮，或背微恶寒，或时时恶风，为邪热炽盛，气津损伤，治宜辛寒清热、益气养阴，方用白虎加人参汤；若邪热扰及胸膈，症见心中懊憹、饥不能食、头汗出等，治宜清宣郁热，方用栀子豉汤；若热盛津伤，水热互结，症见小便不利、发热、渴欲饮水者，治宜清热养阴利水，方用猪苓汤。

阳明腑实证据邪热微甚、津伤轻重及燥屎停留位置等不同，以攻下（承气汤证）、润下（麻子仁丸证）、导下三种不同治法概括之。承气汤证又因临床痞、满、燥、实的不同表现，而分别使用大、小、调胃承气汤。概言之，大承气汤适用于痞满燥实俱备者，小承气汤适用于痞满较甚而燥实较轻者，调胃承气汤适用于燥实较甚而痞满较轻者。邪热较轻、津伤较重而大便秘结多日无所苦者，又称脾约证，治宜润燥泄热、养阴通便，方用麻子仁丸。凡燥屎内结停于直肠，当其自欲大便之时，可用导下法，方用蜜煎或大猪胆汁、土瓜根汁等。

阳明腑实证治用攻下，是为正治之法，但攻下易伤阳损阴，故用之宜慎。若病势向上，或病位偏高，或腑实未成，或脾胃虚寒，皆当禁用。

阳明病除实热证外，尚有虚寒者，若胃中阳虚、浊阴上逆而食谷欲呕者，当温中散寒、降逆止呕，方用吴茱萸汤。

阳明病也多有变证，包括发黄证、血热证。阳明发黄证，按病因分类，有湿热、寒湿、火劫多种。其中湿热发黄证是为主要，其主症是身目发黄如橘子色、发热、口渴、无汗、小便不利，或兼腹满。证属湿热内蕴，胆热液泄，兼腑气壅滞。治法是清热利湿、通腑退黄，主方是茵陈蒿汤。若证情较轻，用栀子柏皮汤；若兼表者，用麻黄连轺赤小豆汤。寒湿发黄乃寒湿中阻，土壅木郁，胆汁外溢所致，治当温中散寒、化湿退黄；火劫发黄者，为火热内盛，津伤血热，肝胆受迫所致，治当清热凉血、生津利胆退黄。阳明病热邪侵入血分，可成血热证，包括衄血证、蓄血证、下血证。衄血证邪在气分者，须清泄邪热；邪入血分则须清营凉血。下血证即为热入血室，症见下血、谵语者，可刺期门。阳明蓄血证，症见喜忘，大便硬而反易、其色黑，或见消谷善饥，六七日不大便，可用下瘀血法，用抵当汤。

阳明病多燥热实证，若见阴伤阳亡，邪实正虚，则预后不良。

复习思考题

1. 试述阳明病提纲"胃家实"的含义及其临床意义。

2. 阳明病是怎样形成的？其病因来路包括哪些方面？

3. 试述阳明病的外证、主脉的含义与机理。

4. 阳明病"始虽恶寒，二日自止"的机理是什么？其与太阳病恶寒有何不同？

5. 如何理解"阳明居中，主土也，万物所归，无所复传"？

6. 三阳病证皆有发热与恶寒，当如何辨别？

7. 阳明病的汗出有何特点？其临床意义如何？

8. 试述白虎汤证和白虎加人参汤证的因机证治。两方证治有何异同？

9. 白虎加人参汤证为什么会出现背微恶寒或时时恶风？其与太阳病的恶寒、恶风有何不同？

10. 试述猪苓汤证的病机、主症、治法和方药。

11. 猪苓汤证和五苓散证有何异同？

12. 试述三承气汤证的证治异同。

13. 怎样辨别"燥屎"已成？辨"燥屎"有何临床意义？

14. 何谓阳明三急下证？试述急下的目的和意义。

15. 什么是脾约证？试述其主症、治法和方药。

16. 脾约证与承气汤证、津竭便硬证有何不同？

17. 结合本节有关条文，试说明小便与大便之关系。

18. 下法的禁例有哪些？其理何在？误下后主要有哪些表现？

19. 阳明病兼表时为何先施以解表之法？

20. 阳明病兼表用桂枝汤和麻黄汤，与太阳病所用有何不同之处？

21. 湿热发黄、寒湿发黄、火逆发黄三者在病机、主症方面有何不同？

22. 试比较治疗阳明湿热发黄三方的证治异同。

23. 阳明燥热在气在血如何区别？并试述其理。

24. 阳明血热证有哪几种病理变化？

25. 试述阳明病热入血室的病机、主症及治法。

26. 阳明蓄血证和太阳蓄血证如何鉴别？二者为什么同用抵当汤治之？

27. 阳明蓄血证与阳明腑实证的辨证要点有哪些？

28. 何谓阳明中风、中寒？

29. 本篇以能食和不能食辨别阳明中风与中寒，其理何在？

30. 试述本篇所述吴茱萸汤证的病机、主症、治法及方药。

31. 谵语与郑声有何异同？

第三章　辨少阳病脉证并治 ▷▷▷▷

【要点导航】

1.掌握少阳病提纲及小柴胡汤证、柴胡桂枝汤证、大柴胡汤证、柴胡桂枝干姜汤证、柴胡加龙骨牡蛎汤证的病机、证候、治法、方药。

2.熟悉小柴胡汤的灵活应用原则；柴胡加芒硝汤证的病机、证候、治法、方药；三阳病头痛发热的鉴别及热入血室证的辨治。

3.了解少阳病的治疗禁忌、少阳病愈期。

少阳，包括手少阳三焦、足少阳胆两经及三焦与胆两腑，并分别与手、足厥阴经相表里。手少阳三焦经，起于无名指尺侧的末端，沿上肢外侧上肩，入缺盆，布膻中，历属上、中、下三焦；其支者出缺盆，自项上耳后，入耳中，出耳前，止于目锐眦。足少阳胆经，起于目锐眦，上抵头角，下耳后，入胸贯膈，络肝属胆；其直行者，过季胁，行人身之两侧。三焦主决渎而通调水道，又总司气化，为水火气机运行的道路。胆附于肝，内藏精汁而主疏泄，胆腑清利则肝气条达舒畅，脾胃自无克贼之忧。胆主决断，与精神、情志活动有关。手足少阳经脉相互联系、协调，则胆腑疏泄功能正常，枢机运转，三焦通畅，水火气机升降自如，才能使上焦如雾、中焦如沤、下焦如渎，各有所司。

少阳病的病因来路有三：一是由太阳病传变而来；二是少阳本经自受邪；三是厥阴阳复太过，邪由阴出阳，转属少阳。少阳病从病位来说，正在表里之间，既非表证，亦非里证。其病性为半表半里之热证。本病常见于外感病的中期阶段。

"少阳主枢。"邪入少阳，正气略有不足，但仍能抗邪。本病的基本病机为邪侵少阳，正邪分争，枢机不利，胆火内郁，影响脾胃。其基本证候为口苦、咽干、目眩、往来寒热、胸胁苦满、默默不欲饮食、心烦喜呕、脉弦细、舌苔白或薄黄等。少阳外邻太阳，内近阳明，病证常有兼夹。若见发热微恶寒、肢节烦疼、微呕、心下支结、脉浮弦等，为少阳兼太阳表证；若见呕不止、心下急、郁郁微烦，或兼潮热、大便硬或下利等，则为少阳兼阳明里实证；若见胸胁满微结、小便不利、渴而不呕、但头汗出、往来寒热、心烦等，则为少阳兼水饮内停证；若见胸满、烦惊、谵语、身重、小便不利等，则属少阳兼烦惊谵语证等。

和解法是少阳病的正治法，小柴胡汤为其代表方剂。少阳病禁用汗、吐、下三法。但因病情变化，证候有兼夹者，又可于和解中兼用汗法或下法。

少阳病邪浅病轻，经妥当治疗则邪去正复向愈，故预后良好。若失治或误治，伤津化燥，阳热盛则传入阳明；阳气衰，阴寒内盛则邪气内陷而成太阴或少阴、厥阴病证。

第一节　少阳病纲要

一、少阳病提纲

【原文】

少陽之為病，口苦、咽乾、目眩也。(263)

【提要】少阳病提纲。

【解析】少阳主疏泄，内寄相火而具生发之气。病邪侵及少阳所属的经脉脏腑，邪在半表半里，以致枢机不利，胆火内郁而上炎，灼伤津液，走窜空窍，故见口苦、咽干；手少阳三焦经，一支由膻中上出缺盆，过颈、颊部至目下，另一支从目中出耳前，布面颊及目外角；足少阳胆经起于目锐眦，且胆与肝相表里，肝开窍于目，胆火循经上扰清窍，则目眩。

口苦、咽干、目眩为邪入少阳的早期表现，反映了少阳病枢机不利，胆火上炎的基本病机，故以之为少阳病的提纲证，具有重要的临床指导意义。柯韵伯《伤寒来苏集》曰："仲景特揭口苦、咽干、目眩为提纲，奇而至当也。盖口咽目三者，不可谓之表，又不可谓之里，是表之入里、里之出表处，所谓半表半里也。三者能开能阖，开之可见，阖之不见，恰合枢机之象，故两耳为少阳经络出入之地。苦、干、眩者，皆相火上走空窍而为病也。"确诊少阳病，除本条所述三症外，若与96条"往来寒热，胸胁苦满，默默不欲饮食，心烦喜呕"等症合参，则更为全面。

二、少阳病脉症及治禁

【原文】

少陽中風，兩耳無所聞，目赤，胷中滿而煩者，不可吐下，吐下則悸而驚。(264)

【提要】少阳中风证的治禁与误治后的变证。

【解析】少阳中风，是风邪侵袭少阳之经。风为阳邪，善行而数变，少阳内寄相火，风火相煽，循经上扰，清窍壅滞，故耳聋、目赤。风火之邪走窜少阳经脉，结于胸胁，少阳经气运行不利则胸中满而烦。治法当以和解为主，方用小柴胡汤，使枢机运转，经气畅利，则诸症自解。若将胸满而烦误作胃肠实邪壅阻所致而用吐、下之法，则耗伤气血，使胆气虚怯，心神失养，则见心悸、惊惕等变证，故少阳病禁用吐、下之法。

【原文】

傷寒，脉弦細，頭痛發熱者，屬少陽。少陽不可發汗，發汗則譫語，此屬胃。胃和則愈；胃不和，煩而悸。(265)

【提要】少阳病禁汗及误汗后的变证与转归。

【解析】外邪侵及少阳，少阳枢机不利，胆火上炎，清窍不利，则见头痛、发热、脉弦细等症。三阳病皆可见头痛、发热，应从头痛的部位、寒热特点、脉象等方面详加鉴别。若头痛在枕部，即头项强痛，发热与恶寒并见，脉浮，则为太阳表证；若头痛在前额，发热不恶寒反恶热，伴烦渴、面赤、脉洪大或滑数，则为阳明胃家实所致；少阳头痛多在两侧，其发热为往来寒热，脉弦细。少阳病见头痛发热等，治宜和解。误汗则伤津助热，促使邪气内传阳明，胃热津伤，热扰心神则发谵语。谵语由胃热所致，故云"此属胃"。治当泄热和胃，则谵语等症可止。若迁延失治，则胃燥津伤更甚，可出现心烦、心悸等邪实正虚之症。

以上两条提示少阳病禁用汗、吐、下之法。

三、少阳病愈期

【原文】

伤寒三日，少陽脉小者，欲已也。（271）

【提要】少阳病欲愈的脉象。

【解析】"伤寒三日"指外感病数日。"脉小"是针对大脉而言。《素问·脉要精微论》曰："大则病进。"《素问·离合真邪论》云："大则邪至，小则平。"脉大标志着邪气盛，故为病进。外感病数日，邪气侵犯少阳，脉当弦细或弦紧，若脉小而不弦，说明病邪衰减，其病将愈。本条采用以脉统症的方法，用脉象揭示病机、判断预后，实寓往来寒热、胸胁苦满、心烦喜呕、口苦、咽干等少阳病主症显减之意，故临证当与上症合参，不能仅凭脉象而判断愈期。

【原文】

少陽病欲解时，從寅至辰上。（272）

【提要】少阳病欲解的时段。

【解析】本条指出少阳病欲解的有利时间是寅、卯、辰时，即凌晨3时至上午9时。卯时前后是日出阳升之时。少阳属木，配四时则旺于春，配一日则旺于寅、卯、辰时。治少阳病必使木气条达，枢机运转，胆火疏泄，病方可愈。故在其气当旺之时，失运之枢机易于运转，被郁之胆火易于疏泄透达，三焦得以通畅而病邪易除，故为少阳病欲解之时。该时段仅是促进少阳病好转或痊愈的有利条件之一，但并非决定因素，故对其欲解时不可过分拘泥。

第二节　少阳病本证

一、小柴胡汤证

【原文】

傷寒五六日，中風，往来寒熱①，胷脅苦滿②，嘿嘿③不欲飲食，心煩喜嘔，或胷中煩而不嘔，或渴，或腹中痛，或脅下痞鞕，或心下悸、小便不利，或不渴、身有微熱，或欬者，小柴胡湯主之。（96）

柴胡半斤	黄芩三兩	人参三兩	半夏半升 洗
甘草炙	生薑切 各三兩	大棗十二枚 擘	

上七味，以水一斗二升，煑取六升，去滓，再煎取三升。温服一升，日三服。若胷中烦而不嘔者，去半夏、人参，加栝樓實一枚。若渴，去半夏，加人参合前成四兩半、栝樓根四兩。若腹中痛者，去黄芩，加芍藥三兩。若脅下痞鞕，去大棗，加牡蠣四兩。若心下悸、小便不利者，去黄芩，加茯苓四兩。若不渴、外有微熱者，去人参，加桂枝三兩，温覆微汗愈。若欬者，去人参、大棗、生薑，加五味子半升、乾薑二兩。

【词解】

①往来寒热：即恶寒与发热交替出现，发无定时。

②胸胁苦满：即患者苦于胸胁满闷。

③嘿嘿：嘿同默，指患者表情沉默，不想说话。

【提要】少阳病本证的证治。

【解析】太阳伤寒或中风，经数日之后，太阳证罢，而见往来寒热等症，为邪入少阳。少阳位居半表半里，邪犯少阳，枢机不利，正邪分争，正胜则热，邪胜则寒，故呈寒去热来、恶寒发热交替出现，即"往来寒热"。此热型为少阳病所独有，既不同于太阳病的恶寒发热同时并见、阳明病的但热不寒，又有别于三阴病的无热恶寒。胸胁是少阳经与肝经的循行部位，邪在少阳，肝胆经气不利，故见胸胁满闷不适。胆郁肝滞，疏泄失职，则见神情抑郁而默默寡言；胆火内郁，影响脾胃，脾失健运则不欲饮食；胆火扰心则心烦，胆火犯胃则喜呕。本病证虽涉及脾、胃、肝、心，但根源在于少阳受邪，故治以和解为法，方用小柴胡汤。

柴胡味苦性平，气质轻清，能疏解透达少阳经中之邪热，用量独重，为本方主药；黄芩苦寒味重，能清泄少阳胆腑之邪热而除胸腹烦满；柴、芩相配，疏解清泄半表半里之邪。半夏配生姜，辛开之中寓有和降胃气之功，调理脾胃，降逆止呕。人参、炙甘草、大枣甘温益气和中、扶正祛邪，于少阳病正气已略有不足者最为相宜。全方寒温并用，升降协调，攻补兼施，共奏疏利三焦、条达上下、宣通内外、和畅气机之功。方用去滓再煎法，是取其气味醇和，亦增其和解之性。

少阳病其邪在半表半里，病势不定，病情变化多端，故仲景又针对 7 个或然症提出化裁法，为后世灵活用方提供了范例。"胸中烦而不呕"，是病位偏上，邪热聚于胸膈而未犯胃腑，故去人参之甘温补益，去半夏之辛散降逆，加瓜蒌实以清热荡实而止胸中烦。"若渴"，为木火内郁，津气两伤，故去辛燥之半夏，重用人参益气生津，加栝楼根以清热生津。"若腹中痛者"，是肝胆气郁，横逆乘脾，脾络不和，故去苦寒之黄芩以免伤及脾阳，加柔肝缓急止痛之芍药，能于土中泻木，和脾络而止腹痛。"若胁下痞硬"，乃三焦水道不利，水饮结聚于胸胁，少阳经气不利所致，故去甘温补益之大枣，以防壅满之弊，加牡蛎以软坚散结。"若心下悸，小便不利者"，是三焦决渎失常，水饮内停，故去黄芩以防其凝聚寒饮之弊，加茯苓淡渗利水、宁心定悸。"若不渴，外有微热者"，是里热未盛而兼表邪未解，故去人参之温补，加桂枝且温覆取微汗以解表。"若咳者"，乃肺寒气逆，故加干姜以温肺散寒、五味子以敛肺止咳，去人参、大枣是免生壅滞，去生姜以防其辛散而不利于温里寒。

【辨治要点】往来寒热，胸胁苦满，默默不欲饮食，心烦喜呕，口苦，咽干，目眩，舌苔薄白或薄黄，脉弦细。

【原文】

血弱氣盡^①，腠理開，邪氣因入，與正氣相搏，結於脅下，正邪分爭，往來寒熱，休作有時，嘿嘿不欲飲食，藏府相連，其痛必下，邪高痛下，故使嘔也，小柴胡湯主之。服柴胡湯已，渴者屬陽明，以法治之。(97)

【词解】

①血弱气尽：气血不足，正气虚弱，而非虚衰至极。

【提要】承上条论少阳病的病因病机与转属阳明的证治。

【解析】"血弱气尽，腠理开，邪气因入"，是言气血虚弱之人，卫气不固，腠理疏松，正气抗邪无力，外邪乘虚侵入，与正气相搏而发病。"结于胁下"是指病变的部位在胁下，胁下为少阳所主。少阳受邪，经气郁滞不利，则见胸胁苦满，或胁下痞硬。"正邪分争，往来寒热，休作有时"，指出往来寒热的病机和特点。少阳病邪正交争互有胜负，邪胜则恶寒，正胜则发热，寒热交替出现，故曰"休作有时"。胆火内郁，肝失疏泄，则神情"默默"。胆郁肝气不畅，木不疏土则"不欲饮食"。"脏腑相连，其痛必下，邪高痛下，故使呕也"，说明肝胆与脾胃生理相连、病理相关。胆热犯胃，胃气上逆则呕吐；肝木横逆乘脾则腹痛。"邪高"，谓病变在胆与胁，其位较高。"痛下"是指腹痛，其位在下，较胆胁为低。以上往来寒热、默默不欲饮食、腹痛、呕吐，皆属少阳本证证候，故以小柴胡汤治之。

此证服小柴胡汤后，若进一步出现口渴多饮，则提示邪气深入，化燥伤津，病已转阳明；"以法治之"，即当按阳明病辨治。

少阳病一般不渴，而96条有"或渴"，但仍以少阳病表现为主，其渴必较轻，故仍用小柴胡汤加减治疗。服小柴胡汤后，邪气化热化燥转属阳明之渴较甚，且伴阳明病其他症状。故对二者应从口渴的轻重程度、伴随症状等方面予以辨别。

【原文】

本太陽病不解，轉入少陽者，脅下鞕滿，乾嘔不能食，往來寒熱，尚未吐下，脈沈緊者，與小柴胡湯。(266)

【提要】太阳病转入少阳的脉症和治法。

【解析】"本太阳病不解，转入少阳者"，提示病由太阳病传变而来，与264、97条所述的邪气直犯少阳而病者发病方式不同。太阳病不解，出现胁下硬满、干呕不能食、往来寒热等症，系邪犯少阳，枢机不利，正邪分争，胆热犯胃之故。此时，脉当弦细，却见沉紧，似与证不符。脉沉紧，多见于少阴里寒证。在此疑似之时，仲景特别强调"尚未吐下"，具有重要的参考价值。太阳病，若误用吐、下等法后见脉沉紧者，提示正气损伤，邪陷三阴；若未经吐、下而脉沉紧，且与往来寒热等症并见，则为邪气内传少阳，故治以小柴胡汤。

【原文】

伤寒四五日，身热，恶风，颈项强，胁下满，手足温而渴者，小柴胡汤主之。（99）

【提要】三阳证见，治从少阳。

【解析】伤寒四五日，身热恶风、颈项强，是太阳表证仍在；胁下满为邪犯少阳，枢机不利；手足温而渴为阳明热盛，损伤阴津。三阳证候俱见，说明邪气由表入里，太阳表邪已微，阳明里热未盛，且邪郁少阳不解。此时汗、下等法皆属少阳病治禁，故以小柴胡汤和解少阳，使枢机运转，内外畅达，则太阳表邪可散，阳明里热得清，而诸症得除。但在运用小柴胡汤时，可根据表里轻重，随症加减。

【原文】

阳明病，发潮热，大便溏，小便自可，胸胁满不去者，与小柴胡汤。（229）

【提要】少阳阳明并病的证治。

【解析】阳明病发潮热，多为腑实已成的标志之一，当伴见大便硬、腹满胀痛、小便短赤等症。今潮热而见大便溏、小便调畅、腹无满痛之苦，为病及阳明，燥热未甚，腑实未成，且"胸胁满不去"，是少阳病邪未罢。本证为少阳阳明并病，以少阳证候为主，阳明燥结里实未成，故治从少阳，用小柴胡汤和解之。

【医案选录】

陈某，男，47岁，2006年6月5日初诊。发热1周，每天下午开始发作，体温38～38.5℃，到傍晚发热逐渐缓解，伴右胁隐痛。B超示胆囊壁毛糙、肝脾胰正常。用西药抗感染治疗发热无明显减轻。症见面赤，口干，纳差，时有恶心，大便偏溏，小便正常，舌淡红苔薄黄，脉弦数。治以和解少阳，方用小柴胡汤加减：柴胡15g，炒黄芩、党参、姜半夏各10g，甘草6g，生姜3片（后下），大枣15g，郁金12g，金钱草15g，每天1剂，先煮后煎。服3剂后发热减轻，下午体温37.8～38℃，余症改善。原方加炒白芍10g，谷芽15g，麦芽15g。服3剂后发热消失，病症悉除。

按： 潮热指的是发热如潮水之定时而至，有阳明潮热、阴虚潮热和湿温潮热等。阳明潮热一般认为是阳明腑实已成的特征。然而腑实证应有大便不通、小便数，腹部硬满痛等表现，患者大便溏、小便可，并兼见右胁隐痛、口干口苦、恶心脉弦等症，显然非阳明腑实证。《伤寒论》谓："阳明病，发潮热，大便溏，小便自可，胸胁满不去，与小柴胡汤。"因此，施以小柴胡汤从少阳论治，方切病机，收效较快。

实用中医药杂志，2008（6）：388

【原文】

阳明病，胁下鞕满，不大便而呕，舌上白胎者，可与小柴胡汤。上焦得通，津液得下，胃气因和，身濈然汗出而解。（230）

【提要】辨少阳阳明并病治从少阳，及小柴胡汤的作用机理。

【解析】阳明病，不大便，似为阳明腑实证，但硬满不在腹而在胁下，舌苔不黄不燥而色白，又无潮热，说明阳明燥热尚轻，腑实未成，胁下硬满而呕为少阳主症未除，病属少阳阳明并病而以少阳病证为主。再从治法而论，硬满在胁下者，不可予承气汤；

伤寒呕多，亦禁攻下，故从少阳立法，以小柴胡汤治之。

小柴胡汤为和解少阳、转枢开郁之剂，用之可使上焦气机得以宣通，则胁下硬满可去；津液得以输布下行，则大便自调；胃气和降，则呕逆自止；三焦通畅，营卫气血津液运行无阻，则周身濈然汗出而病解。

少阳阳明并病，若阳明燥结里实已成，可予大柴胡汤和解与通下并施。

【原文】

傷寒五六日，頭汗出，微惡寒，手足冷，心下滿，口不欲食，大便鞕，脉細者，此為陽微結^①，必有表，復有裏也。脉沈，亦在裏也。汗出為陽微。假令純陰結^②，不得復有外證，悉入在裏。此為半在裏半在外也。脉雖沈緊，不得為少陰病。所以然者，陰不得有汗，今頭汗出，故知非少陰也，可與小柴胡湯。設不了了者，得屎而解。（148）

【词解】

①阳微结：因热结于里而大便秘结，叫作"阳结"；热结的程度轻，叫作"阳微结"。

②纯阴结：阴结，指因脾肾阳虚，阴寒凝结，温运无力所致的大便秘结。纯阴结，是指无兼夹证的阴结。

【提要】阳微结的脉症治法及与纯阴结证的鉴别。

【解析】本条可分三段理解。"伤寒五六日"至"复有里也"为第一段，论阳微结的脉症。伤寒五六日，微恶寒，是表证尚未解而较轻，且应与发热并见；阳郁于里，不能宣散于外而上蒸则头汗出；阳郁于里不达四末则手足冷；热结在里，邪踞胸胁，气机不利，津液不下，胃气失和则心下满、口不欲食、大便硬；阳郁于里，气血壅滞，脉道不利则脉细，联系下文，当是沉紧而细。此与阳明燥结里实证相比，热结轻浅，且表证未解，故称"阳微结"。本证既有表邪未解，又有阳热之邪微结于里，枢机不利，气血运行不畅，证候有表里，故言"必有表，复有里也"。

从"脉沉，亦在里也"至"故知非少阴也"为第二段，指出阳微结与纯阴结的鉴别要点。由于阳微结有手足冷、不欲食、脉沉细而紧等症，与少阴纯阴结相类似，故须注意辨别。其要点有二：一是少阴病为脏气虚衰，阴寒内盛的里虚寒证，邪入于里，外无表证；而阳微结既有表证，又有里证，即所谓"半在里半在外也"。二是少阴病阳衰阴盛，不得有汗；若因亡阳汗出者，必伴少阴虚阳外越之危候；阳微结因阳热内郁，不得外越，熏蒸于上而见头汗出。故阳微结证虽有脉沉紧，不得认为是少阴病。

自"可与小柴胡汤"至"得屎而解"为第三段，指出阳微结的治法。阳微结证"半在里半在外"，是阳邪微结，少阳枢机不利，气血运行不畅所致，故用小柴胡汤和解枢机，使上焦得通，津液得下，胃气因和，周身濈然汗出，郁热得泄，则表里之证随之而除。如果在服该汤药后诸症未解，则是阳热郁结相对较重，里气未和而大便未通之故，则自当微通其便，故云"得屎而解"。

【原文】

傷寒中風，有柴胡證，但見一證便是，不必悉具。凡柴胡湯病證而下之，若柴胡證不罷者，復與柴胡湯，必蒸蒸而振，却復發熱汗出而解。（101）

【提要】论小柴胡汤的灵活使用原则及柴胡证误下后的证治与机转。

【解析】本条可分两段来理解。"伤寒中风……不必悉具"为第一段，强调灵活运用小柴胡汤的原则。本条"伤寒中风，有柴胡证，但见一证便是，不必悉具"，是说不论伤寒或中风，病传少阳，只要表现出能反映少阳枢机不利，正邪分争，胆火内郁这一基本病机的一个或部分主症，便可用小柴胡汤治之，而不必待其主症俱全时才用。"一证"，可以是往来寒热、胸胁苦满、默默不欲饮食、心烦喜呕四大主症之一者，也可以是少阳病提纲证之一者。仲景重在强调"不必悉具"，示人临证灵活运用小柴胡汤。因病变过程中，受病邪、体质、治疗得当与否等诸多因素的影响，同一病证的不同患者，病情表现不可能全都相同，亦不可能都是诸症具备而证候典型者。本条明确指出了灵活运用小柴胡汤的原则与方法。

"凡柴胡汤病证而下之……却复发热汗出而解"为第二段，分析柴胡证误下后的证治与机转。病在少阳，见柴胡汤证，治当和解，而禁用汗吐下诸法。若误用后出现变证，宜"随证治之"；若误治后病证无明显改变，仍可和解。本条后半段是论误下后柴胡汤证犹在者，仍可用小柴胡汤。唯误下后正气受损，抗邪无力，在服该汤药后正气得药力资助而奋起抗邪，正邪交争剧烈，必见恶寒而周身振栗颤抖，发热而蒸蒸然，及至正胜邪却之时，恶寒罢而发热汗出，则诸症自解。此即后世所称的战汗，大多见于病程较长、正气较虚、邪在表里之间者。战汗因正邪剧争所致，有时尚可见脉伏，如94条之"脉阴阳俱停"。然战汗后，其脉多呈虚软和缓之象，渐至脉静身和即病愈。战汗亦是病情转归的关键，若正胜邪却者，则汗出热退而病愈；若邪盛正衰者，常为气随汗脱，而见大汗淋漓、脉微肢厥、躁烦不安等阴阳离决危象。

【现代研究及临床应用】

药理研究表明，小柴胡汤具有抗胃溃疡、抗幽门螺杆菌、抗抑郁、抗菌抗炎［中国中药杂志，2018，43（8）：1692］、抗血小板聚集、抗凝血、免疫调节、改善心肌缺血损伤的作用［中华中医药学刊，2017，35（5）：1271］。小柴胡汤可提高机体免疫功能，具有促进肝细胞再生、抗炎等作用，减少急性肝细胞的损害，抑制肝病的进展［河南中医，2014，34（11）：2073］；促进肝细胞分泌胆汁，使肝胆管内胆汁增多，内压升高，Oddi括约肌松弛，促使胆汁排出；改善胆汁酸的代谢，有效调节胆汁中胆固醇、胆汁酸的含量及比例，从而抑制胆石的形成［光明中医，2019，34（17）：2750］。

小柴胡汤能够抑制压力应激性大肠癌小鼠肿瘤的生长、延长荷瘤鼠生存时间［上海中医药杂志，2020，54（增刊）：132］；可通过调节人体的免疫水平、直接抑制杀伤肿瘤细胞、协同放化疗及降低化疗副反应等治疗肿瘤［中医药导报，2019，25（20）：119］。小柴胡汤加减可减少膜性肾病兔尿蛋白，降低血脂，减轻肾脏的病理损害［中国老年学杂志，2020，40（1750）］。

小柴胡汤虽是治疗少阳病的主方，但由于其既能调和阴阳、和解表里，又能疏泄肝胆、调节气机升降，故现代临床应用极为广泛，不仅适用于外感热病，还广泛用于内、外、妇、儿及五官各科多种疾病的治疗。如感冒、发热、胃溃疡、胃炎、消化不良、功能性便秘、胆汁反流性胃炎、慢性肝炎、肝硬化、慢性咳嗽、变异性哮喘、肺炎、冠心病、心绞痛、心律失常、心脏神经官能症、急性冠脉综合征、糖尿病、亚急性甲状腺炎、肝癌、口腔鳞癌、慢性肾炎、肾病综合征、肾功能衰竭、荨麻疹、痤疮、银屑病、白癜风、斑秃、带状疱疹以及抑郁症、类风湿关节炎、产后发热、癌性发热等具有本方证病机者。高热口干去生姜、半夏，加连翘、金银花、桔梗；产后发热加当归、丹参、川芎、益母草；慢性肝炎加郁金、丹参、当归；疟疾加常山、槟榔、乌梅。

【医案选录】

①带状疱疹案：李某，女，47岁，因"右头面部红斑水疱疼痛2天"就诊。患者2天前无明显诱因右头面部出现两片鸽蛋大小红斑，伴疼痛，红斑逐渐增大增多，其上出现绿豆大小水疱，以耳部为重，无面瘫，无发热恶寒，纳食正常，睡眠欠佳，二便调，舌质红，苔白，脉弦。诊断为"带状疱疹"，辨证为肝胆郁热，予小柴胡汤加减：柴胡15g，法半夏12g，党参10g，黄芩12g，炙甘草10g，大枣10g，延胡索12g，郁金10g，重楼10g。服药3剂后复诊，皮损部分消退，疼痛明显减轻。未出现面瘫，纳食正常，睡眠改善，二便调。舌质红，苔白，脉弦。效不更方，继以上方3剂后复诊，水疱基本结痂脱落，红斑减轻，疼痛不甚。

中国民族民间医药，2019，28（21）：60-62

②尿路感染案：张某，女，35岁，2001年11月7日初诊。患者于昨日下午突然头痛畏寒，发热，体温38℃，腰痛，尿意频急，乏力身痛，入夜体温达38.4℃，小便转致淋沥涩滞，引起少腹不适，今晨去医院检查，体温39.3℃，WBC $13×10^9$/L，中性粒细胞0.75，淋巴细胞0.25，小便脓细胞（++）。西医诊为急性尿路感染，给服呋喃妥因，并给予氧氟沙星静脉滴注。由于患者畏惧打针，只取了西药回家服用，刚服1次就开始恶心呕吐，遂前来诊治。症见头痛，寒热不适，心烦，恶心呕吐，小便频急涩滞，少腹拘急不舒，腰背酸楚，大便调，脉细数，舌中红，舌苔两侧白滑。此虽属淋证，但少阳证在，不应仅治其淋，而不外解少阳之邪，拟小柴胡汤加利湿通淋之品与之。处方：柴胡18g，黄芩10g，半夏10g，甘草6g，党参10g，生姜6g，泽泻12g，车前草20g，蒲公英20g，冬葵子20g。当晚服1剂，次日晨又服1剂后，前来复诊，寒热头痛已解，未再呕吐，小便频急涩滞减轻，脉转见濡数，此乃少阳之邪已解，下焦湿热余邪未尽，改拟加滑石18g，车前草20g，蒲公英30g，忍冬藤20g，黄柏10g，服用4剂后，诸症悉除，化验尿常规正常。

吉林中医药，2003，23（8）：40-41

二、小柴胡汤治禁

【原文】

得病六七日，脉迟浮弱，恶风寒，手足温，醫二三下之，不能食而脅下满痛，面目及身黄，頸項强，小便難者，與柴胡汤，後必下重①。本渴飲水而嘔者，柴胡汤不中與也，食穀者噦。（98）

【词解】

①下重：即里急后重之意。

【提要】论小柴胡汤的使用禁忌。

【解析】本条可分两段理解。条首至"后必下重"为第一段，论述表病里虚误下致变而成柴胡汤疑似证，不可妄用小柴胡汤。得病六七日，说明病程稍久；脉浮、恶风寒，为太阳表证仍在；脉迟弱、不发热而手足温，是病在太阴。此因病者脾阳素虚，复感风寒，邪气内传太阴而表证未解，当以桂枝人参汤温中解表。若误作阳明腑实证而屡用下法，则使脾胃更虚，受纳无权而不能食；脾阳虚弱，温煦运化失司，寒湿内生，影响肝胆疏泄功能，胆汁不循常道而外溢，则见胁下满痛、面目及身体发黄；脾失转输，水不下行，故小便难；颈项强是表证未解。此证虽与少阳疏泄功能失调有关，但其根源在于脾阳不足，寒湿中阻，故治宜温中散寒除湿，而不可予小柴胡汤。若将胁下满痛误作少阳枢机不利而用小柴胡汤，则苦寒伤中，必致脾虚气陷，更增泄利下重等症。

"本渴饮水而呕者，柴胡汤不中与也，食谷者哕"为第二段，论脾虚饮停的柴胡汤疑似证不可用小柴胡汤。因脾阳虚弱，转输无权，以致水气不化，聚而为饮，寒饮内阻，津不上承则口渴；饮停于中，胃失和降，则饮入而呕。若误作少阳邪热伤津犯胃之渴、呕，而妄投小柴胡汤，则更败伤中气，而见食谷则哕等变证。

本条所见之"胁下满痛""不能食""呕"等症，与小柴胡汤证相类似，但其病机为脾虚饮停，与少阳病之枢机不利，胆火内郁者不同，故禁用小柴胡汤。因小柴胡汤毕竟是和解清热之剂，而非温中之方，用之必寒凉伤中。

第三节　少阳病兼证

一、兼太阳病（柴胡桂枝汤证）

【原文】

傷寒六七日，發熱，微惡寒，支節煩疼^①，微嘔，心下支結^②，外證未去者，柴胡桂枝湯主之。（146）

桂枝一兩半 去皮　　黃芩一兩半　　人參一兩半　　甘草一兩 炙

半夏二合半 洗　　芍藥一兩半　　大棗六枚 擘　　生薑一兩半 切

柴胡四兩

上九味，以水七升，煮取三升，去滓。溫服一升。本云：人參湯，作如桂枝法，加半夏、柴胡、黃芩，復如柴胡法。今用人參作半劑。

【词解】

①支节烦疼：支，通肢。支节，指四肢关节。烦疼，四肢关节疼痛而烦扰不安。

②心下支结：支，支撑。结，结聚，闷结。心下支结，谓自觉心下如有物支撑而闷结。

【提要】论少阳兼太阳表证的证治。

【解析】伤寒六七日，一般为表解之期，今发热、微恶寒、肢节烦疼，则是太阳表证未罢，外证未去。微呕、心下支结，是邪入少阳，枢机不利，胆热犯胃之故。本条连用两个"微"字，提示太阳、少阳病证均较轻。"微恶寒"，则发热亦轻，仅见肢节烦疼而无头项强痛及周身疼痛，可见太阳病较轻；"微呕"而非心烦喜呕，仅见心下支结而无胸胁苦满，说明少阳病亦轻。"外证未去者"，是强调使用柴胡桂枝汤时须具太阳表证。

本证属太阳少阳合病或并病，故采用太阳少阳两解之法，用小柴胡汤与桂枝汤原方之半量，组成柴胡桂枝汤复方，以和解少阳、调和营卫。

【辨治要点】发热微恶风寒，肢节烦疼，微呕，心下支结。

【现代研究及临床应用】

研究证明，柴胡桂枝汤具有保护胃黏膜及愈合溃疡作用；对自发性慢性胰腺炎模型大鼠有抗炎、抑制纤维化作用；对肠道缺血－再灌注引起肝损伤有良好的防治作用；对宿主免疫功能恢复、抑制肿瘤生长方面起着重要作用，能抑制癌前病变细胞变性灶的发生。

中成药，2005，27（3）：333

该方还有抗肝纤维化作用。

黑龙江医药，2014，27（2）：265

该方能阻滞神经动作电位的传导，发挥镇痛作用。

四川生理科学杂志，2014，36（1）：10

该方有抗抑郁作用。

中医药信息，2006，23（3）：50

该方有解痉作用，其中以小柴胡汤起主要作用，桂枝汤作用次之。

中国科技信息，2007（4）：194

柴胡桂枝汤解热作用优于桂枝汤、小柴胡汤，柴胡桂枝汤合方中方与方解热作用存在协同作用。

河北医学，2007，13（5）：515

本方既能调和营卫气血，又能和解表里、疏利肝胆，故临床应用范围极广，如治疗感冒、头痛、发热、胃脘痛、胁痛、腹痛、痫证、郁病等。现代临床用本方治疗感冒、流感、肺炎、冠心病、消化性溃疡、急性阑尾炎、结肠炎、急性胰腺炎、肝炎、慢性疟疾、胆囊炎、抑郁症、癫痫、过敏性鼻炎、三叉神经痛、肩周炎、颈椎病、产后发热等病而符合本方证病机者。

【医案选录】

杨某，男，25岁，学生。初诊：1968年春病外感，头昏头痛，无汗身困，恶寒发热，时作时止，胸胁满闷不舒，心烦欲呕，不思饮食。曾经某医诊治，按外感风寒用九味羌活汤2剂未效，又按外感风热给予银翘散加味，服2剂仍无效。其恶寒发热进而转为寒热往来，乃来我院求治。诊其脉浮弦略细，舌红，左边苔薄白，右边无苔。脉症合参，诊为太阳少阳并病。宗《伤寒论》用柴胡桂枝汤治之。处方：党参9g，柴胡9g，黄芩9g，半夏9g，生姜3片，桂枝6g，甘草3g，白芍9g，青皮9g，焦山楂12g，薄荷4.5g。仅服1剂即得微汗，诸症悉除而愈。

《中医春秋·杜雨茂医学文集》，中国医药科技出版社，2015：202-203

二、兼阳明病

（一）大柴胡汤证

【原文】

太陽病，過經十餘日，反二三下之，後四五日，柴胡證仍在者，先與小柴胡湯；嘔不止，心下急①，鬱鬱微煩者，為未解也，與大柴胡湯下之則愈。（103）

柴胡半斤　　　　黄芩三兩　　　　芍藥三兩　　　　半夏半升　洗

生薑五兩　切　　枳實四枚　炙　　大棗十二枚　擘

上七味，以水一斗二升，煮取六升，去滓，再煎。溫服一升，日三服。一方，加大黄二兩，若不加，恐不為大柴胡湯。

【词解】

①心下急：心下，指胃脘部。急，紧缩、急迫之意。心下急是指胃脘部有拘急不舒或急迫疼痛的感觉。

【提要】少阳病兼阳明里实的证治。

【解析】"过经"是指邪气已离开太阳之表而传入半表半里之少阳。邪在少阳治当和解，今反二三下之，是为误治。所幸患者正气尚旺，未因误下而发生变证，误下后数日，小柴胡汤证仍在，证未变治亦不变，故先与小柴胡汤和解少阳，运转枢机。若服小柴胡汤后，病情不仅不缓解，反而加重，由喜呕变为呕不止，心烦而成郁郁微烦，更见心下急迫或疼痛等症，是因反复攻下伤津后，邪热不解，热入阳明之里而化燥成实之故，属少阳阳明并病之重证，当伴腹满痛、不大便等阳明里实证。少阳病证不解则不可下，而阳明燥结里已成实又不得不下，故用大柴胡汤和解与通下并行，以两解少阳、阳明之邪。

大柴胡汤是小柴胡汤合小承气汤化裁而成。方以小柴胡汤和解少阳；因病兼阳明燥结里实，故去甘温壅补之人参、甘草；加芍药敛阴缓急止痛；因呕不止，故重用生姜。因其病位主要在心下胃脘，故于小承气汤中减大黄用量之半，并去泄满之厚朴，其意在于通里泄热。方中柴胡、黄芩和解少阳；大黄、枳实泻下热结里实，行气导滞；半夏、生姜和胃降逆止呕；大枣甘缓和中；芍药缓急止痛。诸药合用，共奏和解少阳、通下阳明里实之功。

原书所载大柴胡汤无大黄。据该方后注云"一方，加大黄二两，若不加，恐不为大柴胡汤"，又考《金匮要略》及《肘后方》《备急千金要方》《外台秘要》诸书所载大柴胡汤皆有大黄，再观本条有"下之则愈"，故本方中当有大黄为是。

【原文】

傷寒發熱，汗出不解，心中痞鞕，嘔吐而下利者，大柴胡湯主之。（165）

【提要】论少阳病兼阳明里实的另一证候及治法。

【解析】伤寒发热，当汗出表解而热退；今"汗出不解"，是邪已入少阳又兼阳明里实，因阳明里热炽盛，迫津外泄，故汗出热不解。"心中痞硬"即胃脘部痞硬而满，为邪入少阳，枢机不利，及阳明里实腑气壅滞之故。少阳胆火犯胃则呕吐；胆热下迫于肠，且阳明燥实内结，迫液旁流则下利，以利下秽臭不爽，或利下稀水、肛门灼热为特点。此证虽下利而燥热里实不去，故用大柴胡汤和解与通下并施。

大柴胡汤既可用于便硬不下，亦可用于下利，症状虽相反，但究其病机，皆因于少阳枢机不利和阳明燥热里实，故用一方治之。这亦体现了仲景辨证精细、治病必求于本之精神。

【辨治要点】往来寒热，胸胁苦满，呕不止，郁郁微烦，心下急或痞硬，大便秘结或下利；伴小便色黄，舌红苔黄，脉弦数。

【鉴别】

165 条大柴胡汤证与 163 条桂枝加人参汤证皆见心下痞硬、下利之症，但病变性质及治疗迥异。163 条是太阳病屡经误下伤及脾阳，太阳与太阴同病，表里皆寒，以恶寒发热、下利稀溏为主症，故治以扶正为主，即温中散寒止利，兼解太阳表邪；165 条则为少阳与阳明同病，郁热结滞在里，以发热呕吐、心下急痛、利下秽臭不爽、肛门灼热为主症，治以祛邪为主，和解与通下并用。

大柴胡汤证与小柴胡汤证的证治相类似，兹结合相关条文，鉴别如下（表 3-1）。

表 3-1　大柴胡汤证与小柴胡汤证鉴别表

		大柴胡汤证	小柴胡汤证
共同点		同有邪入少阳，枢机不利，胆火内郁之病机；临床皆以口苦、呕吐、往来寒热、胸胁苦满等为主症；治疗均以和解少阳为法，共用柴胡、黄芩、半夏、生姜、大枣	
不同点	病机	兼邪入阳明，燥结里实，腑气不通	兼脾胃虚弱
	证候	郁郁微烦，呕不止，心下急，不大便，或心下痞硬，下利秽臭不爽，脉弦数	咽干，目眩，心烦喜呕，默默不欲饮食，脉弦细
	治法	兼通下阳明里实	兼益气和中，扶正达邪
	方药	芍药，枳实，大黄	人参，炙甘草

【现代研究及临床应用】

药理学研究表明，大柴胡汤具有保肝、抗肝纤维化、防治慢性胰腺炎小鼠胰腺纤维化、利胆、抗凝血、调节免疫的作用。

中医药学报，2019，47（4）：112

本方可减轻胰岛素抵抗，降血脂，对抗动脉粥样硬化。

中华中医药学刊，2007，25（3）：454

本方能显著降低急性胰腺炎大鼠淀粉酶、转氨酶和肿瘤坏死因子 -α 的含量，具有显著的抗炎作用。

中国病理生理杂志，2016（7）：1297

本方可有效改善肝硬化大鼠的多药耐药相关蛋白 -2 的表达，并对肝脏纤维化起到一定的延缓作用。

广东医学，2016，37（27）：3363

本方能明显提高体内胆汁的含量，既能有效预防胆结石的生成，又可有效抑制体内胆结石性病理胆汁的含量，可加速胆结石从体内排出。

唐山医药，1994，12（2）：1

腹腔镜胆囊切除术后口服大柴胡汤能增加胃泌素的分泌，促进肠鸣音恢复，提前肛门排气、排便时间，从而使胃肠道功能早期得到恢复，明显提高患者术后的生活质量。

中国中西医结合外科杂志，2005，11（4）：330

大柴胡汤可显著影响冠心病不稳定型心绞痛患者的血清胃饥饿素（ghrelin）及肥胖抑制素（obestatin）表达，调节肠道菌群，增加患者有益菌的种类与丰度，发挥治疗作用。

中国实验方剂学杂志，2018，24（12）：169

大柴胡汤加石膏能抑制重症中暑患者全身炎症反应，缩短患者 ICU 的住院时间、改善预后。

四川中医，2017，35（12）：65

大柴胡汤既可疏利肝胆之气滞，又可荡涤肠胃之实热，故外感发热、内伤发热、胁痛、黄疸、胃脘痛、呕吐、腹痛、便秘、泄泻、眩晕等病证，凡符合本方证病机者，均可加减用之。现代临床广泛用其治疗呼吸、循环、消化、泌尿、神经、内分泌等系统疾病，而见本方证病机者。

【医案选录】

梁某，男，18 岁。1976 年 9 月 4 日初诊。寒热往来，体温升高一月余。缘于 7 月 28 日因地震房屋倒塌伤及腰椎，双下肢截瘫，又淋雨外感后发高热。诊断为第 1 腰椎压缩性骨折合并截瘫、泌尿系感染、压疮。特由唐山转来我院住院治疗。经治疗后压疮逐渐愈合，但患者体温持续波动在 38 ～ 40℃，自觉寒热往来，午后发热尤甚，伴头痛、左耳内痛，口干喜饮，自汗多，饮食尚可，右下腹痛，大便干结不利，留置导尿，其尿色黄浑。多次化验血、尿常规及尿培养均不正常：血液白细胞总数（14 ～ 14.6）×10⁹/L，中性粒细胞 80% ～ 85%。尿检见蛋白（+ ～ ++）、脓细胞（++ ～ +++）。尿培养为铜绿假单胞菌，药敏试验对多种抗生素均不敏感。先后给予静脉滴注多种抗生素，内服中药多剂，仍不好转。乃于 9 月 4 日邀我会诊。察患者虽发热已一月有余，但上述症状及热型基本未变，其舌质淡红、苔黄，舌根部苔黄厚尤著，脉象滑数。治法和解少阳、清泻阳明，兼清热解毒，以迅逐其邪，以免再邪恋正伤而致攻补两难，给予大柴胡汤合白虎承气汤化裁。处方：党参 15g，柴胡 21g，黄芩 9g，枳壳 12g，赤芍 12g，黄连 4.5g，大黄 9g（后下），甘草 6g，知母 12g，生石膏 30g，蒲公英 15g，金银花 24g，金钱草 30g，生地黄 15g，生地榆 24g。4 剂，水煎服。每日服一剂半，分 3 次内服。

9 月 6 日二诊：服完上述 4 剂药后，发热已消退，体温降至正常，寒热往来消失，出汗减少，唯大便仍觉干燥。舌质转红，舌根部薄黄苔，脉细缓略滑。考虑其寒热初退，余邪未清，且呈现气阴不足之象。拟宗前法，加用益气养阴之品，以清肃余邪而兼扶正。处方：沙参 15g，党参 15g，生地黄 18g，生甘草 6g，柴胡 21g，黄芩 9g，黄连 4.5g，大黄 9g（后下），赤芍 12g，天花粉 15g，蒲公英 18g，金银花 24g，金钱草 30g，生地榆 30g，萹蓄 21g。3 剂，水煎服。每日 1 剂，分 2 次内服。

9月9日三诊：各症状逐渐消除，未再发热，予以扶正调理之剂。随后其血、尿常规化验基本正常，尿培养转阴。此后数月直至出院时亦未再发热。

《杜雨茂奇难病临证指要》，人民军医出版社，2011：27-29

（二）柴胡加芒硝汤证

【原文】

伤寒十三日不解，胸胁满而呕，日晡所发潮热，已而微利。此本柴胡证，下之以不得利，今反利者，知医以丸药下之，此非其治也。潮热者，实也。先宜服小柴胡汤以解外，后以柴胡加芒消汤主之。（104）

柴胡二两十六铢	黄芩一两	人参一两	甘草一两 炙
生薑一两 切	半夏二十铢 本云五枚 洗		大枣四枚 擘
芒消二两			

上八味，以水四升，煮取二升，去滓，内芒消，更煮微沸。分温再服，不解，更作。臣億等谨按：《金匮玉函》方中无芒消。别一方云：以水七升，下芒消二合、大黄四两、桑螵蛸五枚，煮取一升半，服五合，微下即愈。本云：柴胡再服，以解其外，余二升加芒消、大黄、桑螵蛸也。

【提要】论少阳兼阳明燥结里实误下后的证治。

【解析】本条可分三段理解。条首至"已而微利"为第一段，论太阳病转属少阳兼阳明燥结里实的证候。伤寒十余日未解，邪气有入里传变之势。症见"胸胁满而呕"，为邪入少阳，枢机不利，胆热犯胃；"日晡所发潮热"，是邪传阳明，肠中燥实结聚。此属少阳兼阳明燥结里实证，当伴见大便秘结不通等症，治用和解少阳兼通下里实之法，则诸症可除。今却见患者"微利"，与病情发展不符，提示另有缘故。

从"此本柴胡证"至"此非其治也"为第二段，紧承前文辨析"微利"的原因。从"下之以不得利"来看，本证原系大柴胡汤证，用大柴胡汤和解少阳、通下里实治疗之后，不应出现微利，为什么会出现微利？"知医以丸药下之"，追问病史，知患者服用了泻下类丸药所致。考汉代攻下丸药有以大黄为主的苦寒泻下剂和以巴豆为主的温热泻下剂两类。丸药性缓力轻，不能荡涤阳明胃肠燥结，亦难除少阳之邪，且泻下之性留中不去，故大便微利而病仍不解，仲景谓"此非其治也"。

自"潮热者"至末句为第三段，论本证的处理步骤及方法。虽见微利，但潮热未罢，阳明里实燥结未除，仍为少阳兼阳明里实之证。因已用丸药误下伤正，故不能用大柴胡汤攻下，治疗应分两步：先用小柴胡汤和解少阳枢机，扶正达邪，以观病情变化；若阳明燥实较重，服小柴胡汤后病不愈者，再以柴胡加芒硝汤和解少阳，泄热祛实。

柴胡加芒硝汤是取小柴胡汤原量之三分之一再加芒硝二两组成。方中以小柴胡汤和解少阳，以芒硝泄热祛实、软坚润燥。

【辨治要点】胸胁满而呕吐，日晡所发潮热，大便微利；伴口苦，咽干，目眩，或大便干，舌质红、苔薄黄，脉弦数。

【鉴别】

柴胡加芒硝汤证与大柴胡汤证均属少阳兼阳明里实证，两证轻重有别，治方用药不同，鉴别如下（表3-2）。

表3-2　大柴胡汤证与柴胡加芒硝汤证鉴别表

		大柴胡汤证	柴胡加芒硝汤证
共同点		病机均属少阳兼阳明里实；治疗皆用小柴胡汤化裁，和解与通下兼施；共用柴胡、黄芩、半夏、生姜、大枣	
不同点	病机	少阳兼阳明里实之重证	少阳兼阳明里实之轻证
	证候	寒热往来，胸胁苦满，郁郁微烦，呕吐剧烈，心下急迫或心下痞硬疼痛，大便秘结，或利下臭秽不爽	胸胁满而呕，寒热往来或日晡所发潮热，大便微利者
	治法	和解少阳，泄热攻下	和解泄热
	方药	柴胡半斤，黄芩三两，芍药三两，半夏半升（洗），生姜五两（切），大黄二两，枳实四枚（炙），大枣十二枚（擘）	柴胡二两（十六铢），黄芩一两，人参一两，甘草一两（炙），生姜一两（切），芒硝二两，半夏二十铢（洗），大枣四枚（擘）

【现代研究及临床应用】

临床研究发现，柴胡加芒硝汤灌肠联合西医疗法治疗轻症胆源性胰腺炎（胆热犯胃证），临床综合疗效优于单纯西医治疗组；能显著降低患者血尿淀粉酶、脂肪酶；降低轻症胆源性胰腺炎（胆热犯胃证）患者的CT等级；该治法不仅安全、有效，且降低了该病的复发率。本方用于感冒、腹痛、便秘、下利、热入血室等病证而属邪在少阳兼阳明里实不甚者。现代临床用其治疗胆囊炎、阑尾炎、胰腺炎、子宫内膜炎等符合本方证病机者。

【医案选录】

阑尾炎案：姜某，女，26岁，1996年7月3日初诊。患者上腹部胀闷3天，右下腹疼痛1天。3天前因生气而上腹部胀闷、恶心，自昨天起全腹胀闷不舒，右下腹阵发性剧痛，伴发热，寒战。查体：体温39.2℃，腹肌紧张，麦氏点压痛及反跳痛明显。舌红，苔黄腻，脉滑数。予柴胡加芒硝汤加减：柴胡30g，黄芩15g，半夏10g，党参15g，芒硝10g，红藤30g，败酱草30g，延胡索12g，郁金10g，桃仁8g，生姜10g。每日1剂，水煎服。5剂后诸症消退，减红藤、桃仁，续服3剂，病瘥。

国医论坛，1997，12（5）：11

三、兼太阴病

（一）小建中汤证

【原文】

傷寒，陽脉①濇，陰脉②弦，法當腹中急痛，先與小建中湯；不差者，小柴

胡汤主之。(100)

【词解】

①阳脉：指浮取诊脉。

②阴脉：指沉取诊脉。

【提要】少阳兼中焦虚寒证，治宜先补后和之法。

【解析】本条以脉象推测病机与病情。阳脉涩，指脉浮取而涩，为脾胃虚弱，气血不足；阴脉弦，指脉沉取而弦，弦为少阳病主脉，又主痛证。"阳脉涩，阴脉弦"反映了脾胃虚弱、气血不足之人感邪后，邪犯少阳，木郁乘脾土，而见腹中拘急疼痛。此时若径投小柴胡汤，恐其苦寒更伤脾胃而致邪陷于里；若先补其虚，使中阳振奋、气血充沛而抗邪有力，然后再行祛邪之法，则无后顾之忧。故先与小建中汤调和气血、健运中州，以治中焦虚寒之本，并寓有扶正达邪之义。若服该汤药后腹痛止，中阳渐复，而少阳病未解者，继以小柴胡汤和解少阳治其标。本条系仲景示人对里虚受邪标本同病，本证急而标证缓者，当先治本证，后治标证之法。

【辨治要点】腹中拘急疼痛，心烦，心悸，精神不振，舌淡苔白，脉缓弱或弦涩，或伴有咽干口燥、手足烦热、四肢酸痛等症。

【鉴别】

本条与 96 条或然症中的"或腹中痛"有相似之处，但本条之腹痛是以中焦虚寒为主，少阳之邪次之，故治法是先建立中气，然后再解少阳之邪；而 96 条则是以少阳病为主，故于该方中去黄芩之苦寒，加芍药以缓急止痛。

(二) 柴胡桂枝干姜汤证

【原文】

伤寒五六日，已发汗而复下之，胷脅满微结，小便不利，渴而不呕，但头汗出，往来寒热，心烦者，此为未解也。柴胡桂枝乾薑汤主之。(147)

柴胡半斤　　　　桂枝三两 去皮　　　乾薑二两　　　　括樓根四两
黄芩三两　　　　牡蠣二两 熬　　　甘草二两 炙

上七味，以水一斗二升，煑取六升，去滓，再煎取三升。温服一升，日三服。初服微煩，复服，汗出便愈。

【提要】少阳病兼中焦虚寒水饮内结的证治。

【解析】伤寒五六日，经过发汗、攻下治疗后，病仍不解。根据往来寒热、胸胁满、心烦三症分析，是邪已由太阳传入少阳，同时伴见胸胁满微结、渴而不呕、小便不利、但头汗出等症，则知非纯属少阳，而是兼水饮内结。邪入少阳，胆火内郁，枢机不利，疏泄失常时，易使三焦气机壅滞，决渎失职，又加之误下伤阳，中焦虚寒，遂致水饮停蓄不行。水饮停留，与少阳之邪相搏，则胸胁满微结；三焦决渎不利，水道不通则小便不利；水饮内结，水停气郁，气不化津，津不上承则口渴；少阳邪热被水饮所遏，不能宣达于全身反而蒸腾于上，故但头汗出而周身无汗；胃气尚和，故不呕。此为少阳病兼中焦虚寒、水饮内结之证，法当和解少阳、温化水饮，方用柴胡桂枝干姜汤。

本方由小柴胡汤化裁而成。柴胡、黄芩和解少阳邪热；桂枝、干姜味辛发散，与炙甘草相合，辛甘化阳，能振奋中阳、温化水饮；栝楼根甘寒润燥生津止渴，牡蛎味咸软坚，二者相配，能逐饮开结，消除胸胁胀满支结。诸药合用，寒温并行，攻补兼施，使少阳邪热得以和解，三焦水道畅利，水饮得化，则诸症自解。与小柴胡汤证相比，因不呕，故于小柴胡汤中去半夏、生姜；因水饮内结，且正虚不甚，故去人参、大枣之甘壅。方后云"初服微烦"者，是服药后正气得药力相助，正邪相争，郁阳得伸，但气机一时尚未通畅之故；"复服，汗出便愈"者，是少阳枢机运转，气机得以宣通，表里调和，故周身汗出，内外畅达而病愈。

【辨治要点】往来寒热，心烦，胸胁满微结，口渴而不呕，小便不利，但头汗出等。

【鉴别】

柴胡桂枝干姜汤证与大陷胸汤证均有水饮内结之病机，均可见发热、口渴、头汗出、心烦等症，须注意辨别。大陷胸汤证是水热互结于胸膈，以心下硬满疼痛拒按、发热、烦躁、脉沉紧或脉迟有力为主症，兼见口渴、头微汗出等症，舌红，苔黄而燥，治当泄热逐水破结。柴胡桂枝干姜汤证为少阳枢机不利，兼水饮内结，以往来寒热、胸胁满微结、心烦、口渴、小便不利为主症，头汗出较多，或兼大便溏，舌苔薄白，脉沉弦，治当和解少阳、温化水饮。

【现代研究及临床应用】

临床研究发现，柴胡桂枝干姜汤加味治疗胆热脾寒型慢性胆囊炎，能有效促进患者反酸、嗳气、腹胀等临床症状的缓解，抑制体内炎症反应，改善胆囊收缩功能及胃肠功能，疗效确切，安全性高。

中国实验方剂学杂志，2019，25（17）：64

药理研究表明，柴胡桂枝干姜汤具有镇静作用，能增加雄性小鼠下丘脑内乙酰胆碱的含量、影响脑内单胺类物质及其代谢，从而对神经类疾病有效。

国外医学·中医中药分册，1997，19（2）：45

加减柴胡桂枝干姜汤（原方减栝楼根加菖蒲、钩藤、茯苓）可以显著延长小鼠癫痫发作潜伏期、改善痫性发作程度、发作次数，有较好的抗小鼠戊四氮致痫作用，并存在一定的量效关系。

中华中医药学刊，2007，25（12）：2567

本方适用于感冒、黄疸、胁痛、胃脘痛、悬饮、咳嗽、哮喘、消渴、乳癖等病证属胆热脾寒，肝脾不调者。现代临床多用于感冒、肺结核、支气管哮喘、渗出性胸膜炎、恶性胸腔积液、间质性肺炎、消化性溃疡、反流性食管炎、溃疡性结肠炎、肠易激综合征、肝炎、肝硬化、胆囊炎、乳腺增生、神经官能症、梅尼埃病、更年期综合征、肾盂肾炎、中耳炎、产褥热等病而符合本证病机者。

【医案选录】

①黄疸案：滕某，女，64岁，2019年1月18日初诊。反复尿黄身黄1年半，加重2周。患者一年半前开始出现尿黄、身黄，住院检查诊断为自身免疫性肝硬化失代

偿期，西医给予熊去氧胆酸胶囊口服，内科保肝利胆治疗，肝功能反复异常，胆红素持续上升，总胆红素最高升至190μmol/L，效果不佳。现症：身目俱黄，黄色不甚鲜明，心烦喜呕，不欲食，小便不利，大便溏薄，舌苔白，脉弦细。辨证属黄疸，肝胆湿热，脾胃有寒。治以温脾清热、利湿退黄，处方予以柴胡桂枝干姜汤合茵陈五苓散加减：柴胡15g，炒黄芩10g，炙甘草10g，煅牡蛎20g，干姜5g，桂枝10g，天花粉10g，丹参30g，茵陈60g，姜半夏10g，泽泻15g，猪苓15g，苍术15g。7剂，水煎服。

1月25日二诊：服药后尿黄轻，身黄消，黄疸退，服药21剂，症渐消，1个月后复查肝功能基本正常。

中国药物经济学，2020，15（5）：122

②乳腺增生案：吴某，女，35岁，2017年9月12日初诊。双乳多个肿块伴疼痛2年余。患者1年前曾行双侧乳房肿块切除术，术后1年肿块复发。现乳房胀痛，经前加重，经后减轻，月经量少色暗、夹血块，性急易怒，两胁胀闷，口苦便干。触诊双乳房有多个黄豆粒大小的结块，质地坚韧，按压有痛感，推之可移，边界不清，舌淡红、苔白腻，脉弦细。中医诊断：乳癖。证属肝郁气滞，痰湿凝结。治拟疏肝理气，健脾化痰除湿，软坚散结止痛。方用柴胡桂枝干姜汤加减。处方：柴胡10g，黄芩10g，桂枝5g，干姜5g，瓜蒌15g，生牡蛎30g，延胡索15g，甘草6g。日1剂，水煎服，分2次服。

9月26日二诊：服上药后乳痛明显减轻，乳房结块逐渐缩小。舌脉同上。原方继续服用14剂后，两侧乳房肿块全消，自觉症状消失。

江西中医药大学学报，2019，31（3）：12-13

四、兼心神逆乱证（柴胡加龙骨牡蛎汤证）

【原文】

伤寒八九日，下之，胷满烦驚，小便不利，讝語，一身盡重，不可轉側者，柴胡加龍骨牡蠣湯主之。（107）

柴胡四兩	龍骨	黃芩	生薑切
鉛丹	人參	桂枝去皮	茯苓各一兩半
半夏二合半 洗	大黃二兩	牡蠣一兩半 熬	大棗六枚 擘

上十二味，以水八升，煑取四升，内大黃，切如碁子，更煑一兩沸，去滓。温服一升。本云：柴胡湯，今加龍骨等。

【提要】伤寒误下，邪传少阳，弥漫三焦，心神逆乱的证治。

【解析】伤寒八九日，病程较久，邪气有内传之机，而误用下法伤及正气，邪气乘虚内传少阳，弥漫三焦。少阳经气郁滞，枢机不利则胸满；三焦水道不畅，决渎失职，则小便不利；胆火上炎，兼胃热上蒸，心神被扰，轻则心烦，重则惊惕、谵语；邪气郁于半表半里，内外气机阻滞，阳气内郁不得通达，故一身尽重而不可转侧。本证病情复杂，涉及的脏腑经络较多，但仍以少阳与三焦为病变重心，故用柴胡加龙骨牡蛎汤和解少阳、通阳泄热，兼以重镇安神。

本方是以半量小柴胡汤去甘草，加龙骨、牡蛎、桂枝、茯苓、铅丹、大黄而成。方以小柴胡汤和解少阳，宣畅枢机，扶正达邪；桂枝通阳化气利水，大黄泄热和胃，龙骨、牡蛎、铅丹重镇安神；茯苓淡渗利水、宁心安神。诸药合用，使少阳邪热得解，枢机和而三焦通，表里之气调畅，则诸症可除。

【辨治要点】胸胁苦满，心烦心悸，惊惕不安，谵语，小便不利，一身困重，不能转侧，舌红苔黄，脉弦数；或伴眩晕、耳鸣、失眠、狂躁等症。

【现代研究及临床应用】

实验研究表明，柴胡加龙骨牡蛎汤（去铅丹）能有效预防创伤后应激障碍大鼠的焦虑样行为，增强大鼠对应激的适应能力。

时珍国医国药，2019，30（10）：2317

本方可改善多发性抽动症模型大鼠的运动行为和刻板行为，其作用机制可能与调节外周及脑纹状体多巴胺含量有关。

中国中西医结合杂志，2018，38（1）：76

本方可提高更年期大鼠体内雌二醇水平，提高脑内单胺类神经递质多巴胺、5-羟色胺和去甲肾上腺素的表达水平，缓解更年期综合征。

中国妇幼保健，2019，34（14）：3325

柴胡加龙骨牡蛎汤（珍珠母代铅丹）能改善心肌梗死合并焦虑模型小鼠的心肌损伤，增强左心室功能，减轻炎症反应，抑制急性心肌梗死小鼠血清肾上腺皮质激素、皮质醇含量的升高，发挥抗焦虑、改善急性心肌梗死的预后。

中医学报，2019，34（11）：2383

本方除适用于外感热病外，尚广泛用于杂病，如郁证、痫证、狂证、惊厥、不寐、眩晕、呃逆、遗精等。现代临床用其治疗冠心病、心律失常、高血压病、更年期综合征、梅尼埃病等疾病，尤多用于治疗精神神经系统方面的疾病，如精神分裂症、神经官能症、小儿舞蹈症、儿童多动症、小儿抽动症、小儿惊悸夜啼证、癫痫、急性脑梗死、脑外伤后综合征、失眠、焦虑症、抑郁症等具有本方证病机者。

方中铅丹有毒，主要成分为 Pb_3O_4，久用或大量用可引起铅中毒。此药只宜暂用，每剂药以 2～3g 为妥，一般以总量不超过 15g 为宜。该方若需久服，可用珍珠母、生铁落或磁石、代赭石代替铅丹。

【医案选录】

刘某，女性，60岁，因"肢体不自主颤抖2年"来诊。患者2年前开始出现双手不自主颤抖、右侧明显，伴有右下肢活动不利，行走及身体转动不灵，曾多处就医，但疗效不满意。刻下患者身体转动不灵明显，仍有肢体不自主颤抖不适，胸胁胀满，心烦失眠，急躁易怒，担心害怕，觉疲乏无力，并时觉头顶似有冷水浇灌，纳欠佳，便秘，舌尖红苔薄白，脉弦。四诊合参，诊为颤病，少阳郁热化火之证。治以疏肝解郁、通调三焦和镇惊安神为主。方用柴胡加龙骨牡蛎汤加减：柴胡9g，黄芩12g，甘草6g，姜半夏12g，党参15g，生姜6g，红枣15g，桂枝15g，茯苓15g，生大黄6g，龙骨15g（先煎），煅牡蛎15g（先煎），珍珠母15g（先煎），麻黄6g。水煎服，1日2次，连服

14 剂。服药后上症大好，虽寐仍欠佳，但患者甚为满意，前方改龙骨 30g（先煎），煅牡蛎 30g（先煎），珍珠母 30g（先煎），改麻黄 5g，加葛根 30g。继服 14 剂基本控制病情，其后仍有间断服药治疗。

光明中医，2020，35（8）：1231-1233

第四节　热入血室

【原文】

婦人中風，發熱惡寒，經水適來，得之七八日，熱除而脉遲，身凉，胷脅下滿，如結胷狀，讝語者，此為熱入血室也。當刺期門，隨其實而取之。（143）

【提要】热入血室的成因、证候及治法。

【解析】妇人中风，发热恶寒，是邪犯肌表。适逢月经来潮，血室空虚，表邪乘虚化热内陷血室，热与血相结而成热入血室证。七八日之后，表证已罢，故表热退而身凉。邪热与血相结，气血涩滞，脉道不利故脉迟。肝主藏血，与血室相关，其经脉布胁肋，热与血相结，肝经不利，故胸胁下满，如结胸状。血分有热，血热上扰心神，则谵语。此乃热入血室证，实在肝经，治当用针刺期门法。期门是肝经之募穴，刺之以泻肝经实热。肝经之热除，血室之热亦随之而解，则其病可愈。

【原文】

婦人中風，七八日續得寒熱，發作有時，經水適斷者，此為熱入血室。其血必結，故使如瘧狀，發作有時，小柴胡湯主之。（144）

【提要】热入血室寒热如疟的证治。

【解析】妇人患太阳中风证，当有发热恶寒。七八日之后，发热恶寒变为发作有时的寒热往来，类似疟疾状，月经恰于此时断止。在此血室空虚之时，邪热乘虚入于血室，与血相结而成热入血室证。本证寒热如疟状，乃因邪热与血搏结，气血流行不畅，肝失疏泄，正邪分争，枢机不利之故。结合病机及联系上条来看，本证除寒热发作有时外，当有谵语、胸胁或少腹满痛之症。治疗用小柴胡汤和解枢机，扶正达邪，则诸症自除。

【原文】

婦人傷寒，發熱，經水適來，晝日明了[①]，暮則讝語，如見鬼狀者，此為熱入血室，無犯胃氣及上二焦[②]，必自愈。（145）

【词解】

①明了：此指神志清楚。

②胃气及上二焦："胃气"指代中焦，"上二焦"合指中焦和上焦。

【提要】热入血室的神识表现与治疗禁例。

【解析】妇人外感伤寒发热，适逢月经来潮，邪热乘机内陷血室，与血相结而成热入血室证。因病在血分而不在气分，气属阳，血属阴，阳气昼行于阳，夜行于阴，血分之热与夜行于阴之阳相合，热邪增剧而扰及心神，故昼日神志清楚，暮则谵语"如见鬼状"。"无犯胃气及上二焦",是告诫医者此证之谵语与阳明腑实证不同,不可用承气汤类攻下,以免伤及胃气;又因邪不在上焦和中焦,亦不可妄用汗、吐等法。所谓"必自愈",并非不需治疗而坐待病愈,而是指不犯治禁,正确治疗,则使邪有出路,顺其自然之势而愈。治法可刺期门,或用小柴胡汤加减。

【鉴别】

热入血室证与结胸证、疟病、阳明腑实证有类似之处,当注意分辨。

①热入血室胸胁下满如结胸状,应与结胸证鉴别:热入血室发病与经水适来或适断有关,而结胸证则与经水无关;热入血室为热与血搏结于血室,病变涉及胸胁,虽有胸胁下满如结胸状,但又见寒热如疟状、谵语等症;而结胸证为水热互结胸膈(大结胸证),以膈内拒痛、心下痛,按之石硬,甚或从心下至少腹硬满而痛不可近、日晡小有潮热为主症。

②热入血室寒热发作有时如疟状,应与疟病鉴别:热入血室其寒热往来呈发作性,但发作较频,一日可数发,且发无定时;而疟病则是先寒战,后壮热,头痛如裂,继之汗出而解,待次日或间日或三日又定时而发。

③热入血室证与阳明腑实证均可见谵语,但其病位、病机、伴随症状及治法均不同。前者是女性在经期感受外邪,邪热乘虚内陷血室,与血相结,与经水适来适断有关。神志改变以昼日明了、暮则谵语如见鬼状为特点,伴发热或寒热如疟发作有时,而无潮热和不大便。阳明腑实证谵语因肠腑燥实内结,腑气不通,浊热上扰神明而致,其特点是昼重夜轻,或日晡尤甚,伴潮热、腹满硬痛拒按、大便秘结等症。前者治法刺期门以泻肝胆之热,或用小柴胡汤和解枢机,扶正祛邪;后者用承气汤通腑泻实。

【现代研究及临床应用】

从西医学的观点来看,"热入血室"一般指妇女经期前后、产后或人流、引产术后,在子宫(血室)空虚之际,遭受病原微生物感染所致的盆腔炎症性疾病和产褥感染。

上海中医药杂志,2016,50(7):35

如子宫体炎、输卵管卵巢炎、盆腔结缔组织炎、盆腔腹膜炎等。临床上以"热入血室"立论治疗经期外感发热、经期神志异常、产后发热、产褥期精神病、子宫肌瘤术后发热、流产后眩晕、急性盆腔炎、急性肾盂肾炎取得了良好的效果。

仲景治疗"热入血室"或针刺期门,或用小柴胡汤,皆以调肝为关键。从其热与血相搏结的病机来看,后世医家主张在小柴胡汤中加入桃仁、丹皮等清热凉血活血之品。如钱璜在《伤寒溯源集》中针对热入血室提出:"小柴胡汤应另加血药,如牛膝、桃仁、丹皮之类。"秦伯未《金匮要略简释》曰:"治法不论用针用药,都以泄热为主。但已经热入血室而仍用小柴胡汤,不免偏于片面。过去我治此症,在小柴胡汤内加丹参、赤芍,或加泽兰、焦山栀,热甚的再酌加生地黄,效果良好。"温病学家将热入血室分为三种证型:①热欲外达者,小柴胡汤去参、枣,加生地黄、牡丹皮、桃仁、延胡索;②热盛迫血者,用犀角地黄汤;③热与瘀结者,加减桃仁承气汤加丹参、延胡索。可资参考。

【医案选录】

侯某,女,26岁,1983年8月6日入院。患者3天前患痢疾伴发热,正值月经来潮。

经行 1 天而止，发热加重，经对症治疗后痢止，但发热持续不退，神志模糊，以发热待查收住入院。各种辅助检查均未见异常，经抗生素及退热药治疗数天发热不退，诸症不减。体温 39℃ 左右，微恶寒，神志时清时昧，夜间尤甚，胸闷而痛，谵语，小腹胀痛，口苦口渴，舌质淡红、苔薄白，脉弦滑数。诊为热入血室证，在用西药治疗的同时，予小柴胡汤合小陷胸汤加减，以和解泄热，开结宽胸。药用：柴胡 12g，瓜蒌 15g，半夏、红花各 6g，牡丹皮、赤芍、桃仁各 9g，黄芩、生地黄各 10g，黄连、炙甘草各 3g。1 剂，水煎服。

二诊：服上药后发热降至 38.7℃，诸症均较前减轻，药中病机，上方再服 2 剂。

三诊：体温降至 37.5℃ 以下，神志转清，胸痛、口干苦明显减轻，仍小腹胀痛，纳差，上方去半夏，加焦山楂 15g，鸡内金 9g，再服 2 剂。

四诊：服药后热退，诸症消，二便正常，唯感小腹胀痛。以下焦蓄血证用桃仁承气汤加减两剂后不效，后用当归芍药散加香附、木香、沉香、三棱、莪术、没药、延胡索、焦山楂等数剂后痊愈。

山西中医，2011，27（8）：21

小结

少阳病以"口苦、咽干、目眩"作为提纲，反映了邪入少阳、枢机不利、胆火上炎的基本病理特点。少阳病治宜和解，禁用汗、吐、下之法。

少阳病的基本病机是邪入少阳，正邪分争于半表半里，枢机不利，胆火内郁，影响脾胃。以往来寒热、胸胁苦满、默默不欲饮食、心烦喜呕、口苦、咽干、目眩、脉弦细为主症，治当和解少阳，转枢开郁，方用小柴胡汤。"有柴胡证，但见一证便是，不必悉具"，指出应用小柴胡汤，辨治要点在于少阳枢机不利，胆火上炎之病机，而不在求症状之悉具，为临床灵活运用小柴胡汤的基本原则和方法。小柴胡汤属辛开苦降之和解剂，若兼脾阳不足，寒湿中阻或寒饮内停之人，禁用小柴胡汤。

少阳病因失治误治，或体质等原因，可出现诸多兼证。如太阳病不解传入少阳，而出现太阳少阳并病或合病者，症见微呕、心下支结、发热恶寒、肢节烦疼等，则以柴胡桂枝汤和解少阳、外解太阳。若少阳病未解，又见呕不止、心下急、郁郁微烦、不大便或下利，为兼阳明里实证之重者，治以大柴胡汤和解与通下并行。若少阳兼阳明里实误用丸药攻下，大便"微利"，但"胸胁满而呕，日晡所发潮热"等症不解，此为少阳兼阳明里实证之轻者，先用小柴胡汤和解，仍不愈者，再以柴胡加芒硝汤和解少阳兼泄热祛实。若素体脾胃虚弱、气血不足之人患少阳病，见脉浮取涩、沉取弦而无力，腹中急痛者，当先以小建中汤补虚扶正，继以小柴胡汤和解少阳。若邪犯少阳，枢机不利，兼中焦虚寒水饮内结，症见胸胁满微结、小便不利、渴而不呕、往来寒热、心烦、但头汗出者，治宜和解少阳与温化水饮并施，方用柴胡桂枝干姜汤。若邪入少阳，弥漫三焦，胆火内郁兼里热上扰心神，症见胸满烦惊、谵语、小便不利、一身尽重、不可转侧等，则用柴胡加龙骨牡蛎汤以和解少阳、通阳泄热、重镇安神。

热入血室发病多与外感和月经有关，临床以寒热往来如疟状，发作有时，精神神志紊乱，昼日明了，暮则谵语如见鬼状，胸胁胀满疼痛，少腹满，月经紊乱（不当止而止，或非经期下血）等为主要表现。治疗用小柴胡汤和解枢机、扶正达邪，或用针刺期门以泻肝热，禁用汗、吐、下之法。如果在此基础上加入清热凉血或活血化瘀之品则效更佳。

复习思考题

1. 试述少阳病提纲证及其病机与意义。

2. 三阳病皆可见"头痛发热"症状，应怎样鉴别？

3. 试述小柴胡汤证的主症、病机、治法和方药。

4. 小柴胡汤证的或然症有哪些？试述其各症的形成机理和加减用药。

5. 如何理解"有柴胡证，但见一证便是，不必悉具"？

6. 小柴胡汤的禁例有哪些？其理何在？

7. 试述柴胡桂枝汤证的主症、病机、治法和方药。

8. 大柴胡汤证与小柴胡汤证有何异同？

9. 大柴胡汤与柴胡加芒硝汤均可治少阳兼阳明里实证，二者如何区别运用？

10. 少阳病禁用汗、下之法，而柴胡桂枝汤和大柴胡汤分别具有发汗和攻下作用，应如何理解？

11. 少阳病兼里虚腹痛，为何不用小柴胡汤去黄芩加芍药，而是先用补中后用和解之法？

12. 少阳病兼水饮内结证的病机、主症、治法、方药如何？

13. 试述柴胡加龙骨牡蛎汤证的病机、主症、治法和方药。

14. 何谓热入血室？试述热入血室的病机、主症及治疗。

15. 热入血室和太阳病蓄血证有何异同？

16. 《伤寒论》中哪些方剂需要"去滓再煎"？

第四章　辨太阴病脉证并治 ▷▷▷▷

【要点导航】

1. 掌握太阴病提纲；太阴病病机、主症及治法；桂枝加芍药汤证、桂枝加大黄汤证病机、证候、治法及方药。

2. 熟悉太阴的生理特点、病理概况；寒湿发黄证、太阴兼表证。

3. 了解太阴病的欲愈候及转归预后。

太阴包括手太阴肺经和足太阴脾经以及肺与脾两脏，其与手阳明大肠经、足阳明胃经相络属。手太阴肺经起于中焦，下络大肠，还循胃口，贯膈属肺。足太阴脾经起于足大趾内侧端，上行过内踝前缘，沿下肢内侧上入腹中，属脾络胃，贯膈并有支脉注心交于手少阴心经。脾居中焦而主大腹，为湿土之脏，功司运化，即运化水谷精微和水湿。脾气、脾阳在其运化功能中发挥主要作用。脾与胃同居中焦，二者一脏一腑，一阴一阳，一湿一燥，一运一纳，一升一降，生理上相互配合，共同完成饮食水谷的受纳、腐熟、运化、输布过程，而为后天之本，病理上也互相影响。太阴脾与少阴肾关系密切，肾为先天之本，脾为后天之本，火可暖土，少阴肾阳的盛衰直接影响着太阴脾的运化功能。肺居上焦，有宣发肃降、通调水道等作用；与脾配合，参与人体水液的代谢过程。总之，太阴居三阴之首，属阴脏，以阴土为主，喜燥恶湿，与阳明（胃）和少阴（肾）的关系密切。

太阴病属六经病证中期，是三阴病的初始阶段；脾阳虚弱，寒湿内盛是其基本病机。太阴病的病因来路有传经和直中两种途径。传经来者多因三阳病失治、误治，损伤脾阳而致。如太阳病、少阳病误用苦寒攻下，邪陷太阴；或阳明病清下太过，伤败脾阳而病转太阴。直中者皆由脾阳素弱，内伤生冷，或寒湿邪气直犯中焦而致。

太阴病本证以腹满而吐，食不下，自利益甚，时腹自痛，口淡不渴，舌淡苔白，脉缓弱等中焦虚寒证为主要表现。太阴病可兼太阳表证，也可兼邪陷络瘀腹痛证，此外还可兼见湿阻气滞腹胀满证、饮停湿阻气逆证、痰气中阻噫气不除证等。

太阴病的治疗，仲景提出"当温之"的原则，即温中散寒、健脾燥湿，以理中汤（丸）、四逆汤为代表方；汗、吐、下诸法当为禁忌。

太阴病仅属中焦脾虚寒湿，阳虚程度较轻，病变局限，故一般预后较好；治疗得当，脾阳恢复，其病可愈。若失治、误治，损伤阳气，则可使病情发展或恶化。其转归有：阳虚加重，病情恶化，波及少阴或厥阴；寒湿内盛，土壅木郁而变为寒湿发黄证；如果太阴病过用温燥，阳复太过，亦可转属阳明。

第一节　太阴病纲要

一、太阴病提纲

【原文】

太陰之為病，腹滿而吐，食不下，自利益甚[1]，時腹自痛。若下之，必胷下結鞕[2]。（273）

【词解】

①自利益甚：泄泻日益严重。自利，不因攻下而自泄利；益，副词，表示程度随时间推移而逐渐变化；甚，厉害、严重。

②胸下结鞕：指胃脘部痞结胀硬。胸下，即胃脘部；鞕，硬之异体字。

【提要】太阴病提纲及误下后的变证。

【解析】太阴脾属阴土，职司运化，喜燥恶湿。三阳病失治、误治，损伤中阳，则邪陷太阴；或太阴脾阳素弱，饮食生冷，感受寒湿则邪气直犯太阴，皆可发为太阴病。太阴病以脾阳虚弱，寒湿内盛为基本病机。脾阳虚弱则失于温煦运化，寒湿内阻，气机壅滞，故见腹部胀满。脾与胃同居中焦，脾气升而胃气降。今太阴脾阳虚弱，清阳不升，寒湿下趋则自发泄利；胃气不降，浊阴上逆则呕吐；脾虚失于运化，则胃不受纳，故食少纳差而食不下。若失于治疗，中阳虚弱日益加重，其泄利诸症亦必日甚一日，故云"自利益甚"。时腹自痛，乃腹中隐隐作痛，时发时止，此为太阴脾阳亏虚，失于温养所致，是虚寒性腹痛的特点。

上述诸症皆因脾阳虚弱，寒湿内盛所致，不仅反映了太阴病的基本病机，也是太阴病的典型证候，可作为临床辨识太阴病的标志，故是太阴病的提纲。若论其性质，属里虚寒证，当以温中散寒、健脾燥湿法治之。如果误作里热实证而妄行苦寒攻下，必更伤脾阳，使寒湿壅滞更甚，则见胃脘痞结胀硬等变证。由误下后的变证，也提示太阴病当禁下。

【鉴别】

腹满、腹痛、下利、食不下诸症，临证有虚寒、实热之异。若审证不细，辨识不明，极有可能将太阴虚寒证误作阳明腑实证而攻下。鉴别如（表4-1）。

表4-1　太阴病与阳明腑实证主症、病机、治法鉴别表

	腹满	腹痛	下利	食不下	其他	病机性质	治法
阳明腑实证	腹满不减 减不足言 持续腹满 按之硬痛	腹痛剧烈 持续不减 疼痛拒按 病程较短	自利清水 色纯青 臭秽灼肛	不能进食	潮热心烦口渴 甚则神昏谵语 舌红苔黄干燥 脉沉实而有力	燥实阻结 腑气壅塞 里热实证 "实则阳明"	当下之
太阴病	腹满时减 复满如故 时轻时重 按之柔软	时腹自痛 隐隐而作 喜得温按 病程较长	大便溏泄 澄澈清冷 无灼肛	纳差食少	无热口淡不渴 畏寒怯冷喜暖 舌淡苔白滑润 脉缓弱而无力	脾阳虚弱 寒湿内盛 里虚寒证 "虚则太阴"	当温之

二、太阴病欲愈候

【原文】

太陰中風，四肢煩疼，陽微陰澀而長^①者，為欲愈。（274）

【词解】

①阳微阴涩而长：此指脉象而言。阴阳，作沉取浮取解，阳微即轻取脉微浮，阴涩即沉取脉涩；而，表示顺承转折关系。即由"阳微阴涩逐渐转变为长脉"。考《太平圣惠方》卷八，本条在"阳"字前有"其脉"二字，宜从。

【提要】太阴中风欲愈的脉症。

【解析】太阴中风，谓太阴脾阳素弱之人，复感风邪而直中发病者。因太阴脾阳素虚，外感风邪后，正气无力与邪气抗争，故无发热。脾主四肢，"风淫末疾"，故以四肢烦疼，脉阳微阴涩为主症。轻取脉微浮，提示风邪在表而轻微；脉沉取而涩滞，说明太阴里虚，寒湿困滞，气血不畅。如果由阳微阴涩脉逐渐转变为长脉，是脾阳渐复，气血充沛，邪气将去之征，故断为"欲愈"。

【原文】

太陰病，欲解時，從亥至丑上^①。（275）

【词解】

①亥至丑上：指亥、子、丑三个时辰，即由 21 点至次日凌晨 3 点之间。

【提要】太阴病欲解的时段。

【解析】太阴为至阴之脏，脾阳虚弱，寒湿内盛是太阴病的基本病机。亥、子、丑时正是阴极阳生之时，太阴脾气旺于亥、子、丑时，此时脾气来复，阳气渐旺，正胜邪却，故其病有欲解之可能。

第二节　太阴病本证

【原文】

自利不渴者，屬太陰，以其藏有寒^①故也。當溫之，宜服四逆輩^②。（277）

【词解】

①脏有寒：指太阴脾脏阳虚有寒。

②四逆辈：指四逆汤类的温里散寒剂，包括理中汤（丸）、四逆汤、附子汤等方。辈，同一等级、同一类别的意思。

【提要】太阴下利的辨证要点、病机、治法及代表方剂。

【解析】273 条指出太阴病的主症有腹满而吐，食不下，自利益甚，时腹自痛等。本条承提纲证进一步提出太阴虚寒下利的辨证要点、病机及治法、方剂。"以其脏有寒故也"，揭示太阴病基本病机为脾脏虚寒。脾阳虚弱，失于温煦运化，则内生寒湿；寒湿下趋，则自利，大便溏泄；寒湿内盛，困滞于中焦，故下利而口淡不渴，这是太阴寒湿下利的审证要点。

证由脾脏虚寒所致，故治疗以"温之"为法。即温中散寒，健脾燥湿之意，方药可选用"四逆辈"。理中汤为太阴病的主方，四逆汤属少阴病主方。本证既属中焦脾虚寒湿无疑，仲景为何不明言理中汤，而以"四逆辈"例之？盖四逆辈当包括理中汤、四逆汤、附子汤等诸温里散寒剂。生理上少阴肾阳温煦太阴脾土以助运化；病理上太阴脾阳虚弱进一步发展即脾肾阳虚，先后天俱衰。仲景言"四逆辈"者，是举其类而不拘其方，提示临床应视病情轻重而灵活选方。若单纯脾虚寒湿，当以理中汤治之；若虚寒较重，病将由太阴涉及少阴者，则宜四逆汤，或与理中汤合方化裁用之，以补火生土，既可提高疗效，且可防病由太阴发展至少阴。此又隐含见微知著，防微杜渐之意。

第三节　太阴病兼证

一、兼太阳表证

【原文】

太陰病，脉浮者，可發汗，宜桂枝湯。（276）

【提要】太阴病兼太阳表证，以表证为主者可发汗。

【解析】首冠"太阴病"，揭示太阴脾虚里寒的本质。太阴病属里证，其脉应沉而缓弱，今脉反浮者，提示太阴里虚不甚，又太阳受邪，其病势向外，以表证为主。原文叙述简略，以病机测之，当有恶风寒、发热、头痛、平素纳差、脘腹胀满等症。既以表证为主，当治以发汗解表法，方宜桂枝汤。

本证"可发汗"，宜用桂枝汤而不可用麻黄汤。盖桂枝汤属发汗轻剂，外能解肌散风寒而调和营卫，内能调和脾胃而助营卫生化之源，是寓汗法于和法之中，尤宜于素体虚弱而外感者。麻黄汤为发汗峻剂，只宜于伤寒表实而正气不虚者；本证用之，更伤阳气，必犯"患者有寒，复发汗，胃中冷，必吐蛔"之禁。

二、兼邪陷络瘀证

【原文】

本太陽病，醫反下之，因爾腹滿時痛①**者，屬太陰也，桂枝加芍藥湯主之；大實痛**②**者，桂枝加大黄湯主之。（279）**

桂枝加芍藥湯方

桂枝三兩 去皮　　芍藥六兩　　　　甘草二兩 炙　　　　大棗十二枚 擘
生薑三兩 切

上五味，以水七升，煮取三升，去滓。温分三服。本云：桂枝湯，今加芍藥。

桂枝加大黄湯方

桂枝三兩 去皮　　大黄二兩　　　芍藥六兩　　　　生薑三兩 切
甘草二兩 炙　　　大棗十二枚 擘

上六味，以水七升，煮取三升，去滓。温服一升，日三服。

【词解】

①腹满时痛：谓腹部胀满，疼痛时作时止，时轻时重。

②大实痛：指腹部胀满疼痛，程度较重，拒按，或兼大便不通。

【提要】太阳病误下邪陷太阴，气滞络瘀，偏虚、偏实的证治。

【解析】原属太阳病表证，治宜发汗解表而不可攻下；"医反下之"，误下伤脾，使邪陷太阴，而气滞络瘀；又随邪气轻重、兼夹之不同及体质的强弱，而有偏虚偏实两种证候。

其一：腹满时痛者。因误下伤脾致邪陷太阴，气滞络瘀且程度较轻者，可见"腹满时痛"，即腹部胀满，腹痛时作时止，时轻时重，或挛急疼痛，但腹部按之柔软，且喜得温按。治用桂枝加芍药汤。本方即桂枝汤倍用芍药而成，药味虽与桂枝汤相同，但重用芍药后其配伍意义和方剂功效则发生了较大的变化。方中桂枝、生姜、炙甘草、大枣相配，辛甘化阳，通阳补脾益胃；芍药、甘草、大枣相配，酸甘化阴，缓急止痛；重用芍药者，取其"主邪气腹痛，除血痹"，活血和络止痛之效。诸药相合，共奏通阳活络、缓急止痛之功，适用于邪陷太阴，气滞络瘀之腹满时痛证。

其二：大实痛者。在邪陷太阴，气滞络瘀基础上，其气血瘀滞较重，同时兼夹宿食积滞等实邪壅结。症见腹部胀满程度较重，腹痛剧烈，且持续不减，疼痛拒按，或伴大便不通等，即所谓"大实痛者"，治用桂枝加大黄汤。本方即桂枝加芍药汤再加二两大黄而成，大黄与桂枝、生姜相伍，具有温通导滞泻实之功；大黄与芍药相配，可加强其活血通络止痛之效。全方通阳和络、泻实止痛，适用于邪陷太阴，气滞络瘀兼实邪壅结之"大实痛"者。

【辨治要点】桂枝加芍药汤证以腹部胀满，腹痛时作时止，时轻时重为主症，无呕吐、食不下、下利等脾虚寒湿证；桂枝加大黄汤证在上症基础上，腹部胀满程度较重，腹痛拒按，或伴大便不通。

【鉴别】

桂枝加芍药汤证"腹满时痛"与273条太阴病提纲证"腹满而吐，食不下，自利益甚，时腹自痛"，虽皆属太阴病脾虚证，但兼夹邪气不同，病势轻重各异。273条是太阴脾阳虚弱寒湿内盛所致，属太阴病的典型证候，病势较重。本证为脾虚邪陷，气滞络瘀所致，寒湿不显，病势较轻，仅见腹满时痛，尚无自利、呕吐等症。

桂枝加大黄汤证"大实痛者"与大承气汤证之腹胀满疼痛、不大便等症，有寒热之异、阴阳之别。比较如下（表4-2）。

表4-2 桂枝加大黄汤证与大承气汤证鉴别表

		桂枝加大黄汤证	大承气汤证
共同点		临床均可见腹部胀满，疼痛剧烈、持续不减、拒按，不大便等症	
不同点	病机	邪陷太阴，气滞络瘀兼宿食积滞	燥热与糟粕结聚于肠，腑气壅闭
	证候	伴有无热而寒，舌淡苔白，小便色清	潮热，手足漐然汗出，心烦谵语，腹胀满硬痛，小便短赤，舌红苔黄燥，脉沉实或沉迟有力
	治法	通阳和络，泻实止痛	苦寒攻下，荡涤燥结
	药物	桂枝、大黄、芍药、生姜、炙甘草、大枣	大黄、芒硝、枳实、厚朴

【现代研究及临床应用】

桂枝加芍药汤可缓解胃溃疡小鼠胃痉挛，对小鼠消化道溃疡有一定的疗效。

内蒙古中医药，2014，33（4）：99

通过抑制过度加速的小肠运动以及抑制副交感神经释放乙酰胆碱而发挥止泻作用。

国外医学·中医中药分册，2000，22（6）：348

桂枝加大黄汤具有镇痛作用，能提高热水缩尾法和热板法所致小鼠的痛阈值，减少小鼠扭体次数，其对腹痛的治疗效果优于延胡索水煎液。

中医药导报，2018，24（3）：36

桂枝加芍药汤、桂枝加大黄汤适用于腹满、腹痛、泄泻、痢疾、便结等证属脾虚邪陷，气滞络瘀或兼里实者。现代临床将此两方化裁，用于治疗顽固性菌痢、十二指肠球部溃疡、肠痉挛、过敏性肠综合征、非溃疡性消化不良、肠易激综合征、不完全性肠梗阻、术后腹胀、习惯性便秘、结核性腹膜炎、不安腿综合征等疾病具备本证病机者。桂枝加大黄汤可作为辨证加减治疗慢性肾衰竭的基础方，可减轻氮质血症，延缓肾衰竭的进展。

【医案选录】

陈某，男，28岁，2007年8月5日初诊。腹部胀满疼痛半年。诊为结核性腹膜炎，半年来行抗结核治疗，症状比早期大为好转，3天前因朋友聚会，因见病已好转，纵食肥甘，且饮酒过甚，回家后腹部胀满不适，腹痛绵绵。次日来我院检查，接诊医生嘱其续服抗结核药治疗，几日来收效甚微，且病情有加重之趋势，经人介绍来我科服中药治疗。患者纳差，3日来无大便，腹壁柔韧感，胀满不适，且疼痛较剧，舌质红、苔厚腻，脉弦滑。观其脉症及病变过程，恰与桂枝加大黄汤之主治相合，遂处以其方，药用：白芍60g，桂枝、生姜各30g，炙甘草20g，大枣12枚，生大黄10g（后下）。1剂，水煎日3服。次日复诊，自述服药后得大便3次，腹痛症状大减，胀满的情况也有所好转，续用前方减去生大黄即桂枝加芍药汤，服药6剂，诸症若失。嘱其每日用党参、白术、干姜、甘草各10g，泡水代茶饮。3个月后，患者诸症俱失。

山西中医，2009，25（8）：28

【原文】

太阴为病，脉弱，其人续自便利①。设当行②大黄、芍药者，宜减之，以其人胃气弱，易动③故也。（280）

【词解】

①续自便利：谓随着病情发展，患者将进一步出现泄泻。自便利，未经药物攻下而自发泄泻。

②设当行：假设应当使用。行，作"用"解。

③易动：容易出现泄泻。动，针对上文"便利"而言，指脾虚寒湿下趋之泄泻。

【提要】脾胃虚弱者应慎用苦寒阴柔攻伐药。

【解析】脾阳虚弱，寒湿内盛是太阴病的基本病机。脉缓弱无力反映了太阴脾虚正气不足的本质，故云"太阴为病，脉弱"。若太阴初病，脾虚寒湿较轻者，可仅见脉弱、腹满、纳差等症，而尚无自利；如失于调治，随着脾虚程度加重，寒湿内盛下趋，患者必然进一步出现便溏泄泻，即"续自便利"。前半段从动态角度分析太阴病病情发展情况。

后半段则承 279 条，说明太阴病兼气滞络瘀或里实时，使用大黄、芍药的注意事项。太阴病以脾胃虚弱为本，大黄苦寒攻伐，虽可祛实导滞，但有伤脾败胃之弊；芍药酸寒阴柔，虽可除血痹，缓急止痛，但不利于脾阳的恢复，况且仲景还有"下利者去芍药"（316 条）之诫。因此在太阴病初，见腹满时痛或大实痛，必须使用大黄、芍药时，也应谨慎，可适当减少用量，否则更伤脾胃，而引起中虚寒湿下趋之泄泻，即"以其人胃气弱，易动故也"之意。

本条与第 81 条"凡用栀子汤，患者旧微溏者，不可与服之"，可联系起来理解。其基本精神在于强调临床治病用药，不仅要遵循辨证论治原则，而且还要注意患者的体质因素，尤其是脾胃状况，做到因人制宜。素体脾胃虚弱之人，不独栀子、大黄、芍药要少用或慎用，其他苦寒、攻伐、阴柔之品也须注意，学者当举一反三。

第四节　太阴病转归

【原文】

傷寒脉浮而緩，手足自溫①者，繫在太陰②。太陰當發身黄，若小便自利者，不能發黄；至七八日，雖暴煩下利③日十餘行，必自止，以脾家實④，腐穢⑤當去故也。（278）

【词解】

①手足自温：谓手足尚温暖而未至厥冷。

②系在太阴：指病与太阴相关联，即病属太阴。系，悬、挂之义，引申为关联、联系。

③暴烦下利：突然出现心烦而下利。下利，指泄泻。

④以脾家实：因为脾阳恢复。以，表原因的介词；实，此指脾气充实、旺盛，而非邪气盛实。

⑤腐秽：指肠中腐败秽浊的宿积物。

【提要】辨太阴病的脉症，寒湿发黄及脾阳恢复的转归。

【解析】"伤寒"，泛指感受外邪。外感病脉浮而缓，颇似太阳中风证，但无发热恶风，汗出头痛等，却见手足自温，所以断定不是太阳病，而是"系在太阴"。此属太阴里虚，复感外邪之证。太阴病是三阴病的初始阶段，邪气外袭，正气尚有一定的抗邪能力，故脉浮；但正气毕竟不足，鼓动无力，则脉缓；结合 280 条可知，其缓必弱。太阴阳气虽虚却局限于中焦，且程度较轻，又脾主四肢，阳气虽不能抗邪而表而为发热，但尚能布达于四肢，故其手足温暖而不似少阴、厥阴病之手足厥逆。本条又补充了脉浮而缓（弱）、手足自温等太阴病脉症。

太阴病属里虚寒证，脾阳虚弱，寒湿内盛是其基本病机。其转归有寒湿发黄和阳复向愈两种趋势。太阴脾喜燥恶湿；太阴病失治，脾虚不运，水道不畅，小便不利，湿无出路，寒湿困滞，土壅木郁，影响肝胆疏泄失常，胆汁外溢而身发黄。太阴发黄属阴黄证，可结合259条理解。小便利与不利，是太阴病能否形成寒湿发黄的先决条件。若小便自利，湿有出路，则不能发黄。提示利小便是黄疸的重要治法之一。

"至七八日……腐秽当去故也"，说明太阴病阳复向愈的机理及表现。患太阴病七八日，患者突然感到心烦不安，继之则腹泻，甚至日十余次，但其后必渐渐停止。这是脾阳恢复，正气渐旺，奋起抗邪的反应。阳气来复则心烦；脾气旺盛，运化复常，清气能升，浊阴得降，原来宿积于肠中的腐败秽浊之物得以排出，故下利日十余行；腐秽去尽则利必自止而愈。

【鉴别】

虚寒证突然出现"暴烦下利"，有阳复阴退和阳衰阴盛两种可能，二者的预后转归截然不同。综合全身状况辨析如表4-3。

表4-3　里虚寒证见暴烦下利鉴别表

	证候	病机	预后	原文
阳复阴退	太阴虚寒证，突然感到心中烦乱不安，且下利日十余行，但可渐止；伴全身状况好转，精神慧爽，腹痛渐止，食欲增加，手足温暖，舌苔渐化，脉象和缓	脾阳恢复 正气渐旺 正能祛邪 腐秽当去	病退向愈 预后良好	278
阳衰阴盛	少阴寒化证，下利不止，或下利清谷，呕吐或干呕；烦躁不得卧，或躁烦不安；伴全身极度衰惫，精神萎靡，四肢厥逆，舌苔不退，脉沉微欲绝或无脉	少阴阳衰 阴寒内盛 虚阳躁动	病进恶化 预后不良	296 300 315

【原文】

伤寒，脉浮而缓，手足自温者，是為繫在太陰。太陰者，身當發黃，若小便自利者，不能發黃；至七八日大便鞕者，為陽明病也。（187）

【提要】辨太阴病的脉症，寒湿发黄及转属阳明病。

【解析】本条前半段辨太阴病的脉症及寒湿发黄的转归，与278条相同。"至七八日大便硬者，为阳明病也"，指出太阴病阳复太过，化热伤津，则有可能转变成为阳明病。盖太阴脾和阳明胃同居中焦属土，但太阴属阴土主湿，阳明属阳土主燥，太阴病多虚寒，阳明病多实热，此即"实则阳明，虚则太阴"之意。但在一定条件下实热和虚寒、阳证和阴证又可以互相转化。例如阳明实热证过用苦寒攻伐，伤败脾阳，寒湿内盛则由阳转阴而成为太阴虚寒证；太阴病过用温燥，阳复太过，化热伤津则由阴转阳而成为阳明实热证。本条原属太阴虚寒下利，经过七八天以后见大便干硬不通，表明寒湿已经化热化燥成实，故判断已转变"为阳明病也"。

综合187、278两条，可知太阴病有以下转归：其一，小便不利，寒湿壅滞，成为阴黄证；其二，脾阳恢复，正气渐旺，其病向愈；其三，脾阳恢复太过，化热伤津，病转阳明。太阴病阳衰阴盛，病情加重还可转属少阴或厥阴，当属第四种转归。

小结

太阴病是六经病证中期的虚寒证阶段，亦是三阴病的初始阶段。太阴病以脾阳虚弱，寒湿内盛为基本病机，总属里虚寒证。

太阴病本证以腹满而吐、食不下、自利益甚、时腹自痛、不渴、手足自温、脉缓弱等为主要表现。其病机为"脏有寒"，即脾阳虚弱，寒湿内盛；其治法是"当温之"，即温中散寒、健脾燥湿；方宜"四逆辈"，即理中汤、四逆汤类温里散寒剂；禁用苦寒攻下，慎用寒凉阴柔之品。若误施攻下，则脾阳更虚，寒湿壅滞更甚，必致"胸下结硬"等变证。

太阴病的兼证主要有兼太阳表证和邪陷太阴、气滞络瘀两类。太阴兼太阳表证者，属表里同病，应根据表里证候轻重缓急而决定先治表、先治里或表里双解法。邪陷太阴，气滞络瘀腹痛证，又有偏虚偏实、程度轻重之异。若因脾虚邪陷，气滞络瘀较轻而腹满时痛者，治用桂枝加芍药汤通阳活络、缓急止痛；若气滞络瘀程度较重，或兼宿食积滞等实邪壅结而大实痛者，则宜桂枝加大黄汤通阳活络、泻实止痛。其他尚有兼气滞腹胀满证、兼水饮内停证、兼痰气中阻证等，可参阅太阳病变证篇相关内容。

太阴病的转归有四：其一，小便不利，湿无出路，寒湿壅滞，可发展成为寒湿黄疸证；其二，太阴脾阳恢复，正气渐旺，可病退而自愈；其三，阳复太过，化热伤津，阴证转阳，可发展成为阳明实热证；其四，太阴阳衰阴盛，还可发展为少阴或厥阴寒证。

复习思考题

1. 太阴病的提纲是什么？应如何理解？
2. 太阴病本证的主症、病机、治法是什么？如何理解"四逆辈"？
3. 请归纳《伤寒论》太阴病的兼证有哪些？分述其辨治。
4. 通过对比分析太阴病提纲诸症，说明"实则阳明，虚则太阴"之理。
5. 请综合分析第81、280条，说明其临床指导意义。

第五章　辨少阴病脉证并治 ▷▷▷▷

【要点导航】

1. 掌握少阴病提纲证及寒化证的辨证要点。掌握四逆汤证、通脉四逆汤证、白通汤证、真武汤证、附子汤证、桃花汤证、黄连阿胶汤证、猪苓汤证、麻黄细辛附子汤证、吴茱萸汤证、四逆散证的病机、证候、治法、方药。

2. 熟悉少阴病治禁，少阴三急下证，少阴咽痛证以及白通加猪胆汁汤证、赤石脂禹余粮汤证。

3. 了解少阴病欲解时，少阴寒化证的预后及伤津动血证、热移膀胱证。

少阴的经络包括手少阴心经、足少阴肾经，并与手太阳小肠经、足太阳膀胱经互为表里。手少阴经起于心中，出属心系，向下贯膈而络小肠；其支者向上夹咽，连目系。足少阴经起于足小趾下，斜过足心出然骨之后到内踝后方，沿下肢内侧后缘上行，贯脊属肾，络膀胱；并从肾中上行贯肝及膈，入肺中；从肺中又分为两支，一支络心，布于胸中，并交于手厥阴心包经，另一支循喉咙上行到舌根两侧。

少阴的脏腑包括心和肾。《素问·灵兰秘典论》曰："心者，君主之官，神明出焉。"心位居上焦，五行属火，六气属君火，故称为火脏。其功能主血脉，又主神明，为君主之官、五脏六腑之大主。《素问·上古天真论》曰："肾者主水，受五脏六腑之精而藏之。"肾位居下焦，五行属水，六气属寒水，故称为水脏。其功能主水，藏精，内寄相火，司二便，内寓真阴真阳，为先天之本，性命之根。

少阴属水火之脏。在正常生理情况下，心火在上，肾水在下，肾水通过经络上济心阴，以制约心阳使其不亢；心火亦下助肾阳，温煦肾水使其不寒。通过这种心肾相交、水火既济的彼此制约关系则保持了人体上下的阴阳平衡，维持了人体正常的生命活动。

少阴病是六经病证发展过程中后期的危重阶段。其病位在里，以心肾虚衰为基本病机，病变性质多属阴、属虚、属寒，以全身性虚寒证为主要特征。

少阴病的病因来路有二：其一为传经，多由三阳病或太阴病发展而来。其中尤以太阳、太阴传入者居多。盖太阳与少阴互为表里，在太阳病时，若少阴正气不足，或太阳病误治，损伤了少阴正气，则少阴无力抗邪，使太阳表邪入里内陷少阴而发展为少阴病。故有"实则太阳，虚则少阴"之说。另外，火可暖土，太阴与少阴密切相关，太阴病失治误治，多损伤少阴阳气而发展为少阴病。其二为邪气直中少阴，多见于年老体衰，少阴正气素虚之人；由于少阴无力抗邪，一旦感受外邪后邪气径直入中于少阴，起病即为少阴病。

少阴病的基本证候，随患者的体质差异和病邪性质的不同，则有寒化证和热化证之异。素体少阴阳气亏虚，或感受阴寒邪气，则病从寒化，而成为少阴心肾阳虚，阴寒内盛的寒化证。其证以脉微细、但欲寐、无热恶寒、身蜷而卧、呕吐、下利清谷、小便清、四肢厥逆、舌淡苔白等为主要表现。在此基础上，随阳虚、阴盛的不同程度，还可出现阴盛格阳于外、阴盛格阳于上（戴阳）、阳衰阴盛烦躁、阳虚寒湿内盛、阳虚水气泛溢、阳虚下焦不固等多种证候。若素体心肾阴液亏损，或感受阳热邪气，则病从热化，而成为少阴阴虚火旺、心肾不交的热化证。其证以心中烦、不得眠、咽痛口燥、舌红少苔、脉细数等为主要表现。在此基础上，还可出现阴虚水热互结、阴虚热伤血络下利等证。少阴病的本证虽有寒化、热化两类，但以阳衰阴盛的寒化证为主。

少阴阳虚，复感外邪，则又会形成少阴兼太阳的太少两感证；少阴阴虚火炽，或阳复太过，以致水竭土燥，则病转阳明；少阴阳衰，久病不愈，或因误治阳损及阴，则可导致阴阳两衰或阳亡阴竭证。这些皆属少阴病兼变证。

少阴病的治疗原则，根据寒化证和热化证的不同，有扶阳抑阴和滋阴清热两大法则。寒化证宜扶阳抑阴，以四逆汤为代表方剂；热化证宜滋阴清热，以黄连阿胶汤为代表方剂。其兼变证则根据兼夹病机的不同，选用温经解表之麻黄细辛附子汤、急下存阴之大承气汤等随证施治。

少阴病总属心肾正气虚衰的病变，非阳虚阴盛，即阴虚火旺，治疗只宜温补或清补，禁用发汗、攻下等以祛邪为主的治法。

少阴病是六经病发展过程中的危重阶段，心肾虚衰，全身抗病能力明显衰减，病情复杂，病势危笃，预后较差。其寒化证的预后主要取决于阳气的存亡，一般是阳复者生，阳亡者死；热化证的预后则主要取决于阴液的存亡，一般阴存者生，阴竭者预后不良。

第一节　少阴病纲要

一、少阴病提纲

【原文】

少陰之為病，脈微細，但欲寐①也。(281)

【词解】

①但欲寐：指患者精神萎靡不振，神志恍惚昏沉，而呈似睡非睡的状态。

【提要】论少阴病的提纲。

【解析】少阴统括心、肾。心属火，主血脉，主神明，为君主之官，是五脏六腑之大主；肾藏精主水，寓真阴真阳，为先天之本。邪入少阴，心肾虚衰，阴阳气血俱不足。精亏血少，不能充盈脉道则脉形细小、状如丝线；阳气虚衰，鼓动无力则脉势微弱、按之似有似无。心虚血不养神则神识恍惚，肾虚精亏则体力疲惫。以上脉症体现了少阴病是以心肾阴阳两虚为病理特征的疾病，故可作为少阴病的提纲。

"脉微细，但欲寐"，还反映了少阴病阳虚阴盛的病理特点。盖脉微细并论，实则微脉必兼细象，阳气虚血脉推动力不足故脉来微细。又阳主动，阴主静，阳虚阴盛，阳神不支则精神萎靡不振，神识恍恍惚惚，呈似睡非睡的衰弱状态。此即《素问·生气通天论》"阳气者，精则养神"之意。总之，"脉微细，但欲寐"，反映了邪入少阴，心肾阴阳俱虚，尤以阳衰为主的病理特点，故又是少阴病寒化证的脉症要点。

【鉴别】

本条之"但欲寐"，应与热盛神昏之"嗜卧""多眠睡"及邪去神恬的"嗜卧"相鉴别（表5-1）。

表 5-1　但欲寐与嗜卧、多眠睡鉴别表

症状	病机	鉴别要点	条文号
但欲寐	少阴阳虚，阴寒内盛，神衰失养	精神萎靡不振，神识恍惚，呈似睡非睡状态；伴无热畏寒、下利清谷、脉沉微细，甚则四肢厥逆等	281
嗜卧	邪去正气未复神恬安卧静养	太阳病表证解后，精神疲乏倦怠，安舒静卧，且身无所苦，脉浮细	37
嗜卧	三阳合病热盛神昏	三阳合病，昏昏欲睡，神识昏迷；伴潮热、腹满短气、一身及目悉黄、小便难、时时哕、无汗、耳前后肿、脉弦浮大	231
多眠睡	温病变证热极神迷	温病误用辛温发汗而变为风温，神识昏蒙，而呈嗜睡状态；伴发热、身灼热、自汗出、身重、鼻息必鼾、语言难出、脉阴阳俱浮等	6

二、少阴寒化证辨证要点

【原文】

少陰病，欲吐不吐[①]，心煩，但欲寐。五六日自利而渴者，屬少陰也。虛故引水自救。若小便色白[②]者，少陰病形悉具。小便白者，以下焦虛有寒[③]，不能制水，故令色白也。（282）

【词解】

①欲吐不吐：谓患者想吐而又无物吐出。

②小便色白：白，作"清亮"解。小便色白，指小便色清亮而不黄赤。

③下焦虚有寒：谓少阴肾阳亏虚，阴寒内盛。

【提要】指出少阴寒化证的辨证要点及病机。

【解析】少阴寒化证，下焦肾阳亏虚，阴寒内盛而上逆，使胃气失于和降故"欲吐"；但由于胃腑空虚，胃中无物可吐，故曰"不能吐"。阴寒盛于下，虚阳上扰则心烦；少阴阳虚已甚，神疲不支，终难胜邪，故虽心烦而仍精神萎靡不振，神识恍惚，似睡非睡，呈但欲寐之状。见上述征象，已属少阴寒化证，宜用温阳之剂早作救治。若被"欲吐不吐，心烦"所惑，迟疑失治，迁延至五六日，则阳虚阴盛加重，火不暖土，脾失温运，水湿下泄则下利；因其病本在下焦少阴阳虚，不能蒸化津液以上承，故在自下利的同时必定伴见口渴，这是少阴阳虚下利的特征之一。

然而，"自利而渴"并非专属少阴寒化证，少阴热化证亦可见此（如319条），应如何鉴别呢？当验其小便，若小便色清亮而不黄赤，则属少阴肾阳亏虚，阴寒内盛的寒化证无疑；相反，若小便短赤不利，伴心烦下利口渴者，则属少阴热化之阴亏水热互结证。

"小便色白者，以下焦虚有寒，不能制水，故令色白也"属自注句，以此说明小便清亮的机理，也揭示了少阴寒化证的病机。

【鉴别】

太阴病和少阴寒化证皆可见虚寒下利，但277条云"自利不渴者，属太阴"；本条云"自利而渴者，属少阴"，提示口渴与否，是区别太阴下利或少阴下利的辨证要点。盖少阴自利而渴，缘由下焦阳气虚衰，不能蒸化津液以上承，上燥则口渴，故曰"虚故引水自救"。太阴病由中焦脾阳虚弱，寒湿内盛所致，不影响气化功能，故自下利而口淡不渴。且少阴病虚寒下利重，太阴下利较轻。

【原文】

病人脉阴阳俱紧，反汗出者，亡阳也。此属少阴，法当咽痛而复吐利。（283）

【提要】辨少阴阴盛亡阳的脉证。

【解析】本条辨证要点为"脉阴阳俱紧，反汗出"。今脉非少阴病常脉微细，而见寸关尺三部脉俱紧，颇似太阳伤寒证主脉，但未言及头痛、发热等表证，而言"此属少阴"，知"脉阴阳俱紧"为少阴阴寒内盛，脉当沉紧。若属里虚证，一般不应有汗出。盖"阴不得有汗"（148条），今见汗出，与常情不符，故曰"反"。此乃少阴阳气衰微，阴寒内盛，逼迫虚阳外亡之证，故仲景断为"亡阳也"。少阴经脉循喉咙，上夹咽。既然少阴阴寒内盛，逼迫虚阳外亡，虚阳循经上扰，郁于咽喉，故伴见咽痛；少阴阳亡，无火暖土，则中阳不守，升降失序，故患者又见呕吐、下利等症。

少阴阴盛亡阳，病情危重，条文未言及治疗，可选四逆汤、通脉四逆汤、白通汤等破阴散寒，回阳救逆方治之。

【鉴别】

脉阴阳俱紧，即寸、关、尺三部脉均见紧象。《伤寒论》明确提出脉阴阳俱紧者主要有两种情况，归纳如表5-2。

表5-2　脉阴阳俱紧鉴别表

条文号	病证	病机	证候
3	太阳病伤寒证	风寒束表，腠理闭塞，营阴郁滞，经脉拘急	脉浮而寸、关、尺三部皆紧；伴恶风寒发热、头身疼痛、无汗等太阳表证诸症
283	少阴病寒化证	少阴阳衰，阴寒内盛，虚阳外亡	脉沉而寸、关、尺三部皆紧；伴畏寒无热、汗出肤冷或冷汗淋漓、肢厥呕吐、下利、咽痛等

三、少阴病治禁

【原文】

少阴病，脉细沉数，病为在里，不可发汗。（285）

【提要】少阴病禁用汗法。

【解析】少阴病属里证，心肾虚衰是少阴病的基本病机，只宜温补或清补。若误用汗法，则极易发生亡阳竭阴之变证。因此，仲景特别强调少阴病"不可发汗"。

然本条原文仅举脉象，未提示症状，验之临床，少阴热化证，或少阴寒化证，都可出现沉细数脉。若欲明辨，当脉症合参。脉沉细数尚有力，伴心中烦不得眠、舌红少苔者则属少阴热化证；脉沉细数无力，或疾数散乱无根，伴肢厥畏寒蜷卧、呕吐、下利清谷等，则属少阴寒化证。总之，无论是少阴寒化证或热化证，皆属里虚证，故均须禁汗。

【原文】

少陰病，脉微，不可發汗，亡陽故也。陽已虛，尺脉弱濇者，復不可下之。（286）

【提要】少阴病禁用发汗、攻下。

【解析】"少阴病，脉微"，属阳虚寒化证无疑，治宜扶阳抑阴，而"不可发汗"；若误用发汗，则有大汗亡阳之变，故言"亡阳故也"。

在"少阴病，脉微"，阳气亏虚的前提下，若又兼见尺脉弱涩，则提示此属少阴阴阳两虚证。盖尺脉候下焦主肾，脉弱涩乃阴血不足之征。此时不但不可发汗，也不可攻下。因为误汗则亡阳，攻下则竭阴，所以发汗、攻下皆属禁例。

发汗、攻下法皆属祛邪为主的治法，针对邪气盛实的病证而设。无论少阴寒化证或是热化证，统属心肾虚衰的里虚证，扶正犹恐不及，绝无发汗、攻下之机，故仲景在此将汗、下两法列为少阴病的禁忌。少阴病禁汗、禁下是针对少阴病本证而言其常，然也有其变例。如301、302条少阴兼太阳表证者，选用麻黄细辛附子汤、麻黄附子甘草汤，即是将温补法与汗法结合起来应用；320、321、322条少阴病水竭土燥，病转阳明而成腑实证时，又不可不用承气汤急下等等，都体现了《伤寒论》常中有变、变中有常的灵活辨证施治方法。

四、少阴病愈期

【原文】

少陰病，欲解時，從子至寅上①。（291）

【词解】

①从子至寅上：指子、丑、寅三个时辰，即从23点至次日5点之前的6个小时内。

【提要】少阴病欲解的大概时段。

【解析】子、丑、寅三个时辰是自然界阳气生而渐长、阴气盛而渐衰之时。少阴病以阳衰阴盛的寒化证为主，心肾阳气虚衰，阴寒内盛是其基本病机；在子、丑、寅这三个时段内又得到自然界阳生之气的资助，则正气渐复，有利于消除全身阴寒之邪，阳复阴退而邪去，其病可解，故子、丑、寅三个时辰是少阴病可能得解的有利时段。

六经病欲解时的推断是以人与自然的整体观为依据的。人类生存在自然界中，自然界阴阳消长对人体六经阴阳气血变化有一定的影响，在患病时这种影响也同样起着一定的作用。这就是推断六经病欲解时的理论依据。疾病的欲解时虽然与自然界阴阳盛衰变化有关，但这只是一个外部的影响，仅仅提供了一种有利的条件，并不是唯一起决定作用的因素。因为疾病的进退转归主要取决于正邪双方力量的对比情况，以机体内在的正气为抗邪的基础，同时还受到多种外在因素的影响。因此对六经病欲解时必须灵活看待，不可过分拘执。

第二节 少阴病本证

一、阳虚寒化证

（一）寒化证治

1. 阳衰阴盛证（四逆汤证）

【原文】

少陰病，脉沈者，急温之，宜四逆湯。（323）

甘草二兩 炙　　　　　乾薑一兩半　　　　　附子一枚 生用 去皮 破八片

上三味，以水三升，煮取一升二合，去滓。分温再服。强人可大附子一枚，乾薑三兩。

【提要】少阴病脉沉者，治当急温。

【解析】本条仅言脉沉，即治以急温之而用四逆汤，属举脉略症法。既冠以"少阴病"，则应当结合少阴提纲证综合分析。因此，该脉沉应是沉而微细，且伴有"但欲寐"等少阴病的一般征象。脉沉而微细，乃阳气大衰、阴寒极盛之标志，治宜急温，方用四逆汤。否则因循失治，则呕吐、下利、厥逆等亡阳诸症将接踵而至。

本条"脉沉者，急温之"的临床意义：临床典型的亡阳厥逆证易辨，医者皆知其病危势急，自会全力救治；但若亡阳厥逆的证候尚不显著或不典型时，就容易被忽略，及至亡阳诸症蜂涌、险象突现时，虽经急救也难保十全。如果能在亡阳之前，就急予温阳，则可及时阻断病势的恶化，达到事半功倍之效。该条"少阴病，脉沉者，急温之"，就是张仲景从延误病机的失败教训中总结出来的经验，示人应见微知著、防微杜渐，寓有抓住时机、早期治疗的积极意义，体现了"治未病"的学术思想。

四逆汤方以大辛大热的附子为君药，补少阴命门真阳，通达内外十二经脉，生用尤能破阴逐寒，回阳救逆；干姜辛热为臣，助附子回阳救逆，并温中阳除里寒，兼降逆和胃；炙甘草补中益气，助君臣之用，解毒缓姜附辛烈之性，且调和诸药，故为佐使。三药相合，共奏温补脾肾、回阳散寒之功，用之可使阳回阴退，四肢厥逆诸症自除，故以"四逆"命名。

【辨治要点】但欲寐，脉沉微细，伴见四肢厥逆，畏寒身蜷，饮食入口则吐或者干呕，小便短少或者清长，下利清谷等。

【现代研究及临床应用】

药理实验表明，四逆汤具有免疫调节、抗动脉粥样硬化、抗心肌缺血、保护脑缺血后损伤、抗休克及保护肠黏膜等作用。

中西医结合心脑血管病杂志，2009，7（11）：1333-1335

　　四逆汤是中医回阳救逆、破阴散寒的基础方，临床主要适用于少阴心肾阳衰阴盛的亡阳厥逆证，此外，还可用于胸痹、泄泻、呕吐、痰饮、痹证、水肿、阴疽等，证属阳衰阴寒内盛者。现代临床用本方化裁，抢救心源性休克、感染性休克、急性胃肠炎所致休克、急性热病大汗虚脱、心肌梗死、心力衰竭等急危重症；还被用于慢性肠炎、慢性肾炎、风湿性心脏病、白细胞减少症、胃下垂、雷诺病、肢端青紫症等疾病，具有本证病机者。

　　【医案选录】

　　苏某，30余岁。月经期中不慎冲水，夜间突发寒战，即沉沉而睡，人事不省，脉微细欲绝，手足厥逆。当即针人中及十宣穴出血，血色紫黯难以挤出。针时能呼痛，并一度苏醒，但不久仍呼呼入睡。此因阴寒太盛，阳气大衰，气血凝滞之故。急当温经散寒挽扶阳气，拟大剂四逆汤一方。处方：炮附子24g，北干姜12g，炙甘草12g，水煎嘱分4次温服，每半小时灌服一次。病者家属问：此证如此严重，为何将药分作四次，而不一次服下使其速愈？我说：正因其症状严重，才取"重剂缓服"方法。其目的为使药力相继，续续振奋其阳气而驱散阴寒。譬如春临大地，冰雪自然溶解；如果一剂顿服，恐有"脉暴出"之变，譬如突然烈日当空，冰雪骤解，反致弥漫成灾。家属信服。服全剂未完，果然四肢转温，脉回，清醒如初。

《伤寒论汇要分析》，福建科学技术出版社，1984：141

　　【原文】

　　少陰病，飲食入口則吐，心中溫溫欲吐[①]**，復不能吐。始得之，手足寒，脉弦遲者，此胷中實，不可下也，當吐之。若膈上有寒飲，乾嘔者，不可吐也，當溫之，宜四逆湯。（324）**

　　【词解】

　　①温温欲吐：自觉心中蕴结不适，恶心泛泛欲吐。温，同愠，音运。

　　【提要】胸中实邪阻遏与少阴病膈上有寒饮的辨治。

　　【解析】患者见手足不温，无热而寒，饮食入口即吐，自觉心中蕴结不舒，泛泛欲吐又不能吐出。这种情况既可见于少阴阳衰阴寒上逆证（如282条），也可见于痰浊实邪阻遏胸中者。二者虚实不同，治法各异，当予以详细辨析。

　　如果新发猝病，初起即见手足寒冷、脉象弦迟有力，是由于痰浊宿食等实邪阻遏于胸中，正气向上祛邪，气机上逆，故饮食入口则吐，平时也自觉心中蕴结不舒，泛泛欲吐，但因痰食阻滞不行，故虽欲吐而不能吐出。故亦可见太阳病篇166条所述"胸中痞硬，气上冲咽喉不得息"等症。寒痰实邪阻于胸中气机不畅，阳气被郁而不得外达于四末，则手足寒。邪阻阳郁，气血不利，则脉来弦迟有力。总之，此证属痰浊宿食等实邪阻遏于胸中之实证，病位偏上，且有上越之势。治宜因势利导，当用吐法，可用瓜蒂散；而禁用攻下法。

　　若属久病痼疾，干呕而见四肢厥逆、脉沉微等，则属少阴阳虚阴盛，不能运化，以致寒饮不化，停于膈上。寒饮上逆之证，切不可误认为胸中实邪而用吐法。因为寒饮虽在膈上，有类似实邪阻滞于胸中的症状，但病本为少阴寒化证，脾肾阳虚，阳虚失于温煦鼓动，故脉必弦迟无力，而全身亦表现一派阳虚征象、脉沉微等。此膈上寒饮证，"当温之"，仲景用四逆汤实为治本之法。《金匮要略》曾云："病痰饮者，当以温药和之。"四逆汤温肾暖脾，使阳复气化，则寒饮自除。

【原文】

大汗出，熱不去，内拘急①，四肢疼，又下利厥逆而惡寒者，四逆湯主之。（353）

【词解】

①内拘急：腹中拘急不舒或疼痛。

【提要】阳衰阴盛，寒厥下利的证治。

【解析】本证原属太阳病表证兼里阳不足，使用汗法也只宜取微汗解表。由于医者汗法不当，致"大汗出"，是指汗出"如水流漓，病必不除"。一方面表邪不去，表证未罢，故热不去而恶寒，四肢疼痛；另一方面大汗重伤少阴里阳，使阴寒内盛，因而出现四肢厥逆、腹中拘急不舒疼痛、大便稀溏等。在此表里同病，以寒厥下利里证急重之际，当先急温其里，用四逆汤回阳救逆，以除厥利。

【原文】

大汗，若①大下利，而厥冷者，四逆湯主之。（354）

【词解】

①若：或者。

【提要】辨亡阴而致亡阳，寒厥的证治。

【解析】"大汗，若大下利"，有双重含义，既可作症状解，也可作误治解。患者骤然大量汗出，或者剧烈下利，皆重伤阴液，由亡阴而致阳气暴亡，患者迅速出现四肢厥冷、脉沉微细欲绝等，证属阳衰阴盛之寒厥，治疗当用四逆汤急救回阳。

本证因剧烈汗、下，由亡阴而致亡阳，当属阴阳两衰，仲景何以单用四逆汤救阳？中医学认为阴阳互根，但是阳气占主导地位，阳生阴长，有形之阴生于无形之阳气。若在阴阳两亡的危急时刻，有形之阴液不能速生，无形之阳气就当急固，因此急用四逆汤回阳救逆，以挽救患者的生命。待阳回厥愈之后，乃可徐救其阴。可参阅原文29条，其理自明。

【原文】

脉浮而遲，表熱裏寒，下利清穀①者，四逆湯主之。（225）

【词解】

①下利清谷：大便稀溏泄泻，泻下物稀薄清冷，含有未完全消化的食物残渣。

【提要】表热里寒，下利清谷的证治。

【解析】本条出自于阳明病篇，承221条阳明经热证误下而来。表热，谓阳明经热未尽，故仍有发热、脉浮。下利清谷，此为少阴肾阳虚衰，火不暖土腐谷所致，是脾肾阳虚里寒的确证。因里阳大衰，寒湿内盛，则脉见迟象，必迟而无力，故曰"里寒"。

综观此证，由阳明经热兼里虚误下重伤脾肾所致，虽属表热里寒，但以里虚寒为急重。故治用四逆汤温里回阳，以急救其里。

2. 阴盛格阳于外证（通脉四逆汤证）

【原文】

少陰病，下利清穀，裏寒外熱，手足厥逆，脈微欲絕，身反不惡寒，其人面色赤，或腹痛，或乾嘔，或咽痛，或利止脈不出者，通脈四逆湯主之。（317）

甘草二兩　炙　　　　附子大者一枚　生用　去皮　破八片　　　乾薑三兩　强人可四兩

上三味，以水三升，煑取一升二合，去滓。分溫再服，其脈即出者愈。面色赤者，加蔥九莖；腹中痛者，去蔥，加芍藥二兩；嘔者，加生薑二兩；咽痛者，去芍藥，加桔梗一兩；利止脈不出者，去桔梗，加人參二兩。病皆與方相應者，乃服之。

【提要】辨少阴阳衰阴盛，格阳于外的证治。

【解析】少阴病，见下利清谷、手足厥逆、脉沉微欲绝，乃阳气衰微、阴寒内盛之里真寒征象；身反不恶寒、其人面色赤，则为虚阳浮越于外之假热征象。"里寒外热"是对本条病机的概括，也是本条的辨证眼目。此属阳衰阴盛，虚阳外浮之真寒假热证，病势危笃，变化也较多，故有诸多或然症。若阳虚失温，气血凝滞，则可伴见腹中疼痛；阴寒气逆犯胃，胃失和降，则可见干呕；虚阳上浮，郁于喉咽，则可见咽痛；利久伤阴，阴阳欲竭，则无物可下，故利止脉不出。总之，证属阴盛格阳，里真寒而外假热，较单纯的阳衰阴盛之四逆汤证为重，故非四逆汤所能胜任，而用通脉四逆汤破阴回阳，通达内外治之。

通脉四逆汤方即四逆汤重用生附子，倍用干姜而成。生附子、干姜大辛大热，重用之则破阴散寒、回阳救逆之力更峻，还能破除阴阳格拒之势，而挽回欲脱之阳气。本方用之可使阳气复、阴寒散、元阳潜藏，沉微欲绝之脉搏逐渐恢复是见效的标志，故名通脉四逆汤。

通脉四逆汤是治疗阴盛格阳于外证的基础方，若出现各种或然症时当根据病机，随症加减。如见面色赤者，为虚阳上浮之戴阳，宜加葱白宣畅上下之气机，通降格上之虚阳；腹中疼痛者加芍药，取其通利血脉，缓急止痛；干呕者加生姜，取其温中和胃降逆之效；咽喉疼痛者，加桔梗，以宣肺利咽开结；阴阳欲竭见利止脉不出者，加人参大补元气，益气养阴，此即四逆加人参汤。方后强调"病皆与方相应者，乃服之"，意在示人处方用药时，必须契合病机。兼症不同，当随症化裁，药随症变，才能获得满意疗效。该句不仅仅指通脉四逆汤的加减法，而且具有普遍的指导意义。

本条"其人面色赤"一症，虽属阴盛格阳证的临床表现之一，但不属通脉四逆汤证的主症，而应属"或然症"。因为在通脉四逆汤方后的加减法有"面色赤者加葱九茎"一句，意即原证若伴见面色赤时，可加葱白。原文在"面色赤"前，似掉一"或"字。

【辨治要点】下利清谷，手足厥逆，脉沉微欲绝，身反不恶寒，或伴面色赤、腹中痛、咽痛、利止脉不出等。

【鉴别】

通脉四逆汤证和四逆汤证，皆属少阴阳衰阴盛寒化证。但两证有轻重之别，两方的药量不同、作用强弱各异。鉴别如表5–3。

表5–3　四逆汤证与通脉四逆汤证鉴别表

<table>
<tr><td colspan="2"></td><td>四逆汤证</td><td>通脉四逆汤证</td></tr>
<tr><td colspan="2">相同点</td><td colspan="2">同属少阴阳衰阴盛之寒化证；临床皆以四肢厥逆、下利清谷、脉沉微等为主症；治疗皆以温阳散寒、回阳救逆为法，药用生附子、干姜、炙甘草</td></tr>
<tr><td rowspan="4">不同点</td><td>病机</td><td>少阴阳气衰微，阴寒内盛</td><td>阳衰阴盛，格阳于外，里真寒而外假热</td></tr>
<tr><td>证候</td><td>恶寒蜷卧，但欲寐，或兼汗出发热，内拘急、四肢拘急等
病情重，病势危</td><td>身反不恶寒，脉微欲绝；或伴面色赤、腹中痛、咽痛、利止脉不出等
病情、病势更加危重</td></tr>
<tr><td>治法</td><td>回阳救逆</td><td>破阴回阳，通达内外</td></tr>
<tr><td>药物</td><td>生附子一枚，干姜一两半，炙甘草二两</td><td>生附子大者一枚，干姜三两，炙甘草二两</td></tr>
</table>

本证之"身反不恶寒，其人面色赤"及"咽痛"，皆属阴盛格阳，虚阳浮越之象，属虚，是假热，应注意与阳热实证鉴别。《伤寒论》中明确论及"面赤"者有第23条、48条、206条、317条、366条，综合鉴别如表5–4。

表5–4　面色赤症鉴别表

条文号	面赤特征	伴见症状	病机	治疗
23 48	面有热色 面色缘缘正赤	发热恶寒，热多寒少，一日二三度发，无汗身痒	微邪束表 阳气怫郁	辛温轻剂小发汗 桂枝麻黄各半汤
206	面合色赤 （满面通红）	身热，汗出，烦渴，不恶寒，反恶热，脉数有力	无形之邪热炽盛于阳明经络	辛寒清热 宜白虎汤
317 366	面色赤，面少赤 （两颧嫩红如妆，游移不定）	身反不恶寒，咽痛不红肿，下利清谷，四肢厥逆，身蜷而卧，脉沉微欲绝	阳衰阴盛，格阳于外，虚阳上浮，真寒假热（戴阳）	破阴回阳，宣通内外上下；宜通脉四逆汤加葱白，或白通汤

【现代研究及临床应用】

本方的现代研究与应用范围与四逆汤相类似，尤其适用于少阴阳衰阴盛更重，且格阳于外，呈里真寒而外假热者。现代临床用本方化裁，救治休克、病态窦房结综合征、雷诺综合征、尿毒症等疾病具备本证病机者。

【医案选录】

王某，男，24岁，1992年10月5日初诊。患者2个月前无明显诱因可查，即感发热，体温波动于37.2～37.7℃，并以午后为著，伴有头晕头痛、身倦乏力。曾多次查血尿常规、血沉、胸透、B超等均无异常发现。曾用抗生素等西药治疗，均未收效。后又经中医诊治，服用清热寒凉中药多剂，亦未收效。近5天来反添四肢发凉，且日渐加重，手足频出凉汗。诊查：患者青年男性，一般情况尚可，面红，舌质淡，苔白滑，脉沉细。体温37.6℃。证属阳虚寒厥，拟温脾暖肾回阳为治法，方用通脉四逆汤：熟附子 12g，干姜 12g，炙甘草 6g，水煎凉服，日 1 剂。服 2 剂后，患者四肢渐渐转温，手足仍有汗出，但已不发凉，体温渐复正常。效不更方，上方继服 3 剂后，四肢变温，手足汗出止，体温正常，后改服补中益气丸以巩固其疗效。1 个月后随访观察，低热未再复发。

3. 阴盛格阳于上证（白通汤证、白通加猪胆汁汤证）

【原文】

少陰病，下利，白通湯主之。（314）

葱白四莖　　　　　乾薑一兩　　　　　附子一枚　生　去皮　破八片

上三味，以水三升，煑取一升，去滓，分温再服。

少陰病，下利，脉微者，與白通湯。利不止，厥逆無脉，乾嘔煩者，白通加豬膽汁湯主之。服湯，脉暴出①者死，微續②者生。（315）

葱白四莖　　　　　乾薑一兩　　　　　附子一枚　生　去皮　破八片

人尿五合　　　　　豬膽汁一合

上五味，以水三升，煑取一升，去滓，内膽汁、人尿，和令相得，分温再服。若無膽，亦可用。

【词解】

①脉暴出：谓脉搏骤见浮大躁动之象。

②微续：指脉搏逐渐显现。

【提要】少阴阳衰阴盛格阳于上的证治及服热药发生格拒的证治和预后。

【解析】314 条叙证过简，应结合 315 条前半段及 317 条加减法来综合分析。"少阴病下利"，治以白通汤，可知其证属虚寒下利无疑；乃因少阴阳虚阴盛，失于温运，水谷不化所致，甚则下利清谷。联系少阴病提纲证等，本证还当具有但欲寐、手足厥逆、脉沉微细等少阴阳衰阴盛的一般表现。白通汤方即四逆汤去甘草加葱白，根据 317 条通脉四逆汤加减法可知，本证亦当有"面色赤"一症。此乃内盛之阴寒格拒虚阳浮越于上所致，必两颊嫩红、游移不定。综合分析得知，本证属少阴阳衰阴盛，虚阳被格拒于上的戴阳证，以下利或下利清谷、四肢厥逆、但欲寐、面色赤、脉沉微细等为主症，治以白通汤破阴回阳、宣通上下。

白通汤由附子、干姜、葱白三味药物组成。就其基础方来看，是四逆汤去甘草、减少干姜用量加葱白而成。方中附子温补下焦之阳以治其本，干姜温中焦之阳以壮后天，二味相合，破阴散寒，回阳救逆；葱白辛温走窜，宣通上下气机，使被格拒上浮之虚阳得以下潜。

阳衰阴盛、格阳于上的戴阳下利证，用白通汤治疗，理应病情减轻，然患者服汤后不但下利未止，面赤不除，且四肢厥逆加重而无脉，又出现干呕心烦等症。何以故？详析病机，原证阴盛格阳于上，施以白通汤符合"寒者热之"之法，并非误治；只是由于阳气大衰，阴寒内盛，过盛之阴邪不仅格拒衰阳上浮，而且对大热之阳药也拒而不受，以致出现干呕心烦。原证未除，下利不止，阳亡液竭，则厥逆加重，以致无脉。病情复杂，病势危急，当此之际，仍宜破阴回阳宣通上下为法，并遵《内经》"甚者从之"之旨，施以咸寒反佐，方用白通加猪胆汁汤。本方即白通汤内加入猪胆汁、人尿而成。白通汤辛热，破阴回阳，宣通上下；人尿咸寒、猪胆汁苦寒，意在反佐，引阳药入阴分，使阳热药不被阴寒所格拒，以利于白通汤发挥破阴回阳救逆之功。另外，人尿、猪胆汁皆属血肉有情之品，在此阳亡液竭之时，尚有滋阴增液之效。人尿，现代临床一般取童便。方后"若无胆，亦可用"，是说猪胆汁并非药房常备之物，有时难以迅速找到，此证病重势急，难以久待，若无猪胆汁者也可迅速加入人尿服之以救急，并非说猪胆汁可有可无，不太重要。

服白通加猪胆汁汤后，如何判断疗效及预后呢？仲景在此提示根据脉象辨之。服汤后，如果患者由"无脉"而突然出现浮大躁动之象，是谓"脉暴出"；此乃阴液枯竭，孤阳无依，完全发露于外的危象；其预后不良，故曰"死"。如果服白通加猪胆汁汤后，脉由沉伏不至而缓缓出现、渐趋明显，且均匀和缓是谓脉"微续"；此乃阳气渐复，阴液未竭，阴寒渐退之象，其预后较好，故曰"生"。

【辨治要点】白通汤证的主症为面颊嫩红如妆、游移不定，四肢厥逆，身蜷而卧，呕吐或下利清谷，脉沉微细。白通加猪胆汁汤证的主症为无脉，面颊嫩红如妆、游移不定，厥逆加重，身蜷而卧，干呕心烦，下利不止，甚或拒药等。

【鉴别】

通脉四逆汤证、白通汤证、白通加猪胆汁汤证皆属少阴寒化证阴盛格阳的危重证候，均以四逆汤证为基础，病机稍异，治法用药不同，鉴别如表5-5。

表5-5　通脉四逆汤证、白通汤证、白通加猪胆汁汤证鉴别

		通脉四逆汤证	白通汤证	白通加猪胆汁汤证
相同点		皆属少阴寒化证；以阳气衰微，阴寒内盛格阳为共同病机；临床均可见四肢厥逆、身蜷而卧、呕吐或下利清谷、脉沉微细；治疗皆以破阴散寒、回阳救逆为法；药用生附子、干姜		
不同点	病机	阴盛格阳于外	阴盛格阳于上	阴盛格阳于上，阳亡阴竭，阴邪格拒药不入
	证候	脉微欲绝，身反不恶寒（身热）；或面色赤、咽痛等	脉微，面颊嫩红如妆，游移不定等	无脉，面颊嫩红如妆，游移不定，厥逆加重，干呕心烦等
	治法	通达内外	宣通上下	宣通上下，益阴咸寒反佐
	药物	生附子大者一枚，干姜三两，炙甘草二两	生附子一枚，干姜一两，葱白四茎	生附子一枚，干姜一两，葱白四茎，人尿五合，猪胆汁一合

【现代研究及临床应用】

白通汤的药理研究报道较少。白通加猪胆汁汤具有抗菌、扩张血管、抗休克、调整胃肠功能作用。本方是治疗阴盛格阳证的基本方剂，除用于戴阳证外，还用于寒厥、下利、头痛等病证属阳衰阴盛者。现代临床用本方化裁治疗休克、雷诺病、咽峡炎、皮肤结节性红斑等疾病具备本证病机者。

【医案选录】

施某，女，17岁。症见高热，全身冷汗不止，声低息短，四肢逆冷，面赤如朱，

身重难以转侧，二便如常，右脉沉细，左脉浮大无根，舌青滑，不思饮。辨证为阴寒过盛、虚阳上越之戴阳证，予以白通汤交通阴阳、收纳元气。服1剂后病如故，此阴寒格拒过盛，药不能直达病所，应从阴引阳。继于原方加猪胆汁数滴，童便1杯。服后面赤身热大为减轻，但四肢尚冷。继以干姜附子汤扶元阳，交通上下，诸症痊愈。

4. 阳虚寒湿身痛证（附子汤证）

【原文】

少陰病，得之一二日，口中和①，其背惡寒者，當灸之，附子湯主之。（304）

少陰病，身體痛，手足寒，骨節痛，脈沈者，附子湯主之。（305）

附子二枚 炮 去皮 破八片　　　　茯苓三兩　　　　人參二兩

白术四兩　　　　芍藥三兩

上五味，以水八升，煑取三升，去滓。溫服一升，日三服。

【词解】

①口中和：指口淡不渴、不苦、不燥，无特殊感觉。

【提要】辨少阴阳虚寒湿身疼痛的证治。

【解析】上述两条互文见义，应综合分析。304条论述少阴阳虚、寒湿内盛证的审证要点及治法方剂。首冠"少阴病"，提示必见"脉微细，但欲寐"等少阴阳虚寒化证的一般表现。"得之一二日"，言病之初，且病程短。"口中和，背恶寒"是少阴阳虚、寒湿内盛的审证要点。"口中和"，指患者口中不苦、不渴、不燥，亦即口淡无特殊感觉，既排除了里热证，也反映了少阴寒湿内盛的本质。"其背恶寒"，言其常有背部畏寒怯冷感，这是少阴阳虚，失于温煦的典型表现之一。盖背属阳，督脉络肾贯心循行于背脊而总督一身之阳；少阴真阳不足，失于温煦，则全身阳气不振，恶寒以背部为甚且不发热，与太阳病恶寒不同。此证属少阴阳虚，寒湿内盛，治当温阳散寒，宜外用灸法、内服附子汤，灸药并用。艾灸可以温壮元阳、散寒湿，至于应灸何穴，仲景没有明示，多主张灸大椎、膈俞、肾俞、关元、气海等穴，可随证选用。

305条论述少阴阳虚，寒湿凝滞筋脉骨节，身疼痛的证治。少阴阳气虚弱，寒湿不化浸渍肌肉，留滞于筋骨关节之间，痹阻气血，所以身体痛、骨节痛。四肢为诸阳之本，阳虚不能充达于四肢，故手足寒；阳虚阴盛，鼓动无力，加之寒湿阻滞，故脉沉，治以附子汤温阳散寒、除湿止痛。联系304条，也可配合针灸疗法，针药并用。

附子汤重用炮附子温经助阳、散寒除湿而止痛为主药，故以此为方名；配人参助附子温壮元阳；白术、茯苓健运脾土，祛除湿浊，增强附子除湿之功；更佐以芍药益阴和营，既可制约术附温燥之性而护阴，又可通血脉、止痹痛。全方药仅五味，刚柔相济，共奏温阳散寒、除湿止痛之功。

【辨治要点】手足寒，身体痛，骨节疼痛，口淡不渴，舌淡苔白润，脉沉紧或沉迟等。

【鉴别】

①背恶寒：背恶寒是指患者自觉背部畏寒怕冷。《伤寒论》中明确提出"背恶寒"

者仅 2 条，鉴别如表 5-6。

表 5-6 背恶寒鉴别表

条文号	症状	病机	鉴别要点	治疗
304	其背恶寒	少阴阳虚 寒湿内盛 失于温煦	背恶寒程度重，口中和，不出汗，无发热，伴手足寒、身体痛、骨节疼痛，舌淡苔白润或紧或迟等	温阳散寒 外用灸法 内服附子汤
169	背微恶寒	阳明经热 胃热炽盛 津气两伤	背恶寒程度轻，或时时恶风，伴口燥烦渴多饮、大汗出、身壮热，舌红苔黄燥，脉洪大而芤等	辛寒清热 益气生津 白虎加人参汤

②身疼痛：本证以身体痛、骨节痛为主症，应注意与 35 条麻黄汤证、62 条桂枝新加汤证之身疼痛鉴别。

【现代研究及临床应用】

经实验研究证实：附子汤原方具有抗心肌缺血、抗血小板聚集、镇痛等作用。本方用炮附子 2 枚，是《伤寒论》中附子用量较大的方剂。附子重用，温阳散寒、除湿镇痛效果较好。但附子的毒性较强，现代临床可用制附片 9～15g，且须开水先煎 1～2 小时，以减小其毒性。

临床将本方用于痹证、厥证、胸痹、心悸、腹痛、泄泻、眩晕、水肿等病，证属少阴阳虚、寒湿内盛者。现代临床用本方化裁治疗风湿性关节炎、类风湿关节炎、肌肉风湿、冠心病、病态窦房结综合征、低血压、慢性心功能不全、雷诺病、血栓闭塞性脉管炎、慢性肠炎、慢性肾炎等疾病具备本证病机者。

【医案选录】

梁某，女，36 岁。1987 年 4 月 25 日诊。7 年前曾患风湿性关节炎，经中西医治疗已愈。半个月前因骑车遇雨受凉，膝踝关节肿痛，不红不热，畏风怕寒，每晚以暖水袋温暖则舒，身困乏力，口中和，舌淡苔白滑，脉沉弱。辨证为阳虚寒盛，湿留关节。治以温阳通脉、祛寒化湿法。处方：炮附子 20g，白术 8g，茯苓 6g，白芍 6g，人参 4g。此方仅服 12 剂，竟获全功。

北京中医，1991（4）：38

5.阳虚水泛证（真武汤证）

【原文】

少陰病，二三日不已，至四五日，腹痛，小便不利，四肢沉重疼痛，自下利者，此為有水氣。其人或欬，或小便利，或下利，或嘔者，真武湯主之。（316）

茯苓三兩　　　芍藥三兩　　　白术二兩　　　生薑三兩 切

附子一枚 炮 去皮 破八片

上五味，以水八升，煑取三升，去滓。溫服七合，日三服。若欬者，加五味子半升，細辛一兩，乾薑一兩；若小便利者，去茯苓；若下利者，去芍藥，加乾薑二兩；若嘔者，去附子，加生薑足前為半斤。

【提要】论少阴阳虚水泛的证治。

【解析】首冠"少阴病",提示少阴阳气素虚,邪气直中而本经自病,当具备脉微细、但欲寐、形寒怯冷等少阴寒化证的一般征象。"二三日不已,至四五日",既言病程,又说明病势逐渐加重,随着病程的延长,邪气渐深,少阴阳虚日甚。阳虚寒盛,水气不化,与阴寒之气相搏,泛溢周身为病。水气外泛于表,浸渍肢体,则四肢沉重疼痛;阳虚膀胱气化不行,浊阴不泄,则小便不利;阳虚寒凝,水湿浸渍,脾运失职,则见腹中疼痛、便溏下利。联系82条,本证还可出现心下悸、头眩、身𥆧动等症。诸症皆因少阴阳虚,寒水内停外泛为患,故仲景以"此为有水气"概括其病机,用真武汤温阳利水治之。

另水邪为患,变动不居,可随气机之升降而影响其他脏腑,故有众多的或然症。若水饮上逆犯肺,则肺寒气逆而咳嗽、咳痰;水气逆于胃,则胃失和降而呕吐;水气下趋大肠,传导失职,则下利更甚;下焦阳虚,膀胱失约不能制水,也可表现为小便清长而尿频。真武汤是为阳虚水泛的基本证候而设,如果出现或然症时,就应当随症加减化裁,使"病皆与方相应",才可服之。

真武汤方义分析可参见太阳病篇82条。此条仲景又论及或然症的随症化裁:若兼见寒饮犯肺咳嗽者,则加干姜、细辛温肺散寒化饮,加五味子敛肺止咳;若阳虚小便量多者,则不需利水,故去茯苓;下利甚者,则去阴柔苦泄之芍药,加干姜以温中散寒;呕者,则加重原方生姜的用量,以和胃降逆止呕。至于方后"去附子",分析附子是本方的君药,虚寒呕吐也不必禁忌附子,故似以不去为宜。

真武汤证在《伤寒论》中有两条。82条是表证过汗而致阳虚水泛,故列于太阳病篇变证中说明太阳病发汗不当,损伤少阴里阳,而病转少阴。316条讨论少阴本经自病,阳虚寒盛,失于温化,水气内停,泛溢周身者。

【辨治要点】四肢沉重疼痛,全身水肿,小便不利,腹痛下利,头眩心悸,身𥆧动、振振欲擗地,畏寒怯冷,舌淡胖、苔白滑,脉沉微。

【鉴别】

真武汤证与附子汤证都是少阴阳气虚弱,寒湿内盛的寒化证,临床表现和治法用药也有相似之处,但是病机证候的侧重点不同,用药稍异。鉴别如表5-7。

表5-7　真武汤证与附子汤证鉴别表

		真武汤证(82、316条)	附子汤证(304、305条)
	相同点	同属阳气虚弱,寒湿内盛之少阴寒化证;临床均可见畏寒怯冷,肢体疼痛,舌淡苔白滑,脉沉等症;皆以温阳散寒祛湿为治法,同用附子、白术、芍药、茯苓	
不同点	病机	水气内停,泛溢全身	寒湿内盛,留滞筋脉,痹阻骨节
	证候	四肢沉重疼痛,全身水肿,小便不利,头眩心悸,腹痛下利,身𥆧动、振振欲擗地,脉沉微	身体痛,骨节痛,手足寒,背恶寒,口中和,脉沉紧或沉迟
	治法	温阳利水	温壮元阳,散寒除湿止痛
	药物	炮附子一枚,白术二两,茯苓三两,芍药三两,生姜三两	炮附子二枚,白术四两,茯苓三两,芍药三两,人参二两

【现代研究及临床应用】

研究证实：真武汤具有改善实验动物机体自由基代谢水平，改善肾小球滤过膜的通透性，加速代谢产物肌酐、尿素氮排出，改善实验动物的心力衰竭作用。此外，真武汤还具有改善实验动物肾上腺皮质醇分泌以及减肥、降脂等作用。

北京中医，2007（9）：628

真武汤是中医温阳利水的基础方，主要适用于水肿、眩晕、喘咳、心悸、泄泻、震颤、带下等，证属脾肾阳虚、水湿内盛者。现代临床用本方化裁，治疗慢性充血性心力衰竭、扩张性心肌病、低血压、高血压病、病态窦房结综合征、肾积水、慢性肾炎、肾病综合征、急慢性肾功能衰竭、尿毒症、梅尼埃病、甲状腺功能低下症、慢性支气管炎、支气管哮喘、肺心病、慢性肠炎、慢性肾上腺皮质功能减退症、结肠易激惹综合征、慢性盆腔炎、更年期综合征等疾病，具备本证病机者。

【医案选录】

陈某，男，61岁，工人。1994年9月20日入院。住院号941347。罹风心病10年余，动则胸闷气急，心悸，心尖区搏动弥漫，收缩期杂音Ⅲ～Ⅳ级，心率100次/分，期前收缩5～7次/分，肝下界肋下锁骨中线处6cm，剑突下4cm，颈静脉怒张，肝颈回流征（＋），血压20/12kPa。症见：形体虚弱，倦怠，精神萎靡，面色苍黄，两颧暗红，口唇发绀，舌淡胖、边有齿印、尖有瘀点，形寒肢冷，脉结代。入院诊断：心痹，心肾两虚；西医诊断：风心病，慢性心力衰竭……治当温阳利水，俟胸中阳气振奋，运行有力，再拟活血化瘀，益气通络养心法以调之。投真武汤加味：熟附片10g，赤芍、白芍各12g，焦白术12g，干姜10g，桂枝15g，万年青根15g，远志9g，茯苓皮30g，炙甘草9g。上方服2剂，口唇淡红，下肢肿及两颧红消失，心率80次/分，期前收缩2～3次/分，呼吸19次/分，血压20/10kPa，神清纳健。原方继进4剂，心衰诸症消失，1周出院。

国医论坛，1997（3）：12

6. 阳虚下焦不固证

（1）桃花汤证

【原文】

少陰病，下利，便膿血者，桃花湯主之。（306）

少陰病，二三日至四五日，腹痛，小便不利，下利不止，便膿血者，桃花湯主之。（307）

赤石脂一斤　一半全用　一半篩末　　　　　乾薑一两　　　　　粳米一升

上三味，以水七升，煮米令熟，去滓。温服七合，内赤石脂末方寸匕，日三服。若一服愈，餘勿服。

【提要】少阴虚寒下利，滑脱不禁便脓血的证治。

【解析】306条叙证简略，仅提出了"下利，便脓血"之主症，结合307条运用以方药测证法分析。

少阴肾中寄命门之火，暖脾土而司二便。少阴肾阳亏虚，上不能温暖脾土而助运化，则脾肾两虚，寒湿下趋，故便溏泄利；下不能温摄大肠，则肠络不固，故下利不止，滑脱不禁，大便脓血。脾肾阳虚失于温煦，阴寒凝滞，故腹中疼痛。下焦阳虚，气化不行，加之下利不止，势必伤阴，化源匮乏，则小便不利。两条皆以"少阴病"冠首，必伴见畏寒怯冷、精神不振、但欲卧寐、脉沉微细等少阴寒化证的一般征象。总之，少阴阳虚失于温摄，肠滑不固是本证的基本病机，因此治以桃花汤温阳涩肠、固脱止利。

桃花汤方重用赤石脂为君药，赤石脂酸涩性温质重，直入下焦血分，收涩固脱止利，兼可止血；干姜为臣，辛热温中，暖脾散寒；粳米甘平为佐，补脾土顾胃气。三药相配，共奏温阳涩肠、固脱止利之功效。因赤石脂又名桃花石，故名桃花汤。

本方用法特殊，应注意掌握。赤石脂碾末，粗末入汤共煎，取其温涩之气；细粉放入药汁中或用药汁冲服，使其直接留着于肠中，增强其收敛固涩止利止血的效果。这种整体与局部相结合的用药法，对临床治疗久泄久痢滑脱不禁者有较好的指导价值。

【辨治要点】下利不止，甚则滑脱不禁，大便脓血、脓血暗淡，腹痛隐隐，小便不利，伴畏寒肢冷，舌淡苔白，脉沉微细等。

【现代研究及临床应用】

对桃花汤煎剂和粉剂进行药效学比较研究，桃花汤粉剂对大肠性腹泻和小肠性腹泻都有明显的止泻作用，能显著抑制新斯的明所致小鼠小肠运动亢进，有效保护小鼠肠道黏膜，维护消化道正常的生理功能。

长春中医药大学学报，2008（2）：140

桃花汤属中医固涩剂，适用于久泻、久痢、脱肛、吐血、便血、带下等，证属脾肾阳虚，温摄失司者。现代临床用本方加味，治疗慢性肠炎、慢性非特异性溃疡性结肠炎、慢性菌痢、慢性阿米巴痢疾以及肝硬化、慢性肾功能不全尿毒症等疾病出现顽固泄泻不止或便脓血者，还可用于慢性胃炎、消化性溃疡、肠伤寒及胃癌致消化道出血等疾病，具备本证病机者，皆有较好的效果。

【医案选录】

患者，女，52岁，2016年8月11日初诊。主诉：腹痛腹泻伴脓血便3天。患者23年前因有偿献血感染HIV，近期CD4$^+$T淋巴细胞417/μL；3天前因天气炎热过量食用冰激凌导致腹痛腹泻，伴见脓血，大便日行10余次，伴里急后重，于当地某医院按照细菌性痢疾，使用各种抗生素（具体不详）进行治疗，均无效。现症：形体瘦削，精神萎靡不振，面色苍白无华，腹痛腹泻，大便1天10～15次，便中夹有红色黏冻样物质，自觉肛门脱出，擦拭大便时能触及，伴全身发热，口唇周围干燥，肢体倦怠，口淡纳差，四肢微温，小便少，舌红，苔薄白而干，脉虚数。体征：T 38.1℃，P 每分钟83次，R 每分钟18次，BP 120/75mmHg。西医诊断：①艾滋病；②细菌性痢疾。中医诊断：泄泻，辨证为虚寒血痢。治则：温中涩肠止痢。方选桃花汤加减，处方：赤石脂20g，干姜6g，五味子12g，罂粟壳10g，肉豆蔻10g，粳米30g。1剂。每日3次，水煎服；另嘱患者取人参30g，煎汁频服。2016年8月12日二诊：患者精神恢复，诉服药当天大便6次、质软，肛门重坠感基本消失，体温下降，舌红，苔薄白，脉细。上方去罂粟壳，加山药 12g，再服 3 剂。2016 年 8 月 16 日三诊：患者身热已退，精神佳，大便成形，无腹痛及肛门坠痛感，自觉腹部凉，周身无力。停服中药汤剂，改用理中丸温中健脾。2 个月后随访，未见复发。

（2）赤石脂禹余粮汤证

【原文】

傷寒服湯藥①**，下利不止，心下痞鞕，服瀉心湯已，復以他藥下之，利不止，醫以理中**②**與之，利益甚。理中者，理中焦，此利在下焦，赤石脂禹餘粮湯主之。復不止者，當利其小便。（159）**

赤石脂禹餘粮湯

赤石脂一斤　碎　　　**太一禹餘粮**一斤　碎

上二味，以水六升，煮取二升，去滓。分溫三服。

【词解】

①服汤药：服泻下类汤药，如承气汤类方。

②理中：指理中汤（丸）。

【提要】 伤寒误下，致下利不止，心下痞硬的辨证治疗。

【解析】 伤寒表证，宜以汗解，误施攻下类汤药，而致下利不止、心下痞硬的变证，当审证求因，明辨病机而施治。分析认为，此因表证误下，损伤脾胃，邪热内陷，中焦升降紊乱，属寒热错杂之痞利证，治当辛开苦降、和中消痞止利，方用半夏泻心汤类方。服泻心汤以后，痞利未除，可能因病重药轻之故，当调整药量，守方继服。然而，医者求效心切，竟以为痞利是实邪内结之热结旁流证，又给予其他攻下剂，一误再误，以致下利不止。医者认为此属脾虚中寒之太阴下利，而用理中汤治之；但服理中汤以后，下利仍不止，甚则更加严重。这是由于屡施苦寒攻下，不仅中阳受损，而且伤及下焦元气，使脾肾阳虚，温摄无权，肠滑不禁所致；"理中者，理中焦，此利在下焦"，此时宜用赤石脂禹余粮汤，涩肠固脱止利。若下利仍不减轻，大便呈稀水样，且伴见小便不利，此属湿浊中阻，泌别失职，清浊不分，水湿偏渗大肠所致，则又当采取分利水湿法，可用五苓散利小便而实大便。

赤石脂禹余粮汤药仅两味，赤石脂性温，甘酸而涩，温阳涩肠，固脱止利；禹余粮甘涩性平，固涩厚肠止利。二味相须为用，直达下焦，共奏涩肠固脱之效。

本条以"下利不止，心下痞硬"为例，不仅具体说明对"下利"证的辨证治疗过程，而且也体现了中医临床辨证思维的分析方法。

【辨治要点】 下利不止，滑脱不禁，伴心下痞硬，畏寒肢冷，脉沉微。

【现代研究及临床应用】

现代研究本方具有涩肠、止泻、止血等作用。赤石脂禹余粮汤属涩肠固脱剂，适用于久泻久痢、滑脱不禁、脱肛、崩漏、阴挺、滑胎、带下等，证属下元不固者。现代临床用本方加味，治疗慢性肠炎、慢性结肠炎、慢性痢疾、子宫脱垂、习惯性流产等疾病，有一定效果。久泻久痢，脾肾阳虚明显者，加附子、干姜，或与四神丸合用；

脱肛、阴挺可加升麻、柴胡、黄芪、人参、补骨脂、菟丝子、白术，或与补中益气汤合用。

【医案选录】

顽泻案：董某，女，50岁，1993年2月20日初诊。患者素有胃病，近来春节因食油腻黏滑之物过多，始则见脘腹胀痛，继而腹泻，大便黏稠，里急后重，泻后痛减，口干而苦，饮食无味，以为伤食所致，减食可愈，未予治疗。嗣后腹泻时作时止，经年不愈。近两三个月来，每于黎明则腹痛肠鸣，即欲作泻，其势甚急，若不及时登厕，则不禁自遗，少则1日1次，多则三五次，伴有食少倦怠，头晕耳鸣，腰酸腿软，畏寒肢冷，夜尿频多，舌质淡而舌体胖大，边缘有齿印，脉沉微。据症诊为慢性泄泻（脾肾阳虚型），治以温肾健脾为主，用附桂理中合赤石脂禹余粮汤加味。药用：党参12g，干姜9g，白术12g，炙甘草6g，熟附子10g，肉桂皮3g（后下），赤石脂30g，禹余粮30g，吴茱萸9g，五味子6g，水煎服，每日1剂。3月4日二诊：服上方10余剂，大便已成形，诸症大减，食欲增加。仍有头晕眼花，倦怠无力，时或胃脘不适，打呃，舌淡红，苔薄白，脉缓弱。此脾气未复之故，予六君子汤加味作善后调治，随访3年，未复发。

辽宁中医杂志，2005（11）：1200

（3）温灸法

【原文】

少陰病，下利，脉微濇，嘔而汗出，必數更衣，反少者[1]，當溫其上，灸之[2]。（325）

【词解】

[1]数更衣，反少者：指大便次数频数，但大便量很少。

[2]当温其上，灸之：即温灸上部的穴位，如百会穴。

【提要】 少阴病下利，阳虚气陷，阴血不足的证治。

【解析】 "少阴病，下利"，指少阴虚寒下利而言。下利日久，不仅耗阳，也会伤阴，最终将导致阳衰阴竭。脉微主阳虚，脉涩主阴血内虚，脉道不充。久利阳虚气陷，摄纳无权，故大便次数增多；然因阴虚血少，无物可下，是以便量反少。阳虚阴寒上逆，胃气不降则呕吐；阳虚卫外不固，则自汗出。综合分析可知，此证本属阳虚寒利，因利久阳损及阴，而阴阳两虚，以阳虚气陷为主。其病情复杂，病势急迫，若不速治，必有亡阳竭阴之虑。然而有形之阴液难以速生，无形之阳气必先急固，所以宜速用温灸法，艾灸上部穴位以温阳举陷而救急。待阳回利止，则阴血可保；且阳气充足，亦可化生阴血。原文未提出具体温灸的穴位，根据"温其上"之意，多主张灸百会穴。该穴为督脉与足太阳经之交会穴，灸之有益气升阳，固脱止陷的作用。此外还可灸关元、气海等穴。

（二）辨寒化证预后

1. 阳复向愈候

【原文】

少陰病，脉緊，至七八日，自下利，脉暴微[1]，手足反溫，脉緊反去者，為

欲解也。虽烦下利，必自愈。（287）

【词解】

①脉暴微：指脉搏由紧象突然变得不紧。"微"与"紧"相对而言。

【提要】少阴阳复阴退自愈的脉证。

【解析】"少阴病，脉紧"，提示原发病为少阴阳虚，阴寒内盛证，必伴见无热畏寒、手足厥逆、脉沉等一派阴寒征象。迁延七八天以后，患者又出现下利，脉搏突然不紧而微。分析病机，一般有两种转归：其一为邪盛正衰，当伴见下利无度或下利清谷不止、手足厥逆加深、脉沉微欲绝等，此乃病势加剧，病情恶化之兆。其二为正胜邪却，如本条在自下利的同时，"手足反温，脉紧反去"此乃阳气回复，阴寒消退之征。阴寒证的预后，主要取决于阳气的存亡，阳复则生，故判断"为欲解""必自愈"。

"手足反温，脉紧反去"，张仲景在此连用两个"反"字，尤有深意，正是辨证为阳复阴退的标志。本条还提示，临床应动态地观察病情变化，通过某些症状的对比分析来了解邪正盛衰，才能准确地判断其预后转归。

另外，本条与太阴里虚寒证278条"至七八日，虽暴烦下利，日十余行，必自止"，为"脾家实"的机转相同，可互参。

【原文】

少陰中風，脉陽微陰浮①者，為欲愈。（290）

【词解】

脉阳微阴浮：谓寸脉微，尺脉浮。

【提要】少阴中风欲愈的脉象。

【解析】少阴中风，乃风阳邪气直犯少阴。少阴本经自病，寸脉当浮，今不浮而微，是风邪之势渐退；少阴病又里气不足，尺脉当沉，今尺脉不沉而反浮，是阴病见阳脉，为少阴里阳恢复之兆。正复而邪微，故判断病势"为欲愈"。

本条仅根据脉象推断少阴病欲愈，尚有片面之嫌，必须脉症合参，结合全身征象综合分析，方为全面。

2. 阳回可治候

【原文】

少陰病，下利。若利自止，惡寒而踡臥①，手足溫者，可治。（288）

【词解】

踡卧：踡，音义同"蜷"。踡卧，指患者肢体蜷曲而卧。

【提要】少阴阳回利止可治证。

【解析】"少阴病，下利"，其原发病属少阴阴盛阳虚证。少阴虚寒"下利自止"，其转归也有两种可能。一种为阳亡阴竭，无物可下而利止，即385条所谓"利止，亡血也"；患者下利虽止，必伴见四肢厥逆加重，或躁烦不安，脉微欲绝或无脉等，病势危重，多预后不良。其二为阳气回复，阴寒渐退之利止；在利止的同时，必伴见手足温暖，全身症状改善，虽仍恶寒蜷卧，但预后良好，可以救治。

少阴寒利，阳回阴退见手足温者，本条仅言"可治"，但未明确提示用何方。根据病机，仍应采用扶阳抑阴法，四逆汤、通脉四逆汤、真武汤诸方皆可随证选用。

【原文】

少陰病，惡寒而踡，時自煩，欲去衣被者，可治。（289）

【提要】少阴阳复，时自烦，欲去衣被可治证。

【解析】"恶寒而蜷卧"，是少阴阴盛阳衰证的辨证要点之一，其证多静而不烦且欲厚衣覆被。今患者自觉心烦，且欲减去衣被，则反映了阳气回复、阴寒渐退之机，是阳复能与邪争的佳兆，故断为"可治"。

本条应与288条合看，患者在少阴寒化证恶寒蜷卧的前提下，逐渐出现烦热、欲去衣被、手足转温暖、脉亦渐出等，此为阳复阴退之佳兆。相反，若见躁烦不安，欲去衣被而手足厥逆，脉微欲绝，甚至无脉等，此为阴寒内盛，虚阳外扰，并非阳复，犹虑阳脱。

【原文】

少陰病，吐利，手足不逆冷，反發熱者，不死。脈不至者，灸少陰①**七壯。**（292）

【词解】

灸少阴：灸少阴经的穴位。

【提要】少阴病吐利阳复可治证及脉不至者可用灸法。

【解析】少阴病吐利并作，如果伴见无热畏寒蜷卧、手足厥逆、脉沉微细等，则属少阴阳气虚衰，阴寒内盛无疑。少阴虚寒下利本无发热，若见发热，多因阴盛格阳，虚阳浮越，必伴见四肢厥逆；今患者虽见发热但手足不逆冷，则是阳气渐复，阴邪渐退之象，故断为"不死"。"不死"者，为"可治"。

"脉不至"，即脉搏沉微不显，亦即315条"无脉"之谓。少阴病吐利，何以见"脉不至"？若吐利后脉不至，伴见四肢厥逆，身蜷而卧，则为元阳大虚，真气不续，阴液将竭之征，病势重危，阴阳之气有离决之忧。今患者虽吐利、脉不至，却伴见手足温暖不逆冷、反发热等症，盖因吐利暴作，正气暴虚，脉气暂时难以接续所致，则知其阳气虽衰而未亡，为可治之证，当速用温灸法温通阳气，急救回阳。原文仅提出"灸少阴七壮"，而未说明具体穴位。一般主张温灸少阴经太溪穴、涌泉穴、复溜穴，百会、关元、气海等穴也可随证选用。在温灸之同时，还可投以四逆汤、四逆加人参汤等方，灸药并用，则效果更好。

3. 阳亡危候

【原文】

少陰病，惡寒身踡而利，手足逆冷者，不治。（295）

【提要】少阴病纯阴无阳的危候。

【解析】本条应结合前述288条分析。少阴病虚寒下利，伴见畏寒怯冷、身蜷而卧、手足逆冷者，提示此为阳衰阴盛之重证，纯阴无阳，预后极差，故断为"不治"。仲景言"不治"者，是强调此证为一派阴盛之象，毫无阳复之征，病势重危，治疗难以取效，预后凶险之意。医生岂可坐视垂危而不救？若论救治原则，仍以扶阳抑阴为法，及时投以大剂四逆汤、四逆加人参汤类方，或灸药并用，或可挽救于万一。

【原文】

少陰病，吐利，躁煩，四逆者，死。(296)

【提要】少阴病阴盛阳绝的危候。

【解析】少阴病吐利并作，是阳气衰微、阴寒内盛之征。这时若出现躁烦，是衰微之阳气与阴邪抗争的表现。其病势发展不外两种：一是正能胜邪，则当阳复吐利止而手足转温，病势由重转轻；二是正不胜邪，病势进一步加剧，病情恶化，必伴见四肢厥逆加重之象。本条吐利、躁烦、四逆并见，即是少阴阳气衰微而欲绝，阴寒极盛之候，预后不良，故断为死候。

【原文】

少陰病，下利止而頭眩，時時自冒①者，死。(297)

【词解】

①时时自冒：冒，如以物蔽首之状。时时自冒，谓患者不断地感到眼发昏黑，目无所见。

【提要】少阴病阴竭阳脱的危候。

【解析】少阴病阳衰阴盛下利证，其下利自止的转归有两种情况：一是阳复阴退，病情减轻之佳兆；二是阳衰阴竭，病情加重之危候。何以别之？当根据伴见症状辨之。若利止又见手足温暖、精神爽慧、脉搏渐出，即为阳回利止；若伴见四肢厥逆、神识不清、无脉等，即为阳衰阴竭无疑。

本条下利止乃阴液竭于下，已无物可下；头眩，时时自冒者，乃阴竭阳失依附，虚阳脱于上，必定还伴见肢厥无脉。阴竭而阳脱，阴阳即将离决，故断为"死"。

【原文】

少陰病，四逆，惡寒而身踡，脉不至，不煩而躁者，死。(298)

【提要】少阴病阴盛阳绝而神亡的危候。

【解析】少阴病，见四肢厥逆、无热畏寒、身蜷而卧，是少阴阴寒极盛，阳气极衰之征。其脉不至者，谓较脉微欲绝更重，为真阳衰极欲绝，无力鼓动血脉运行之故。更伴见不烦而躁，即患者神识昏沉，而手足无意识地躁动，这是残阳浮越，神气将亡的危兆，故断为死候。

【鉴别】

本条与292条同为少阴病阳衰阴盛寒化证见"脉不至"，但二者的病理发展趋势却截然不同，前者"不死"，属可治之证；后者主"死"，无可救药。应注意其鉴别。

"不烦而躁者死"，是本证的辨证着眼点。一般来说，烦指心烦，为自觉症状，阳盛则烦，故烦属阳；躁指手足躁扰不宁，为他觉症状，阴盛则躁，故躁属阴。二者既有区别，也有联系，通常烦躁多并见，且以阳热证为主。在病情危重时，或疾病发展的转折关头，烦为阳复之兆，单烦不躁者尚有生机（如289条），单躁不烦者多为死候（如本条）。不过，应首先明确仲景在此主要强调少阴寒化证阳复或阳亡的辨证要点，学者应灵活理解掌握，临床还须结合其他伴见症状综合分析。例如烦为阳复，必定伴见其他阳气回复的征象，如手足温暖、欲去衣被、精神转佳、脉气渐盛等；躁为阳亡阴盛，必定伴见一派阴寒内盛的征象，诸如手足厥逆、畏寒蜷卧、脉微欲绝，甚至无脉等等。如此方才全面，不致有误。

【原文】

少陰病，六七日，息高①者，死。（299）

【词解】

息高：指呼吸浅表微弱，亦即呼多吸少。息，即呼吸；高，吸气浅表。

【提要】少阴肾气下绝的危候。

【解析】肺主气，司呼吸。人体的呼吸功能虽由肺所主，但与五脏皆有关系。《难经》曾云："呼出心与肺，吸入肝与肾。"故又有肺主呼气为气之本，肾主纳气为气之根之说。今少阴病六七日不愈，又见呼吸浅表微弱，气息浮游于上不能深入下达胸腹，呈息高之状，即提示少阴真阳涣散，肾气衰竭，摄纳无权，气不归根。肾气下绝，无力纳气，则肺气就将有上脱之虞，此属危候，预后不良，故曰"死"。

【原文】

少陰病，脉微細沈，但欲臥，汗出不煩，自欲吐；至五六日自利，復煩躁不得臥寐者，死。（300）

【提要】少阴病阴阳离决的危候。

【解析】"少阴病，脉微细沉，但欲卧"，此乃少阴阳衰阴盛寒化证的基本脉证。因其脉已微细沉，又"阴不得有汗"（148条），今汗出，显系阴盛格阳、阳虚外脱之象；"不烦"是阳气衰微已极，无力与阴邪抗争；"自欲吐"，是阳虚阴寒上逆。此时已属少阴阴盛而阳脱之象，宜遵仲景"急温之"之旨，而投以四逆汤类方破阴回阳或可挽回。若迁延失治至五六日以后，使阳气更衰，阴寒更盛，进一步出现自下利、烦躁不得卧寐等症，是病情恶化，阴阳即将离决之兆，故断为死候。

上述诸条辨少阴寒化证的预后。综合来说，少阴寒化证的预后取决于阳气的存亡：有阳则生，可治，为顺；无阳则死，为凶、为逆。何以辨之？当以脉证为凭。如少阴病由脉紧而转和缓，由四肢厥逆而转手足温和，由无热畏寒而转反发热、时自烦、欲去衣被等，则是阳气回复之佳兆，主病情减轻，病势向愈，为可治之证；相反，若厥冷不回而加深，下利不止而加重，或利止而头眩、时时自冒、脉不至，或不烦而躁，或息高等，皆是阳气将亡，或阳绝阴竭之征，主病势恶化，病情加剧，预后凶险，多属死候。

二、阴虚热化证

（一）阴虚火旺证（黄连阿胶汤证）

【原文】

少陰病，得之二三日以上，心中煩，不得臥，黃連阿膠湯主之。（303）

黃連四兩　　　　黃芩二兩　　　　芍藥二兩　　　　雞子黃二枚

阿膠三兩　一云三挺

上五味，以水六升，先煮三物，取二升，去滓，内膠烊盡，小冷，内雞子黄，攪令相得。温服七合，日三服。

【提要】少阴阴虚火旺，心中烦不得卧的证治。

【解析】本条"少阴病，得之二三日以上"，出现"心中烦，不得卧"等症，属少阴热化证。其病因多由素体少阴心肾阴虚，邪入少阴伤阴化热，或患阳热病伤耗少阴阴精所致。肾水下亏，水火不济，以致心火亢盛于上，神不安舍，故出现心中烦乱而不得安卧。这里心中烦是主症，不得卧是因心中烦所致，含有烦扰不安、坐卧不宁及夜难入眠之意。临床尚可伴见咽干口燥、手足心烦热、舌红少苔或黄苔、脉沉细数等。证属少阴热化，阴虚火旺，心肾不交，故治用黄连阿胶汤滋阴降火、交通心肾。

本方用黄连、阿胶为君药，故以之名方。黄连苦寒入心经，清降上亢之心火，使火降神安则心烦自止；阿胶甘平，入肾经，滋补肾水。前者泻有余，后者补不足，共奏滋阴降火之功。辅以黄芩，助黄连之用；鸡子黄、芍药，助阿胶之功。五味相合，具有清泻心火、滋补肾水、交通心肾、除烦安神之效。

在应用本方时，尚须注意两点：一是先煎黄芩、黄连、芍药三味取汁，烊化阿胶溶入煎好的药汁中；二是待药液稍凉后，再纳入鸡子黄搅匀。

【辨治要点】心中烦，不得卧；伴见手足心烦热，咽干口燥，舌尖偏红少苔，脉细数等。

【现代研究及临床应用】

实验研究：黄连阿胶汤具有镇静、抗焦虑作用；能显著减轻实验动物的发热程度，缩短发热时间，改善凝血机制，防止实验大鼠血小板数，红细胞体积的下降，具有养阴清热止血的作用；同时避免纤维蛋白原的上升，还兼有活血的功能。

陕西中医，1999（6）：333

本方多用于治疗失眠、心悸、梦交、遗精、热利伤阴、口舌生疮、血证、咽痛、失声等，证属阴虚火旺者。现代临床用本方化裁，治疗神经官能症、甲状腺功能亢进症、肺结核、支气管扩张咯血、肠炎、痢疾、慢性咽喉炎、舌体炎、口腔溃疡、更年期综合征、功能性子宫出血等疾病，具备本证病机者。

原方中的两组药物，可根据病机灵活调整用量比例及加减变化。如阴虚重者，重用白芍、阿胶、鸡子黄，并加沙参、麦冬、百合、生地黄；火热甚者，重用黄连、黄芩，加栀子、知母等；失眠重者，加炒枣仁、远志、龙骨、牡蛎；咽喉疼痛者加桔梗、玄参、甘草；咯血者加白及粉、款冬花、百部；崩漏下血者加炒蒲黄、侧柏炭、棕榈炭等。

【医案选录】

①失眠验案：赵某，女，31岁，公务员，2015年4月3日初诊。患者以"心烦不寐2个多月"来诊。患者诉每入夜则久久难眠，痛苦万分，自购多种安眠药内服罔效；心悸不安，腰酸膝软，五心烦热，口舌生疮；二便正常，纳可；查见其面色红赤，精神萎靡，舌色红绛少苔，双脉细数。乙未之岁，湿土司天，时入初夏，君火加临，予黄连阿胶汤出入，药用：黄连15g，黄芩9g，阿胶12g（黄酒蒸后烊兑），白芍15g，鸡子

黄2枚（冲服），生龙骨、生牡蛎各25g（先煎）。7剂，水煎服。4月10日二诊：患者服上药5剂后，即可安寐3小时。心烦心悸消失，五心热减，惟口中疮疡仍在，虚火上炎，余热未清，原方再加天冬10g，继进7剂。4月17日三诊：诸症悉愈，舌脉正常。拟予二冬膏调理善后。

②舌尖奇痒案：白某，女，41岁。1990年6月4日初诊。主诉舌尖奇痒，咽干口燥，心烦不寐已两年余，每晚须服安定或艾司唑仑方能少寐。近半个月来舌尖奇痒难忍，彻夜不眠，痛苦不堪，盛怒之下将舌尖剪去，鲜血直流，痛痒交加，顿足捶胸，痛不欲生，苦求于中医治疗。观其患者痛苦面容，精神不振，舌红少津，脉细数。此为少阴热化证，药用黄连阿胶汤加味。处方：黄连15g，黄芩8g，白芍8g，阿胶10g，鸡子黄1枚，玄参12g，生地黄2g，竹叶6g，每日1剂，早晚分服。6月10日再诊：连服6剂后，舌尖奇痒大减，睡眠好转，咽干口燥基本消失。上方继服6剂，舌尖奇痒已愈，睡眠基本正常，精神好转，唯食量不多，上方略增损，连服20余剂，至今未再复发。

（二）阴虚水热互结证（猪苓汤证）

【原文】

少阴病，下利六七日，欬而呕渴，心烦，不得眠者，猪苓汤主之。（319）

【提要】少阴阴虚有热，水热互结的证治。

【解析】少阴病下利，有寒热之别。若属阳虚阴盛之虚寒下利，必伴见手足厥逆、畏寒蜷卧、但欲寐、小便色白等症。本证下利六七日，兼见呕渴、心烦、不得眠等症，则属少阴热化证无疑。素体少阴阴亏，阴虚液泄，又患下利六七日，更伤其阴；肾者主水，阴虚生热，热郁水气不化故致此证。水气内停，变动不居，若偏渗于大肠则下利；逆犯肺胃，则咳嗽呕吐；水热互结，津不上承，加之阴液虚少，故见口渴；阴虚有热，虚热扰心，则心中烦，不得眠。根据病机，结合223条分析，本证还具有小便短赤不利、脉细数等症。病由少阴阴虚有热，水热互结所致，故治以猪苓汤滋阴清热利水。

【辨治要点】小便短赤或涩痛不利，心中烦，不得眠，或伴咳嗽、下利，舌红苔黄，脉细数。

【鉴别】

①心中烦不得眠：本证和栀子豉汤证、黄连阿胶汤证皆可见心中烦，不得眠（卧），应注意辨析其异同。综合鉴别如表5-8。

表5-8　栀子豉汤证、黄连阿胶汤证、猪苓汤证鉴别表

	栀子豉汤证（76条）	黄连阿胶汤证（303条）	猪苓汤证（319）
共同点	皆属热证，因热扰心神不宁；临床均见心中烦，不得眠，口渴，尿黄，舌红，脉数等症；治宜清热法		

续表

		栀子豉汤证（76条）	黄连阿胶汤证（303条）	猪苓汤证（319）
不同点	病机	实热证；热郁胸膈	阴虚火旺，心肾不交	阴虚有热，水热互结
	证候	虚烦不得眠，剧者必心中懊侬，反复颠倒，胸中窒，心中结痛，身热，舌苔黄	心中烦，不得卧（眠），咽干口燥，手足心烦热，舌红少苔，脉细数	心中烦，不得眠，小便短赤而涩痛不利，或伴咳嗽、下利，舌红苔黄，脉细数
	治法	清宣郁热	滋阴降火	滋阴清热利水
	药物	栀子，香豉	黄连，黄芩，芍药，阿胶，鸡子黄	阿胶，滑石，猪苓，茯苓，泽泻

②小便不利、下利咳呕：本证与316条真武汤证皆可见小便不利、下利咳呕等症，且同属少阴病水气证，但二者的性质不同，应注意其鉴别。比较如表5-9。

表5-9　猪苓汤证与真武汤证鉴别表

		真武汤证（82、316条）	猪苓汤证（223、319条）
相同点		皆属少阴病，水气证；临床均见小便不利，下利，咳嗽，呕吐或浮肿；治疗皆属利水法，药物都用茯苓	
不同点	病机	少阴寒化证；脾肾阳虚，水气泛溢	少阴热化证；阴虚有热，水热互结
	证候	小便量少不利，四肢沉重疼痛，全身浮肿，腹满腹痛，心下悸，头眩，身瞤动，振振欲擗地，畏寒怯冷，舌淡胖苔白滑，脉沉微	小便短赤而涩痛不利，口渴欲饮水，身热，心中烦不得眠，舌质红少苔，或薄黄，脉细数
	治法	温阳，散寒，利水	滋阴，清热，利水
	药物	附子，白术，芍药，生姜	阿胶，滑石，猪苓，泽泻

【现代研究及临床应用】

猪苓汤滋阴清热利水，开中医滋阴利水法之先河。本方用于淋证、尿血、水肿、泄泻、失眠等，证属阴虚水热互结或阴虚水停者。现代临床用本方化裁，治疗急慢性泌尿系感染、泌尿系结石、肾积水、慢性肾炎、肾病综合征、肾结核、前列腺炎、乳糜尿、肝硬化腹水、流行性出血热、特发性水肿、继发性口眼干燥综合征等疾病，具备本证病机者。

【医案选录】

失眠验案：患者，女，55岁。主诉：失眠3年。3年前因"淋证"产生尿痛、尿急、尿频症状致失眠，治疗3天后尿频尿急减轻，但失眠久不缓解，经外院确诊为轻度膀胱炎，屡经中西药治疗无果，每晚夜尿仍有5～6次，口渴欲饮但量不多。2013年12月12日首诊，患者入睡困难，夜尿每晚5～6次，口渴欲饮但量不多，舌质红，舌体瘦小，脉细数。中医诊断：失眠（不寐）；证属素体阴虚内热，水热互结。治以滋阴清热、利水安神。选用猪苓汤，处方：猪苓20g，茯苓15g，泽泻15g，阿胶10g（烊化），滑石30g。6剂，水煎服，早晚各服1次。12月20日复诊。口渴欲饮缓解，每晚夜尿2～3次，尿量正常，窘迫感消失，睡眠基本正常。原方加丹参、酸枣仁、白芍，服10剂症状消失。

广西中医药，2014，37（2）：56

第三节　少阴病兼变证

一、太少两感证

（一）麻黄细辛附子汤证

【原文】

少陰病，始得之，反發熱，脉沈者，麻黄細辛附子湯主之。〔301〕

麻黄二兩 去節　　　細辛二兩　　　　　附子一枚 炮 去皮 破八片

上三味，以水一斗，先煮麻黄減二升，去上沫，内諸藥，煮取三升，去滓。温服一升，日三服。

【提要】少阴阳虚兼太阳表寒的证治。

【解析】首冠"少阴病"，是指少阴阳虚里寒而言。少阴里虚有寒，不当发热，今始得病即见发热，故曰"反发热"。始得病即发热，多为太阳表证；然太阳病其脉当浮，今脉不浮而沉，沉脉主里。脉症合参，此乃少阴阳虚兼太阳表寒，亦即"太少两感证"。由于少阴心肾阳气素虚，而有精神萎靡不振、但欲寐、畏寒怯冷等症，故仲景以"少阴病"冠首。"始得之"既言受邪之初，也说明病程较短，里阳虽虚而尚能与外邪抗争，故"反发热"；用一"反"字，提醒此非单纯少阴里证，也非虚阳外浮之假热。少阴里阳毕竟不足，鼓动无力，所以脉搏不浮而沉；"脉沉者"又提示此非单纯太阳表证。以病机测之，还应伴见无汗、头痛、身痛等太阳表寒实证。证属太少两感，表里皆寒，单独治表则伤里，单纯治里又碍表，故施以表里双解法。用麻黄细辛附子汤温经扶阳、发汗解表。

麻黄细辛附子汤全方仅此三味，以药物组成命名。麻黄辛温发汗，解表散寒；炮附子辛热助阳，温经散寒；细辛辛温雄烈，助麻黄解表散邪，协附子温散少阴经寒邪。三药相须为用，温经助阳，发汗解表，而为助阳解表剂的祖方。然本方辛散之性较强，只宜用于少阴阳虚外感而里虚不甚且表实无汗者；若阳虚较重或汗出表虚者，皆当慎用。

【辨治要点】发热恶寒，无汗，头身疼痛，精神不振，畏寒蜷卧，舌淡苔白，脉沉等。

【现代研究及临床应用】

实验研究表明，麻黄细辛附子汤具有抗炎、免疫调节、抗变态反应、抗氧化等作用，可以有效改善实验大鼠变应性鼻炎。

时珍国医国药，2010，21（1）：216-217

本方临床应用范围颇广，除遵原意用于太少两感证外，还用于头痛、牙痛、失声、咽痛、眩晕、痰饮、喘咳、心悸、水肿、痹证、无汗症、嗜睡、遗尿、癃闭、脱疽等，证属少阴阳虚寒盛者，皆有良好效果。现代临床用本方化裁，治疗感冒、支气管炎、哮喘、血管神经性头痛、偏头痛、三叉神经痛、面神经麻痹、特发性水肿、坐骨神经痛、风湿性关节炎、类风湿关节炎、血管闭塞性脉管炎、低血压、冠心病、克山病、风心病、病态窦房结综合征、荨麻疹、皮肤瘙痒症、过敏性鼻炎等疾病，具备本证病机者。

【医案选录】

赵某，女，46 岁，工人。2017 年 7 月 6 日初诊：患者有过敏性鼻炎多年，既往应用布地奈德喷鼻剂。近半个月来喷嚏、流清涕，遇冷明显，下肢凉，身重，咽喉、鼻部堵闷，咽痛，夜间憋醒，面色虚浮，每晚口服"顺尔宁"仍效果不佳，舌淡、苔薄，脉沉细滑。此为少阴证之麻黄附子细辛汤证。中医诊断：鼻鼽（少阴证）。治法：助阳解表，佐以通窍。方药：麻黄附子细辛汤加味。处方：炙麻黄、制附片（先煎）各 6g，细辛 3g，辛夷 9g，白芷 5g，桔梗 10g。5 剂。7 月 13 日二诊：服药当日即觉症减，汗出，周身轻松。服药 3 剂后鼻咽部堵闷尽除。遇冷喷嚏流涕减少，未用西药，仍有咽痛，舌淡、苔薄黄腻，脉细滑。药后症去甚速。5 剂服尽，唯咽痛明显，改桔梗为木蝴蝶。苔薄黄腻有化热之象，故加薏苡仁利湿清热。7 月 20 日三诊：服药 5 剂，诸症向愈，继续以上方巩固治疗。

浙江中医杂志，2019，54（7）：532

（二）麻黄附子甘草汤证

【原文】

少陰病，得之二三日，麻黄附子甘草湯微發汗。以二三日無證①，故微發汗也。（302）

麻黄二兩 去節　　　甘草二兩 炙　　　附子一枚 炮 去皮 破八片

上三味，以水七升，先煮麻黄一兩沸，去上沫，內諸藥，煮取三升，去滓。溫服一升，日三服。

【词解】

①无证：为"无里证"之脱文。指尚无呕吐、下利、肢厥等少阴里阳亏虚，阴寒内盛的征象。考《金匮玉函经》《注解伤寒论》均为"无里证"。

【提要】少阴阳虚兼表寒轻证的证治。

【解析】本条紧承 301 条而来，提示该证亦属太少两感，也应当具备反发热、脉沉、恶风寒、无汗、精神不振、畏寒蜷卧等症状。与"始得之"相对而言，"得之二三日以上"，言其病程稍长，病势较缓。"无里证"既是本条的辨证着眼点，也是上条的辨证要点，是指无呕吐、下利清谷、四肢厥逆等少阴里虚寒证的典型症状，表明里虚寒证尚不严重。只有在无里证的前提下，才能采用温经发汗的表里同治法，否则另当别论。本条较 301 条的证势稍缓，且正气较虚，故用麻黄附子甘草汤。

麻黄附子甘草汤即麻黄细辛附子汤去辛窜发表之细辛，加甘缓之炙甘草而成。方中麻黄发汗解表，炮附子温经助阳；炙甘草益气补中，既可协附子辛甘温阳，又可缓和麻黄发散之性。三药相配，而为温经扶阳，微汗解表剂。

【辨治要点】发热恶寒，无汗，精神不振，畏寒蜷卧，脉沉等。

【鉴别】

①太少两感证是《伤寒论》表里同病的重要病变类型。然太少两感证其证候有轻重缓急之异，治法亦有先里后表，表里同治之别。有以下几种情况：

（a）太少两感初得病时，表证较重，里阳虽虚尚轻者，可予麻黄细辛附子汤温经发汗、表里双解。

（b）太少两感，病程稍久，表证较缓，里阳虽虚但尚无明显里证者，予麻黄附子甘草汤温经助阳、微汗解表，亦属表里同治。

（c）太少两感证曾服表里双解剂而不瘥者，是病势偏里，里虚较重，则当先温其里，宜四逆汤。如92条"病发热头痛，脉反沉；若不差，身体疼痛者，当救其里，宜四逆汤"。

（d）太少两感，见下利清谷不止、手足厥逆等，少阴里阳虚衰，阴寒内盛者，则当急温其里，后治其表。温里宜四逆汤，解表宜桂枝汤，如91条所述。

②麻黄细辛附子汤、麻黄附子甘草汤、桂枝加附子汤皆有扶阳解表之功效，适用于阳虚外感证，应注意辨析其异同（表5-10）。

表5-10　桂枝加附子汤证、麻黄细辛附子汤证、麻黄附子甘草汤证鉴别表

<table>
<tr><th colspan="2"></th><th>桂枝加附子汤证（20条）</th><th>麻黄细辛附子汤证（301条）</th><th>麻黄附子甘草汤证（302条）</th></tr>
<tr><td colspan="2">共同点</td><td colspan="3">皆属阳虚兼外感，表里同病；临床均可见太阳表证之发热恶风寒、头痛，又具有畏寒怯冷、精神萎靡等阳虚症状；治皆扶阳解表，同用炮附子一枚</td></tr>
<tr><td rowspan="8">不
同
点</td><td rowspan="2">病机</td><td>太阳病发汗不当，损伤阳气，表证未解，中风表虚</td><td>少阴阳虚，复感风寒，太少两感，伤寒表实</td><td>少阴阳虚，复感风寒，太少两感，伤寒表实</td></tr>
<tr><td></td><td>病初起，表证稍重</td><td>病稍久，表证稍缓</td></tr>
<tr><td rowspan="2">证候</td><td>太阳病发汗，遂漏不止，其人恶风，小便难，四肢微急、难以屈伸，伴发热头痛等</td><td>少阴病，始得之，反发热，脉沉者；伴恶寒，无汗，头痛，身体疼痛等</td><td>少阴病，得之二三日以上仍恶寒发热，无汗，脉沉，但无吐利厥逆等里证</td></tr>
<tr><td>治法</td><td>调和营卫，扶阳固表</td><td>温经扶阳，发汗解表</td><td>温经扶阳，微汗解表</td></tr>
<tr><td>药物</td><td>桂枝，生姜，炙甘草，芍药，大枣</td><td>麻黄，细辛</td><td>麻黄，炙甘草</td></tr>
</table>

【现代研究及临床应用】

本方具有解热、镇痛、抗炎、抗过敏、平喘、止咳等作用，其应用范围与麻黄细辛附子汤基本相同，唯辨证属太少两感而表证较轻缓者。另外，本方在《金匮要略》中名"麻黄附子汤"，主治水气病，后世师其法用于水肿。

【医案选录】

李某，男，27岁，2009年1月28日就诊。患者素体强健，近半年来夜夜盗汗不止，1周前因天气突变感受风寒之邪，致头痛发热，鼻塞流涕，周身不适。初以小疾，未予治疗。7日已去，病未自愈，乃于昨晚至卫生所诊治，病未减轻反加重。适余春节回家探亲，急邀往诊。至其家，见患者蜷卧在床，盖三床厚被，犹发抖不已，面色苍白，精神萎靡，患者自述周身肌肉酸痛，骨节疼痛，头痛，身无汗，自觉畏寒，不觉发热，测得体温37.8℃，四肢不温，不欲饮食，舌淡苔白，脉沉紧。诊为少阴伤寒兼证，治当温

阳解表，处以麻黄附子甘草汤加味。处方：麻黄、黄芪各30g，淡附片15g，甘草10g。先煎附子、麻黄，去上沫，再入甘草、黄芪，取汁约400mL，分两次温服。并嘱患者服药后卧床休息。服上方1剂尽，微汗出而诸症皆除。

内蒙古中医药，2011，30（24）：31-32

二、少阴三急下证

【原文】

少陰病，得之二三日，口燥咽乾者，急下之，宜大承氣湯。（320）

【提要】少阴热化，津伤燥结，真阴将竭者，治当急下。

【解析】本条"少阴病，得之二三日"，即"口燥咽干"者，当属少阴热化无疑。"二三日"，言病之初、病程短，也提示病势演变快。手足少阴经皆上连咽喉，少阴阴虚津亏，火热循经炎灼于上，故见口燥咽干。既云"急下"，则知必有胃肠腑实可下之征，如腹满硬痛、大便闭结等症。综合分析，本证多由素体阴虚，感邪后燥化迅速，阴亏火炽，津枯而燥结阳明所致，真阴将竭，病势急速，病情危重，故宜大承气汤急下燥热结实，以保存欲竭之真阴。

【原文】

少陰病，自利清水①，色純青②，心下必痛，口乾燥者，可下之③，宜大承氣湯。（321）

【词解】

①自利清水：谓患者下利物纯为稀水，不夹渣滓。

②青：黑色，绿色。《书·禹贡》："厥土青黎。"孔颖达疏："青，黑色。"

③可下之：《金匮玉函经》及《注解伤寒论》皆作"急下之"，宜从。

【提要】少阴热化成实，热结旁流，火炽津枯，治当急下。

【解析】少阴病而自利，多属虚寒。其利多稀薄清冷量多，或下利清谷，伴见四肢厥逆、畏寒怯冷、脉沉微欲绝等一派阳衰阴寒之症。本证"自利清水，色纯青"，是指利下物纯为黑色稀水，不夹渣滓，且量不多，臭秽极甚；虽见利下，但心下腹部硬满疼痛不减，伴口干燥等症。此非少阴虚寒，而由少阴热化太过，燥结成实，热结旁流所致。燥热内结，旁流不止，势必更耗阴液。若不急下，则必有阴液枯竭之虞。故宜用大承气汤，急下阳明燥热实邪，以救少阴垂绝之阴。

本证已有下利，复用攻下，属通因通用法，也体现了中医学辨证论治、治病求本的精神。

【医案选录】

梁某，男，28岁。住某医院，诊断为流行性乙型脑炎。病已6日，曾连服中药清热解毒养阴之剂，病势有增无减。会诊时体温高达40.3℃，脉象沉数有力，腹满微硬，哕声连续，目赤不闭，无汗，手足妄动，烦躁不宁，有欲狂之势，神昏谵语，四肢微厥，昨日下利纯青黑水。此病邪羁居阳明，热结旁流之象，但未至大实满，而且舌苔腻，色不老黄，未可与大承气汤，乃予小承气汤微和之。服药后，哕止便通，汗出厥回，神清热退，诸症霍然。再以养阴和胃之剂调理而愈。

《蒲辅周医案》，人民卫生出版社，2005：94

【原文】

少陰病，六七日，腹脹，不大便者，急下之，宜大承氣湯。（322）

【提要】少阴热化，燥结成实，腑气壅滞者，治当急下。

【解析】少阴阴虚火旺的热化证，病经六七日治不及时，则阴愈伤而火愈炽；若兼饮食积滞，宿食不化，则燥结成实，邪归于阳明，腑气壅塞，故见腹部胀满持续不减、大便闭结不通等。少阴热化真阴已亏，而阳明里实必伤阴津，今六七日病程较长有土燥水竭之虞。故必须急下之，宜用大承气汤攻下阳明燥热实邪，以救将竭之阴液。

上述三条即少阴三急下证，因条文简略，叙症不全，且各有侧重，故在学习时必须联系互参，才能全面领会。关于少阴三急下证的病机，是历代伤寒学家争议的重要问题之一。概括其论点，有如下几种：其一认为此属真实假虚，阳极似阴。少阴本为正虚，不应有急下之实证。但阳极似阴，大实有羸状。条文首冠"少阴病"，是从证之似阴、羸状着眼的，究其实质仍为阳热实证。例如沈尧封《伤寒论读》曰："此非真少阴也，以其见证但欲寐，故不得不称少阴。"其二认为这就是阳明病。如陆渊雷说："少阴篇用大承气急下者三条，其病皆是阳明。"其三认为属少阴转入阳明，脏邪传腑，但又有少阴热化太过、化燥成实说和少阴寒化、突转热化成实说两种。其四认为是伏气发于少阴。其五认为此三条冠少阴病而用大承气汤，病少阴而药阳明，互相矛盾，不可为训，属否定说，如恽铁樵等。

少阴三急下证和阳明三急下证之间也存在着内在的联系，若欲全面掌握，还须前后互参，求其异同。既有阳明燥热实邪内结，又有津伤液耗之正虚，病势急，变化快，皆宜用大承气汤急下存阴以防变是六急下证的共同之处。但阳明三急下和少阴三急下的病因来路各异，病机侧重点不同。阳明三急下证是先有燥实内结，而进一步伤津耗液，从腑热耗伤脏阴立论；少阴三急下证是先有阴亏火旺的少阴热化证，阴亏化燥，复转阳明而燥结成实，从脏阴进一步被腑热消耗立论。简言之，前者是由土燥而致水竭，后者是因水亏而致土燥，土燥又进一步加剧水竭。二者来路虽异，但病理发展趋势一致，病情相同，故治法相同。

三、伤津动血证

【原文】

少陰病，欬而下利；讝語者，被火氣劫[①]**故也，小便必難，以强責少陰汗**[②]**也。（284）**

【词解】

①被火气劫：劫，逼迫之意。被火气劫，指被火邪所伤。

②强责少阴汗：强责，过分强求之意。强责少阴汗，谓少阴病不应发汗，而强迫发其汗。

【提要】少阴病被火劫伤阴的变证。

【解析】"少阴病，咳而下利"，既可见于少阴寒化证，也可见于少阴热化证。若属阳虚水泛者，治宜温阳化饮利水法，用真武汤化裁（316条）；若属阴虚水热互结证，用猪苓汤（319条）。然而，都不可使用汗法。今医者误施火法（火针、烧针等）强迫发汗，则火邪内迫，劫伤阴津，必然导致谵语、小便难的变证。

少阴病火法劫汗，何以致谵语，小便难？还须结合原发病分析，不可一概而论。若原属阳虚水停寒化证，火迫劫汗后则更伤其阳，心神浮越，神无所主，故谵语；火邪耗阴，加之阳衰气化不行，故小便难。若原属阴虚热化证，火法劫汗则阴愈伤而火愈炽，火热扰心，心神逆乱，故谵语；阴津亏耗，化源匮乏，故小便难。

至于少阴病火劫误汗变证的治疗，仲景未出方治，后世医家有谓用桂枝救逆汤者，有谓白虎汤、猪苓汤者等，皆可根据病机，随证施治。

【原文】

少陰病，但厥無汗，而強發之^①，必動其血。未知從何道出，或從口鼻，或從目出者，是名下厥上竭^②，為難治。（294）

【词解】

①强发之：谓强行发汗。

②下厥上竭：指厥逆因为阳气亡于下，故称下厥；阴血由于从上窍（口、鼻、目等）出而耗竭，故称上竭。

【提要】少阴阳衰阴盛强迫发汗，导致下厥上竭的变证。

【解析】少阴病，见四肢厥逆，是少阴阴寒内盛，阳气衰微不能温煦四末所致；"阴不得有汗"，患者虽厥逆而无汗出，则提示阳气虽衰但尚未至外亡。治当予四逆汤回阳救逆，切忌发汗。此时即或兼有表证，也应辨其表里轻重缓急，或急救其里，或用扶阳解表法。医者不察阳虚无汗之机，而误用辛温峻剂强行发汗，汗出不但更伤已衰之阳，而且有动血竭阴之弊。阳气衰亡于下，厥逆更重，故曰"下厥"；阳亡不固，阴血失于统摄，加之辛燥药力的鼓荡，血随虚阳上涌横溢，由口、鼻、眼目等清窍而出，阴血从上窍妄行而耗竭，故曰"上竭"。阳气衰亡于下，阴血耗竭于上，阴阳即将离决，病势危殆。上竭当用凉润，但又碍于下厥；下厥当用温热，但又碍于上竭，顾此失彼，治疗难以措手，故曰"难治"。"难治"者，并非不治，当根据阳亡阴竭的病机，采取回阳益阴固脱法，可用四逆汤合生脉散化裁。

少阴病"不可发汗"，285、286条已有明训。伤津动血两条变证，皆因少阴病误汗而致，张仲景从误治失败教训的角度再一次强调少阴病不可发汗的禁忌，当谨记勿误。

四、热移膀胱证

【原文】

少陰病，八九日，一身手足盡熱者，以熱在膀胱，必便血^①也。（293）

【词解】

①便血：此处指尿血。

【提要】少阴病热移膀胱可致尿血。

【解析】"少阴病"当概寒化、热化两大证型而言。少阴寒化证本无发热，得病八九日后，无热畏寒身蜷诸症罢，而出现"一身手足尽热"，此为少阴阳复阴退，阴证转阳，脏邪还腑所致。若阳复太过，变为邪热，热入膀胱血分，灼伤阴络，迫血妄行，则有可能出现尿血的变证。少阴热化证，本属阴虚火旺，迁延失治，八九日不解，下焦火盛移于膀胱，灼伤阴络，也可出现全身发热、小便出血。总之，此皆属少阴脏热移于太阳膀胱之腑所致的变证。本条未出治法，根据病机，可采取清热养阴止血法。柯韵伯提出"轻者猪苓汤，重则黄连阿胶汤"。

【鉴别】

少阴寒化证出现发热，分析其转归有三种可能：其一为阴盛阳衰加重，阴盛格阳，虚阳外浮，为病危。虽身热不恶寒，但必伴见手足厥逆、下利清谷、脉微欲绝等，以此为辨。其二为阳气恢复，阴邪渐退，阴阳调和而疾病向愈，表现为身微热、手足温和、时自烦、欲去衣被等。其三为阳复太过变为邪热，阴证转阳，脏邪还腑，本条即是，可表现为全身发热不退、手足烦热，甚则小便出血等。

本条与294条少阴病误汗致下厥上竭的变证都有出血倾向，但二者病机不同，预后迥异。本条一身手足尽热，而小便出血，是少阴病热移膀胱，脏邪还腑，阴证转阳，阳热有余，迫血妄行，一般预后尚可。294条乃阳气衰亡于下、阴血脱竭于上之下厥上竭证，阳亡阴竭，阴阳离决，且治疗实难措手，预后极差。

第四节　少阴病咽痛证

一、阴亏火炎证（猪肤汤证）

【原文】

少陰病，下利，咽痛，胸滿心煩，豬膚湯主之。（310）

豬膚①一斤

上一味，以水一斗，煮取五升，去滓；加白蜜一升，白粉②五合，熬香③，和令相得④，温分六服。

【词解】

①猪肤：即去掉内层脂肪的猪皮。

②白粉：白米粉。

③熬香：熬，炒、焙之意，此指白米粉的炮制方法。熬香，即炒出香味。

④和令相得：即调和均匀。

【提要】少阴阴虚火炎咽痛的证治。

【解析】手少阴心经起于心中，注胸中，支脉夹咽喉上连目系；足少阴肾经上行入肺中，沿喉咙，夹舌本。由于手足少阴经皆过咽喉，邪犯少阴，多伴见咽喉的病变。故张仲景将咽痛证皆列于少阴病篇，且首冠"少阴病"。

本条所论系少阴水亏火旺之热化证。少阴肾水下亏，邪从热化，阴虚液泄，故见下利；利久则阴液更伤，一则阴亏咽喉失于濡润，二则虚火循经上扰，熏灼于咽喉，故咽喉经常干燥疼痛；热郁胸中，则胸满；水火不济，心神不安故心烦。根据病机分析，尚可伴见声音嘶哑、舌红少苔、脉细数等症。证属少阴热化，阴虚火炎；但咽属肺系，金水相生，且利久伤脾，利不止则阴液难复。所以治须滋阴降火、润肺扶脾，方用猪肤汤。

猪肤汤药仅三味。猪为水畜，内应于肾，猪肤甘润性凉，滋肾水润肺燥而清降少阴浮游之虚火；白蜜甘寒润肺补脾，清上炎之火而利咽喉；白米粉甘平补脾，调中而止利。诸药相合，滋肾润肺而清虚火，补脾和中而止下利。该方诸药皆为药食兼备之品，按原方煎煮法制成，堪为一首滋肾润肺、补脾益胃的食疗方。

【辨治要点】咽喉干涩而疼痛，但红肿不甚，伴见心烦胸满，下利，舌红少苔，脉细数。

【鉴别】

本证之咽痛为少阴热化，阴虚火炎所致，应注意与少阴寒化证阴盛格阳、虚阳上郁之咽痛鉴别（表5-11）。

表5-11 少阴阴虚火炎及虚阳上郁咽痛鉴别表

		少阴阴虚火炎证（310条）	少阴阳衰虚阳上郁证（283、317条）
相同点		均属少阴病，都见咽喉疼痛	
不同点	病机	少阴热化证。阴虚失养，虚火上炎	少阴寒化证。阳衰阴盛，虚阳上郁
	证候	病程较长，病势不剧，经常咽喉干涩而疼痛但红肿不甚，伴见心烦胸满、下利、舌红少苔、脉细数	病程较短，病势急剧，咽喉疼痛不红不肿，伴呕吐、下利清谷、汗出肢厥、舌淡苔白、脉微欲绝
	治法	滋肾润肺，扶脾止利	破阴散寒，回阳救逆
	方剂	猪肤汤	通脉四逆汤加桔梗

【现代研究及临床应用】

本方用于咽痛、失声、牙痛、衄血、头痛、消渴、久咳等，证属少阴阴虚火炎者。现代临床用本方化裁，治疗慢性咽炎、慢性喉炎、慢性扁桃体炎、肺结核、牙周炎、尿崩症等具备本证病机者。咽痛失音者，可加鸡子清；阴虚火盛者加生地黄、地骨皮、麦冬。另单味猪皮熬胶，治疗血小板减少性紫癜、营养不良性贫血、再生障碍性贫血、白细胞减少症等，有一定效果。

【医案选录】

某男，12岁。1979年10月初诊。患者于一年前觉咽部干燥不适，有时疼痛干咳，以后逐渐声音低沉甚至嘶哑，诊断为慢性喉炎，经中西药物屡治无效。声音嘶哑由间歇性转为持续性，乃来我院门诊。形体消瘦，五心烦热，咽干口燥，舌红无苔，脉细数，失声已长达4个月。拟猪肤汤常服，逾半年而愈。猪肤汤的具体制法及用法：猪肤250g（刮净肥肉），白蜜250g，米粉120g。先将猪肉皮置锅中，加水适量，文火煮熬，至肉皮完全溶化为度；然后加入白蜜煮沸，最后调入米粉，煮成糊状，收贮瓷罐中，每日 3 次，开水冲服 1 匙。

天津中医，1986（5）：40

二、客热证（甘草汤证、桔梗汤证）

【原文】

少陰病，二三日，咽痛者，可與甘草湯；不差，與桔梗湯。（311）

甘草湯方

甘草二兩

上一味，以水三升，煑取一升半，去滓。溫服七合，日二服。

桔梗湯方

桔梗一兩　　　　　甘草二兩

上二味，以水三升，煑取一升，去滓。溫分再服。

【提要】少阴客热咽痛的证治。

【解析】本条一证两方，叙证过简，仅提咽痛一症，当以方测证分析之。首冠"少阴病"者，谓少阴经脉所过部位的病变。二三日，为病之初，咽痛为邪热客于少阴经脉，郁于咽喉所致。因其受邪之初，邪热亦不盛，咽喉稍有红肿而疼痛不适者，可用甘草汤清热解毒治之，客热咽痛轻证即可痊愈。若服甘草汤后咽痛不减，甚至声音嘶哑，或伴见咳嗽有痰者，则提示毒热较重，肺气失宣，故于上方中再加一味桔梗，而名桔梗汤，以清热解毒、宣肺利咽。

考《伤寒论》诸方，用甘草者有 68 方，而用生甘草者唯此 2 方，其他皆用炙甘草。甘草汤仅生甘草一味，甘平性凉，清热解毒，缓急止痛。若属客热咽痛轻证，仅此一味即可胜任。桔梗汤即甘草汤加桔梗而成。桔梗苦辛性平，入肺经，辛散苦泄，开宣肺气，能利胸膈而畅咽喉；与甘草相配，则清热解毒、宣肺利咽、散结止痛之功尤著，故适用于少阴客热咽痛较重的证候。桔梗汤是中医治疗咽喉病变的基础方，后世又名甘桔汤或如圣汤。张仲景在《金匮要略》中用桔梗汤治肺痈吐脓如米粥者。

【辨治要点】桔梗汤证的主症为咽喉红肿疼痛，伴咽干口渴，咳嗽。甘草汤证的表现与桔梗汤类似，但病情较轻。

【鉴别】

少阴客热咽痛证与阴虚火炎咽痛证皆有咽痛或轻度红肿，但阴虚火炎者多伴见舌红少苔、脉细数等。

【现代研究及临床应用】

现代研究证实，甘草具有明显的抗炎、抗消化性溃疡、解痉、护肝、镇咳祛痰作用，有抑菌、解毒效果以及免疫调节作用；若大量或长期应用，则易引起水肿、高血压、低血钾等副作用。桔梗汤原方有明显促进呼吸道分泌增加的作用。

中药药理与临床，2013，29（2）：205-208

甘草汤内服外用，治疗咽喉肿痛、小儿撮口发噤、黄疸、尿血、婴儿慢肝风、发背、肿毒、汤火灼疮、阴部湿疹以及饮食药物中毒等。现代临床用甘草及甘草制剂，治疗溃疡病、艾迪生病、希恩综合征、肺结核、支气管哮喘、咳嗽、肝炎、血小板减少性紫癜、咽喉炎、口腔炎、巩膜炎、结膜炎、尿崩症、各种中毒等疾病，皆有一定效果。

桔梗汤适用于喉痹、咽痛、声音嘶哑、咳嗽、肺痈等。现代临床用其化裁，治疗急性咽炎、喉炎、扁桃体炎、食道炎、肺脓疡等疾病。

【医案选录】

①毒蕈中毒案：苏某，男，42 岁。1972 年 4 月 2 日晚 9 时左右，炒食在山上采来野蕈约 250g，5 小时后出现腹痛，恶心头晕，出冷汗，全身无力，呕吐，于发病后两小时就诊。取生甘草 90g 左右，浓煎。第一次药后 10 分钟呕吐一次；30 分钟后服第二次药，两小时后腹痛恶心减轻。再服第二煎药液 100mL，两小时后腹痛恶心消失，但仍感全身乏力头晕。4 小时后腹泻一次，为黄褐色烂便，再服余下药液 100mL，6 小时后诸症逐渐消失而痊愈。治疗过程中未用其他疗法。

新中医，1978（1）：36

②客热咽痛案：邢某，男，60 岁。于 2 个月前前往外地工作，返家途中遭遇车祸，身无大碍，但受些惊吓，回到家中便患感冒，2 周后症状好转，只觉咽痛。至附近一家医院就诊，查咽部不红不肿，予以抗生素雾化吸入局部消炎，1 周后未见好转，建议去耳鼻喉科再做检查。经喉镜查看未见异常，考虑为神经痛，未予用药。又至某西医院，特请专家就诊，医生建议其手术治疗。患者不愿手术，故来我院就治。患者诉咽痛，吞咽时尤剧，并伴有咽干，偶有咳嗽，余无不适，查咽部略红。诊其脉右寸脉浮，观其舌质淡红而苔薄黄。本案咽痛，为邪热客于少阴之经，上犯咽喉所致。方用桔梗汤加味：桔梗 30g，生甘草 60g，黄芩 15g，杏仁 10g。水煎服，早晚各 1 次，6 剂。服 1 剂后，觉咽部稍舒，服 2 剂后咽痛大减，唯吞咽时仍觉不适，服至 5～6 剂之时，症状完全消退。为了巩固疗效，患者要求又进 3 剂。

辽宁中医学院学报，2006（2）：91

三、痰火郁结证（苦酒汤证）

【原文】

少陰病，咽中傷①，生瘡②，不能語言，聲不出者，苦酒湯主之。（312）

半夏洗 破如棗核 十四枚　　　　　　　雞子一枚 去黃 內上苦酒著雞子殼中③

上二味，內半夏著苦酒中，以雞子殼置刀環中④，安火上，令三沸，去滓。少少含嚥之。不差，更作三劑。

【词解】

①咽中伤：指咽部受到创伤，或咽喉部溃烂而有创面。

②生疮：指咽喉红肿、溃烂、疼痛。

③内上苦酒着鸡子壳中：内，同纳；苦酒，即食醋。内上苦酒着鸡子壳中，谓将鸡蛋一端敲孔，去掉蛋黄后，把醋灌入鸡蛋壳中。

④刀环中：即刀柄端的圆环上。

【提要】痰热火毒郁结，咽中生疮的证治。

【解析】本条首冠"少阴病"者，仍属少阴经脉所过部位病变之意，并非少阴心肾本脏的病变。"咽中伤，生疮"，究其原始病因，既可由外伤引起（诸如饮食不慎而被鱼刺、肉骨等刺伤或被热食灼伤等），也可由火热上炎或外感温热毒邪引起。望诊可见咽喉部破溃糜烂，周围红肿较甚，表面有黄白色脓性分泌物等症。此时咽喉疼痛亦当属必见之症。咽喉既是水谷气机出入的门户，也是发声的器官。由于咽喉肿胀溃烂，声门不利，加之疼痛剧烈，必然影响其功能，以致患者不能说话，声音嘶哑，甚则水谷亦难以下咽。总之，痰热火毒郁结是本证的病机，咽喉肿痛、溃烂生疮是其主症，故治用苦酒汤清热涤痰、敛疮消肿。

苦酒汤方由苦酒、半夏、鸡蛋清组成。苦酒即醋，味酸苦，取其酸敛苦泄之性，以敛疮解毒、散瘀消肿止痛。半夏辛燥体滑，散结消肿，涤痰开喉痹；与苦酒相伍，能增强劫涩敛疮之效。鸡子去黄留白，即鸡蛋清，甘寒滋润，滋阴润燥，利咽开声，清热解毒；与半夏相配，有利窍通声之功而无燥津耗阴之弊。三药相合，共奏涤痰消肿、敛疮止痛、利窍通声之功效，适用于痰热火毒郁结，咽喉溃烂生疮疼痛者。

本方的服法要求"少少含咽之"，可使药物持续直接作用于咽喉患部，而更好地发挥治疗作用。这种用药法和剂型，实开口含剂和含服法的先河，为后世治疗咽喉病变者所习用。

【辨治要点】咽喉红肿疼痛，溃烂生疮，声音嘶哑，甚至不能语言。

【现代研究及临床应用】

本方适用于咽喉肿痛、喉痹、失声、喉癣、烂喉痧、小儿重舌等，证属痰火郁结咽喉者。现代临床用本方治疗急、慢性咽喉炎，扁桃体炎，声带水肿，声带息肉，猩红热咽喉溃烂，以及口腔溃疡等疾病，具备本证病机者。

【医案选录】

陈某，男，25岁。初起畏冷发热，头痛身倦，继而咽喉干燥灼痛，吞咽不利，痰涎多，前医按风热感冒投苦寒清泄之药罔效。咽喉疼痛逐渐加剧，吞咽和咳嗽时疼痛波及耳后、下颌及颈部，吞咽困难，滴水难入，手足烦热，午后颧红，咽峡嫩红肿胀，双乳蛾表面溃而生疮，声音嘶哑，舌红无苔，脉细数。证属热毒炽盛，灼伤喉络，治宜清润降火、散结消肿。方选《伤寒论》苦酒汤：半夏15g，白米醋2杯，煎沸趁热冲泡鸡子白，令少少含咽服之。药投2剂，咽喉肿痛大减，再进2剂，声转洪亮，咽喉肿痛消失，汤水可入，且能进稀粥。继以银耳、百合炖服调摄，病遂霍然。

中国医药学报，1992（3）：42

四、客寒证（半夏散及汤证）

【原文】

少陰病，咽中痛，半夏散及湯主之。(313)

半夏洗　　　　　桂枝去皮　　　　　甘草炙

上三味，等分，各别搗篩已，合治之。白飲和服方寸匕，日三服。若不能散服者，以水一升，煎七沸，内散两方寸匕，更煮三沸，下火，令小冷，少少嚥之。半夏有毒，不当散服。

【提要】少阴客寒咽痛的证治。

【解析】本条原文极简，仅提出咽中痛一症，很难辨其寒热虚实。以方药测证分析，当属少阴客寒所致。风寒邪气客于少阴经脉，兼痰湿郁阻咽喉，故咽中疼痛，声音嘶哑，痰涎缠喉，咳吐不利，或伴恶寒、头痛、气逆欲吐、舌淡苔白滑、脉浮紧等。治当祛风散寒、涤痰开结、利咽止痛，方用半夏散或半夏汤。

本方以半夏为主药，既可作散剂，也可改为汤剂，故名之。半夏辛温质燥体滑，《神农本草经》曾谓"主伤寒寒热，心下坚，下气，喉咽肿痛"，用之以涤痰散结、开窍利咽。桂枝辛温，祛风散寒，通阳宣痹；炙甘草甘平和中，缓急止痛。白饮即白米汤，以其调服半夏散，意在保胃存津，制约半夏、桂枝之辛燥，防其伤阴。诸药相配，共奏祛风散寒、涤痰开结、利咽止痛之效，适用于寒邪痰湿郁阻之咽痛。

然半夏有毒，取散剂内服对口腔、舌、咽喉、食道皆有较强的刺激性，如口舌、咽喉刺麻感、肿痛、流涎、张口困难等。若患者难以接受，不能服散剂者，可将原方改为汤剂，煮散取汁，少量多次频服。方后"半夏有毒，不当散服"，考《金匮玉函经》《注解伤寒论》皆无此八字，疑为后世注文误入正文。

【辨治要点】咽喉疼痛，声音嘶哑，痰涎缠喉，咳吐不利，伴恶寒，头痛，气逆欲吐，舌淡苔白滑，脉浮紧等。

【鉴别】

少阴客寒应与客热咽痛证进行鉴别（表5-12）。

表5-12　少阴客寒与客热咽痛证鉴别表

		少阴客寒咽痛证	少阴客热咽痛证
相同点		同属外邪客于少阴经脉，郁于咽喉所致；都以咽痛为主症，可见脉浮；治皆以祛邪为主，药用甘草	
不同点	病机	风寒侵犯少阴经脉，痰湿郁结咽喉	风温热毒侵犯少阴经脉，郁结咽喉
	证候	咽喉疼痛，肿胀，但无明显红赤，伴恶寒头痛，口不渴，痰涎缠喉，咳吐不利，舌淡苔白，脉浮紧	咽喉红肿较明显，疼痛较剧烈，伴发热口渴，或咳嗽，舌红，苔薄黄，脉浮数
	治法	祛风散寒，涤痰散结	清热解毒，宣肺利咽
	方剂	半夏散或半夏汤	甘草汤或桔梗汤

【现代研究及临床应用】

本方可用于咽痛、喉痹、喉喑、急喉风、咳嗽等，证属寒湿痰浊郁结咽喉者。现代临床用本方化裁，治疗急、慢性咽炎，急、慢性扁桃体炎，喉炎，食管炎，食管癌初期等疾病，具备本证病机者。寒重者，加细辛；咽喉肿痛明显者，加射干、桔梗。

【医案选录】

赵某，女，58岁。自述2年前的隆冬季节嗓子肿痛，口干咽噪，身微热，喜冷饮，食一冰罐头泻火，后疼痛减轻，却致喑哑至今，时轻时重，诸药不效。诊其脉沉弱，故以半夏6g　桂枝6g　炙甘草6g，嘱其缓缓咽之，服3剂后已能发音，再以苦酒汤3剂而愈。按：此类暗哑，初多系急性咽炎，实属燥热，过用寒凉药或过量冷饮，使咽喉表皮为寒邪所束，气血凝滞，内热固结而不得出，使声门开合不利，致猝然声音不扬，出现暗哑。章虚谷云："少阴之脉，其直者上循喉咙，外邪入里，阳不得伸，郁而化火，上灼咽喉，仍用辛温开达，使邪外解，则内火散，此推本而治之。若见咽痛而投寒凉，则反闭其邪，必致更重。"方中半夏辛温涤痰散结，桂枝通阳散寒，炙甘草缓痛，诸药合用，客寒夹痰之咽喉疼痛，迎刃而解；再以苦酒汤或麦门冬汤清热养阴祛痰，例例皆效。

江西中医药，2003（9）：23

第五节　少阴病类似证

一、中寒升降逆乱证（吴茱萸汤证）

【原文】

少陰病，吐利，手足逆冷，煩躁欲死者，吴茱萸湯主之。（309）

【提要】中寒升降逆乱的证治。

【解析】本条以"少阴病"冠首，又见"吐利、手足逆冷"诸症，类似少阴阳衰阴盛证，但治疗却为何不用四逆汤类方而用吴茱萸汤？盖此非真正的少阴病，列于此以资鉴别。其本质属寒邪犯胃的阳明中寒证。由于胃虚寒盛，升降紊乱，浊阴不降反而上逆则呕吐，清气不升反而下陷则泄利；胃虚寒郁阳气不能布达于四肢，故手足逆冷。"烦躁欲死"是形容患者心烦躁扰而难以忍受，提示阴邪虽盛，但正虚而未衰，尚能奋起与阴邪剧争。病属中寒升降逆乱，故治宜温中散寒降逆，方用吴茱萸汤。吴茱萸汤方义见阳明病篇。

【辨治要点】呕吐下利，手足逆冷，烦躁欲死，或伴头痛、干呕，舌淡苔白、脉弦紧。

【鉴别】

本证与少阴阳衰阴盛证皆可见呕吐下利、手足逆冷，但两者病机、病势轻重不同，治法用方各异（表5-13）。

表5-13　吴茱萸汤证与四逆汤证鉴别表

		四逆汤证	吴茱萸汤证（309条）
相同点		同属里虚阴寒证；临床皆可见呕吐、下利、手足逆冷；治皆温阳散寒法	
不同点	病机	少阴寒化证，阳气衰微，阴寒内盛	阳明中寒证，胃虚中寒，升降逆乱
	证候	呕吐，下利清谷，以下利为主 手足厥逆较重，畏寒怯冷，身蜷而卧 脉沉微细，或伴汗出等	呕吐下利并作，以呕吐为主 手足逆冷较轻，心烦躁扰难耐 脉沉弦紧，或伴头痛、干呕、吐涎沫等
	治法	破阴散寒，回阳救逆	温中散寒，泄浊降逆
	药物	附子，干姜，炙甘草	吴茱萸，生姜，人参，大枣

本条与296条"少阴病，吐利，躁烦，四逆者，死"所述的证候相似，但此可用吴茱萸汤治疗，彼则为不治之死证。其原因在于此证为阴盛阳虚，阴阳剧争；彼为阴盛阳衰，阳不胜阴。从临床证候上看，本证烦躁欲死是形容患者烦躁的程度，且以心烦为主，说明阴邪虽盛，正气尚能奋起与阴邪相争；彼为躁烦，乃以手足躁动为主，是阴盛，残阳扰动之候。本证手足逆冷，彼证四肢厥逆，也有显著的程度轻重之分。本证手足逆冷在前，烦躁在后；彼证躁烦在前，四肢厥逆在后等。这些都提示本证阴盛阳虚，但阳气未衰，正邪剧争；彼证阴盛阳衰，且衰阳欲脱。故此证可治，彼证必死。

二、肝胃气滞阳郁证（四逆散证）

【原文】

少陰病，四逆，其人或欬，或悸，或小便不利，或腹中痛，或泄利下重者，四逆散主之。（318）

甘草炙　　　　　　枳實 破 水漬 炙乾　　　　　　柴胡

芍藥

上四味，各十分，擣篩，白飲和服方寸匕，日三服。欬者，加五味子、乾薑各五分，並主下利；悸者，加桂枝五分；小便不利者，加茯苓五分；腹中痛者，加附子一枚，炮令坼①；泄利下重者，先以水五升，煑薤白三升，煑取三升，去滓，以散三方寸匕内湯中，煑取一升半，分溫再服。

【词解】

①坼（chè）：裂开的意思。

【提要】 肝胃气滞，阳郁致厥的证治。

【解析】 条文以"少阴病，四逆"冠首，其后皆属或然症，可知本证当以"四肢厥逆"为主症。然少阴病四肢厥逆者，皆属少阴寒化证，由阴盛阳衰、失于温煦所致，同时必伴见呕吐、下利清谷、畏寒踡卧、脉沉微细等症，治疗当用四逆汤类方回阳救逆。本证虽以四肢厥逆为主症，治疗却未用干姜、附子等温阳散寒，而用柴胡、枳实等疏肝解郁、调理气机。以方药反测病机得知，此非真正的少阴病。以"少阴病"冠首者，仍是从"四逆"着眼，作为少阴寒化类似证，列此以资鉴别。

本证之"四逆"，是由肝胃气滞，阳郁不达所致。究其成因，多由七情失调，恼怒伤肝而疏泄失常；或患热病，邪热内郁，影响及厥阴气机等，皆使肝胃（脾）不和，气机不畅，阳气郁遏于里，不能通达于四末所致。气滞阳郁，升降失常，若其人素有伏邪旧疾，则可伴发诸多或然症。如肺中宿有寒饮，气逆于上则咳嗽；心气素虚而气郁，心阳更难宣通，故心悸；气郁而三焦水道不畅，则小便不利；肝郁而脾土虚弱，木横乘土，则腹中疼痛；中寒气滞，则更见泄利下重等。根据病机，结合临床，本证还应伴见胸胁胀闷不舒、走窜疼痛，嗳气太息，脘痞纳呆不食等症。总之，肝胃气滞，阳郁不达是本证的基本病机，由于四肢厥逆是其主症之一，故也称肝胃气滞厥证或气滞阳郁厥证。治疗用四逆散疏肝和胃，调理气机，透达郁阳。

四逆散方由柴胡、枳实、芍药、炙甘草组成。因其主治病以四肢厥逆为主症，取散剂剂型，故名四逆散。方中柴胡苦辛微寒而性升，入肝胆经，疏肝解郁，和畅气机，兼清热；枳实苦泻辛散而性温降，归脾胃经，行气散结之力颇强。二味相配，既疏肝调胃，行肝胃之气滞，又升降相因，恢复肝胃气机之升降功能。芍药养阴柔肝，入血分行血滞，与枳实相配，调理气血；炙甘草甘缓和中，补益脾胃，与芍药相配则酸甘化阴，缓急止痛。药仅四味，但配伍严谨，合用成方，则肝胃（脾）两调，气血并治。本方用之使肝胃得以和调，气机升降复常，郁阳得伸则四逆诸症自除。

原方加减法，皆根据病机之兼夹，或然症的有无而随症化裁。如兼肺寒气逆咳嗽者，则加干姜温肺散寒、五味子敛肺止咳；兼心气虚，阳郁心悸者，加桂枝温振心阳；气郁水道不畅，小便不利者，则加茯苓淡渗利水；兼土虚木贼之腹中痛者，则加炮附子温阳散寒、暖土止痛；兼中寒气滞泄利下重者，则加薤白散寒通阳行气，并重用四逆散。

【辨治要点】四肢厥逆，胸胁胀闷不舒、走窜疼痛，嗳气太息，腹痛泄利，脘痞纳呆，舌淡红、苔薄白，脉弦。

【鉴别】

四逆散证、四逆汤证、白虎汤证皆可见"四肢厥逆"，但各证的病机、性质迥异，治法有别，应注意辨析其异同（表 5-14）。

表 5-14 四逆散证、四逆汤证、白虎汤证鉴别表

		四逆汤证	四逆散证（318 条）	白虎汤证（350 条）
相同点		同属厥证，临床均可见四肢厥逆症，药物皆用炙甘草		
不同点	病机	少阴寒化证，阳衰阴盛 证属虚寒厥	肝胃气滞，阳郁不达 证属气郁厥	邪热内盛，郁遏阳气 证属热厥
	证候	四肢厥逆，程度较重；伴见畏寒蜷卧、下利清谷、口鼻气冷、舌淡苔白，脉沉微细；病势急危	四肢厥逆，程度较轻；伴见胸胁胀闷、嗳气太息、腹痛泄利、脘痞纳呆，舌淡红苔白，脉弦；病势稍缓	四肢厥逆，热深厥深；伴见身热心烦、胸腹灼热、口渴多饮、小便短赤、舌红苔黄，脉滑数；病势较急
	治法	破阴散寒，回阳救逆	疏肝和胃，透达郁阳	辛寒清热
	药物	附子，干姜	柴胡，枳实，芍药	石膏，知母，粳米

【现代研究及临床应用】

经现代实验研究证实，四逆散复方具有强心、升压、抗休克作用；具有抗心律失常作用；能够明显抑制血小板黏附，抑制体外血栓形成，降低胆固醇，改善微循环，扩张脑血管，提高脑血流量，改善脑组织微循环；具有增强耐缺氧能力、抗疲劳的作用；具有显著的抗炎、解热、镇痛、镇静的效果；具有明显的胃排空及小肠推进功能的作用；有保护胃黏膜、抗溃疡、解痉作用；有显著的利胆效果，对多种实验性肝损伤有明显的改善和保护作用。

《张仲景方剂实验研究》，中国医药科技出版社，2005：301

四逆散是中医调理肝胃（脾）的祖方，后世调和肝脾的名方如柴胡疏肝散、逍遥散等，皆在此方基础上衍化而成。临床用本方治疗厥证、郁证、失眠、热证、胸胁痛、胃脘痛、梅核气、泄泻、痢疾、腹痛、乳痛、肠痈、乳癖、月经不调、痛经等，无论外感内伤，证属肝胃气滞，肝脾不和者，皆可获效。现代临床将本方化裁用于自主神经功能紊乱、神经症、肝炎、肝硬化、脂肪肝、胃肠功能紊乱症、慢性胃炎、消化性溃疡、胆囊炎、胆石症、慢性肠炎、结肠炎、肋间神经痛、肋软骨炎、心律失常、冠心病、低血压、阑尾炎、乳腺炎、乳腺增生症、甲状腺功能亢进症、经前期综合征、附件炎、闭经、输卵管炎、更年期综合征、不孕症等疾病，具备本证病机者。

【医案选录】

徐某，女，38 岁。1992 年 6 月 7 日初诊。患慢性萎缩性胃炎 5 年。今晨起因家务与家人争吵，突然昏倒，不省人事，四肢厥冷，面色苍白，呼吸微弱。笔者施以针刺，并用红参 20g、白糖两勺浓煎汁得 100mL，频频灌服。30 分钟后神志苏醒，但腹痛加剧，肠鸣辘辘有声，水泻如注，2 小时内泻 10 余次，伴肛门坠胀、神疲、头痛，舌质淡胖，苔薄白，脉弦细。辨证属肝气横逆克脾之暴泄，治宜抑肝扶脾止泻，投四逆散加味。柴胡、枳实、炙甘草、防风各 10g，炒白芍 30g，生白术 50g。2 剂后腹痛除，泄泻止。再予健脾和胃、疏肝解郁法调治 1 周而安。

国医论坛，1994（5）：15

小结

少阴包括手足少阴心肾经脏。少阴属水火之脏，内寓真阴真阳而主司神明，为人体阴阳之根、性命之本。邪气波及少阴，使少阴所属经络脏腑的生理功能失调，产生病理变化反映于临床的证候即为少阴病。少阴病属六经病发展过程中后期的危重阶段，属里证、虚证，心肾虚衰是少阴病的主要病理特征，虽有寒化证和热化证之分，但临床以寒化证为主。

根据所述内容，将本篇分为五节：

第一节少阴病纲要，概括少阴寒化证提纲、辨证要点、少阴病治疗禁忌及少阴病愈期等。"脉微细，但欲寐"反映了邪入少阴，心肾阳气虚衰的脉症特点，故可作为临床辨识少阴寒化证的标志。其他如"自利而渴""小便色白"（清长）等也是进一步确诊少阴寒化证的辨证要点，对于鉴别诊断具有重要意义。少阴病总属心肾虚衰，正气不足的病变，故治疗当以扶正为主，禁用发汗（包括药物发汗及火迫劫汗）、攻下诸法。如果误用之，则有亡阳竭阴之变。

第二节少阴病本证，系统讨论邪气波及少阴，而少阴所属经络脏腑的基本病理变化，分为阳虚寒化证、阴虚热化证两大类：

寒化证是少阴病的主要证型。多由少阴心肾阳气素虚而邪入少阴从阴化寒；或因他病（如三阳病，太阴病等）误治失治损伤少阴阳气，而邪入病及少阴所致。心肾阳气亏虚，阴寒内盛是基本病机，以无热恶（畏）寒、精神萎靡、身蜷而卧、呕吐、下利、四肢厥逆、小便清长、脉沉微细等为审证要点。治疗以扶阳抑阴为大法，既可用姜附类汤药内服，也可配合使用温灸疗法。又根据阳虚、阴寒程度轻重及兼夹邪气、临床表现的不同分为阴盛亡阳证、阴盛格阳于外证、阴盛格阳于上证、阳虚寒湿身痛证、阳虚水泛证、阳虚下焦不固证等 6 个证候。其中前 3 个证候皆是少阴阳气衰微的危急重证，以四肢厥逆、脉沉微为主症，故治皆需急救回阳，都以四逆汤为基础方化裁。如阴盛格阳于外，里真寒而外假热，身反不恶寒、脉微欲绝者，则用通脉四逆汤破阴回阳、通达内外。阴盛格阳于上，而见面色赤戴阳证者，治用白通汤破阴回阳、宣通上下；若服阳药后发生格拒，而干呕心烦、厥逆无脉者，予白通加猪胆汁汤破阴回阳，咸寒反佐益阴。后三证病势稍缓，如少阴阳虚，寒湿内盛，留滞筋肉关节，而以背恶寒、手足寒、身体痛、骨节痛为主症者，予以附子汤温阳散寒、除湿止痛。少阴阳虚，水气泛溢，而以身体浮肿、小便不利等为主症者，治以真武汤温阳利水。少阴阳虚失于温摄而下焦不固，下利不止、肠滑不禁，或便脓血者，治以温涩固脱法，前者予赤石脂禹余粮汤，后者予桃花汤。此外，太阳病变证61条干姜附子汤证、69条茯苓四逆汤证，皆为阳衰阴盛，虚阳躁动所致，其本质亦属少阴寒化证范畴。

少阴寒化证的预后转归，皆以少阴阳气的存亡为转机。一般是有阳气则生，无阳气则死；阳回者生，可治；阳亡者死，不可治。如何判断少阴阳气的存亡盛衰？当以临床脉症为凭，应动态观察，对比分析。如少阴病由脉紧而转为和缓，由四逆肢厥而转为手足温暖，由无热而寒转为时自烦、身微热等，则是阳回阴退之佳兆，主病向愈，为可治。反之，则是阳亡阴盛，主病情恶化，预后不良；若阳亡阴竭，阴阳俱脱者，则属死证无疑。

少阴热化证多由少阴心肾阴亏火旺，而邪入少阴从阳化热所致。临床以心中烦，不得卧（眠），舌红少苔，咽干口燥，脉细数为主症。滋阴清热是基本治法，黄连阿胶汤为主方。若阴虚有热，水热互结者，又宜猪苓汤滋阴清热利水法治之。与寒化证比较而言，少阴热化证病情较轻，病势稍缓，预后较好。

第三节少阴病兼变证，论述少阴兼太阳病表证之太少两感证，当辨其表证轻重分别予以麻黄附子甘草汤、麻黄细辛附子汤，温经助阳，发汗解表，此属表里双解法。太少同病，尚有里证急重，当先救里治里之例，学者当谨记。少阴三急下证，是少阴热化太过，燥结里实而邪转阳明，起于水亏致土燥，其土燥又更耗阴而致水竭，故治宜大承气汤急下燥实，以存真阴。发汗、攻下虽为少阴病所禁忌，但对少阴之兼表、兼里实者，又有可汗、可下之治。此又属常中之变，不可不知。

第四节少阴病咽痛证：集中论述外感内伤咽痛的证治。由于手、足少阴经脉过咽喉，故《伤寒论》将咽痛证皆归于少阴篇而以"少阴病"冠首。证属阴虚火炎而久病咽干涩痛者，治宜猪肤汤滋肾润肺；风温热毒郁结咽喉者，治用甘草汤、桔梗汤清热解毒、宣肺利咽；痰热火毒郁结而咽中伤生疮溃烂者，治用苦酒汤清热涤痰、敛疮消肿；由于风寒客于咽喉者，治宜祛风散寒、涤痰开结，方用半夏散或半夏汤。本节内容虽不多，治方虽简略，但却是中医学较早系统讨论咽喉病变的文献，具有一定的临床实用价值。

第五节少阴病类似证：少阴寒化证以手足厥逆为主症，但并非所有的四逆证皆属少阴寒化证。为了便于对比、鉴别异同，《伤寒论》309条、318条皆以"少阴病"冠首，实则属寒化类似证。309条实为阳明胃虚中寒，升降逆乱，故治以吴茱萸汤温中散寒、泄浊降逆；318条实为肝胃气滞阳郁不达的气滞阳郁厥证，故治以四逆散疏肝和胃、透达郁阳。文中已详述其与少阴寒化证的异同，读者当细心体会。

复习思考题

1.试述少阴的生理概况，并归纳其生理特点。

2.试述少阴病的病期、病机、病性，本证的基本证候类型、正治法则及代表方剂。

3.少阴病提纲是什么？应如何理解？

4.结合282条说明少阴寒化证的辨证要点，并归纳说明少阴病"自利而渴"与太阴病下利的鉴别。

5.少阴病的治疗禁忌有哪些？其理何在？

6.试述"少阴病，脉沉者，急温之"的临床意义。

7.结合少阴的生理特点，说明少阴病本证分几种类型？各类中又具体包括哪些证型？

8.分别叙述四逆汤证、通脉四逆汤证、白通汤证、附子汤证、真武汤证、桃花汤证、黄连阿胶汤证、猪苓汤证的病机、证候、治法及方药。

9.通脉四逆汤和真武汤的加减法有哪些？分述各种加减法的意义。对真武汤方后语中"呕者，去附子"，你有何看法？

10.四逆汤、通脉四逆汤、白通汤、白通加猪胆汁汤四方皆为破阴散寒回阳救逆而设，试从病机证治诸方面比较其异同。

11.白通加猪胆汁汤中配伍胆汁、人尿的意义是什么？如何理解"服汤脉暴出者死，微续者生"？

12.真武汤证和附子汤证皆属少阴阳虚寒湿为患，二者在临床应如何区别使用？

13.真武汤证和苓桂术甘汤证皆属阳虚水饮为患，二者在临床应如何区别使用？

14.附子汤证、白虎加人参汤证、麻黄汤证皆可见"恶寒"，临床应如何鉴别？

15.黄连阿胶汤证和猪苓汤证、栀子豉汤证皆可见心中烦不得眠（卧），临床应如何区别使用？

16.猪苓汤证和真武汤证皆可见下利、咳呕、小便不利，临床应如何区别使用？

17.结合原文说明如何辨少阴寒化证的预后？分述少阴六死证的临床意义。

18.少阴兼表证有哪些证型？分述各自的证治。

19.麻黄附子甘草汤、麻黄细辛附子汤、桂枝加附子汤皆属扶阳解表剂，临床应如何区别运用？

20.结合《伤寒论》对太少两感证的治法，说明表里同病的治则。

21.少阴三急下证的病机是什么？你对少阴三急下证有何看法？

22.少阴三急下证与阳明三急下证有何异同？

23.《伤寒论》为什么把咽痛证皆冠以"少阴病"？

24.少阴咽痛证有几种证型？分述各证的病机、主症及治法、方药。

25.猪肤汤、桔梗汤、苦酒汤、半夏散皆可治咽痛证，临床应如何区别运用？

26.309条、318条首冠"少阴病"的意义是什么？

27.309 条和 296 条所述症状基本相同，为什么两条预后迥异？试分析之。

28. 试述四逆散证的病机、证候、治法、方药。

29. 四逆散随症化裁有哪些？分析其机理。

30. 四逆散证、四逆汤证皆以四肢厥逆为主症，临床应如何区别应用？

第六章　辨厥阴病脉证并治 ▷▷▷

【要点导航】

1. 掌握厥阴病提纲及乌梅丸证、干姜黄芩黄连人参汤证、麻黄升麻汤证、当归四逆汤证、吴茱萸汤证、白头翁汤证的病机、证候、治法、方剂。掌握厥证的病机、证候特点及《伤寒论》对厥证的辨治。

2. 熟悉厥阴病的生理概况、病理特点、主要证候类型、治疗及转归。熟悉辨厥热胜复的方法与机理。熟悉实热、虚寒下利证，阳衰阴盛、邪转少阳呕吐证及里实哕逆诸证的证治。

3. 了解厥阴病的愈期、虚寒下利证的转归及厥阴病预后的辨识。

厥阴的经络包括手厥阴心包经、足厥阴肝经，并与手少阳三焦经、足少阳胆经互为表里。手厥阴心包经起于胸中，出属心包，下贯膈，历络上、中、下三焦；足厥阴肝经起于足大趾外侧端，由内踝前沿下肢内侧到阴股，入毛中绕阴器，抵小腹，夹胃属肝络胆，上贯膈，布胁肋，循喉咙后上连目系，出前额，与督脉会合于颠顶。

厥阴的脏腑，包括心包和肝。心包又称膻中，是心之外围，近君火而藏相火，代心君用事，与三焦相表里。肝在六气主风，五行属木，故称风木之脏；性喜条达，主疏泄，与胆互为表里，与脾胃的关系极为密切，又肝主藏血，内寄相火。

"厥"，有极、尽之意。《素问·至真要大论》曾说"两阴交尽"是谓厥阴，故厥阴是六经的最后一经，也是阴尽阳生之经。厥阴为风木之脏，喜舒畅条达而恶抑郁，其疏泄功能与气机的运行、升降出入关系密切。厥阴体阴用阳，内寄相火，上是心包近君火，下是肝木亲肾水，中又与脾土相配合。在正常生理情况下，厥阴功能正常，则一身气机调畅，肝阳不亢，肾水不寒，胆木生发之机旺盛，胃纳脾运，从而维持了人体各脏腑的正常功能。

厥阴病是六经病证发展过程中的末期阶段，病位在里，病情复杂，寒热不一，无本证和兼变证之分。厥阴病的病因来路有二：主要来自传经之邪，继发于他经病变之后。诸如三阳病失治、误治，损伤正气，邪陷厥阴者；或太阴、少阴病迁延失治，而进一步发展为厥阴病。其次是邪气直中而原发为厥阴病，多因厥阴本虚，邪气太盛所致。

厥阴的病证类型比较复杂。有邪入厥阴，肝失疏泄，影响气机的出入运行，使阴阳气不相顺接，而以四肢逆冷为主症的厥证；有邪入厥阴，影响脾胃，使纳运失常，升降紊乱，而下利、呕、哕诸证；有邪从阴极而成寒证者，有邪从阳极而成为热证者；风火上炎，木横克土，则为上热下寒、虚实并见诸证者；还有正邪交争，阴阳消长，互有胜负的厥热胜复证。

由于厥阴病的病变性质复杂，故其治法也不可一概而论，当遵"寒者热之，热者寒之"之旨，随证施治。如厥阴热毒下利证宜清热凉肝解毒止利法，白头翁汤是其代表方；厥阴血虚寒厥证宜养血温经散寒法，当归四逆汤是其代表方；厥阴肝寒浊阴上逆证，宜暖肝散寒、泄浊降逆法，吴茱萸汤是其代表方；上热下寒、虚实并见证，宜清上温下、补泄兼施法，乌梅丸、干姜黄芩黄连人参汤是其代表方。

厥阴病的治疗禁忌也应随证而论，如热证、实证禁忌发汗、温补法，虚证、寒证当禁忌发汗、涌吐、清下诸法。

厥阴病的预后及转归也随证而异。虚寒证救治得当，阳回正复，则病退向愈。阳复太过，也可脏邪还腑，转出少阳；或变为邪热，发生咽痛喉痹、便脓血或生痈脓等。反之，阳亡阴盛，或阳亡阴竭，皆预后不良，多属死证。

第一节　厥阴病纲要

一、厥阴病提纲

【原文】

厥陰之為病，消渴①，氣上撞心②，心中疼熱③，飢而不欲食，食則吐蚘④。下之利不止。（326）

【词解】

①消渴：指患者口干燥渴而多饮水的症状。

②气上撞心：谓患者自觉有气由腹部向心胸冲逆。心，泛指心胸部位。

③心中疼热：自觉心胸、胃脘部灼热疼痛。

④吐蚘：呕吐蛔虫。蚘，蛔的异体字。

【提要】厥阴病上热下寒证提纲。

【解析】厥阴肝为风木之脏，内寄相火，主司疏泄，与脾土关系密切。邪入厥阴，肝木受邪，一方面风木化火上炎而为上热，另一方面土虚木贼而为下寒，故成上热下寒证。

木郁化火，风火相煽，消灼津液，故口干舌燥渴而多饮，是谓消渴；木火循经上扰犯胃，故自觉气上撞心，心中疼热，嘈杂似饥，此皆属上热征象。脾土素虚，肝邪横逆乘之，脾失健运，则纳少不欲进食；勉强进食也难以腐熟消化，反致胃气上逆而呕吐；若其人肠中素有蛔虫寄生，下寒上热，蛔虫喜温避寒，复闻食臭，上窜入胃中，故可见食则吐蛔的现象。

总之，本证属上热下寒，治宜清上温下。若误用苦寒攻下剂，则脾阳更伤，下寒更甚，中气下陷，以致出现下利不止的变证；同样，若仅见其寒而忽略其热，误用温热祛寒剂，也会助火伤阴，使消渴等上热证加剧。这里通过误治变证，提示厥阴上热下寒证当禁用苦寒攻下法。

【鉴别】

《伤寒论》中明确提及"消渴"者有本条和 71 条，虽皆有口渴多饮水，但病机不同，伴见症状各异。本条属厥阴上热下寒证，因风木化火上炎，燔灼津液所致，渴而能饮，饮而又渴，为求水自救的表现；伴见气上撞心，心中疼热，饥而不欲食，食则吐蛔等。71 条属太阳蓄水证，因表证不解，邪气循经入里，膀胱气化不行，津不上承所致，口渴多饮水，饮水渴不解，久之饮入即吐而为水逆；伴见小便不利，下腹急迫拘胀，发热头痛，脉浮等。

二、厥阴病愈期

【原文】

厥陰病，欲解時，從丑至夘上。(328)

【提要】论厥阴病欲解的时段。

【解析】"两阴交尽"，是谓厥阴。厥阴位于三阴之末，为阴尽阳生之经。厥阴寒证的预后及好转取决于厥阴正气的盛衰，阳气的存亡。从丑至卯上，即丑、寅、卯三个时辰（凌晨 1 点至 7 点），此正当阳气渐长，阴气渐消之际，而厥阴经气恰旺盛于此时。在本经当旺之时，得自然界阳气资助而有利于祛邪，故推断厥阴病欲解的有利时间范围为丑、寅、卯三个时辰。

第二节　上热下寒证

一、蛔厥及久利证（乌梅丸证）

【原文】

傷寒，脉微而厥，至七八日膚冷，其人躁無暫安時者，此為藏厥①，非蚘厥②也。蚘厥者，其人當吐蚘；令病者靜而復時煩者，此為藏寒③，蚘上入其膈，故煩，須臾④復止；得食而嘔，又煩者，蚘聞食臭⑤出，其人常自吐蚘。蚘厥者，烏梅丸主之。又主久利。(338)

烏梅三百枚	細辛六兩	乾薑十兩	黃連十六兩
當歸四兩	附子六兩　炮　去皮	桂枝六兩　去皮	人參六兩
黃蘗六兩	蜀椒四兩　出汗⑥		

上十味，異擣篩⑦，合治之。以苦酒漬烏梅一宿，去核，蒸之五斗米下，飯熟擣成泥，和藥令相得，內臼中，與蜜杵二千下，丸如梧桐子大。先食飲服十丸，日三服，稍加至二十丸。禁生冷、滑物、臭食⑧等。

【词解】

①脏厥：指五脏真阳虚衰而致的厥证。

②蛔厥：因上热下寒，蛔虫内扰，气机逆乱而致的厥证。

③脏寒：指脾脏虚寒，实指肠寒。

④须臾：谓很短的时间，即一会儿。

⑤食臭（xiù）：指食物的气味。臭，泛指气味。

⑥出汗：用微火炒蜀椒，炒至水分和油脂向外渗出。

⑦异捣筛：谓将诸药分别捣碎，并筛出细末。

⑧臭食：指有特殊强烈气味的食物，如鱼腥等。

【提要】辨脏厥与蛔厥的异同，并指出蛔厥的证治。

【解析】本条应联系 326 条理解。根据文意，分为三层：

从"伤寒，脉微而厥……其人常自吐蛔"为第一层，通过辨脏厥和蛔厥的脉症异同，说明蛔厥的病机和证候特点。"伤寒"系指原发病，在伤寒发展过程中，见"脉微而厥"，则有脏厥与蛔厥之异。这两种证候的病机、病势轻重、预后转归和治法等都截然不同，临床必须仔细鉴别。

所谓"脏厥"，是指五脏真阳虚衰而致的厥证。在伤寒发展过程中，多由心肾阳气衰微，邪入少阴，从阴化寒，阴寒内盛所致。阳气衰微，鼓动无力，故脉微，当呈似有似无、按之欲绝之状；阳衰温煦不及，则四肢厥逆，其程度较重，且持续加深，如手足冷过肘膝，甚至全身皆凉，即"至七八日肤冷"；言"其人躁无暂安时"者，是指患者躁扰不宁，如循衣摸床、撮空理线等，无一刻安宁。此属真阳极衰，脏气垂绝，心神涣散，残阳欲脱之象。其病情重危，病势险恶，预后不良。

蛔厥，是在厥阴上热下寒的基础上，因蛔虫窜扰，气机逆乱所致的厥证。此证也多因伤寒而诱发，在发病时也可见"脉微而厥"。言"其人当吐蛔"，是提示蛔厥者必有呕吐蛔虫史，而脏厥则没有。"令病者静而复时烦"，说明蛔厥有阵发性发作加剧的特点。患者在疾病缓解期可安静如常人，在发作期则烦扰不安；该"烦"字既指疾病发作时患者烦躁不安，坐立不宁，也包括326条"气上撞心，心中疼热"、呕吐或呕吐蛔虫、腹部剧烈疼痛等症状。"此为脏寒，蛔上入其膈"，属自注句，说明烦（疼）产生的机理是脾肠虚寒，膈胃有热；蛔虫喜温恶寒，避寒就温而上窜作祟，则疾病发作、病情加剧，蛔虫安静则疾病缓解、病情减轻。"得食而呕，又烦者，蛔闻食臭出"，提示蛔厥之阵发性发作往往因进食而诱发。总之，蛔厥是因上热下寒，蛔虫内扰所致，在其发作时，蛔虫窜扰，气机逆乱，阴阳气不相顺接，也可见"脉微而厥"。不过蛔厥之脉微、肢厥程度较轻，一般随疾病剧烈发作而出现，随病情缓解而消失；其脉微不过是脉象暂时性沉伏不显，肢厥也仅表现为四肢厥冷而未至周身肤冷。蛔厥病情虽重却不甚危，预后尚好。

"蛔厥者，乌梅丸主之"为第二层，提出蛔厥的主治方剂。上热下寒，蛔虫窜扰，气机逆乱是蛔厥的基本病机，故治以乌梅丸清上温下、安蛔止痛。

"又主久利"为第三层，提示乌梅丸的另一适应证。乌梅丸方温清并用，补泻兼施，且酸涩收敛之性颇强，亦可用于寒热错杂、虚实并见的久泄、久痢证。

乌梅丸方重用乌梅为君药，其性味酸平，用醋浸泡，则酸涩之性更强，敛肝阴而制木火之横逆上炎，取其安蛔止痛、涩肠止泻之效；蜀椒、细辛、干姜、附子、桂枝性味辛热，辛以疏肝用，畅气机而伏蛔，热则温脏而暖下寒；黄连、黄柏大苦大寒，苦以降泄而下蛔，寒则清热以泻炎上之火；人参培土而御肝木之乘，当归养血而滋肝体，皆为臣佐；辅以蜂蜜甘平，既合人参、当归扶助正气，又调和诸药而为使。古人曾云蛔虫得酸则静，得苦则下，得辛则伏，该方酸、苦、辛味俱全，制蛔安蛔之力颇强。又乌梅醋渍，酸敛涩肠之功颇佳，蒸之于米下，资以谷气，顾护胃气。全方寒温并用，辛开苦降，补泄兼施，安蛔涩肠，故不仅是治疗蛔厥证的主方，也是治疗寒热错杂久泄久痢证的要方。

此方原为丸剂，要求在进食之前空腹服药，先从小量开始，逐渐加大剂量。现亦可改为汤剂治疗蛔厥证，效果更佳。另外在服药期间，还必须注意饮食调摄，如宜进清淡易消化饮食，禁忌生冷、油腻等不易消化及腥味的食物。

原文未言脏厥的证治，根据五脏真阳虚衰、阴寒内盛的病机，法当急救回阳、温脏散寒，宜予四逆汤类方。

【辨治要点】脘腹疼痛呈阵发性发作，发则气上撞心，心中疼热，呕吐或吐蛔，手足厥逆，脉沉伏不显，其发作与进食有关。或久泻久痢。

【鉴别】

脏厥与蛔厥的鉴别见表6-1。

表6-1　脏厥与蛔厥鉴别表

		脏厥	蛔厥
共同点		皆为厥证，都可见脉微而四肢厥逆	
不同点	病机	真阳虚衰，阴寒内盛	上热下寒，蛔虫内扰，气机逆乱
	主症	脉沉微欲绝、似有似无，四肢厥逆的程度严重，至七八日肤冷，其人躁无暂安时；持续发作，进行性加重	脉沉伏不显，肢厥程度较轻，呈阵发性发作；发则气上撞心，心中疼热，呕吐，多因进食而诱发，有呕吐蛔虫史
	预后	病情重，病势危，预后凶险	病情重，病势不危，预后尚好
	治疗	急救回阳，温脏散寒；四逆汤类方	清上温下，安蛔止痛；乌梅丸

【现代研究及临床应用】

经实验研究证实，乌梅丸煎剂对蛔虫具有麻醉作用，可使其活动迟钝，呈濒死状态；有促进胆囊收缩和排泄胆汁的作用；还能作用于肝脏，促进胆汁分泌，降低胆汁pH值；对奥狄括约肌有明显的扩张作用。

《中药方剂研究与应用大全》，中国科学技术出版社，1995：187

乌梅丸可升高大鼠淋巴细胞转化率，降低大鼠结肠黏膜中NO的水平，起到了对免疫功能的调节和对结肠黏膜的保护作用。

中国中医药科技，2007（1）：51

乌梅丸适用于蛔厥、腹痛、呕吐、泄泻、痢疾、消渴、带下、崩漏、阴吹、不孕症、不育症等，证属寒热错杂、虚实并见者。现代临床用本方化裁，治疗胆道蛔虫症、蛔虫性腹痛、蛔虫性肠梗阻、钩虫病、血吸虫病、慢性胃炎、消化性溃疡、慢性肠炎、慢性结肠炎、肠易激综合征、滴虫性肠炎、慢性痢疾、慢性胆囊炎、胆石症、神经性呕吐、糖尿病、神经性头痛、高血压病、肺源性心脏病、血管神经性头痛、白塞综合征、雷诺综合征、嗜酸粒细胞增多症、慢性盆腔炎、慢性荨麻疹等疾病具备本证病机者。临床观察本方治疗胆道蛔虫症及肠道蛔虫症，安蛔止痛效果确切，且汤剂效果优于丸剂；加入槟榔、川楝子或苦楝根皮，可增强驱蛔效果。本方用于久泄、久痢（如慢性溃疡性结肠炎等），既可采用丸剂或汤剂内服，还可煎汤保留灌肠疗。泄痢较重滑脱不禁者，加赤石脂、诃子；脓血较多，加白头翁、秦皮；里急后重明显，加枳壳、木香。

【医案选录】

郑某，女，36岁。1962年10月某日夜间，患者突感脘腹疼痛，痛如刀绞，彻于右侧肩背，四肢冰冷，汗出如珠，兼恶心呕吐，吐出黄绿苦水，并吐蛔虫1条，胃中灼热嘈杂，脘腹痞胀，烦躁不安，呻吟不止，终夜不能入睡。天明其痛稍有减轻，方才交睫，又复作痛如前，遂由家人护送至我院急诊。经检查诊断为"胆道蛔虫症"住院治疗。余会诊之时见患者脉沉弦而紧，舌苔白腻，舌质青黯，不渴饮。此乃厥阴脏寒，肝寒气机郁结，腹中蛔虫上扰作痛，属蛔厥证。照仲景法，以乌梅丸主之。处方：制附子30g，干姜15g，肉桂9g，当归15g，党参15g，黄连6g，黄柏9g，川椒5g（炒去汗），细辛5g，乌梅3枚，煎1剂，分3次服。服1次，疼痛稍减，服3次后疼痛呕吐均止，手足已回温，夜间已能安静入睡。唯胃中仍嘈杂，脘腹尚感痞闷，口苦不思饮食，脉沉弦，已不似昨日兼有紧象，腻苔稍退，舌质仍含青色。照原方加川楝子9g，槟榔片9g，连服2剂后，便下蛔虫20余条，腹中感到舒缓，饮食渐有恢复，脉缓，苔退。再以香砂理中汤加荜茇、高良姜调理2剂，痊愈出院。

《吴佩衡医案》，人民军医出版社，2009：63

二、寒热格拒吐利证（干姜黄芩黄连人参汤证）

【原文】

伤寒，本自寒下，醫復吐下之，寒格①，更逆吐下，若食入口即吐，乾薑黃芩黃連人參湯主之。（359）

乾薑　　　　　黃芩　　　　　黃連　　　　　人參各三兩
上四味，以水六升，煮取二升，去滓。分温再服。

【词解】

①寒格：上热被下寒所阻格。

【提要】上热被下寒所阻格，呕吐下利的证治。

【解析】"伤寒"，提示原属太阳病表证。"本自寒下"应与"寒格"联系起来看，谓其旧病原来就属下寒上热证；"医复吐下"与"更逆吐下"同义，谓医者误施吐法或下法。以上综合起来说明本证的病因病机，谓宿有下寒上热旧病者复感外邪患太阳表证，此属表里同病，当辨其表里证的轻重缓急，正确地施以表里先后治法。医者不辨，却错误地使用涌吐、攻下诸法，不仅更伤脾（肠）阳，使下寒更甚，而且使表邪化热内陷，加重了上热。上热被下寒阻格，胃热气逆浊阴难降则呕吐，甚至饮食入口即吐；脾虚气寒，清气下趋则便溏泄利。根据病机，本证尚可伴见脘腹痞胀，心烦口苦，舌淡苔黄腻，脉虚弦数等症。证属上热下寒、寒热阻格，故治以干姜黄芩黄连人参汤清上温下、辛开苦降、调和脾（肠）胃。

干姜黄芩黄连人参汤方药仅四味：黄芩、黄连苦寒泄降，以清上热，热除胃气得降则呕吐自止；干姜辛温，直入中焦，守而不走，以温下寒，寒去阳复，脾气得升则下利自除；人参甘温，补脾益气，且防芩连苦寒败胃，中气复则升降有序而寒格可除。本方药虽寒热并用，但苦寒之性倍于辛温，可知以苦寒泄降胃热为主，补泄兼施之中以祛邪为主。诸药相配，辛开苦降甘补，清上温下补中，而成调和脾胃之剂。

【辨治要点】食入口即吐，下利便溏。

【鉴别】

干姜黄芩黄连人参汤证、黄连汤证及栀子干姜汤证皆属上热下寒证，临床应用时当注意鉴别（表6-2）。

表6-2　干姜黄芩黄连人参汤证与黄连汤证、栀子干姜汤证鉴别表

		干姜黄芩黄连人参汤证	黄连汤证	栀子干姜汤证
共同点		皆属上热下寒证；治法同属清上温下，药物都用干姜		
不同点	病机	脾虚肠寒，胃热气逆，上热被下寒所阻格	胸中有热，胃中有邪气，寒热分居	热郁胸膈，脾虚中寒
	主症	呕吐，饮食入口即吐，心烦口苦，脘腹痞闷，便溏泄利	呕吐，心胸烦热，腹中疼痛等	心烦，身热不去，脘腹胀满或疼痛，便溏食少等
	治法	清上温下，调和脾胃	清上温下，和胃降逆	清热除烦，温中散寒
	药物	黄芩，黄连，人参	黄连，人参，桂枝，半夏，大枣，炙甘草	栀子

【现代研究及临床应用】

本方用于呕吐、泄泻、痢疾、胃脘痛等，证属上热下寒者。现代临床用本方化裁，治疗急、慢性胃炎，胃肠炎，痢疾，消化性溃疡，胆囊炎，尿毒症等疾病，具备上热下寒病机者。呕逆重者，加竹茹、代赭石、陈皮；下利重者，加茯苓、白术；虚寒重者，加附子。

【医案选录】

吕某，女，39岁。平素脾阳虚弱，大便经常溏泄。后因情志抑郁，肝气郁结，发现头眩作呕，连续两日，不以为事，后病势加剧，饮食入口即吐，心中烦闷，食物减少，口苦不渴，舌苔滑润中见薄黄，脉沉细无力。按饮食入口即吐，仲景谓为胃热；而大便溏泄，为脾阳不足。如系胃有实热，则舌苔不应出现滑润；如果为胃寒，而舌苔不应薄黄，并且平素有脾阳不足征。据脉断证，此系脾肾虚寒，阻隔胸阳不得下行，郁热壅滞胃中，而出现此下寒上热之症状。故治宜温下清上，调理阴阳。因拟干姜黄芩黄连人参汤加镇逆止呕之剂。处方：干姜10g，黄芩10g，黄连6g，吉林参6g，姜半夏10g，生赭石10g，陈皮10g，甘草6g。服药1剂后，呕吐大减，可以进食，心烦解而能安。服3剂后，呕吐不作，知饥能食，后以健脾和胃之剂调理而愈。

《伤寒论临床实验录》，中医古籍出版社，2004：288

三、正虚阳郁唾脓血泄利证（麻黄升麻汤证）

【原文】

伤寒六七日，大下後，寸脉沈而遲，手足厥逆，下部脉①不至，喉咽不利②，唾膿血，泄利不止者，為難治，麻黄升麻湯主之。（357）

麻黄二兩半 去節　　升麻一兩一分　　　當歸一兩一分　　知母十八銖

黄芩十八銖　　　萎蕤十八銖 一作菖蒲　　　　　　　　芍藥六銖

天門冬六銖 去心　桂枝六銖 去皮　　茯苓六銖　　　　石膏六銖 碎 綿裹

甘草六銖 炙　　　白术六銖　　　乾薑六銖

上十四味，以水一斗，先煮麻黄一兩沸，去上沫，内諸藥，煮取三升，去滓。分温三服。相去如炊三斗米頃，令盡，汗出愈。

【词解】

①下部脉：从寸口三部脉来说，指尺脉；从全身三部脉来说，指足部趺阳脉和太溪脉。

②喉咽不利：谓咽喉肿胀疼痛，或吞咽困难，或语言障碍等。

【提要】正虚邪陷阳郁，唾脓血泄利不止的证治。

【解析】"伤寒六七日，大下后"，提示本证是由太阳表证误下所致。伤寒表证迁延六七日，为邪气内传之时，若表邪尚未尽解者，仍当解表；若表解而里有燥实者方可攻下，这是治疗的一般原则。本条伤寒表证未解，而误用苦寒峻剂攻下，不仅伤败脾阳，而且引邪入里，于是就形成邪陷阳郁于上、脾虚肠寒于下的上热下寒证。表邪内陷，上焦阳气郁而难伸，不达四末，故寸口脉沉而迟、手足厥逆；邪热聚于上焦肺系，壅结咽喉，则咽喉红肿疼痛、吞咽困难或语言障碍；甚则热毒灼伤络脉，蒸腐营血，而出现咯唾脓血等。脾阳受损，中虚气陷，寒盛于下，则泄利不止、尺部脉或趺阳脉不至。

综观此证，上热而下寒，虚实并见，欲治其热则碍寒，欲治其寒则碍热，欲祛邪则伤正，欲补正则碍邪，治疗颇难措手，故仲景曰"难治"。然而，尽管病情复杂，但只要抓住正虚邪陷、阳郁不伸、肺热脾寒的基本病机，采用复方大剂麻黄升麻汤寒热并用、清上温下、补泻兼施、发越郁阳，仍是可治的。

本方由麻黄、升麻、当归、知母等十四味药组成。从用量看，麻黄、升麻、当归三药用量最大，属本方的主要部分；其次是知母、黄芩、玉竹三味各十八铢，剩余八味仅各六铢，当属次要部分。麻黄辛温，开腠理散表邪，又入肺经宣散肺中郁火；升麻辛凉，辛散透邪助麻黄之发散，又"解百毒，辟温疫瘴邪蛊毒"（《神农本草经》），清利咽喉。二者共为君药，发越内陷之邪气，升举下陷之阳气。当归温润，养血活血，消肿止痛，是为臣药。石膏、知母、黄芩之寒凉，清肺热而泻火解毒；玉竹、天冬、芍药凉润，滋阴润肺清热，与当归相合，且防君药升散发越太过之弊；干姜、桂枝、白术、茯苓、炙甘草温中健脾，益气补虚，以祛下寒，同为佐药。甘草还可调和诸药，兼为使药。本方药味虽多，但配伍严谨，组合有度，主次分明，集清、温、补、泻于一体，具有清上温下、发越郁阳、祛邪扶正的综合作用，故适用于正虚邪陷，阳郁不伸，喉咽不利唾脓血、泄利不止的复杂证候。"相去如炊三斗米顷，令尽"，即要求在大约做熟三斗米饭的时间内，把一剂药服完。在如此短的时间内将一剂药服完，旨在集中药力，使药效持续，迅速开泄腠理使内郁之邪热随汗而解，故"汗出愈"。

【辨治要点】咽喉不利，唾脓血，泄利不止，手足厥逆，寸脉沉迟，下部脉不至。

【鉴别】

乌梅丸证、干姜黄芩黄连人参汤证和麻黄升麻汤证同属厥阴病上热下寒证，兹鉴别如表6-3。

表6-3　乌梅丸证、干姜黄芩黄连人参汤证、麻黄升麻汤证鉴别表

		乌梅丸证	干姜黄芩黄连人参汤证	麻黄升麻汤证
共同点		同属厥阴上热下寒证；临床皆可见下利；治法为清上温下，补泻兼施；药物均用干姜		
不同点	病机	上热下寒，蛔虫内扰	胃热脾肠虚寒，寒格	肺热脾寒，正虚阳郁
	主症	脉微而厥，呕吐蛔虫，气上撞心，心中疼热，呈阵发性发作；或久利	呕吐频繁，食入口即吐，心烦口苦，脘腹痞闷，便溏泄利	喉咽不利，咯唾脓血，手足厥逆，泄利不止，寸脉沉迟，下部脉不至
	治法	清上温下，安蛔止痛	清上温下，调和脾胃	清上温下，发越郁阳
	药物	乌梅，黄连，黄柏，附子，细辛，当归，桂枝，人参，蜀椒	黄芩，黄连，人参	麻黄，升麻，当归，石膏，知母，玉竹，黄芩，芍药，天冬，桂枝，白术，茯苓，甘草

【临床应用】

本方用于喉痹、烂喉痧、泄泻、咳喘、肺痿、肺痈、阳痿等，证属上热下寒，邪陷阳郁者。现代临床用其化裁，治疗猩红热、慢性支气管炎、慢性结肠炎、支气管扩张、肺脓疡、更年期综合征等疾病具备本证病机者。

【医案选录】

韩某，女，50岁。1998年12月1日诊。患者近6年来常头昏脑涨，烘热汗出，口燥咽干不欲饮，口舌时有溃疡，胸闷烦热，少寐多梦。半个月前外感风寒，发冷身热，头痛身疼，服银翘解毒片等药不解，且增咽痛，泛恶欲吐，大便溏薄，日2～3行，又经多种药物治疗迁延2周不解。诊见体温37.8℃，血压18.7/12kPa。舌红尖赤、苔根白腻，脉两寸弦大、关尺细弱。证属素体阴虚火旺，复感风寒外闭，表邪郁久不解，内外合邪，以致虚实兼夹、寒热错杂。治以外宣郁阳，内调寒热，益气养阴，清上温下。拟麻黄升麻汤加减：炙麻黄、升麻各6g，干姜5g，桂枝、白芍、白术、茯苓、党参、天冬、玉竹各15g，生石膏25g，知母、甘草各10g。2剂后发冷身热咽痛等外感症状皆除，余症未减，舌红略干、腻苔已退，脉浮滑。此郁阳已宣，寒热小和，尚有余热未清、阴虚火旺之证，继进清热和胃、益气养阴法，拟小剂竹叶石膏汤加青蒿、知母3剂，诸症均减，后用百合地黄汤加知母、生牡蛎，又进10余剂，症状均除，嘱服二至丸以善后。

浙江中医杂志，2001（9）：405

第三节　辨厥证

一、厥的概念及病机

【原文】

凡厥者，陰陽氣不相順接，便為厥。厥者，手足逆冷者是也。（337）

【提要】论厥证的基本病机及证候特征。

【解析】厥证是厥阴病篇的主要内容之一，本条总论厥证产生的病机和证候特点，明确了《伤寒论》厥证的概念。"凡厥者，阴阳气不相顺接，便为厥"，首先指出阴阳气不相顺接，是一切厥证产生的基本病机。"厥者，手足逆冷者是也"，说明手足逆冷是厥证的证候特征。原文比较简略，若欲领会其实质，还须弄清如下问题。

"阴阳气"含义是什么？应从广义的角度去理解，当概指人体的阴阳二气。具体而言，就包括表里之气，内外之气，营卫之气，手足三阳三阴经气，五脏六腑之气，脏腑本身的阴气、阳气等。如此，才能说明众多厥证产生的病理机制。

阴阳气为什么不相顺接？或者说影响阴阳气顺接的因素有哪些？首先与厥阴有关，肝主疏泄，直接关系到人体一身阴阳及气机的升降出入、运行交接。其次与邪气和病理产物的阻滞有关，如寒热等六淫外邪、痰浊水饮、瘀血宿食、寄生虫等。最后还与阴阳本身的病变有关，如阳气虚弱、五脏真阳衰微、阴寒内盛等。

阴阳气不相顺接为什么会出现手足逆冷？首先从阳气的功能及与四肢的关系看，"阳主煦之"，"四肢者诸阳之本"。手足逆冷是由于阳气运行失常，使四肢末梢失却阳气的温煦所致。其次从经脉循行及阴阳气的运行交接规律看，手足指（趾）端是阴阳经脉及阴阳气的交接贯通之处。因此，如果阴阳气的运行失序，不相顺接贯通，就表现为手足冷，且逐渐向上发展，故谓之手足逆冷。

总之，手足逆冷，便称之为"厥"；产生"厥"的基本病机是阴阳气不相顺接。《伤寒论》中凡以手足逆冷为主症者皆可称为厥证。根据病因病机，有寒厥、热厥、蛔厥、脏厥、气郁厥、水饮厥、痰厥等。然而应当明确，厥证并不是独立的疾病，而是在众多疾病发展演变过程中出现的证候，不仅见于外感病中，也可出现于内伤杂病中。

【鉴别】

《伤寒论》所述之厥证与《内经》所论之厥有所不同，切勿混为一谈。厥，作为病证名称最早见于《内经》，其内容散见于《素问》《灵枢》多篇中，尤以《素问·厥论》论述最集中。《内经》论厥的内容非常丰富，其名称亦不下数十种。概括起来有三种情况：一指突然昏仆，不省人事的疾患。如卒厥、暴厥、大厥、煎厥、薄厥、尸厥等。二指手足冷或手足热的症状。如热厥以手足热为主症，寒厥以手足寒冷为主症。三是用厥来概括证候或给证候命名。如厥逆、阳厥、六经之厥、瘈厥、痿厥等。仲景论厥是在继承《内经》阴阳失调、气机逆乱致厥理论的基础上，将厥证定义为以手足逆冷为主症的疾患。在此基础上，又根据病因，区分为寒厥、热厥、蛔厥、气郁厥、水饮厥、痰食厥等诸厥证，并提出系统的治法方药和治疗禁忌，弥补了《内经》的不足。

二、厥证辨治

（一）热厥

1. 辨证要点及治则

【原文】

伤寒，一二日至四五日，厥者必發熱，前熱者後必厥，厥深者熱亦深，厥微者熱亦微。厥應下之，而反發汗者，必口傷爛赤[①]。（335）

【词解】

①口伤烂赤：谓口舌生疮，红肿糜烂。

【提要】论热厥的辨证要点及治则。

【解析】"伤寒"提示本证原发于外感表证；"一二日至四五日"，言其病程，应进行动态分析。谓太阳表证迁延失治，邪气逐渐入里化热，而邪热伏郁，阻遏气机，以致阴阳气不相顺接而成为热厥证。"厥者必发热，前热者后必厥"，提示热厥的临床特征。"厥者必发热"，谓患者在出现手足逆冷的同时，必定伴见身热、心烦、口渴、舌红苔黄等一派里热征象；"前热者后必厥"，指出热厥证患者在出现手足厥逆之前必先有发热等热证的病理过程，发热在前，手足逆冷在后，厥逆是由热邪深伏于里所导致的结果。"厥深者热亦深，厥微者热亦微"，提示手足厥逆的程度与邪热伏郁的浅深和热邪的轻重密切相关。热邪愈重、伏郁愈深，则四肢厥逆的程度也愈甚；反之热邪较轻、伏郁较浅，则四肢厥逆的程度也较轻。临床可根据手足逆冷程度的微甚来判断邪热的浅深轻重，为辨证治疗提供依据。

在手足厥逆的同时伴见一派热证征象，热在前而厥在后，手足厥逆的程度与里热的程度轻重、伏郁的浅深呈正相关，这是临床辨识热厥的三个要点。

"厥应下之，而反发汗者，必口伤烂赤"，指出热厥的治疗原则和误汗变证。"治病必求其本"，热厥属里真热而外假寒的证候，治疗当以祛除里热为目的，故曰"厥应下之"。"下之"应包括清解、寒下两法，而非专指攻下。无形邪热伏郁成厥者，治宜白虎汤类方辛寒清解里热；有形燥热内结，遏郁气机成厥者，又宜承气汤类方苦寒攻下，清泻里热。热厥证邪热深伏内郁，也可见无汗，如果误作表证而施以辛温发汗，势必助热伤津，火热升腾上炎，则可能出现口舌红肿、糜烂、生疮等变证。据此又提示热厥者当禁用汗法。

2. 热厥证治

【原文】

伤寒熱少微厥[①]，指頭寒，嘿嘿[②]不欲食，煩躁。數日小便利，色白者，此熱除也，欲得食，其病為愈；若厥而嘔，胷脅煩滿者，其後必便血。（339）

【词解】

①热少微厥：指里热程度较轻，手足厥逆程度也轻微；亦即335条"厥微者热亦

微"之意。

②嘿嘿：音义同默默，即表情抑郁不乐，沉默不语。

【提要】论热厥轻证及转归。

【解析】"伤寒"失治，邪气入里化热而成为本证。"热少微厥，指头寒"属热厥轻证。由于里热尚轻浅，阳郁不甚，故仅表现为四末指头寒；热郁而肝气不舒、胃气不和，故表情沉默，抑郁不乐，食欲不振；热扰于里，必见烦躁、小便短赤等症。经过数日以后，若见小便通畅、色清不黄者，则说明里热渐去，津液渐复；如伴见食欲渐佳，则提示胃气亦和。此乃热厥轻证，邪热自除，脏腑自和，其病向愈。相反，若患者手冷过腕、足冷过踝，厥逆逐渐加重，并伴见呕吐、胸胁烦满等症，则说明内郁邪热不得透达，阳郁加重而肝胃气滞，热厥病势加重。此时宜用四逆散化裁疏肝解郁、和胃清热法治疗；若因循失治，热郁更深，其邪热伤及阴络，迫血妄行，则有可能导致便血的变证。

【原文】

伤寒，脉滑而厥者，裏有热，白虎湯主之。（350）

【提要】论热厥重证的证治。

【解析】本条举脉略症，重点提示病机和治疗，故应结合335条及白虎汤证有关内容来理解。"伤寒"，提示本证的原发病和成因。感受外邪，迁延失治，邪气入里化热而致本证。患者在四肢厥逆的同时，诊得脉来圆滑流利有力，可知此非虚寒而为实热。滑脉是本条的辨证关键，盖滑为阳脉主热；无形之邪热炽盛于里，郁遏气机，阳气不能通达于四肢则致厥。根据"厥者必发热"可知，本证当有身热、胸腹灼热、口渴多饮、心烦尿黄、舌红苔黄等里热征象。治用白虎汤辛寒清解里热，里热得清，气机宣畅，阳气通达，则肢厥自除。

【医案选录】

刘某，男，88岁，干部，长春市人，2002年5月17日初诊。主诉：发热、咳嗽痰黄1个多月，手足发凉，大便秘结2周，头晕3天。现病史：因"感冒"引起发热，咳嗽，痰黄，使用多种抗生素发热未能控制。2周后出现手足发凉，大便秘结，每次大便必用开塞露。现发热、咳嗽稍喘、纳差乏力，晨起痰黄成块，手足凉，3天未大便。查体：T 38.6℃，P 96次/分，R 24次/分，BP 20/12.7kPa。唇燥，苔黄干，脉洪而虚，手足凉。曾患支气管炎，嗜烟，平素血压低。胸透报告双肺纹影增粗。诊断：咳嗽、热厥、便秘、眩晕；西医诊断：上呼吸道感染，便秘。证属阳明热盛，津气两伤，厥之病机为邪热内郁，阳不外达。治宜辛寒清热，益气生津，透达郁阳。处方：生石膏60g，知母20g，炙甘草10g，党参10g，山药10g，金银花10g，牛膝10g，陈皮5g。7剂，每日1剂，水煎温服，每日3次。二诊：发热、咳嗽痰黄明显减轻，手足转温，除服药当天用开塞露通便外一直未再用。饮食量增，自觉气力增强。查：T 36.6℃，P 82次/分，R 20次/分，BP 18.7/12kPa。舌苔薄黄，脉稍弱，手足温。调方：知母10g，炙甘草5g，党参10g，山药10g，金银花10g，陈皮5g。7剂，每日1剂，水煎温服，每日3次。三诊：诸症悉除，停药。

（二）寒厥

1. 寒厥治禁

【原文】

諸四逆厥者，不可下之，虛家亦然。（330）

【提要】论虚寒厥证禁用下法。

【解析】厥证有寒热虚实之分，本条"诸四逆厥者"与"虚家亦然"相互印证，提示"诸四逆厥者"是指虚寒厥逆而言，并非指所有厥证。"虚者补之"，"寒者温之"，温补法是虚寒厥证的治疗大法。若属阳衰阴盛者，当破阴散寒、回阳救逆治之；属血虚寒凝者，当养血散寒、温通经脉治之，而禁用寒凉清热攻下法。所谓"不可下之"，非专指攻下法，包括清法在内的一切攻伐伤正之剂也皆在禁忌之列。补虚泻实是中医治病用药的基本原则，一切因虚所致的证候，无论有无厥逆，都不可妄用攻伐之剂，以免犯"虚虚"之戒。故仲景特别强调"虚家亦然"。

【鉴别】

本条提出"诸四逆厥者，不可下之"；335条又指出"厥应下之"。从字面看两条似乎矛盾，然究其实质并不矛盾。盖两条所指的对象不同，是针对虚寒、实热两种不同性质之厥证提出的治禁和治则。

2. 寒厥证治

（1）血虚寒凝厥（当归四逆汤证、当归四逆加吴茱萸生姜汤证）

【原文】

手足厥寒，脉细欲絕者，當歸四逆湯主之。（351）

當歸三兩	桂枝三兩　去皮	芍藥三兩	細辛三兩
甘草二兩　炙	通草二兩	大棗二十五枚　擘　一法十二枚	

上七味，以水八升，煑取三升，去滓。溫服一升，日三服。

若其人內有久寒者，宜當歸四逆加吳茱萸生薑湯。（352）

當歸三兩	芍藥三兩	甘草二兩　炙	通草二兩
桂枝三兩　去皮	細辛三兩	生薑半斤　切	吳茱萸二升
大棗二十五枚　擘			

上九味，以水六升，清酒六升和，煑取五升，去滓。溫分五服。一方水酒各四升

【提要】论血虚寒凝厥的证治。

【解析】条文叙证简略，仅提出"手足厥寒，脉细欲绝"两个主症。手足厥寒是说患者经常四肢末梢欠温，寒冷程度较轻，但并不逐渐向上发展，而与手足厥逆者不同；脉细欲绝，谓脉搏沉细欲绝而非脉微欲绝，此乃厥阴肝血不足，寒凝经脉所致。因血虚寒凝，气血不利，四肢失于温养，故手足厥寒欠温；尚可伴见手足青紫、麻木或疼痛，遇寒则加剧等症。血虚脉不充盈，寒凝血脉不利，故脉沉细欲绝。此外，本证还往往因血虚寒凝部位之异，而伴见不同的临床症状。如寒凝肢体关节间，可见四肢关节疼痛、身痛、腰痛；寒凝清窍可见头痛；寒凝腹中，则脘腹疼痛；妇人以血为本，血虚寒凝胞

宫,可致痛经、月经不调、闭经、不孕症等。本证既属血虚寒凝,经脉不利,治宜当归四逆汤养血散寒、温经通脉。

352条紧承351条论述血虚寒凝致厥兼内有久寒的证治。原文突出"内有久寒"四字,对比分析可知,351条血虚寒凝重在经脉,以手足厥寒等肢体的症状为主;352条除寒凝经脉证外,还"内有久寒"。"内"既提示病位较深属里,也有内脏之意;"久寒"即陈寒痼冷,还寓病程较久、顽固难治之意。临床可见手足厥寒迁延多年,或头痛,或脘腹冷痛,或呕吐下利,或少腹冷痛,或疝气等反复发作。此时当归四逆汤已显力弱,宜加吴茱萸、生姜、清酒等增强其温脏散寒之功,以经脏两温。

当归四逆汤即桂枝汤去生姜、倍大枣,加当归、细辛、通草而成。当归辛甘性温,温养肝血并活血,为君。芍药味酸入肝,益阴和营,通血痹,助当归之用;桂枝辛甘温,温经散寒,通阳行痹,二味为臣。细辛辛温,直入三阴散寒温经,助桂枝之用;通草通利血脉关节;大枣、炙甘草益气养营,兼调和诸药,为佐使。七味合用,共奏养血散寒、温经通脉之功。因以当归为主药,主治血虚寒凝之手足厥寒证,故名当归四逆汤。若病久势重,兼肝脾阳虚,阴寒久伏于内者,可予原方加吴茱萸、生姜,以暖肝温胃,散寒化饮;加清酒煎药,以增强其活血通经散寒之效。此即当归四逆加吴茱萸生姜汤。

本方之通草,由于历史原因造成古今名实不符,以致后世临床应用也比较混乱,有用为木通者,也仍有用通草者。考之现代的木通古名通草,系藤本植物的藤茎,始载于《神农本草经》;现代之通草实为通脱木,系灌木植物的茎髓,始载于唐代《本草拾遗》。由于通脱木俗名通草,人们逐渐因俗为名,将俗名作为药名记载使用;为了与古通草区别,又将古通草更名为"木通"。故仲景方之"通草"皆是现代的木通。

【辨治要点】手足厥寒,脉沉细欲绝。或见头痛、四肢关节疼痛,身疼、腰痛,或月经愆期、量少色暗,痛经等。

【鉴别】

本条血虚寒凝厥和少阴病篇阳衰阴盛厥虽皆属寒厥证,但其病机不同,病势转归及证候的轻重迥异,应注意辨析其异同(表6-4)。

表6-4 血虚寒凝厥证与阳衰阴盛厥证鉴别表

		血虚寒凝厥证	阳衰阴盛厥证
共同点		同属虚寒厥证;临床均以四肢厥冷为主症,治疗皆用温法	
不同点	病机	厥阴肝血不足,寒邪凝滞经脉	少阴心肾阳气衰微,阴寒内盛
	主症	久病,经常性手足厥寒,但程度较轻,伴手足青紫、麻木或疼痛,头痛、肢体疼痛,脉沉细欲绝	四肢厥逆程度严重,伴呕吐下利不止或下利清谷,身蜷而卧,精神萎靡,汗出息微,脉沉微欲绝
	病势	较轻缓,预后尚好	重危急迫,预后较差
	治疗	养血散寒,温经通脉;当归四逆汤类方	破阴散寒,回阳救逆;四逆汤类方

【现代研究及临床应用】

动物实验研究证实,当归四逆汤具有扩张末梢血管,改善末梢循环的作用;具有抗凝、降低血液黏度、抑制血栓形成、降低血小板聚集性和促进血肿吸收的作用;还具有抗炎、镇痛作用。临床研究证实，当归四逆汤能明显增加寒证硬皮病和全身性红斑狼疮患者的末梢血流量；明显增加慢性疼痛伴发冷患者的心排出量，改善临床症状；改善末梢循环障碍患者的手足麻木、发冷症状。

《张仲景方剂实验研究》，中国医药科技出版社，2005：383-385

中医将本方用于厥证、痹证、头痛、胸痹、胃脘痛、腹痛、痛经、月经不调、不孕症、缩阴症、阳痿、疝气、冻疮等，证属血虚寒凝者。现代临床用本方化裁，治疗周围神经血管性疾病，如雷诺病、肢端动脉痉挛症、血栓闭塞性脉管炎、无脉症、末梢神经炎、多发性周围神经炎、神经性挛缩症、神经性头痛、偏头痛、坐骨神经痛等；此外还用于冠心病、病态窦房结综合征、慢性胃炎、胃痉挛、消化性溃疡、风湿性及类风湿关节炎、硬皮病、红斑性肢痛、多形红斑、荨麻疹、冻疮、皮肤皲裂、术后肠粘连、子宫内膜异位症、闭经、慢性盆腔炎等多种疾病，具备本证病机者。

寒重者除原方加吴茱萸、生姜外，可再加附子；血虚甚者加地黄；气虚明显者加黄芪、党参；血瘀重者加川芎、红花、桃仁；肝肾亏虚，腰腿痛者加牛膝、川续断、桑寄生等。

【医案选录】

李某，女，28岁。两个月前遭雨淋而致指尖到肘部、足趾到膝部麻木且冷，时有针刺样疼痛，以手指为甚，遇冷加重，遇热缓解。近来发作较频，恶风寒，身疼腰痛，月经愆期，经来腹痛、量少色黯。西医诊为雷诺病，用西药扩张血管剂治疗，效果不显而来诊。刻诊：形体消瘦，面颊有青紫斑，手足指趾逆冷麻木，指掐无痛感；肤色紫暗，指尖为甚，经火烤才转红，舌质淡，苔白滑，脉沉细。证由血虚寒凝，血行不畅所致。治宜养血通脉、温经散寒，拟当归四逆汤化裁。当归15g，桂枝、赤芍各10g，细辛3g，鸡血藤、生黄芪各30g，通草、炙甘草各5g，大枣10枚。服7剂，手足转温，针刺样疼痛消失，麻木感减轻。继进10剂而愈，经随访近几年未复发。

浙江中医杂志，1988（9）：412

（2）冷结下焦厥

【原文】

病者手足厥冷，言我不结胸，小腹满，按之痛者，此冷结在膀胱關元[①]**也。**（**340**）

【词解】

①膀胱关元：指小腹部位，概言病位在下焦。膀胱相当于膀胱部位，并非具体器官；关元，任脉经穴，位于脐下3寸处。

【提要】论冷结下焦致厥。

【解析】患者以手足厥冷为主症，当属厥证。"言我不结胸"，是为鉴别而言，提示患者无膈内拒痛、心下痛等症状，排除了上、中二焦的病变。结合小腹满、按之痛，可知病在下焦。"此冷结在膀胱关元"，揭示本证为寒邪直中厥阴，冷结下焦所致。冷结下焦，寒凝气滞，故小腹部胀满、按之疼痛；阳气不能通达于四肢，则手足厥冷。根据病机测之，此证还可伴见小腹冷痛或喜温恶寒、小便清长或大便不通、舌淡苔白、脉沉迟或紧等症。

本证原文未出治法方药，根据病机，当以温阳散寒为法，可外灸关元、气海等穴，内服当归四逆汤类方。若属寒实内结者，则宜温下寒实法，仲景三物备急丸、大黄附子汤等方皆可选用。

【鉴别】

寒厥和热厥是厥证的两大类型，鉴别如表6–5。

表6–5 寒厥证与热厥证鉴别表

		寒厥证	热厥证
共同点		同属厥证，临床均见四肢厥冷	
不同点	病机	阳气虚弱，阴寒内盛	邪热内盛，阳郁不达
	证候	四肢厥逆，无热畏寒，身蜷而卧，口淡不渴，小便清长，或下利清谷，舌淡苔白润，脉沉微细	四肢厥逆，身热恶热，烦躁不眠，口渴多饮，小便短赤，或便结腹痛，舌红苔黄燥，脉滑数实
	治法	温阳散寒，回阳救逆	清解里热，寒凉攻下
	方药	当归四逆汤类方，四逆汤类方	白虎汤，承气汤类方

【医案选录】

侯某，女，32岁，农民。于足月顺产一男婴后，谋一单方，谓蚯蚓泥水适量空腹服下可绝育，服蚯蚓泥水后食欲不佳。数日后又食过水凉面条一碗，即病小腹硬满而疼痛不可近手，稍触及疼痛更甚；继则发热不能食，每疼时四肢发凉，小腹下坠欲解大便，入厕则解出少量黏液便，便后痛不解，小便正常。曾肌注氨基比林无效，体温39～40.2℃，用青霉素、合霉素等无明显好转。诊时脉沉有力，两尺迟紧，舌苔白厚。脉证合参，认为此乃产后复与寒饮停食，凝结于下焦。用消积祛寒之法，方用三消饮加味：山楂15g，建曲、麦芽各10g，川朴15g，槟榔6g，炮姜6g，延胡索10g，木香3g，二丑15g。水煎服头煎后2小时泻下1次约200mL如胶冻样黏液便，泻后腹痛骤减，小腹顿觉舒适。服第二煎后又泻下一次软便，体温逐渐下降；去二丑再服1剂，腹痛消失，体温恢复正常，诸症皆除。

按：本案虽小腹硬满而痛，但小便自利，既非太阳蓄水，也非太阳蓄血。因产后正虚，复予寒食冷饮，寒邪直中，凝结于下焦关元部位。寒主收引，壅滞不通，故小腹硬满疼痛拒按。根据"寒者热之，结者散之，留者攻之"，通可去滞之义，用消积去滞、温散寒邪法，以山楂、麦芽、神曲、槟榔消积除陈腐，川朴、木香、延胡索行气除满止痛，炮姜温下元、散寒邪，配二丑缓泻通便以祛滞。全方使寒积停饮由大便排出，中病即止，虽泻而不伤正。因其伴见四肢发凉，故属寒实凝结之冷结下焦厥证。

陕西中医学院学报，1981（4）：14

（三）痰食厥（瓜蒂散证）

【原文】

病人手足厥冷，脉乍紧①者，邪结在胸中②，心下满而烦，飢不能食者，病

在胃中，当须吐之，宜瓜蒂散。(355)

【词解】

①脉乍紧：脉搏突然呈现紧象。乍，忽然。

②邪结在胸中：痰浊宿食等有形之邪壅遏于胸脘。

【提要】痰食阻遏胸脘致厥的证治。

【解析】患者手足厥冷，脉搏突然呈现紧象，伴胸膈心下满闷、心烦、嘈杂似饥而不能进食等，皆是由于"邪结在胸中"所致。痰浊宿食等有形实邪壅遏于胸脘，阻塞肺胃气机，故胸膈心下满闷，不能进食；浊气扰心犯胃，则心烦，嘈杂似饥；胸阳被遏，不能外达于四末，故手足厥冷；痰食阻滞，气血不畅，脉气不利，则脉乍现紧象。根据病机，还可伴见"气上冲喉咽不得息""心中温温欲吐"等症状。因邪结在胸中，病位偏高，且有上越之势，故用瓜蒂散因势利导、涌吐痰食，即《内经》所谓"其高者，因而越之"。痰食一去，气机通利，胸阳畅达，则肢厥烦满诸症自除。

《伤寒论》中涉及痰食阻滞而用吐法者共有3条。除本条外，还有太阳病篇166条"胸中痞硬，气上冲喉咽不得息者，此为胸有寒也，当吐之，宜瓜蒂散"，少阴病篇324条"饮食入口则吐，心中温温欲吐，复不能吐，始得之，手足寒，脉弦迟者，此胸中实，不可下也，当吐之"。虽叙证有别，但病位病机相同，故皆用瓜蒂散涌吐。

【辨治要点】四肢厥冷，心下满而烦，饥不能食，脉乍紧。

【医案选录】

张某，男，38岁。1975年8月14日初诊。多饮烈酒，过食生冷，又卧于湿地，以致水湿结胸，两胁剧痛，烦闷欲死。医用寒凉泻下药物，下利数次，其病不减。由于四肢厥冷，又误为阳虚，投温燥之剂，病更增剧。症见形体消瘦，精神不振，呼吸有力，口出臭气，以手扪胸，时发躁扰，不能言语，四肢厥冷，小便短赤，大便未解，舌红苔黄，脉滑有力，两寸独盛。此痰热郁于上脘，治宜涌吐痰热。方用瓜蒂、赤小豆、白矾各9g，研细末，分3次服。服少顷，吐出痰涎和腐物两碗余，当即语言能出，大便随之下泄，身微汗出，四肢转温。中病即止，停服上药，以饮食调养而愈。

（四）水饮厥（茯苓甘草汤证）

【原文】

伤寒，厥而心下悸，宜先治水，当服茯苓甘草汤，却治其厥。不尔①，水渍入胃②，必作利也。(356)

【词解】

①不尔：不这样做。这里指如果不先治水饮。

②水渍入胃：水饮邪气浸渍于胃，下趋于肠。

【提要】胃虚水饮内停致厥的证治。

【解析】"伤寒"提示原发病，说明本证继发于外感伤寒之后。表证虽瘥，胃气尚虚，因调摄失宜，饮水过多而致本证。胃虚难以输化，水饮停蓄于胃中，阳气被遏，不能通达于四肢，故手足厥冷；饮停于下，上逆凌心，则心下胃脘动悸不宁。根据胃虚饮停之病机，本证尚可伴见口淡不渴、呕吐或眩晕、舌淡苔白等症。

治病当求其本，既然厥与悸都是由水饮内停所致，故仲景提出"宜先治水"的原则。用茯苓甘草汤温胃化饮，利水通阳；水饮去则胃阳畅布，厥愈足温而心下动悸自止。若水饮去厥仍不回，可再议治厥。假若医者不明此理，不先治其水饮，不仅厥与悸难愈，而且贻误时机，使脾胃阳虚日甚，水饮浸渍，下趋于肠，势必继发下利等症。

【辨治要点】四肢厥冷，心下动悸不宁，口淡不渴，呕吐或眩晕，小便利，舌淡苔白等。

【医案选录】

程某，男，48岁。平素脾气衰弱，常患噫气胃满、消化滞呆之证。后在溽暑季节，贪食瓜果而患腹泻，服健脾利水之剂，腹泻止，而胸脘满闷异常，逆气上冲，烦躁不宁，头眩欲呕，心下辘辘作水声，四肢逆冷，舌质淡，苔白腻，脉象沉弦。此为脾不健运，水湿停潴之证。脾居中州，司调剂上下之枢纽，若脾阳不运，水湿壅滞中州，不但消化滞呆，而上下之阴阳亦无法维持平衡。并水为阴邪，水盛则阳感不足，其趋势易成上虚下盛，往往产生水气上冲之证。烦躁不宁，为水邪上冲所致。故以扶阳温胃行水之茯苓甘草汤治之。处方：桂枝15g，茯苓24g，生姜15g，甘草3g。连服两剂，而烦躁不作，脘闷消失，冲逆平息，脉象虚软。后以健脾行水之剂调理而愈。本方之降冲行水，桂枝、生姜必须大量使用。桂枝用量太大，往往引起烦躁，而辅以甘草则无此弊。生姜重用，不但行心下之水，而其辛辣之性更可以开脾祛满，但如用量太小，病不服药，则无所收效。

《伤寒论临床实验录》，中医古籍出版社，2004：88

"厥者，手足逆冷者是也"，《伤寒论》将以手足逆冷为主症的证候皆谓之厥证；"阴阳气不相顺接"，是产生一切厥证的基本病机。然厥证的性质有寒、热、虚、实之异，致厥的原因也十分复杂，仲景总是审证求因，抓住病因病机这一疾病的本质而施治。如阳衰阴盛厥者破阴散寒、回阳救逆，里实热厥者予以清下邪热，气滞阳郁厥者疏肝理气解郁，蛔厥者安蛔，水饮厥者利水，痰食厥者涌吐痰食等，皆是"治病求本"观的集中体现。

厥证除集中见于厥阴病篇外，还涉及少阴病、阳明病等篇。以原文为根据，将厥证内容概括如表6-6。

表6-6 《伤寒论》厥证归纳鉴别表

	证型	病因病机	证候特点	治法方剂	原文
	热厥	热盛于里 阳遏气机 阳气内郁	四肢厥逆之同时，伴发热，心烦，口渴，胸腹灼热，尿黄或便闭，舌质红苔黄燥，脉滑数有力	辛寒清热：白虎汤 苦寒攻下：承气汤	335 350
寒 厥	阳衰 阴盛	阳气衰微 阴寒内盛 阳虚失温	厥逆程度重，病势危急，伴呕吐下利不止或下利清谷，身蜷无热畏寒，或汗出身热，面赤，舌淡苔白，脉沉微细	破阴散寒，回阳救逆：四逆汤类方	317 354 388等

续表

证型		病因病机	证候特点	治法方剂	原文
寒厥	血虚寒凝	阴血不足寒凝经脉	长期四肢厥寒不温，伴青紫、麻木或疼痛，喜温畏寒，脉沉细欲绝	养血散寒，温经通脉：当归四逆汤类方	351 352
	冷结下焦	寒邪直中冷结下焦	手足厥冷，言我不结胸，小腹满，按之痛，或便闭，脉沉而迟紧	温阳散寒或温下寒实	340
	中寒逆乱	阳明中寒升降逆乱	手足逆冷，呕吐下利并见，以呕吐为主，烦躁欲死，脉沉弦紧	温中散寒，泄浊降逆：吴茱萸汤	309
上热下寒	蛔厥	胃热脾寒蛔虫内扰气机逆乱	四肢厥逆，脉沉伏不显，气上撞心，心中疼热，烦扰不安，呕吐蛔虫，呈阵发加剧，多因进食而诱发	清上温下，安蛔止痛：乌梅丸	338
	正虚阳郁	正虚邪陷肺热脾寒	手足厥冷，喉咽不利，唾脓血，泄利不止，寸脉沉而迟、下部脉不至	清上温下，发越郁阳：麻黄升麻汤	357
气滞阳郁厥		肝胃气滞阳郁不达	四肢厥逆，程度较轻，伴胸胁满闷，嗳气太息，腹痛泄利等	疏肝和胃，透达郁阳：四逆散	318
水饮厥		胃虚饮停阳气被遏	手足厥逆，心下胃脘动悸不宁，口淡不渴，呕吐或眩晕等	温胃化饮，利水通阳：茯苓甘草汤	356
痰食厥		痰食阻遏胸脘气机壅塞不畅阳气郁而不达	手足厥冷，脉乍现紧象，胸膈心下满闷而烦，饥不能食	因势利导，涌吐痰食：瓜蒂散	355

第四节　辨厥热胜复证

【原文】

伤寒，先厥，后发热而利者，必自止；见厥复利。（331）

【提要】辨厥、热与下利的关系。

【解析】"伤寒"提示原发病。外感表证，失治误治，邪气入里，损伤阳气，而成为寒厥证。先见四肢厥逆，则提示阴寒内盛而阳气衰微。脾肾阳衰，必伴见下利，畏寒无热；"后发热"，谓厥回肢温，或伴身热等，则提示阳气渐复，阴邪消退；其脾肾阳复，故下利亦当随之而减轻自止，此为阳复向愈之势。阳气若能持续恢复，则病可痊愈；如果阳复不及阴寒复盛，又一次出现四肢厥逆，其下利也当复作。

本条的主要精神在于辨别虚寒厥证过程中，厥、热与下利的关系。简言之，虚寒性厥证必伴见虚寒下利；随着阳气的恢复，厥愈足温，其下利也当减轻而停止。掌握厥、热与下利的这种关系，对于临床辨证有一定的指导意义。

【原文】

伤寒，病厥五日，热亦五日；设六日当复厥，不厥者自愈。厥终不过五日，以热五日，故知自愈。（336）

【提要】辨厥热相等者病向愈。

【解析】本条根据厥冷和发热的时间长短，来判断阴阳盛衰，病势的进退。"伤寒"之含义同上，仍提示本证是由外感病发展来的寒厥证。患者先有手足厥逆五日，后有发热五日，厥热相等，表明阴盛与阳复的时间相等，疾病发展趋势如何？当观第六日，如果第六日未再出现厥逆而仍手足温热，则说明阳气继续恢复而阴邪消退，正能胜邪，其病当自愈。"厥终不过五日……"是自注句，说明"不厥者自愈"的机理，提示对厥热胜复证应动态地观察，前后对比分析。

在本节中，仲景用"先""后"来说明阴阳盛衰的趋势；用"日数"来说明阴阳消长的量，借以推测疾病的预后及转归。学习时应掌握基本精神和原理，可不必拘泥具体日数。

【原文】

伤寒，厥四日，热反三日，复厥五日，其病为进。寒多热少，阳氣退，故为进也。（342）

【提要】辨厥多热少者为病进。

【解析】厥为阴盛，热为阳复。先厥后发热，虽为阴退阳复，但"厥四日，热反三日"，厥多于热，则为阳复不及之象。继之又厥五日，仍为厥多热少，阴寒更盛，阳气更衰，正难胜邪，病情必将恶化，故其病为进。"寒多热少，阳气退，故为进也"亦属自注句，是对前句"其病为进"机理的解释。

【原文】

伤寒，先厥後發熱，下利必自止；而反汗出，咽中痛者，其喉为痹[①]。發熱無汗，而利必自止；若不止，必便膿血。便膿血者，其喉不痹。（334）

【词解】

①其喉为痹：即喉痹，病名。指咽喉红肿，闭塞不通的病证。

【提要】辨阳复病愈与阳复太过的变证。

【解析】在寒厥之厥热胜复的过程中，阳气恢复，阴寒消退，本是病势减轻的佳兆。但阳气的恢复亦有一定的限度，太过不及皆可为害。阳复不及则阴盛阳微，其病恶化（342条）；阳复适当，阴平阳秘，则厥回利止而病情向愈（331条）；阳复太过，则化为邪热，而阴证转阳，必将造成新的变证。

本条讨论阳复病愈及阳复太过造成变证的两种情况，前一句的含义与331条相同，说明阳复厥回利止病愈候，故从略。这里重点分析阳复太过所造成的变证。阳复太过，变为邪热，又随邪热所伤部位及病势的不同，其变证各异。若热势偏于外而盛于上者，熏蒸于气分，则迫津外泄，必见汗出；郁结咽喉，故见咽喉红肿疼痛而为喉痹。若热势偏于里而盛于下者，郁于血分，则外不能宣泄，故发热无汗；下迫于肠道，则下利便脓血。一般来说，邪热内盛，不是向外向上熏灼，就是向内向下蒸迫，总向一处发泄为患。便脓血者，说明邪热下迫，因此就不会发生喉痹。但是，当火热鸱张之际，也会四处肆虐，充斥上下内外为患，亦可能上下齐发，而内外症并见。

【原文】

伤寒，發熱四日，厥反三日，復熱四日，厥少熱多者，其病當愈。四日至

七日，热不除者，必便脓血。（341）

【提要】辨厥少热多阳复病愈及阳复太过的变证。

【解析】发热四日，厥反三日，又复发热四日，根据阴阳胜复之理，为热多厥少，是阳复阴退，病情向好的方向发展，其证有向愈之机，故曰"其病当愈"，病愈则发热自除。如果复热四日至七日以后，发热仍然持续不退，则是阳复太过，变为邪热，病情亦由阴寒转为阳热。邪热内迫，损伤阴络，则有可能出现大便脓血的变证。

本条与334条大同小异。相同者皆阳复阴退，其病向愈，或阳复太过变为邪热。小异者彼为先厥后热，此为先热后厥而复热，且以日数为度。宜互参。

【原文】

伤寒，始发热六日，厥反九日而利。凡厥利者，当不能食；今反能食者，恐为除中①。食以索饼②，不发热③者，知胃气尚在，必愈；恐暴热来出而复去也。后三日脉之④，其热续在者，期之旦日夜半⑤愈。所以然者，本发热六日，厥反九日，复发热三日，并前六日，亦为九日，与厥相应⑥，故期之旦日夜半愈。后三日脉之，而脉数，其热不罢者，此为热气有余，必发痈脓也。（332）

【词解】

①除中：证候名。除，消除、去除；中，中气、胃气。除中是胃气败绝，残阳消谷的危证。一般见于久病重病，患者临终之前突然求食，食后不久病情即迅速恶化而死亡。

②食以索饼：食，读如饲，喂食之意；索饼，用面粉做成条索状的食品，即面条。

③不发热：联系后文当是不发暴热。

④脉之：脉，名词后带宾语，故活用为动词。脉之，即为他诊脉，这里作"诊察"解。

⑤旦日夜半：旦日，即第二天；夜半，即子时，23点至次日凌晨1点。

⑥相应：即相等。

【提要】辨厥热胜复过程中的阳气来复与除中证。

【解析】本条可看作一个具体的病案，借病情的动态变化及辨治分析，以说明在厥热胜复过程中辨阳气恢复与除中证的方法。将原文分三段分析：

"伤寒，始发热六日……恐为除中"为第一段，介绍原发病及现证，并提出辨证的思路。此证原发于伤寒大病，现证见发热六日、又厥冷九日，且伴下利，此为热少厥多，阴盛阳衰之象。按此病机，患者当不能食，然而询之其人却反能食。分析能食的原因有两种可能：一为阴盛阳衰，胃气败绝，残阳消谷之除中恶兆；二是阳复阴退，胃气渐复之佳兆。

"食以索饼……故期之旦日夜半愈"为第二段，介绍辨别阳气恢复与除中证的方法。阳气恢复和除中证的预后截然不同，临床应如何判断？在此仲景介绍可用"食以索饼"法进行试探，并须密切观察疾病的变化情况。如果患者求食迫切，进食后突然发热，且全身迅速衰竭而热降不食，此即胃气败绝，残阳消谷的除中证无疑，预后险恶。

如果进食后不发暴热而仅有微热，且肢厥渐消，食欲渐增，此为胃气仍在而渐复，"有胃气则生"，阳复有望，故病有向愈之机。应当加强护理调摄，并密切观察。"后三日脉之，其热续在者，期之旦日夜半愈"，是说食后微热持续了三天，至此发热与厥冷的时间已相等，阴阳趋于相对平衡，如果仍微热，则推测到第四天夜半时分，病情将会显著好转。"所以然者……故期之旦日夜半愈"是自注句，补充说明推测愈期的机理，含义与336条前半段相同。

"后三日脉之而脉数……必发痈脓也"为第三段，指出阳复太过的变证。在"期之旦日夜半愈"之后三日，患者仍然未愈，而发热持续不退，且脉数者，此为阳复太过，变为邪热，病从热化。邪热炽盛，熏蒸于内外，则有可能发生痈脓等变证。

本条提出通过进食来辨胃气恢复和胃气败绝（除中）的方法，具有重要的临床指导意义，值得重视。

厥热胜复不是独立的病证，而是厥阴病阳衰阴盛寒厥病变过程中阴阳消长、邪正进退的外在反映。了解辨厥热胜复的机理，掌握辨析方法对于判断疾病的预后、转归具有重要意义。张仲景主要从厥、热出现的先后，持续时间的长短，通过动态观察来辨厥热胜复。概括起来有如下几种情况。首先以先后辨之：先热后厥，为阳衰阴胜，主病进；先厥后热，为阳复阴退，主病退；若热而复厥，乃阳复不及，仍为阴胜，主病进。其次以持续时间的长短辨之：厥热相等或热稍多于厥，为阳复阴退，正能胜邪，主病退及向愈；厥多热少，为阴寒盛而阳气衰，正难胜邪，主病进及恶化；热多厥少，厥回而热不去，为阳复太过，化为邪热，主阴证转阳，则势必产生阳热变证（如身热汗出、咽痛喉痹、下利便脓血、生痈脓等）。此外还当有但厥不热者，则为纯阴无阳，必死无疑（见343、362等条）。

至于原文中提到的一些具体日数，仲景意在用厥热持续时间的长短来说明阴阳消长的度、量变化，应正确理解其含义，不必过分拘泥。然而厥热胜复诸条，皆未出治法方药。根据病机，总以扶阳抑阴为大法，可用四逆汤类方内服，也可配合温灸法外治。不过必须注意中病即止，切勿过服，以免阳复太过，变为邪热。

第五节　辨下利呕哕证

一、下利证

（一）实热下利

【原文】

热利^①下重^②者，白頭翁湯主之。（371）

下利，欲飲水者，以有熱故也，白頭翁湯主之。（373）

白頭翁二两　　　黃蘗三两　　　黃連三两　　　秦皮三两

上四味，以水七升，煮取二升，去滓。溫服一升。不愈，更服一升。

【词解】

①热利：利，指下利。《伤寒论》所述下利既包括泄泻、痢疾。热，既指病因，也指病性。热利，即热邪下迫之泄泻或痢疾。

②下重：即里急后重。

【提要】厥阴热毒下迫大肠热利的证治。

【解析】两条同论厥阴热利的证治，且互文见义，故合并讨论。371条原文极简，仅提出证名及辨证要点。热利即热性下利，若为热性泄泻，则必见泄下急迫、粪便稀黄臭秽、肛门灼热等；若为热性痢疾，则必呈痢下脓血黏液、赤多白少，或纯为鲜红脓血，并伴腹痛、里急后重等。"下重"谓腹中急迫欲下，而肛门重坠、大便不爽，即里急后重之意，为本条的辨证要点。本证热利与下重并见，当属热性痢疾。病由厥阴热毒炽盛，内迫大肠，壅滞气机，蒸腐营血所致，故治用白头翁汤清热解毒、凉肝止利。

373条承371条，进一步补充厥阴热利的辨证要点"欲饮水"。厥阴下利有虚寒实热之别，虚寒下利因寒湿内盛，必口淡不渴；实热下利，热炽津伤，必见口渴欲饮冷之候。本条"下利欲饮水"，必属热利无疑。"以有热故也"属自注句，提示病因病机。既云热利，本证必当伴见身热、心烦、小便短赤、舌红苔黄、脉弦数等症。

白头翁汤以君药为名。白头翁苦寒，入肝、胆、大肠经，清热解毒，凉肝止利；黄连、黄柏，大苦大寒，清热泻火解毒，且燥湿厚肠止利，共为臣药，以助君药之用；秦皮苦寒性涩，归肝经和大肠经，清泄肝胆及大肠湿热毒邪，又具收涩止利之效，为佐。诸药相合，大苦大寒，清热解毒、凉肝止利作用颇强，故可用于厥阴热毒炽盛迫肠之热利证。又本方四味药皆苦寒质燥，不仅清热解毒，而且燥湿作用显著，因此也可用于肝胆、大肠湿热诸证。

【辨治要点】下利便脓血，血色鲜红，里急后重，肛门灼热，伴发热、口渴、舌红、苔黄等。

【鉴别】

①下利便脓血：白头翁汤证和桃花汤证都可见下利便脓血，但二者的性质有寒热虚实之异，辨析如表6-7。

表6-7　白头翁汤证与桃花汤证鉴别表

		桃花汤证（306、307条）	白头翁汤证（371、373条）
共同点		同属下利证；皆可见下利，便脓血，腹痛等	
不同点	病机	少阴阳虚，温摄失司，脉络不固，滑脱不禁；属虚寒证	厥阴热毒，内迫大肠，壅滞气机，蒸腐营血；属实热证
	主症	下利稀薄，滑脱不禁，脓血暗淡，气腥不臭，腹痛隐隐，无热畏寒，口淡不渴，舌淡苔白，脉沉微弱 属久病痼疾，虚寒下利	利下急迫，赤多白少，或纯赤痢，臭秽灼肛，腹痛剧烈，里急后重，身热口渴，舌红苔黄，脉弦数实 属猝病新病，实热下利
	治法	温阳涩肠，固脱止利	清热解毒，凉肝止利
	药物	赤石脂，干姜，粳米	白头翁，黄连，黄柏，秦皮

②热利证：白头翁汤证和葛根黄芩黄连汤证、黄芩汤证都属热利，但有病势轻重之不同、兼症之异，辨析如表6-8。

表6-8　葛根黄芩黄连汤证与黄芩汤证、白头翁汤证鉴别表

		葛根黄芩黄连汤证	黄芩汤证	白头翁汤证
共同点		皆属邪热下迫大肠之热利证；临床皆可见利下急迫，脓血黏液，腹痛里急后重，身热心烦口渴，舌红苔黄，脉数等；治疗皆清热止利		
不同点	病机	太阳表证未解，邪热下迫大肠，表里同病	少阳邪热炽盛，下迫大肠，少阳兼阳明	厥阴热毒炽盛，内迫大肠，蒸腐营血
	主症	利遂不止，下利稀水，或稀黄臭秽，肛门灼热，喘而汗出，伴头痛恶寒，脉急促	下利黏液脓血，腹痛挛急，心烦口苦，脉弦，或恶心呕吐，病势稍轻缓	下利脓血，赤多白少，腹痛里急后重，口渴多饮，脉弦数，病势急重
	治法	清热止利，兼解表邪	清热止利，缓急坚阴	清热解毒，凉肝止利
	药物	葛根，黄芩，黄连，炙甘草	黄芩，芍药，炙甘草，大枣	白头翁，黄连，黄柏，秦皮

③热结旁流下利证：热结旁流之下利也属热利，但与前述白头翁汤证、葛根芩连汤证、黄芩汤证之肠热下利者不同，鉴别如表6-9。

表6-9　热结旁流证与肠热下利证鉴别表

		肠热下利证	热结旁流下利证
共同点		同属里热实证之热利；临床均可见下利臭秽，肛门灼热，身热，心烦口渴，小便短赤，舌红苔黄，脉数等	
不同点	病机	热邪内迫大肠，或大肠湿热，传导失常	燥热实邪内结于大肠，逼迫津液，旁流泄下
	主症	暴注下利，稀黄量多；或者痢下脓血，赤白黏液，腹痛柔软，里急后重等	利下少量清稀污水，臭秽难闻，腹部硬满疼痛拒按，或伴潮热谵语等
	治法	清热，燥湿，止利	攻下里实，通因通用
	方剂	葛根黄芩黄连汤、黄芩汤、白头翁汤	小承气汤、大承气汤、大柴胡汤

【现代研究及临床应用】

经抑菌实验证实，白头翁汤无论在体内或体外，对志贺氏、宋内氏、施氏及福氏痢疾杆菌，金黄色葡萄球菌，表皮葡萄球菌及卡他球菌均有抑制作用。动物实验研究表明，白头翁汤具有抗大肠杆菌内毒素对机体的损害作用；能明显减少模型动物（家兔）血浆内毒素和血浆 5-HT、PGE_2 的含量，明显增加血浆皮质醇的含量；能显著抑制二甲苯对小鼠耳壳的致炎作用而有抗炎效果；能显著降低乙酸溃疡性结肠炎模型大鼠血清 IgA、IgG、IL－6 的含量；显著降低模型大鼠血清及结肠组织中 MDA 含量，明显升高血清及结肠组织中 SOD 含量，有明显愈合溃疡的作用。

《张仲景方剂实验研究》，中国医药科技出版社，2005：295

本方适用于痢疾、泄泻、淋证、带下、暴发火眼等，证属肝经热毒或湿热内盛者。现代临床用本方化裁，治疗急性细菌性痢疾、阿米巴痢疾、中毒性痢疾、阿米

巴肝脓疡、急性肠炎、滴虫性肠炎、溃疡性结肠炎、急性泌尿系感染、前列腺炎、盆腔炎、阴道炎、盆腔脓肿、急性结膜炎、病毒性角膜炎等疾病，具备本证病机者，皆有良好效果。痢疾初期兼表证者，加葛根、银花、连翘；腹痛里急后重明显者加木香、槟榔、白芍；痢下严重，加马齿苋、地榆炭；食滞者加焦山楂、神曲；阿米巴痢疾加鸦胆子；热利伤阴者，加阿胶、白芍、炙甘草。此方既可煎汤内服，也可保留灌肠。

【医案选录】

胡某，女，49岁，教师。患者一天前食市售熟肉，当晚即腹痛，腹泻，发热，继而里急后重，大便色赤，肛门灼热，小便量少，身困乏力，两目无神。查血象 WBC 15.2×10^9/L，N 0.83，L 0.17；大便镜检：WBC（++++），RBC（++++），赤白黏冻状。体检 T 38.9℃，BP 12/8kPa，心率92次/分、节律齐，两肺（－），左下腹压痛明显，无反跳痛，皮肤干燥。诊断：急性细菌性痢疾。经补液消炎治疗3天，腹痛里急后重不减，大便赤白。改用白头翁汤250mL，保留灌肠，每日2次。用药1次症状即明显减轻，腹痛里急症状好转，发热退，大便次数减少；用药3次后症状消失，精神好转，后用平胃散加减调理2日出院。1周后随访生活工作正常。

【原文】

下利后更烦，按之心下濡者，为虚烦也，宜栀子豉汤。（375）

【提要】热利后余热留扰胸膈的证治。

【解析】本条属热利病后的调理治法。前述热利诸证，必伴见身热、心烦、口渴等症，经治疗后下利虽止，但心烦更甚，此乃余热未尽，留扰胸膈所致。按之心下柔软，不硬不痛，提示邪热未和痰水、宿食等有形实邪相结，故称"虚烦"。本证属无形邪热留郁胸膈，还可伴见身热不去、胸中窒、舌红苔薄黄、脉数等症。治宜栀子豉汤清宣郁热而除烦。

【原文】

下利，脉沉弦者，下重也；脉大者，为未止；脉微弱数者，为欲自止，虽发热，不死。（365）

【提要】通过脉象辨厥阴下利的性质及预后。

【解析】据脉断病是中医诊断的特色之一。本条即根据脉象变化来判断下利的性质及预后情况。沉脉主里，弦为肝脉且主疼痛；在下利的同时，诊得脉沉弦，则提示厥阴受邪，里气壅滞，气机不畅，临床必伴见腹痛里急后重、排便不爽等症，此属厥阴毒热下利无疑。《素问·脉要精微论》说："大则病进。"《素问·离合真邪论》又说："大则邪至，小则平。"在厥阴热利之同时，诊得脉沉弦而大，则提示邪气方盛，病势正在发展，故可知其下利暂时尚"未止"；如果脉象由沉弦而大逐渐变为微弱数者，则提示邪气渐退，病势已衰，可知其下利亦当渐止。此时虽然仍有发热，也不会有大的危险。"脉微弱数者……虽发热，不死"，意在与虚寒下利，阴盛格阳之危证鉴别。

（二）虚寒下利

【原文】

下利清穀，裏寒外熱，汗出而厥者，通脉四逆湯主之。（370）

【提要】虚寒下利，阴盛格阳于外的证治。

【解析】本条叙证不全，联系少阴病篇317条可知，此乃脾肾阳气衰微，阴寒内盛，格拒虚阳浮越于外所致。"里寒外热"，是对里真寒外假热病机的概括。下利清谷，谓下利稀薄清冷，夹杂未消化的食物残渣，为真阳衰微，火不暖土，先后天俱败之征；阳气衰微，无力通达四肢末梢与阴气交接，失于贯通温煦则手足厥逆，这些皆为里真寒之象。阴寒太盛，格拒虚阳浮越于外，患者可见身反不恶寒或发热；虚阳外越，失于摄纳外固，则见汗出；此又属外假热之象。与317条相比，本条除阴盛格阳外，更加汗出，则有残阳欲脱之势，故病势更危，当急予通脉四逆汤破阴回阳，通达内外。

【原文】

下利，腹脹滿，身體疼痛者，先溫其裏，乃攻其表。溫裏宜四逆湯，攻表宜桂枝湯。（372）

【提要】里虚寒下利兼表证的治则及代表方。

【解析】本条应与太阳病篇第91条互参。下利腹胀满，指下利稀薄清冷，完谷不化，且日久不止，腹部胀满；此乃脾肾阳衰，火不腐谷，寒湿内盛所致，尚可伴见手足厥冷、身蜷畏寒等症。身体疼痛者，为新感风寒，外邪束表之象。在此表里同病之际，认为里证急迫危重，若不速治，恐有亡阳之变。故仲景确定先里后表的治疗原则，并提出治里治表的代表方。

【鉴别】

虚寒下利兼表证在《伤寒论》中主要有太阴脾虚兼表及少阴阳虚兼表。一般来说太阴脾阳亏虚程度尚轻，若兼太阳表证时多采取先表后里法（276条），或表里双解法（163条）。少阴阳气虚衰程度较重，其下利也十分严重（下利清谷不止），多伴见四肢厥逆等全身性阳气衰微的征象，若兼见太阳表证时，仲景多要求先治里而后治表。如91条、372条皆要求先予四逆汤温里散寒，急救回阳；待阳回里证解除后，才可用桂枝汤解表。

【原文】

下利，有微熱而渴，脉弱者，今自愈。（360）

下利，脉數，有微熱汗出，今自愈。設復緊，為未解。（361）

【提要】辨虚寒下利阳复将愈及未解的脉症。

【解析】虚寒下利，必阳虚阴盛，临床多表现为身蜷而卧、无热畏寒、口淡不渴、无汗脉紧等。经适当治疗，今患者出现微热而口渴，或微汗出，脉搏亦由紧变为弱或数，这些都提示阳气渐复而阴邪消退，主病情减轻向愈。倘若脉又由数变紧，则提示阳复不及，阴邪复盛，正难胜邪，故主病未解。

【鉴别】

阳虚寒证，一般"阴不得有汗"，若"反汗出者，亡阳也"。虚寒下利证如果见发热汗出，则有阳复阴退向愈和阴盛阳衰亡阳恶化两种截然相反的转归，应注意辨析。若为阴盛亡阳者，必下利清谷不止，四肢厥逆益甚，躁烦不安，暴热来出而复去，冷汗淋漓，脉躁疾而散乱无根或无脉等。阳复阴退者，必下利渐止，手足渐温，全身微热，微微汗出，精神渐旺，脉数而柔和等。

【原文】

下利，手足厥冷，無脈者，灸之。不溫，若脈不還，反微喘者，死。少陰負趺陽①者，為順也。（362）

【词解】

①少阴负趺阳：谓少阴脉小于趺阳脉。少阴，指少阴脉，在足内踝后跟骨上动脉陷中太溪穴处候之；趺阳，指趺阳脉，在足背足阳明胃经冲阳穴处候之。

【提要】辨虚寒下利无脉的预后。

【解析】患者下利清谷不止、手足厥冷、寸口无脉，此属阳气衰微欲绝，阴寒独盛于内外，病情极危之候。当此之际，用汤药恐缓不济急，故速用灸法，温经回阳。若灸后厥回手足转温，脉搏微续自还，则为阳复邪去，病尚可救治。相反，灸后肢厥不回，脉仍不出，则提示阴寒极盛，阳气已绝；假若反而出现微喘，此乃肾气衰于下不能纳气，肺气脱于上不能吸气之危候，元气已脱，故必死无疑。

临床诊脉多独取寸口。某些危重疾病在寸口无脉之际，还可诊足部的少阴脉和趺阳脉来判断预后吉凶。少阴属肾，其脉在太溪穴处，诊少阴脉以候先天肾气；趺阳属胃，其脉在冲阳穴处，诊趺阳脉以候后天脾胃之气。若诊得少阴脉微弱无力，但趺阳脉应指明显，搏动有力，此即"少阴负趺阳"之意，则提示先天之本肾阳虽衰，但后天之本脾胃阳气尚存，化源未竭，有胃气则生。故其病虽危而尚可救治，是为顺证，反此则为逆。

原文仅说"灸之"，而未言具体穴位，结合临床，可灸关元、气海、神阙、百会诸穴。

【原文】

下利，寸脈反浮數，尺中自濇者，必清膿血①。（363）

下利，脈數而渴者，今自愈。設不差，必清膿血，以有熱故也。（367）

【词解】

①清脓血：即大便下脓血。清与圊同，圊，厕所；这里名词活用为动词，作"排便"解。

【提要】辨虚寒下利阳复向愈及阳复太过的变证。

【解析】虚寒下利的转归预后取决于阳气恢复与否。然"阴平阳秘，精神乃治"，任何形式下的阴阳偏盛偏衰皆属病态。虚寒下利经过治疗，阳气恢复适度，阴邪渐退，阴阳趋于平衡，则病退向愈。反之，若阳复太过，阳有余便是火，化为邪热，又会造成阳热变证。

上述两条讨论虚寒下利阳气恢复有阳复病愈及阳复太过变为热证的两种转归。虚寒下利，脉多沉迟无力，今寸脉反浮数，标志着阴证转阳，然而浮数仅见于寸脉，而尺脉自涩，涩为血行不畅，为热伤血络，蒸腐成脓，则可能大便脓血；虚寒下利，若见脉数、口渴，这是阳复阴退，下利当自愈。假使下利未见好转，脉数口渴依然，则是阳复太过，转化为热证，热伤下焦血分，可能发生大便脓血。其阳复太过，变生热证的机理亦如厥热胜复之阳复太过，皆可互参。至于阳复太过，出现利下脓血等变证，仲景黄连阿胶汤、黄芩汤、白头翁汤等方，都可随症选用。

【原文】

下利後脉絕，手足厥冷，晬時①脉還，手足温者生，脉不還者死。(368)

【词解】

①晬(zuì)时：周时，这里指一昼夜。晬，婴儿满百日或满一岁之称。

【提要】辨下利后脉绝肢厥的预后。

【解析】下利多耗伤阴液。本条下利后而见脉搏沉微不现，手足厥冷者，乃阳随阴脱之证。若经积极救治，观察一昼夜后，如果脉搏渐起，手足转温暖者，此为阳复阴退之象，生机未泯，预后尚好；反之，如果脉仍不还(无脉)，四肢厥逆不回(甚则全身皆冷)，则阳复无望，生机已绝，必死无疑。

下利后肢厥脉绝有两种情况：一种是起病急骤，正气暂时暴脱，阳气一时不续，如猝病暴利之霍乱等；另一种是下利病程较久，逐渐发展至阴阳耗伤殆尽。本条所论当属前者，因其暴病暴利，阳随阴脱，但真元之气未耗散，若救治得法，多可挽回。后者病势发展虽缓，但属久病痼疾，真元之气已衰败，虽积极救治，亦多难挽回。

本条未出治法方剂，根据病机，仍当回阳抑阴，可外用灸法，内服四逆加人参汤类方。

【原文】

傷寒，下利，日十餘行，脉反實者，死。(369)

【提要】证虚脉实，预后不良。

【解析】"伤寒"提示原发病。邪气入里，虚寒下利，日十余行，表明脾肾阳衰，正气极虚。此时若见沉迟微弱细脉，则脉证相符，速用大补急温固脱之剂，或许可治。今下利不止，却反见坚实之脉，证虚而脉实，脉证不符，提示正气衰败而邪气盛实，攻补两难，故断为预后不良。

二、呕吐证

(一)肝寒犯胃(吴茱萸汤证)

【原文】

乾嘔，吐涎沫，頭痛者，吳茱萸湯主之。(378)

【提要】肝寒犯胃，浊阴上逆的证治。

【解析】足厥阴肝经夹胃属肝，上连目系，与督脉交于颠顶。厥阴肝经寒邪犯胃，则肝胃皆寒。胃寒气逆不降，则泛泛欲吐，但有声无物而为干呕；若胃阳亏虚，水津不布，饮停中焦，随逆气上泛，则见口吐清涎稀沫；寒邪及浊阴循经上逆于清窍，故见头痛，且以头顶痛为著；多伴有眩晕，舌淡苔白滑，脉沉弦等症。本证属厥阴肝寒犯胃，浊阴上逆，故治用吴茱萸汤暖肝温胃散寒、泄浊和胃降逆。

吴茱萸汤证在《伤寒论》中凡见三条：阳明病篇 243 条"食谷欲呕"者，乃阳明中寒，胃虚寒盛，浊阴上逆所致。少阴病篇 309 条"少阴病吐利，手足逆冷，烦躁欲死"者，乃胃虚中寒，升降逆乱所致；虽冠以"少阴病"，实非少阴阳衰阴盛，而是少阴寒化证的类似证。厥阴病篇 378 条"干呕，吐涎沫，头痛"者，乃厥阴肝寒犯胃，浊阴上逆所致。三条原文虽散见于三篇，临床表现虽不尽相同，但究其所病主要在阳明胃和厥阴肝，且胃寒气逆、浊阴不降是其共同病机，因此皆可用吴茱萸汤散寒温中，降逆和胃治疗，属异病同治之例。

吴茱萸是本方的君药，辛苦性温，入厥阴肝经和阳明胃经，功专散寒降逆，既暖肝，又温胃，故本方既治阳明中寒，又治厥阴肝寒证。方义参见阳明病篇。

【辨治要点】头痛，呕吐或干呕吐涎沫，舌淡苔白或白腻，脉沉细弦紧等。

【现代研究及临床应用】

现代研究证实：吴茱萸汤具有止吐止泻、抗胃溃疡、强心、升血压、改善微循环、抗休克、增强机体免疫功能等作用。

中医临床用于呕吐、头痛、眩晕、胃脘痛、泄泻等，证属肝胃虚寒，浊阴上逆者。呕逆重者，加半夏、丁香；头痛甚者加川芎、藁本、白芷；胃脘痛甚者加高良姜、延胡索；寒重者，加干姜、蜀椒、附子；泛酸者，加乌贼骨、煅瓦楞子等；湿浊重者，加茯苓、泽泻；脾气虚明显者，加黄芪、白术。方中人参一般可改为党参；生姜的用量宜大，一般 10 ~ 20g；吴茱萸 5 ~ 10g 即可。

现代临床应用本方化裁治疗急慢性胃炎、消化性溃疡、幽门不全梗阻、慢性肠炎、十二指肠壅积症、慢性胆囊炎、神经性呕吐、血管神经性头痛、偏头痛、梅尼埃病、胃肠神经官能症、高血压病、低血压、慢性肾功能衰竭尿毒症呕吐、妊娠恶阻、更年期顽固呕吐、青光眼、视疲劳症、角膜溃疡等疾病，具备本证病机者。临床还用于戒毒，治疗吸毒者戒断综合征有效。

【医案选录】

钟某，女，28 岁。一年前开始呕吐，最初症状较轻，自己和家人都认为是饮食不当所致，未予治疗，但呕吐日益加重，方始求医。某医院诊断为神经性呕吐，但经中西医多方治疗，症状不见好转。于 1989 年 4 月来我院就医，症见一般情况尚可，每餐饭后即吐，特点为一口一口地吐少量食物和稀水，吐物淡而无味，吐前无恶心，也不痛苦，食欲尚可，二便正常，但伴周身无力，脉沉，舌淡苔白。辨证属肝胃虚寒，寒气客于胃，久恋不去，升降失司，故胃气上逆而呕。治以温中补虚，降逆止呕。方药：吴茱萸 10g，太子参 15g，生姜 10g（后下），大枣 5 枚，姜半夏 6g，茯苓 15g。上方服 3 剂症除，再服三剂以巩固疗效。3 年后随访，一直未复发。

（二）阳衰阴盛（四逆汤证）

【原文】

嘔而脉弱，小便復利，身有微热，見厥者難治，四逆湯主之。（377）

【提要】阳衰阴盛呕逆的证治。

【解析】呕吐而脉弱，是正虚气逆；小便复利，指小便清长之意，"以下焦虚有寒，不能制水"（282条），此乃肾阳虚衰，固摄无权所致。证属阳衰阴盛，阴寒上逆之呕吐无疑。此时见身有微热者，又有阳复、阳亡两种可能。若属阳气来复，阴寒渐退之佳兆，必伴见手足温暖；本证却见四肢厥逆，则说明此身微热并非阳气回复，而是阴寒内盛，格拒虚阳浮越于外的真寒假热证。阳气衰亡于下，寒浊逆于上，阴盛于里，阳浮于外，病势危重，故曰"难治"。当急予四逆汤回阳救逆。

本证用四逆汤并非专为呕逆，而主要针对阳衰肢厥者设，其阳回阴去则呕逆必自止。结合317条，此证为里真寒外假热，若选用通脉四逆汤加生姜似更为恰当。

（三）邪转少阳（小柴胡汤证）

【原文】

嘔而發熱者，小柴胡湯主之。（379）

【提要】厥阴病转出少阳的证治。

【解析】厥阴与少阳相表里，在一定条件下，二者病变可相互转化。如少阳病因失治、误治等使病情发展加重，则可传入厥阴；厥阴病若因寒邪郁久化热，或厥阴寒证阳气来复太过，使病邪转出少阳而成少阳病。钱天来等医家将此称之为脏邪还腑，自阴出阳。本条乃厥阴病转出少阳之例，其发热为少阳枢机不利、胆火内郁；呕吐乃胆火犯胃、胃失和降所致，故用小柴胡汤主治。

【医案选录】

赵某，男，84岁。1995年5月初诊。4天来患者每晚从子时起，胸中满闷，欲太息，之后稍缓，须臾复闷；至寅时周身凉，胃中冷，冷汗自出后周身发凉症缓，如此反复发作。来诊时纳差，舌质暗红，苔黄腻，脉缓。查体温36.5℃，心率80次/分，心电图示ST-T改变，诊断为"冠心病"。辨证属厥阴病厥热胜复，寒热错杂（以寒象为主），寒浊之邪上逆。治以吴茱萸汤加味：吴茱萸9g，人参9g，生姜18g，大枣4枚，炙甘草6g，肉桂6g，附子6g。上方服1剂，症去大半，效不更方。次日患者复诊，述服药后诸症消失，寅时微热，口苦，咽干，舌质红，苔黄，脉弦，晨起测体温37.5℃。证属厥阴转出少阳，给予小柴胡汤原方：柴胡24g，黄芩9g，半夏12g，生姜9g，人参9g，炙甘草9g，大枣4枚。服药两剂后，口苦、咽干症愈，脉转平，体温如常。随访半年未复发。

（四）呕吐治禁

【原文】

嘔家有癰膿者，不可治嘔，膿盡自愈。（376）

【提要】 论痈脓致呕的治疗禁忌。

【解析】 呕吐是临床常见病证，导致呕吐的原因众多，性质不同，有寒、热、虚、实之别，有蓄水、宿食、痰浊、毒物、痈脓之异。临床必须审证求因，辨证论治，切不可一概见呕止呕。"呕家有痈脓者"，谓内生痈脓而导致的呕吐。究其病位，痈当生于胃。痈脓的发生，皆由毒热内壅，血败肉腐而成。脓成痈溃，则随上逆之胃气呕吐而出。故内痈患者见呕吐脓血是正气逐邪，邪毒外出的正常反应。治当因势利导，施以解毒排脓之剂，促使排脓，脓尽痈消则呕吐自止。若见呕止呕，逆其病势，阻抑了邪毒的出路，则势必闭门留寇，酿生他变。

本条以痈脓致呕者不可治呕为例，在于说明临床治病必须审因论治，治病求本，应遵循因势利导的原则，故具有普遍的指导意义。例如误食毒物或痰浊、宿食等在上脘而致呕吐者，都不可止呕，还应采取涌吐法，以助邪之外出。

三、哕证

（一）胃虚寒哕证

【原文】

傷寒，大吐大下之，極虛，復極汗者，其人外氣怫鬱①，復與之水，以發其汗，因得噦。所以然者，胃中虛冷故也。（380）

【词解】

①外气怫郁：谓体表之气遏郁不舒，而患者具有无汗、恶寒、发热等症状。

【提要】 误治伤阳，胃气虚寒致哕。

【解析】 "伤寒"指原发病。太阳表证本宜汗解，医者不辨，却误施"大吐、大下"之法，使正气极虚，脾胃重伤，而表证不解；医者不察，又重发其汗，则使中阳大伤，病仍不除。此证一误再误，正气大虚，内外皆寒，表气遏郁不舒，当有恶寒发热，无汗等症。医者不明，却施以水法试图取汗解表，一则中阳虚弱无力化水，二则水饮更遏胃阳，终致胃虚气逆而发生哕逆。"所以然者，胃中虚冷故也"，是自注句，补充说明哕证的病机。

胃气虚寒，气逆不除是该证哕逆的基本病机。原文未出治方，根据病机，治法不外温中补虚，降逆止哕，仲景吴茱萸汤、理中汤、旋覆代赭汤等方皆可随证选用。

（二）里实哕证

【原文】

傷寒，噦而腹滿，視其前後①，知何部不利，利之即愈。（381）

【词解】

①视其前后：前后，指小便和大便。视其前后，即观察了解患者的大、小便情况。

【提要】论里实致哕的辨证方法及治则。

【解析】"伤寒"指原发病，谓此证由太阳病表邪入里发展而成。哕逆总由胃气上逆而致，然临床还须审证求因，治病求本，不可仅见哕而止哕。何以致胃气上逆？今患者在哕逆的同时伴见腹部胀满，且全身正气不衰，则知此为实邪内阻，气机壅塞而导致的胃气上逆，当以通利祛实为治疗原则。

导致里实腹满的原因颇多，又应如何辨证分析？仲景提出当"视其前后"的辨证思路，要求从观察了解患者二便情况入手。如果见其小便不利者，则多属邪入膀胱气化不行，水饮湿浊内蓄不化；要是见其大便闭结不通，则是邪入阳明，燥热宿食搏结而腑气不通。两者皆属里实致哕，治疗之法，当根据通利祛实的原则，结合二便情况区别对待，"知何部不利，利之即愈"。即小便不利者，当淡渗利水，通利小便；大便不通者，当攻下泻实，导滞通便。总之，应使实邪有出路，实邪去则胃气降，腹满消而哕逆自止。原文未出治方，利小便者宜五苓散，通大便者宜承气汤类方。

本条和前述376条皆集中体现了仲景审证求因，治病求本的辨证论治精神。

【鉴别】

哕即呃逆，又称"哕逆"，总由胃气上逆动膈而致。临床以气逆上冲，喉间呃呃连声，声短而频，令人不能自制为主症。哕证有虚实之异，两者预后差别极大，应注意区别。实证哕逆，多声响亮而高亢，连续不断，伴腹满，脉实等，治以祛邪为主，预后较好。虚证哕逆，多声低微而气不得续，或间隔时间较长，伴息微肢冷，脉弱等，治以扶正为主，预后较差。若在大病久病严重阶段出现哕逆，则为胃气衰败之征。如《素问·宝命全形论》说："病深者，其声哕。"

《伤寒论》中涉及哕逆者共九条原文，其中231、381条为实证哕逆；98、209、226、194条皆为虚寒哕逆；111、232条则属胃气败绝之哕逆危证。

第六节　厥阴病预后

一、正复向愈候

【原文】

厥阴中风，脉微浮为欲愈；不浮为未愈。（327）

【提要】根据脉象判断厥阴中风的预后。

【解析】厥阴中风，谓风阳邪气直中厥阴而病者。厥阴病本属阴证，其脉当沉迟细弱。今厥阴中风，若脉见浮而稍弱，轻缓柔和之象，则是阴证见阳脉，提示厥阴正气尚盛，阳气渐复能奋起抗邪，正复而邪退，故其病"为欲愈"。反之，若脉见沉微不浮，则提示厥阴正气衰微，抗邪无力，正难胜邪，故其病"未愈"。根据脉象判断正邪进退，进而推测疾病的预后，是中医脉诊的重要内容。《伤寒论·辨脉法》曾云："凡脉大、浮、数、动、滑，此名阳也；脉沉、涩、弱、微，此名阴也。凡阴病见阳脉者生，阳病见阴脉者死。"

本条仅从脉象之浮与不浮辨厥阴中风的预后，临证还须结合其他伴见症状综合分析，才能做出正确的判断。如脉象不是浮而稍弱、轻缓柔和，而是浮大无根，或久病暴出浮脉，且伴见全身症状恶化等，则显然不是正复向愈之兆，而是虚阳欲脱的危候。

【原文】

厥陰病，渴欲飲水者，少少與之愈。(329)

【提要】厥阴寒证，阳复口渴，调护得宜可自愈。

【解析】厥阴寒证，本无口渴。今见口渴欲饮水，则提示阴寒渐退，阳气渐复；因阳气乍复，胃中津液暂时不及上承，所以出现口微渴欲饮。此时不需再用药物治疗，但须注意调护。如果调护得宜，其病可自愈。"少少与之"，是说饮水不宜过多，可采取少量多次频饮法，以滋助津液，待胃气调和，津能上承，则渴饮自除。反之若恣情多饮，则必伤胃阳，又会导致胃中停饮而生他变。

本条以"渴欲饮水"作为厥阴寒证阳复病退的标志。在厥阴病篇，口渴一症出现得较多，如上热下寒证之"消渴"（326 条），热利证之"欲饮水者"（373 条），阳复太过变为邪热，灼伤津液之"脉数而渴不差"（367 条）等。其口渴见症虽一，但产生机理不同，伴见症状各异，应详审辨之。

《伤寒论》要求"少少与饮之"者，有 71、329 两条，皆强调邪去病退而胃气尚弱，津液暂时未能上承，出现渴欲饮水的调护方法，值得重视。

【原文】

下利，有微熱而渴，脉弱者，今自愈。(360)

【提要】论厥阴寒利阳复将愈的脉证。

【解析】厥阴寒利，阳气衰微，阴寒内盛。其临床必有无热畏寒、口淡不渴等阴寒征象。今反见微热口渴，则提示阳气渐复，阴寒消退。"微热而渴"，是言四肢温暖，发热和口渴的程度都很轻，非大热大渴的阳热证可比。阳热证脉必沉实或洪大，此证"脉弱"，与微热口渴综合分析，为邪退阳复，但正气尚未充沛之象；若经适当调护，其病将自愈。

【原文】

下利，脉數，有微熱汗出，今自愈；設復緊，為未解。(361)

【提要】论厥阴寒利，阳复将愈的脉症和阴盛未解的脉象。

【解析】本条和 360 条皆论厥阴寒利阳复向愈的脉症，可互参。厥阴虚寒下利，脉必沉紧迟弱，无热而寒，无汗；今见脉数，是"阴病见阳脉"，提示阴寒渐退而阳气渐复；若再伴"微热汗出"，则为阳复阴退之确证，故其病将"自愈"。假如数日后，下利未止，数脉去而紧象复现，则为阳复不及，阴邪复盛之征，故其病必不除，"为未解"。

本证"下利脉数，有微热汗出"，似属阳热征象，但综合脉症分析，仍是阳复之兆。盖微热者，阳气来复有渐，既非暴热，又非大热，此时手足必然渐温，精神渐复。汗出乃阳气较为充足，能蒸化津液所致，其人必微微汗出，神情慧爽。脉数是阳复鼓邪外出所致，数中必带柔和之象。经动态观察，综合对比分析，此属阳复阴退无疑。

二、正衰危重候

【原文】

伤寒六七日，脉微，手足厥冷，烦躁。灸厥阴①，厥不还者，死。（343）

【词解】

①灸厥阴：谓艾灸厥阴经的穴位，如太冲、行间、章门等穴。

【提要】辨厥阴阳衰阴盛危证。

【解析】"伤寒"指原发病，"六七日"，言病程稍久，邪气由表入里，波及厥阴。临床出现脉搏沉微，手足厥冷，是阳气衰微，阴寒内盛所致。此时更见烦躁不宁，则为虚阳躁动欲脱，心神涣散无主的脏厥危证无疑。救治之法，当急温之，迅速艾灸厥阴经穴。若灸后厥愈手足温暖者，则是阳回阴退之征，疾病尚有生机；反之，灸后手足厥冷依然，则表明阳气衰竭，生机已断，预后不良。

本证阳衰阴盛，病势重危。原文仅言"灸厥阴"，临床除艾灸太冲、行间、章门等厥阴经穴外，也可灸关元、气海、神阙、百会等任脉、督脉经穴。在施灸的同时，配合内服四逆汤类方回阳救逆，则效果更佳。

【原文】

伤寒发热，下利厥逆，躁不得卧者，死。（344）

【提要】辨厥阴阴盛阳脱之危候。

【解析】"伤寒"指原发病，言病因来路，此时已发展为厥阴病。厥阴寒证出现发热，有阳复和阳越两种情况。若为阳复之发热，必伴利止而厥回（331条），病将向愈。今虽发热，但下利不止，四肢仍厥冷不温，可知此证发热并非阳气来复，而是阳衰阴盛，虚阳外越，与317条通脉四逆汤证"里寒外热"的病机相同。如果伴见"躁不得卧"，则是虚阳欲脱，阳亡神散的危候，此与脏厥"其人躁无暂安时"同义，故断为"死"证。

【原文】

伤寒发热，下利至甚，厥不止者，死。（345）

【提要】辨厥阴阴竭阳亡的危候。

【解析】本证"伤寒发热，下利"，手足厥逆与上条的病机相同，是厥阴阳气衰微，阴寒内盛，虚阳浮越所致。惟不同的是本证无"躁不得卧"，而有"下利至甚"。其下利达到最严重的程度，阴液势必耗竭于下；"厥不止"，是厥逆更甚，日益加重，则阳气亡绝于外可知。病至阴竭阳亡，阴阳离决之际，则预后险恶，必死无疑。

【原文】

伤寒六七日不利，便发热而利，其人汗出不止者，死。有阴无阳故也。（346）

【提要】辨厥阴有阴无阳的危候。

【解析】"伤寒六七日"言原发病及病程，邪气内陷，虽见手足厥冷，但未下利，说明病邪虽入厥阴但病情尚不太严重。现在出现发热、下利、汗出等，是病情突变，应仔细分析。厥阴寒证见发热、汗出，若为阳气来复，必微热渐生，厥回肢温，下利渐止，精神渐旺。今突然发热与下利俱作，汗出不止，绝非阳回之佳兆，实为阳亡之危证。究其病机，乃阴寒极盛于里，格拒虚阳浮越于外，且有大汗亡阳虚脱之势，预后极为凶险。"有阴无阳故也"，属自注句，是仲景对本证阴盛阳亡病机的概括。

本证发热下利，汗出不止，必伴见四肢厥逆，下利清谷，舌淡苔白，脉沉微欲绝等。若见下利稀黄臭秽、喘而汗出、舌红苔黄、脉数有力等，则属热利，与该证有本质的区别，不可混淆。

【原文】

發熱而厥，七日下利者，為難治。（348）

【提要】辨厥阴寒证发热厥利难治证。

【解析】厥阴寒证，阳虚阴盛，出现发热，有阳复和阳衰的两种可能。如果为阳复阴退，则必见厥回肢温，下利自止（331条）；今虽发热，却肢厥不回，下利持续不止，可知此非阳复，而是阳衰。盖阳气衰微阴寒内盛，虚阳被格浮越于外，故发热；四肢失于温煦，则肢厥；真阳衰微，火不暖土，则下利不止。证属阳衰阴盛，真寒假热，病势重危，故云"难治"。然而"难治"，并非不治。根据病机，拟用通脉四逆汤破阴散寒，通达内外。

厥阴正衰危重候皆指厥阴寒证。阴寒证的预后，取决于阳气的存亡，有阳则生，无阳则死；阳复则病退，阳衰则病进，阳亡则死。上述诸条皆体现了这一精神。

小结

厥阴包括手厥阴心包经、足厥阴肝经以及心包和肝脏。厥阴经位于六经之末，为阴尽阳生之经；厥阴之脏腑为风木之脏，内寄相火，体阴用阳，上是心包近君火，下是肝木亲肾水，与脾胃关系密切。邪气侵及厥阴，使厥阴所属经络、脏腑的生理功能失调而产生病理变化，反映于临床的证候即为厥阴病。厥阴病是六经病证末期的危重阶段。鉴于厥阴的生理特点，病理变化十分复杂，病变性质寒热不一，但多呈上热下寒的虚实错杂证；病证繁杂，但以厥、利、呕、哕四证为主。根据原文内容，将本篇分为六节：

第一节厥阴病纲要：主要介绍厥阴病上热下寒证提纲及厥阴病欲解时。

第二节上热下寒证：包括蛔虫内扰气机逆乱之蛔厥证，下寒与上热阻格之呕吐下利证，正虚邪陷阳郁之唾脓血泄利证。此三证皆以上热下寒、虚实错杂为共同病机，故治疗皆以清上温下为法。蛔厥者用乌梅丸安蛔上痛；寒格者用干姜黄芩黄连人参汤辛开苦降、调和脾胃；正虚阳郁者用麻黄升麻汤发越郁阳，补泄兼施。

第三节辨厥证："阴阳气不相顺接，便为厥。厥者，手足逆冷者是也。"凡以手足逆冷为主症的疾患，即为厥证；阴阳气不相顺接是一切厥证产生的基本病机。厥证是厥阴病篇的主要内容，按照病因病机，将厥证归纳为：

1.热厥：由邪热炽盛，深伏于里，阻遏气机不得外达所致。临床以"厥者必发热，前热者后必厥，厥深者热亦深，厥微者热亦微"、舌红苔黄、脉滑数等为辨证要点。治宜清下，无形之热盛者用白虎汤辛寒清热，有形之燥热内结者可予承气汤类方苦寒攻下。

2.血虚寒凝厥：由厥阴肝血亏虚，寒凝经脉而致。临床以长期手足厥寒不温，伴青紫、麻木或疼痛，脉细欲绝为主症。治用当归四逆汤养血散寒，温通经脉；若内有久寒者，宜加吴茱萸、生姜、清酒等，以增强其温经散寒之效。

3.冷结下焦厥：由寒邪直中厥阴，冷结下焦所致。临床以手足厥冷，伴小腹冷痛、胀满等为辨证要点。原文未出治法方药，根据病机，当以温阳散寒为法。可外灸关元、气海；内服当归四逆汤。若有寒实内结者，则宜温下寒实，仲景《金匮》大黄附子汤、三物备急丸等方皆可随证选用。

4.痰食厥：由痰浊宿食壅遏胸脘，阻塞气机所致。临床以手足厥冷，伴胸膈心下满闷，不能进食，温温欲吐，脉乍紧等为辨证要点。治宜涌吐痰食，方用瓜蒂散。

5.水饮厥：由水饮停蓄胃中，阻遏胃阳不得通达于四肢所致。临床以手足厥冷，伴心下胃脘动悸不宁为主症。治用茯苓甘草汤，温胃化饮，利水通阳。

其他如本篇上热下寒证之蛔厥（乌梅丸证）、正虚邪陷阳郁证（麻黄升麻汤证），少阴病篇阳衰阴盛证（四逆汤类证）、胃虚中寒升降逆乱证（吴茱萸汤证）、肝胃气滞阳郁证（四逆散证）等，皆有四肢逆冷的证候，也可归于《伤寒论》厥证的范畴。

第四节辨厥热胜复证：厥热胜复是针对厥阴病阳衰阴盛寒厥证而言。厥，指手足逆冷，是阳气虚衰，阴寒内盛，四肢失于温煦的反映；热，指手足不逆冷而温暖，伴全身温和或发热，是阳气恢复，阴邪消退的反映。总之阳复阴消则发热，阴盛阳衰则厥冷。在阳衰阴盛寒厥病变过程中，如果四肢厥逆与发热交替出现，即为厥热胜复。临床通过观察厥热出现的先后、持续时间的长短，即可推测体内阴阳盛衰消长、邪正进退的情况；进而据此判断疾病的发展趋势。

第五节辨下利呕哕证：厥阴与脾胃关系十分密切，故在厥阴病过程中多影响脾胃，而出现下利、呕吐、哕逆等病变。

下利按其性质有实热、虚寒之异。厥阴热利以白头翁汤证为代表，由厥阴热毒下迫大肠而致。临床以"热利下重""欲饮水"等为辨证要点，治用白头翁汤清热解毒、凉肝止利。另有热结旁流之下利谵语者，治用小承气汤攻下里实，通因通用。虚寒下利证属阴寒内盛，格阳于外者，用通脉四逆汤破阴散寒，回阳救逆，通达内外；此外，虚寒下利，兼表证者，当遵循先治里，后治表的原则。

呕吐亦有寒热之辨。若因厥阴肝寒犯胃，浊阴上逆而干呕、吐涎沫、头痛者，治用吴茱萸汤暖肝温胃散寒、泄浊和胃降逆。若因阳衰阴盛，虚阳浮越见四肢厥逆、呕而脉弱、小便复利、身有微热者，当急予四逆汤类方回阳救逆。厥阴脏邪还腑，转出少阳，见呕而发热者，治用小柴胡汤和解少阳。

哕逆有虚实之别，胃气虚寒哕逆者，论中未言治法方药，根据病机，宜以温中补虚，降逆止哕为法，吴茱萸汤、理中汤、旋覆代赭汤等方皆可随证选用。里实哕逆者，应审证求因，以通利祛除实邪为原则，实邪去则胃气自降，哕逆自止。张仲景提出"视其前后，知何部不利，利之即愈"的辨治思路。

第六节厥阴病预后：厥阴病的预后取决于正气的盛衰，阳气的存亡。若正气未衰，阳气渐复，则正胜邪却，预后为良；反之，正气衰微，阳气已亡，或阴寒格拒虚阳浮越于外，或有阴无阳等，皆属危候，预后不良。另有除中证，属残阳消谷，胃气败绝，必死无疑。

复习思考题

1. 分述乌梅丸证、干姜黄芩黄连人参汤证、麻黄升麻汤证的病机、证候、治法和方药。

2.《伤寒论》中属于上热下寒病机的方证有哪些？请归纳比较其异同。

3. 请比较说明干姜黄芩黄连人参汤证与半夏泻心汤证的异同。

4. 请比较说明蛔厥与脏厥的异同。

5. 何谓"厥"？何谓"厥证"？如何理解337条？

6. 请查阅文献，说明《伤寒论》所述厥证与《内经》及现代《中医内科学》厥证的概念是否一致？

7. 试述热厥的辨证要点及治法。

8. 如何理解335条"厥应下之"、330条"诸四逆厥者，不可下之"？两者是否矛盾？为什么？

9. 试述当归四逆汤证的病机、证候、治法、方药。

10. 分述血虚寒凝厥证与阳衰阴盛厥证、寒厥证与热厥证的异同。

11. 请归纳说明《伤寒论》厥证的病因病机及证治。

12. 何谓厥热胜复？试述辨厥热胜复的方法和意义？

13. 何谓除中？在厥热胜复中如何辨阳气恢复和除中证？

14. 请结合原文归纳分析，说明厥热胜复有哪几种情况？各自的临床意义是什么？

15. 试述白头翁汤证的病因病机、证候、治法及方药。

16. 请比较说明白头翁汤证与桃花汤证的异同。

17. 请归纳《伤寒论》对热利的辨证治疗。

18. 厥阴虚寒下利兼表证的治法如何？

19. 吴茱萸汤在《伤寒论》中见于哪几篇？为什么既可治阳明中寒证，又主治厥阴寒证？

20. 分析原文376条、381条。两条原文集中体现了什么精神？有何临床意义？

21. 如何辨厥阴寒证的预后？

22. 请归纳分析厥阴病的死候及其机理。

第七章　辨霍乱病脉证并治 ▷▷▷

【要点导航】
1. 掌握《伤寒论》对霍乱的辨治方案。
2. 熟悉《伤寒论》霍乱的概念及病因病机。
3. 了解后世对霍乱的分类及辨治。

　　霍乱是一种猝然发病，以上吐下泻为主要特征的急性胃肠疾病。霍，有迅疾、急剧、骤然之意；乱即变乱、混乱之状。因其发病突然，病势急剧，顷刻之间吐泻并作，而挥霍缭乱，故名霍乱。

　　霍乱是中医学非常古老的疾病之一。早在《内经》中就曾多次提到该病名。如《素问·六元正纪大论》曰："太阴所至，为中满霍乱吐下"；《灵枢·经脉》又云："足太阴厥气上逆，则霍乱"；《灵枢·五乱》指出："清气在阴，浊气在阳……清浊相干，乱于肠胃，则为霍乱。"可见当时人们已经认识到霍乱是以吐泻为主症的胃肠疾患。

　　《伤寒论》继承《内经》的理论体系，列霍乱病专篇，创立了霍乱病辨证论治的方法，但略于对该病病因病机的探讨。晋·葛洪《肘后备急方》云："凡所以得霍乱者，多起饮食。或饮食生冷杂物，以肥腻酒脍，而当风履湿，薄衣露坐，或夜卧失覆之所致。"隋·巢元方《诸病源候论》有霍乱诸候，认为冷热不调，饮食不节，使人阴阳清浊之气相干，而变乱于肠胃之间，则成霍乱。唐·孙思邈也认为："霍乱之为病也，皆因饮食"；"大凡霍乱，皆中食脍酪，饱食杂物过度，不能自裁，夜卧失覆，不善将息所致。"霍乱的发病主要由饮食不节、饮食不洁、饮食生冷、寒热不调或感受时邪所致；脾胃损伤，中焦升降失常，清浊失位是其基本病机；浊阴不降反而上逆则呕吐，清气不升反而下趋则泻利，故以上吐下泻并作为主症。

　　霍乱病的分类，《诸病源候论》和《外台秘要》又根据临床见症的不同，分为干霍乱、湿霍乱两类。即患者欲吐不吐，欲泻不泻，腹中绞痛，烦闷不安，短气汗出者为干霍乱；上吐下泻，吐泻并作者为湿霍乱。湿霍乱又有寒霍乱和热霍乱之异。根据本篇所论内容看，仲景仅论及湿霍乱中的寒霍乱证。

　　由于霍乱病的发生也与感受外邪有关，并可伴见头痛身疼、发热恶寒等症状，与伤寒相类似，故仲景将本篇列于伤寒六经病证之后，以资鉴别。

　　根据本病的临床特点，中医之霍乱似可包括西医学之食物中毒、胃肠型感冒、急性胃肠炎，以及因感染霍乱弧菌引起的肠道烈性传染病霍乱等多种急性胃肠道疾患。

第一节　霍乱病辨证

【原文】

问曰：病有霍亂者何？答曰：嘔吐而利，此名霍亂。(382)

【提要】指出霍乱病的主症。

【解析】本条用问答方式，揭示霍乱病的证候特点。霍乱的古字为"霍亂"。霍，从雨从隹；隹为短尾之鸟。《说文解字》谓："霍，飞声也；雨而雙飞者，其声霍然。"意即小鸟疾飞的声音为霍，引申为迅疾貌，在此形容发病突然，变化迅速，病势急剧。亂，即变乱、混乱、缭乱之意，在此形容患者上吐下泻而一片狼藉之状。霍乱是一种猝然发病，以上吐下泻为主要临床表现的急性胃肠疾患；其起病突然，病势急剧，顷刻之间，吐泻并作，挥霍缭乱，故以霍乱名之。临床凡见起病急骤、以呕吐泻利并作为主症的疾患，皆属于霍乱的范畴。

霍乱虽然是中医学的古老疾病，可以包括西医学霍乱病在内的多种急性胃肠道疾患。但是，由于西医学知识比较普及，由霍乱弧菌引起的霍乱、副霍乱是烈性肠道传染病，属"国境卫生检疫传染病"。为避免引起恐慌和混乱，故中医临床应慎用"霍乱"这一诊断。

【鉴别】

呕吐下利是霍乱的主症，但伤寒六经病证中也多有呕吐、下利，应注意从病因病机、发病、病势、转归预后等方面予以鉴别。

【原文】

问曰：病發熱頭痛，身疼惡寒，吐利者，此屬何病？答曰：此名霍亂。霍亂自吐下，又利止，復更發熱也。(383)

【提要】辨霍乱兼表证及与伤寒的鉴别。

【解析】霍乱病在胃肠，多由饮食所伤，虽属里证，但也可兼感外邪而发，临床呈内外合邪，表里同病。本条发热恶寒，头痛身疼，为邪气束表，营卫不和，经气不利之表证；呕吐下利者，为饮食内伤，升降失常，清浊相干，乱于肠胃之里证，此即霍乱兼表证。

伤寒表邪内传，可出现呕吐及下利；霍乱兼表证则必见发热恶寒、头痛身疼，二者应如何鉴别？从"霍乱自吐下"可知，霍乱是以吐利为主症，病从内发，表里俱病，呕吐下利并作，与寒热表证同见，且无先后之分；伤寒当以表证为主，只有在失治误治、邪气内传，使里气不和，脾胃升降失常时才见呕吐或下利，其表证在前，吐利在后。霍乱之治疗，当以治里证为主；"又利止，更发热也"，是里和而表证未解，此时可从表论治，诸如387条所述。伤寒之治疗，当以解表为主，表解邪去则热退，吐利自止，诸如32条、33条所述（表7-1）。

表 7-1　霍乱兼表证与伤寒兼呕利证鉴别表

		霍乱兼表证	伤寒兼呕利证
相同		皆因感邪而病。临床均可见发热头痛，身疼恶寒，呕吐下利等	
不同	病机	饮食内伤，升降失常，清浊相干，乱于肠胃，兼感外邪	风寒束表，营卫失调，经气不利，邪气内传，迫及阳明
	证候	发病急骤，以吐利为主，且吐利并作，同时具备发热恶寒，头痛身疼等表证	病势稍缓，以表证为主，先见发热恶寒，头痛身疼等，继之出现呕吐或下利等里证
	治法	以治里证为主，先治里，后治表	以治表证为主，发汗解表，兼降逆止呕，或止利

【原文】

伤寒，其脉微涩者，本是霍亂①，今是傷寒，却四五日，至隂經上，轉入隂必利；本嘔下利者，不可治也。欲似大便，而反失氣②，仍不利者，此屬陽明也。便必鞕，十三日愈。所以然者，經盡故也。下利後，當便鞕，鞕則能食者愈。今反不能食，到後經中，頗能食③，復過一經能食，過之一日當愈；不愈者，不屬陽明也。(384)

【词解】

①本是霍乱：谓根源于霍乱。本，根源也。

②失气：即矢气。失，通矢。

③颇能食：稍微能进食。颇，程度副词，作"稍微"解。

【提要】辨霍乱与伤寒的脉症异同及转归。

【解析】本条承383条辨霍乱兼表证与伤寒吐利的脉证异同及转归情况。根据文意，可分三段："伤寒，其脉微涩……不可治也"为第一段，辨霍乱兼表证与伤寒吐泻的异同。"伤寒"指具有发热恶寒、头痛身疼等表证而言。然单纯表证其脉必浮，现脉微涩，微为阳虚鼓动无力，涩主阴亏脉道不利，微涩脉多见于霍乱剧烈吐利之后，故言"本是霍乱"。谓此属霍乱兼表证，承上条又补充了脉微涩。"今是伤寒，却四五日，至阴经上，转入阴必利"，指出伤寒表证不解，也必有发热恶寒，头痛身疼，脉浮等症，但初始绝无呕利；一般经过四五日以后，邪气内传，波及阴经时，才会出现呕吐泻利。此与霍乱起病即吐利并作者截然不同，切不可将霍乱兼表证误诊为伤寒而按伤寒辨治。故云："本呕下利者，不可治也。"

"欲似大便……经尽故也"为第二段，辨霍乱吐利后的转归情况。霍乱经过及时治疗，呕吐、泄泻已停止，现在患者虽有便意却便硬难出，排便困难，反见矢气频频。这是因为霍乱吐利太过，津伤肠燥失润，胃气未和所致，故云"此属阳明也"。然其并非传经热邪之燥实内结，故见矢气，腑气通畅；亦无腹满硬痛、潮热谵语等症，虽有便硬，也不可贸然攻下。此时当加强调护，密切观察，待其胃气调和，津液恢复，肠燥得润，则大便自畅而完全康复。这个过程大约需要13天。"所以然者，经尽故也"，属自注句，谓邪气消除，正气恢复之意。

"下利后，当便硬……不属阳明也"为第三段，承前段进一步辨霍乱吐利后便硬的转归。霍乱暴吐暴利后，必伤津损胃，而肠燥失润，其大便当硬。但此非阳明腑实，故虽便硬难下，却有矢气，说明腑气尚通畅；同时若见食欲渐旺而能食者，则提示胃气已复。胃气复则自能化生津液，濡润肠燥，故病必自愈而康复。

病后正气的恢复主要依赖于胃气，临床可通过动态观察患者食欲状况，来判断胃气的恢复情况。如由初病的"不能食"，经过数日而"颇（稍）能食"，再过数日而能食，则提示胃气已逐渐恢复，正气当渐旺，故判断其病不久将愈。反之，若能食而病不愈者，则不属津伤肠燥便硬之阳明病，当考虑是其他病证。

第二节　霍乱病证治

一、霍乱初期兼表证

【原文】

霍亂，頭痛發熱，身疼痛，熱多欲飲水者，五苓散主之；寒多不用水者，理中丸主之。（386）

理中丸方

人參　　　　　　乾薑　　　　　　甘草炙　　　　　　白术各三兩

上四味，擣篩，蜜和為丸，如雞子黃許大。以沸湯數合，和一丸，研碎，溫服之，日三四、夜二服。腹中未熱，益至三四丸①，然不及湯。湯法：以四物依兩數切，用水八升，煑取三升，去滓。溫服一升，日三服。若臍上築②者，腎氣動也，去术加桂四兩；吐多者，去术加生薑三兩；下多者，還用术；悸者，加茯苓二兩；渴欲得水者，加术，足前成四兩半；腹中痛者，加人參，足前成四兩半；寒者，加乾薑，足前成四兩半；腹滿者，去术，加附子一枚。服湯後如食頃③，飲熱粥一升許，微自溫，勿發揭衣被。

【词解】

①益至三四丸：增加到3～4丸。益，增加。

②脐上筑：形容脐上部悸动不安，如有物捣捶状。筑者，捣也。

③如食顷：大约吃一顿饭的时间。顷，短时间，与"久"相对。

【提要】辨霍乱初期表里同病，偏表偏里的证治。

【解析】首冠"霍乱"，必具备骤然发病，吐利并作之霍乱主症；若又见头痛发热、身疼痛等症，则是霍乱兼表证。此与383条所述相同，为霍乱初期，表里同病。其治疗应根据证候偏表偏里的不同情况而施以相应的治法。

"热多欲饮水者"，谓患者呕吐下利，兼见发热，渴欲饮水，头身疼痛，小便不利，脉浮等症。这是病证偏于表，邪在阳分为主。因表不解而里不和，湿阻气化不行，升降紊乱，清浊不分所致。治宜五苓散外疏内利，通阳化气而两解表里。五苓散方义见太阳病篇。

"寒多不用水者"，谓患者呕吐下利，伴畏寒怯冷，口淡不渴，腹中冷痛，喜得温按，脉缓弱，而热少头身疼痛较轻。这是病证偏里，邪在阴分为主，表证较轻。因脾胃阳虚，寒湿内盛，升降失常，清浊相干所致。治宜理中汤（丸）温中散寒，健脾祛湿。

理中丸方以干姜为君，大辛大热，专入太阴，守而不走，温中散寒，扶阳抑阴；人参为臣，甘温入脾，补中益气，培补后天之本，气旺则阳亦复；白术甘苦温燥，健脾益气，燥湿升清，是为佐药；炙甘草甘温，既佐助人参、白术补脾益气，又调和诸药而为使。方虽四味，却药精力专，共奏温中散寒、健脾祛湿之功，而为中焦虚寒证的主方，故名"理中"。正如159条所云"理中者，理中焦"。故凡属中焦脾胃阳虚，寒湿内盛，升降失常之证，无论外感、内伤所致者，皆可用之。

理中丸属一方两法，既可制成丸剂，也可改为汤剂煎服。盖汤剂效力较丸剂强，故方后有"然不及汤"四字，临床可根据病情缓急而酌用。若病势轻缓且需久用者，一般选丸剂；病势急重，而服丸剂效差者，可用汤剂。服药后，患者自觉腹中温暖而有热感者，为见效的标志，可继续服；若腹中仍寒冷无热感，说明无效或效不显，多属病重药轻，可增大服药量，由每次1丸加至3～4丸，或改服汤剂。为增强药效，还须加强调护，如服药后给食热粥，并厚衣覆被注意避风寒保暖，以助药力而温养中气。

理中丸（汤）的随症加减法有八项：

①脐上悸动不安，为肾虚水气上冲所致，故去白术之升补，加桂枝以温阳化气、平冲降逆。

②呕吐剧烈，是胃寒气逆较甚，故去白术之壅滞，加生姜以温胃散寒、降逆止呕。

③泻利严重者，是脾虚寒湿，清气下陷，故仍需用白术健脾燥湿、升清止利。

④心下悸者，是脾虚饮停，水气凌心，故加茯苓健脾利水、宁心定悸。

⑤口渴欲饮水者，是脾虚不能散精而水津不布，津不上承，故需重用白术健脾益气，助运化而升清布津。

⑥腹中疼痛者，是里虚失养，故重用人参益气补虚。

⑦脾阳虚，里寒重者，故重用干姜增强其温中散寒之效。

⑧腹部胀满者，是阳虚寒凝气滞，故去白术之壅补，加附子之辛热以助阳散寒而除满。

上述加减法皆属随症化裁，意在使"病皆与方相应"，更加切中病机病情，而提高疗效。另本方改为汤剂，在《金匮要略》中又名"人参汤"，主治胸痹虚寒证；本方加桂枝，名桂枝人参汤（163条），主治脾虚中寒下利兼表证者。

【辨治要点】 五苓散证主症：上吐下泻，伴见发热，渴欲饮水，头身疼痛，小便不利，脉浮等等；理中丸证主症：呕吐下利，伴畏寒怯冷，口淡不渴，腹中冷痛，喜得温按，脉缓弱。

【现代研究及临床应用】

实验研究证实：理中丸对脾阳虚动物大小肠蛋白代谢亢进现象有显著的调节作用，可使脾虚动物十二指肠蛋白质合成率显著增加；能显著改善大黄脾虚动物模型的症状，能显著抑制其小肠推进运动的亢进现象；对实验性胃溃疡的愈合有明显的促进作用和保护作用；能降低血中胆碱酯酶的活性，改善内脏副交感神经占优势的情况，从而提高中枢神经系统兴奋性，并降低胃张力；能调节肾上腺皮质的功能，提高基础代谢率；有抗氧化、抑制脂质过氧化反应的作用。

《仲景方药研究应用精鉴》，人民军医出版社，1999：374

可以有效地升高利血平脾虚大鼠 T 淋巴细胞增殖功能，升高血清中 IFN-γ、TNF-α、IL-1，降低 IL-6 的含量，从而平衡 Th1/Th2 细胞网络，使 Th2 细胞反应向 Th1 细胞反应转化，调节脾虚大鼠机体免疫功能，改善脾虚病理改变。

中国中医基础医学杂志，2007（8）：588

理中丸（汤）是中医治疗中焦虚寒证的基础方，临床除主治太阴病、霍乱病之外，还广泛用于呕吐、泄泻、腹满、胸痹、胃脘痛、黄疸、多唾多涎、痰饮、血证（吐血、便血）、口疮、带下、慢惊风等多种病证，属脾虚寒湿内盛者。若中寒吐逆较重者，加吴茱萸、丁香、半夏、白蔻仁等；气滞腹胀满重者，加木香、砂仁、陈皮等；寒湿阴黄者，加茵陈蒿；阳虚便血或崩漏者，以炮姜易干姜，加阿胶、艾叶炭等；痰饮咳嗽，加半夏、茯苓、陈皮、细辛等；阳虚重者，加附子或肉桂等。现代临床将本方化裁，用于慢性胃炎、消化性溃疡、慢性肠炎、慢性结肠炎、复发性口疮、慢性肾功能不全、盆腔炎、小儿多涎症、冠心病、过敏性鼻炎、角膜软化症、慢性支气管炎等疾病，具备脾阳虚弱、寒湿内盛病机者。

【医案选录】

患儿，男，7 个月。1990 年 9 月 18 日初诊。代述患儿腹泻 1 周余。病起于喂养不当，始见呕吐一次，继则下利，大便稀薄，日行五六次。外院诊断小儿腹泻，住院治疗 1 周，病情未见缓解，自动要求出院，前来中医门诊求治。现症：腹泻频作，稀水便中夹有不消化之物，时有粪水从肛门流出，两目微陷，面色苍白，手足清冷，形体消瘦，神疲倦怠，腹软，时时欲睡。指纹淡而不显，舌质淡。心、肺未闻及异常。证属脾肾阳虚，固摄失司而腹泻。治以温中散寒止利，方用：党参、炒白术各 8g，干姜 2g，炙甘草 3g，炒薏苡仁、神曲、茯苓各 10g，水煎服，进药 3 剂，诸症皆减。二诊守方治疗 1 周，大便正常。追访 1 年，未见复发。

《伤寒论与临证》，广东科技出版社，1993：700

二、霍乱极期脱液亡阳证

【原文】

吐利汗出，發熱惡寒，四肢拘急，手足厥冷者，四逆湯主之。（388）

【提要】辨霍乱吐利汗出亡阳的证治。

【解析】吐利而发热恶寒，是霍乱兼表之表里同病。动态分析可知，霍乱因暴吐暴利，吐利俱作，病势急剧，而迅速发展成为脱液亡阳之危证。阳气外亡而不固，则汗出；阴津骤脱，阳衰失温，则四肢筋肉失于温煦濡养，故四肢拘挛而手足厥冷。本证虽属霍乱表里同病，但以阳亡脱液之里证为急且重，故速从里治，用四逆汤回阳救逆。

本证既为阳亡脱液，阴阳两衰，何以不用益阴之品？盖有形之阴不能速生，无形之气所当急固，其阳亡危在顷刻，只有速用回阳救逆之剂，使阳复厥回，才能挽救患者的生命；且有形之阴生于无形之气，用四逆汤急救回阳，也寓有"阳生阴长"之义。

【医案选录】

陈某，50余岁，住大西门。陡然腹痛，吐泻大作。其子业医，投以藿香正气散，入口即吐；又进丁香、砂仁、柿蒂之属，亦无效。至黄昏时，四肢厥冷，两脚拘挛，冷汗淋漓，气息低微，人事昏沉，病势危急，举家仓皇，求治于予。及至，患者面色苍白，两目下陷，皮肤干瘪，气息微弱，观所泻之物如米泔水，无腐秽气，只带腥气；切其脉细微欲绝。余曰：此阴寒也，其阳欲脱，阴气霾漫，阳光将熄，势已危笃，宜回阳救急，以挽残阳。投大剂四逆汤，当晚连进二剂，冷服。次日复诊：吐利止，厥回，脉细，改用理中加附子而康。按：是岁霍乱暴发流行，死者不计其数，时医投藿香正气散、六和汤之类罔效，以四逆、理中得救者数百人……作者业医以来，目击霍乱流行二届，一为光绪三十年乙巳岁，一为民国二十四年乙亥岁。该病发作，来势猛烈，发病急骤，有人上午还在做事，下午患此病变为危笃致死。死者沿门皆是，真是千村遗尸，万户萧疏。目此惨景，毛骨寒悚。察其所因，均属阴寒为患，治宜照仲景师法。清·王孟英著《霍乱论》，分寒、热二种。治此者宜审慎辨证。今附此案，使后世业医者，知阴寒霍乱与孟英之论暑热霍乱的辩证关系。

《湖南省名老中医医案选·刘天鉴医案》，湖南科学技术出版社，1980：24

【原文】

既吐且利，小便復①利，而大汗出，下利清穀，内寒外熱②，脉微欲絕者，四逆湯主之。（389）

【词解】

①复：再，又；作"反"解。

②内寒外热：指本证病机里真寒而外假热。

【提要】 霍乱亡阳真寒假热的证治。

【解析】 既吐且利，吐利俱作，是霍乱的主症。寒湿霍乱，剧烈的呕吐下利后，津液必伤，其小便当量少不利而无汗出。但今却见"小便复利而大汗出"，究其病机乃因暴吐暴利，阳气暴亡而固摄无权所致。阳气外亡，腠理不固，阴液外泄则大汗出；阳气内衰，固摄无权，阴液下脱则小便清长。脾肾阳衰，无火腐谷，故下利清谷；阳气衰微而无力鼓动血脉，则脉沉微欲绝。"内寒外热"，是对本证阴寒极盛于里，格拒虚阳浮越于外，真寒假热病机的概括。据此分析，患者还应具备四肢厥逆、身反不恶寒或身热等症。这是霍乱阳亡阴盛之重证，宜速用通脉四逆汤破阴散寒，通达内外，回阳救逆治之。

关于本证的治疗，原文谓"四逆汤主之"，多数注家皆随文衍义，也有个别医家认为宜用通脉四逆汤。根据本证的病机，结合317条，我们认为此证用通脉四逆汤似更恰当。故怀疑"四逆汤"可能是通脉四逆汤之误。

【原文】

惡寒，脉微而復利①；利止，亡血②也，四逆加人參湯主之。（385）

甘草二两　炙　　　　附子一枚　生　去皮　破八片　　　　乾薑一两半
人参一两

上四味，以水三升，煮取一升二合，去滓。分温再服。

【词解】

①复利：仍继续下利。复，繁复、重复之意。

②亡血：损伤阴血。亡，亡失、损伤。

【提要】辨霍乱亡阳脱液的证治。

【解析】霍乱暴吐暴利，而出现恶寒脉微，是气随液泄，阳气衰亡之象。阳衰阴盛，外则无力温煦周身，故恶寒肢厥；内则不能腐熟水谷、鼓动气血，故继续下利，脉搏微弱。病情发展，终因泄利无度，使阴液内竭，无物可下故下利停止。由吐利过度重伤阴津而下利渐止，故曰"利止，亡血也"。证属霍乱亡阳液脱之危候，必须速用四逆加人参汤回阳救逆，益气养阴而固脱。

【辨治要点】霍乱剧烈呕吐下利后，下利停止，伴精神衰惫，畏寒肢厥，脉微欲绝。

【鉴别】

阴寒下利证其下利停止，有阳复阴退病情好转和阳亡液竭病势恶化的两种趋势，应注意其鉴别（表7-2）。

表7-2　阴寒证下利停止鉴别表

	病机	证候	预后	条文
阳复阴退	阳气恢复 阴邪渐退	下利停止，伴精神慧爽，手足温暖， 时自烦而欲去衣被等	良好 向愈	288 289
阳亡液竭	阳气衰亡 阴液耗竭	下利虽止，但全身精神衰惫，四肢厥 逆加重，畏寒脉微欲绝	不良 恶化	317 385

【现代研究及临床应用】

经动物实验及临床研究发现：四逆加人参汤能加强在体或离体心脏的收缩力；能明显延长失血性休克大鼠、纯缺氧性休克兔、心源性休克兔、血管栓塞性休克猫的存活时间，提高家兔及小鼠的耐缺氧能力，对休克动物的动脉血压有一定的维持作用，从而证实本方具有强心、抗休克作用；能明显改善冠心病心绞痛患者的血液流变学，使全血比黏度、血浆黏度、血细胞比容、纤维蛋白显著下降，表明本方具有抗心肌缺血、改善微循环的作用。

《仲景方药研究应用精鉴》，人民军医出版社，1999：244

本方对缺氧/复氧损伤的心肌细胞有保护作用，可提高缺氧/复氧损伤的乳鼠心肌细胞内线粒体脱氢酶活性，降低细胞内丙二醛含量，增强受损伤心肌细胞的代谢水平，保护心肌细胞膜稳定性。

中国实验方剂学杂志，2005（4）：48

本方可显著提高小鼠腹腔巨噬细胞吞噬功能和代谢活性，其作用强于其他四逆汤类方，并能抑制炎症介质 IL-1 的生成。

中国实验方剂学杂志，2006（2）：28

本方具有改善冠脉循环，改善心肌缺血，缓解心绞痛症状，改善血脂及生活质量，增加心肌收缩力，降低外周阻力，改善心功能的作用。

中医药学刊，2005（8）：1405

中医临床用本方救治多种原因所致气血阴阳暴亡之厥脱证。现代临床用其治疗休克、心力衰竭，此外还用于风心病、肺心病、冠心病心绞痛、病态窦房结综合征等疾病，具备本证病机者。

【医案选录】

黄某，男，67 岁，农民。1990 年 9 月 12 日初诊。患者 3 天前因食不洁食物致发热腹痛，腹泻，所下为夹有红白黏冻溏便，初日仅五六次，昨日竟达 20 余次，里急后重，壮热纳呆，遂于下午急诊入院。查体：T 39.2℃，P 110 次/分，R 25 次/分，BP 11/7kPa。神清，精神萎靡，巩膜无黄染，严重脱水貌，腹软，肠鸣音亢进。粪检：黄、稀、有黏液。镜检：红细胞（++），脓细胞（+++），吞噬细胞（+）。生化检查：血 K^+ 3.2mmol/L，Na^+ 131mmol/L，CO_2CP 19.4mmol/L，肌酐 112μmol/L，尿素氮 8.4mmol/L，诊断为急性菌痢。经口服诺氟沙星，静滴庆大霉素、补液、补充电介质等治疗。翌日，大便仍达 30 余次，似鱼冻状，顺肛门流溢，精神萎靡，体温不升，四肢冷，血压靠升压药维持，已下病危通知，家属见抢救少望，邀我为其开一方试治。倾诊：患者面如死灰，气息微，触其四末如冰，脉沉微细，舌淡略胖、有齿印、苔灰黑润，询之大便清谷夹白冻，不太腥臭，知其久痢气阴二伤，且转寒化，若不急治，必阴脱阳亡，所幸尚能饮水，胃气未绝，给予人参四逆汤 2 剂。红参 10g，制附子 15g，炮姜 10g，炙甘草 5g。每剂浓煎 2 次，每次约 150mL，缓缓灌喂，药尽 1 剂，痢下稍减，2 剂服完，痢已减半，肢温神清；二诊减附子、炮姜各 5g，再服 2 剂，服法同前，药后痢止，神清复旧，且思饮食，改参苓白术散 5 剂，调理收功，1 个月后下地劳动。

陕西中医，1998（4）：165

【原文】

吐已下断[①]，汗出而厥，四肢拘急[②]不解，脉微欲绝者，通脉四逆加猪胆汤主之。（390）

甘草二两 炙　　　　　　　　　　　乾薑三两 强人可四两

附子大者一枚 生 去皮 破八片　　　猪胆汁半合

上四味，以水三升，煮取一升二合，去滓，内猪胆汁。分温再服，其脉即来。无猪胆，以羊胆代之。

【词解】

①吐已下断：谓呕吐下利皆停止。已，停止，完毕；断，绝也。《备急千金要方》作"吐下已断"，亦通。

②四肢拘急：谓四肢肌肉拘挛紧急。

【提要】霍乱阳亡阴竭的证治。

【解析】在霍乱剧烈的呕吐泻利之后，阴液急骤耗竭，以至于无物可吐而吐已，无物可下而利断；阳气也随着阴脱而外亡，故见汗出、四肢厥逆等；筋肉失于温煦濡养而挛急，则四肢肌肉拘挛紧急不解；阳气外亡无力鼓动，阴液内竭不能充盈，故脉来沉微欲绝。在此阳亡阴竭，阴阳即将离决的危笃关头，非大剂辛热之品不足以破阴回阳，但又恐辛温燥动浮阳更劫其阴，故速用通脉四逆加猪胆汁汤破阴回阳救逆，益阴反佐和阳。

本方即通脉四逆汤加猪胆汁而成。通脉四逆汤速破阴寒，急回已亡之阳。猪胆汁苦寒质润，既益阴滋液，补已竭之阴；又润燥相济，防止干姜、附子辛燥劫阴之弊；还借其性寒反佐之用，引阳药入阴分，破除盛阴对阳热药的格拒。此即益阴反佐和阳之意。方后云"无猪胆，以羊胆代之"，谓本证急迫，恐骤无猪胆汁，也可以用羊胆汁代替以救急。

【辨治要点】霍乱剧烈呕吐下利后，吐利停止（无物可吐、无物可下），伴汗出而厥，四肢拘急，脉微欲绝。

【鉴别】

霍乱以呕吐下利并作为主症，其吐利停止，有病退和病进两种可能，需结合伴见症状辨之。若随着吐利的减轻、停止，患者手足温暖，脉搏渐起而和缓，则是阳复病退之佳兆。反之，吐利虽止，却见手足厥逆加重，伴汗出不止，四肢拘急不解，脉沉微欲绝，甚至脉不出等，则是阴液已竭，阳随阴亡之危兆。

通脉四逆加猪胆汁汤证与四逆加人参汤证皆属霍乱剧烈吐利而致脱阴亡阳的危证，但有轻重之异。四逆加人参汤证病情稍轻，脉虽微，但未欲绝，尚无汗出，且未成阴阳格拒之势。通脉四逆加猪胆汁汤证病势重笃，阴液已竭，阳气已亡，且有阴阳格拒，即将离决之势。故前者仅用四逆汤回阳救逆，加人参益气养阴；后者重用干姜、附子破阴散寒，通达内外，回阳救逆，加猪胆汁益阴反佐和阳。

【现代研究及临床应用】

通脉四逆加猪胆汁汤可用于厥脱证，现代用于救治心力衰竭、心肌梗死及多种原因引起的休克等疾病，具备本证病机者。

【医案选录】

周某，年届弱冠。大吐大泻之后，汗出如珠，厥冷转筋，干呕频频，肌肉削弱，眼眶凹陷，气息奄奄，脉象将绝。此败象毕露，许为不治矣！而病家苦苦哀求，始尽最后手段。着其即觅大猪胆两个，处方用炮附子三两，干姜五两，炙甘草九钱，一边煎药一边灌猪胆汁，幸胆汁纳入不久，干呕渐止。药水频投，徐徐入胃矣。是晚再诊，手足略温，汗止，惟险证尚在。再处方：炮附子二两，川干姜一两五钱，炙甘草六钱，高丽参三钱，即煎继续投服。翌日巳时过后，其家人来说：昨晚服药后呻吟辗转，渴饮，请先生为之清热。观其意嫌昨日用姜附太多也。讵至则见患者虽有烦躁，但能诉出所苦，神志渐佳，诊其脉渐显露。凡此皆阳气复振机转，其人口渴、心烦不耐、腓肠肌硬痛等症出现，原系大吐大泻之后，阴液耗伤过甚，无以濡养脏腑肌肉所致。阴病见阳证者生，且云今早有小便一次，俱佳兆也。照上方加茯苓五钱，并以好酒用力擦其硬痛处。如是两剂而烦躁去，诸症悉减。再两剂而神清气爽，能起床矣。后用健运脾胃、阴阳两补法，佐以食物调养，数日复原。

三、霍乱恢复期

【原文】

吐利止，而身痛不休者，當消息^①和解其外，宜桂枝湯小和^②之。（387）

【词解】

①消息：消减与增长互为更替，这里含有斟酌之意。

②小和：微和。

【提要】霍乱里和而表未解的治法。

【解析】"呕吐而利，此名霍乱。"吐利俱作是霍乱的主症，然霍乱多兼表邪而为表里同病。患者经过适当的治疗，今吐利停止，且无其他败象，说明里气已和肠胃升降功能已恢复，里证已除；但身体疼痛不止，则属表邪仍在，表证未解，此时当酌情予以解表法，"消息和解其外"。"吐下之后定无完气"，在霍乱剧烈呕吐下利之后，气阴大伤之际，虽有表证也不可峻汗解表，而只宜用桂枝汤微汗解肌散邪，内和脾胃外调营卫，则祛邪亦无伤正之虞。

本条指出霍乱恢复期表证未除身疼痛，宜用桂枝汤"小和之""消息和解其外"的治法。结合本病病机，若因吐利气营两伤，身痛不休而脉沉迟者，可用桂枝新加汤益气养营、调和营卫；若因吐利元气大伤，卫表不固而汗多恶风、四肢微急者，可用桂枝加附子汤复阳固表、调和营卫等。此皆属"消息和解其外"之例。临床可灵活变通，随证选方施治。

【原文】

吐利，發汗，脉平^①，小煩^②者，以新虛不勝穀氣^③故也。（391）

【词解】

①脉平：脉搏见平和之象。

②小烦：微觉烦闷不适。

③谷气：泛指饮食水谷之气。

【提要】霍乱病后应注意饮食调护。

【解析】霍乱表里同病，经过适当治疗，里气调和则吐利渐止；用桂枝汤类方"消息和解其外"，汗出则表解。现脉象和缓均匀，不浮不沉，是表里皆和，邪去病情向愈之佳兆。但患者仍诉有轻度烦闷不适感，此乃霍乱吐利后在脾胃正气尚弱未复之际，因饮食不当，腐熟运化不及，谷气内郁所致。故云"以新虚不胜谷气故也"。

本条仅论及霍乱病后"小烦"的机理是"新虚不胜谷气故也"，而未言及应如何处理。联系398条"以病新差，人强与谷，脾胃气尚弱，不能消谷，损谷则愈"，可知病后当加强饮食调护，轻者可不必服药，只需适当节制饮食即可康复，重者可予健脾益气消食法，宜服健脾丸调理。

小结

霍乱是一种猝然发病，以上吐下泻为主症的急性胃肠疾患。其发生也与感受外邪有关，而多呈表里同病，故仲景在伤寒六经病证之后列霍乱病专篇，一则提出霍乱病的辨治方案，二则与伤寒鉴别。

本篇共 10 条原文，除论述霍乱的主症与伤寒的鉴别外，重点讨论霍乱病的辨证论治。张仲景根据霍乱病期、病势，将其分为三个阶段辨治。

1. 霍乱初期兼表证　霍乱病初，在剧烈上吐下泻的同时，伴见恶寒发热、头痛身痛等太阳表证者，又当区别其偏表偏里而治之。

①偏表：临床见热多欲饮水、小便不利、脉浮等，为邪在阳分，病证偏表，湿阻气化不行，水湿偏走肠胃；治用五苓散外疏内利，通阳化气而两解表里（386 条）。

②偏里：临床见寒多不用水、腹中冷痛、脉缓弱等，为邪在阴分，病证偏里，脾胃阳虚，寒湿内盛；治用理中汤（丸）温中散寒，健脾祛湿（386 条）。

2. 霍乱极期脱阴亡阳　由于霍乱暴吐暴利，阴液急骤大量耗伤，继之阳无所附亦随之而外亡，于是造成脱阴亡阳之危证。此时若救治不及时，往往危及生命。

①亡阳（表里同病，阳气外亡）：霍乱吐利俱作，发热恶寒，而汗出，手足厥冷，四肢拘急，此为霍乱表里同病而以阳亡之里证为急且重危，故用四逆汤回阳救逆、急救其里（388 条）。

②亡阳真寒假热：霍乱既吐且利，小便复利，而大汗出，下利清谷，手足厥逆，脉微欲绝，但身反不恶寒或见发热等，此为亡阳而里真寒外假热，治宜通脉四逆汤破阴散寒、通达内外、回阳救逆（389 条）。

③亡阳脱液：在霍乱剧烈呕吐下利之后，下利虽止而四肢厥逆、恶寒加重，且脉微欲绝者。此属霍乱亡阳脱液之危候，治以四逆加人参汤回阳救逆、益气养阴而固脱（385 条）。

④阳亡阴竭：在霍乱暴吐暴利之后，呕吐下利皆因阴液耗竭而停止，伴见汗出不止、四肢厥逆、四肢拘急不解、脉沉微欲绝者，这是霍乱阳亡阴竭，阴阳即将离决之危证，当速用通脉四逆加猪胆汁汤破阴回阳救逆、益阴反佐和阳（390 条）。

3. 霍乱恢复期　霍乱病后，吐利已止，里气虽和，但表邪未去，或正气未复之恢复阶段，还应注意解除未尽之表邪，并须注意加强饮食调理等，以促使病体早日康复。

①里和表未解：临床见霍乱呕吐下利停止，手足温暖，精神爽慧，而身体疼痛不止，身热恶寒者，这是里气调和，表证未罢，当用桂枝汤类方消息和解其外、微汗解肌、调和营卫（387 条）。

②新虚不胜谷气：经过适当的治疗，霍乱吐利皆止，表证已除，但患者往往出现轻度烦闷不适，这是由于病后脾胃尚弱未复，调护失宜，强食求饱，谷食难消所致。此时宜节食慎养，或适当给予健脾益气消食之剂（391 条）。

复习思考题

1. 试述霍乱的概念。霍乱的病因病机是什么？
2. 试述霍乱兼表证与伤寒吐利证的鉴别。
3. 请归纳《伤寒论》对霍乱的辨证施治。
4. 霍乱吐利停止有阳亡阴竭和阳复病退两种趋向，临床应如何鉴别？

第八章　辨阴阳易瘥后劳复病脉证并治 ▷▷▷▷

【要点导航】

1. 掌握枳实栀子豉汤证、牡蛎泽泻散证、竹叶石膏汤证的病机、证候、治法及方药。

2. 熟悉瘥后更发热及喜唾久不了了的辨治。

3. 了解阴阳易的概念及学习本篇的临床意义。

伤寒热病，古代谓之大病。在伤寒诸病后期，大邪已去，病势已减，疾病初愈或将愈之际，由于气血阴阳未平复，脏腑功能未健旺，或尚有部分余邪未尽，此时的调养护理就尤为重要。若能谨慎起居、节制饮食、禁戒房事、调摄得当，则有助于正气的恢复，从而加速病体的完全康复。反之，若起居失常、饮食失节、妄事劳作、调护失宜，则不仅更伤元气，诱使余邪萌动，或复感新邪，使旧病难除，甚至复发加重。本篇即专论伤寒病后在疾病将愈，正气未复过程中，因调摄失宜所致诸证的辨证治疗，故篇名曰"辨阴阳易瘥后劳复病脉证并治"。

第一节　瘥后复证

一、阴阳易（烧裈散证）

【原文】

伤寒，陰易之為病，其人身體重，少氣，少腹裏急，或引陰中拘攣①，熱上衝胷，頭重不欲舉，眼中生花，膝脛拘急者，燒褌散主之。（392）

婦人中褌②近隱處③，取燒作灰

上一味，水服方寸匕，日三服。小便即利，陰頭微腫，此為愈矣。婦人病取男子褌燒服。

【词解】

①引阴中拘挛：牵引阴部生殖器拘急而挛缩。

②中褌（kūn）：即内裤。褌，也写作裩，有裆之裤。颜师古曰："合裆谓之褌，最近身者也。"

③近隐处：隐，通阴，即近阴处。

【提要】阴阳易的证治。

【解析】"伤寒"系指原发病。在伤寒大病近愈或初愈之际，正气未复，余邪未尽，若疏于调摄而犯房事，则重耗精气，使邪毒复炽，病情复发加剧成为阴阳易病。其人身体重，少气，头重不欲举，眼中生花，少腹里急，膝胫拘急等皆为精气大伤之征；引阴中拘挛，热上冲胸则为邪毒复萌，毒热上冲之象。此证病势颇急，宜速导邪外出为法，方用烧裈散。

烧裈散方药仅一味。裈即有裆的裤子，中裈近隐处，即内裤之裤裆处。妇人中裈治阴易病（男子病），男子中裈则治阳易病（妇人病），互易而用之。古人认为，男女裈裆，皆浊败之物，烧灰用者，取其火净，服之同气相求而导邪外出。服后患者小便即通利，并有阴头微肿的现象，这是邪毒从下窍排出的标志。

伤寒阴阳易证仅此一条，由于仲景叙述简略，加之所用药物比较特殊，义理难明，故后世对本证争议较大。有肯定其存在者，也有斥之为荒诞者。我们认为此证临床确实存在，烧裈散可能系民间验方，其理虽难明，但临床应用却果有效验，故宜存而待考之。

在肯定阴阳易存在的观点中，对其病因病机的认识又有两说。其一将"易"解释为"交易""换易"；"阴阳"作男女解。谓原患伤寒诸证初愈或近愈之际，邪毒未净，正气未复，人若与之交接，使邪毒染易，女病传给不病之男者称阴易，男病传给不病之女者称阳易，合称"阴阳易"。如巢元方《诸病源候论·伤寒阴阳易候》说："阴阳易病者，是男子妇人伤寒病新瘥未平复，而与之交接得病者，名为阴阳易也。其男子病新瘥未平复，而妇人与之交接得病者名阳易；其妇人得病新瘥未平复，而男子与之交接得病者名阴易……所以呼之为易者，阴阳相感动，其毒度著，如人换易也。"孙思邈《备急千金要方》亦持此说。其二将"阴阳"作"房事"解；"易"释为"变易"。谓伤寒诸证患者，在正气未复，余邪未净之际，因犯房事而使病情复发加剧，其临床表现也与前伤寒不同。男性得病系近阴而易故称阴易，女性病者系近阳而易故称阳易，合称阴阳易；此证又称女劳复或房劳复。近世多持后说。

关于阴阳易的治疗，历代医家有谓单服烧裈散者，也有主张辨证选（药）方调服烧裈散者。若肝肾精血亏损者，用六味地黄丸，或知柏地黄丸、左归丸调服烧裈散；肾阳虚者，用肾气丸、右归丸调服烧裈散；阴寒内盛者，用四逆汤或当归四逆汤化裁调服烧裈散。

【辨治要点】伤寒大病将愈，房事后出现身体重，少气，少腹里急，或引阴中拘挛，热上冲胸，头重不欲举，眼中生花，膝胫拘急等。

【临床应用】

烧裈散适用于伤寒病后之房劳复、伤寒夹阴等证，现代用于治疗性神经官能症等疾病。

有学者用烧裈散治疗阴阳易差后劳复病30例。分析其发病原因：外感初愈同房劳复者23例，同房后复感寒发病者3例，正值外感又同房发病者2例，同房后感受暑邪及冷浴后同房发病者各1例。其突出的临床表现为腹痛、阴缩、四逆、恶寒、大汗、阴中拘挛，气上冲胸欲死，少气，心中烦急等。治疗方法：皆取其爱人穿用而未洗之内裤近隐处如掌大一块，烧灰开水调服。结果：单服烧裈散治愈者 3 例；结合辨证用药，调服烧裈散治愈者 18 例；先辨证用药无效，再配合烧裈散治愈者 7 例。作者总结指出，烧裈散治疗阴阳易的疗效是肯定的。不过所观察 30 例皆属患病者本人因房事而致房劳复，而并非互相染易。

国医论坛，1987（4）：35

【医案选录】

姜孔进，年近四旬。其人冒寒邪微热未除，入房耗精，更使寒邪乘虚直入前阴。大寒不止，少腹极痛，腰痛而堕，睾丸缩小，冷汗遍身，膝胫拘急。两手尺脉非常沉细，按之至骨始有一毛之延，唯寸、关稍和。以脉合症，此少阴伤寒兼夹阴也。《伤寒浅注》云：奇经冲任督三脉皆行少腹之前，前阴受伤，故少腹痛，阴中拘挛，热上冲胸，膝胫拘急。盖由伤寒微热未除，男女交媾，邪从前阴而入也。此是既感寒邪，又复耗精，宜其腰痛冷汗，阴茎拘急也。固属危证，然求医尚早，脉未尽绝，犹可于危急中而得生全之路。用黑附子、黑姜为君，回阳益火祛寒；用妇人裈裆为臣，取其能引邪由原路而去；肉桂为佐，俾虚火仍归原位；使以艾叶、甘草，引寒邪外达也。处方：黑附4.5g，黑姜3g，肉桂3.5g，艾叶1.8g，以妇人裈裆烧灰，共水煎服。服 1 剂，阴茎头上微肿，病即减半。连服 2 剂，病痊愈。后更用桂附地黄汤加败龟板，服 4 剂，月余复旧矣。

《重印全国名医验案类编》，上海科学技术出版社，1959：84

二、瘥后劳复（枳实栀子豉汤证）

【原文】

大病①差後，勞復②者，枳實栀子湯主之。（393）

枳實三枚 炙　　　栀子十四箇 擘　　　豉一升 綿裹

上三味，以清漿水③七升，空煮取四升，内枳實、栀子，煮取二升；下豉，更煮五六沸，去滓。温分再服，覆令微似汗。若有宿食者，内大黄如博碁子④五六枚，服之愈。

【词解】

①大病：指伤寒热病。《诸病源候论》说："大病者，中风，伤寒，热劳，温疟之类是也。"

②劳复：大病初愈，因过劳而复发者。

③清浆水：即酸浆水。清·吴仪洛《伤寒分经》谓："炊粟米熟，投冷水中，浸五六日，味酢生花，色类浆，故名。若浸至败者，害人。其性凉善走，能调中气，通关开胃，解烦渴，化滞物。"清·徐灵胎《伤寒论类方》则说："浆水即淘米泔水，久贮味酸为佳。"现代临床多取蔬菜（白菜、芹菜等）所制浆水菜之酸汤，亦可。

④博碁（qí）子：即围棋子。碁，棋之异体字。

【提要】大病瘥后劳复，余热复集胸脘的证治。

【解析】大病，泛指外感伤寒诸证而言。大病新瘥，邪气虽除，病势虽减，但正气未复，或尚有部分余邪未净。此时应当注意调摄，宜清心寡欲，避免劳作，安卧静养，以待正气之恢复，使身体完全康复。反之，妄动强力作劳，如勉其行而劳其力、久立久坐劳其形、多言多虑劳其神等，"阳气者烦劳则张"，皆可使余热复集，而使病情反复，则谓之劳复。条文叙证极简，仅言其"劳复"，未提示具体症状。以方药测证，当属热病之后妄动多劳，余热复聚于胸膈，热壅气滞不畅证。临床必有身热，胸脘烦热，心烦懊㤼，胸中窒塞，心下胃脘痞闷不适，或胀满，纳呆口渴等症状。故治以枳实栀子豉汤清热除烦，行气调中。

枳实栀子豉汤即栀子豉汤重用豆豉加枳实、清浆水而成。枳实苦辛微寒，入脾胃经，辛开苦泄，善宽中下气而除心下痞满。栀子苦寒，善清热除烦；豆豉辛凉宣散透邪；因热自内集，郁而不散，故重用豆豉与栀子相配，清宣胸膈郁热。辅以清浆水煎药，取其甘酸性凉，调中止渴，开胃化滞助消化之功。诸药相合，具有清热除烦、宽中行气、调中开胃之效，故适用于瘥后劳复，余热复集郁于胸膈者。若其人兼有宿食不化，伴见腹痛、大便不畅者，可再加入适量大黄，则含有承气之意，以荡涤肠胃，导滞泄热。

【辨治要点】伤寒新瘥，妄动多劳，出现身热口渴，心烦懊㤼，胸脘烦热，心下痞闷胀满，纳呆等。

【鉴别】

栀子厚朴汤证与枳实栀子豉汤证鉴别见表8-1。

表8-1　栀子厚朴汤证与枳实栀子豉汤证鉴别表

		栀子厚朴汤证（79条）	枳实栀子豉汤证（393条）
	相同	均为无形邪热留扰胸腹，热郁气机壅滞证；临床皆见身热，心中懊㤼，口渴，舌红苔黄，脉数等症；治皆清热除烦行气法，药用栀子、枳实	
不同	病机	太阳表证误下，热郁胸膈，气滞脘腹，且程度较重	大病瘥后劳复，余热复集，郁于胸膈，气滞于心下
	证候	腹部胀满较甚，卧起不安	心下痞闷胀满，纳呆不食，胸脘烦热，胸中壅塞
	治法	清热除烦，行气宽中除满	清宣郁热除烦，行气调中开胃
	药物	厚朴四两	豆豉一升，清浆水七升

【临床应用】

枳实栀子豉汤适用于劳复、食复等，证属热郁胸脘者。热盛者可加青蒿、白薇、知母；气滞重者加厚朴；食滞者加神曲、麦芽、山楂等。

【医案选录】

许某，女，28岁。患春温，治疗将近月余，病体才得以恢复正常。初愈后，终觉腹空而索食，家人因遵医师告诫，始终给以易消化食品。后因想吃水饺，家人认为病愈近旬，脾胃已恢复而与食之。由于患者贪食不节，下午即发生胃脘膨闷，嗳气不除，入夜心烦不寐，身现发热（38℃），头部眩晕，不思饮食，脉象浮大。此时家人恐慌，认为气血虚弱至此，而宿疾复发。追余诊后，知此证由于饮食不节，停食化热。食热壅滞则心烦，食滞不化则发热。脉证相参，知为食复。宜与枳实栀子豉汤，以消滞清热。因疏加味枳实栀子豉汤：枳实10g，生栀子10g，淡豆豉15g，建曲10g，广郁金6g，生山药15g，生姜、甘草各3g。1剂后热退而烦满大减，连服2剂，诸症消失。后以养阴清热和胃之剂调理而愈。

《伤寒论临床实验录》，中医古籍出版社，2004：311

三、瘥后更发热

【原文】

伤寒差以後，更發熱，小柴胡湯主之；脉浮者，以汗解之；脉沈實者，以下解之。（394）

【提要】伤寒瘥后更发热的辨证论治。

【解析】伤寒大病，经过治疗邪气已去，病已痊愈，但不久又出现发热，分析其原因颇多，诸如劳复、食复、余热未尽，或复感外邪等，当审证求因，辨证施治。若症见脉浮、恶寒发热、头痛身痛等，则多因病后体弱未复，调摄失宜，复感外邪所致，属表证发热，治宜发汗解表法，仲景桂枝汤、麻黄汤诸方皆可相机选用。若症见脉弦细、往来寒热、胸胁苦满、默默不欲饮食、心烦喜呕、口苦咽干目眩等，则属邪入少阳之发热，治宜小柴胡汤和解少阳。若症见脉沉实、但热不寒，或日晡所发潮热，伴不大便、腹满硬痛等，则属阳明里实之发热，治宜攻下泻实法，仲景三承气汤皆可随证选用。

本条属举脉略症法，说明对伤寒瘥以后更发热的治疗，仍应遵循辨证论治的原则。

四、瘥后食复

【原文】

病人脉已解①，而日暮②微煩，以病新差，人强與穀③，脾胃氣尚弱，不能消穀，故令微煩。損穀④則愈。（398）

【词解】

①脉已解：指病脉已除，脉象平和。

②日暮：指下午、黄昏。

③人强与谷：强令多食，含饮食过量之意。

④损谷：适当节制、减少饮食。

【提要】大病新瘥，食复的调治。

【解析】"患者脉已解"，谓患者病脉已解除而转趋平和，提示病邪已去，大病新瘥。但此时患者又出现日暮微烦的现象。分析其机理，乃大病初愈，脾胃气尚弱未复，因疏于调摄，强食求饱，使水谷难以输化，积滞胃肠所致。日暮乃酉时（17～19点）前后，为阳明经气旺时，食滞阳明，郁而生热，故见日暮微烦。此属食复，轻者可不必服药，只需加强饮食调护、适当节制减少饮食，待胃气健旺自可康复；重者可予健脾消食法，健脾丸、保和丸等方皆可随证选用。

本条应与391条互参。仲景以病后又出现"小烦""日暮微烦"为例，说明其原因是"以病新差，人强与谷，脾胃气尚弱，不能消谷""以新虚不胜谷气故也"；并提出"损谷则愈"的处理原则。其目的在于强调医患双方都必须重视病后的饮食调摄。

第二节　瘥后遗证

一、湿热壅滞，腰以下有水气证（牡蛎泽泻散证）

【原文】

大病差後，從腰以下有水氣者，牡蠣澤瀉散主之。（395）

牡蠣熬　　　　　澤瀉　　　　　蜀漆煖水洗　去腥　　葶藶子熬

商陸根熬　　　　海藻洗去鹹　　栝樓根各等分

上七味，異擣，下篩為散，更於臼中治之。白飲和服方寸匕，日三服。小便利，止後服。

【提要】大病瘥后，湿热壅滞，腰以下有水气的证治。

【解析】原文叙证简略，当以方药测证分析之。"大病"仍指伤寒热病；"腰以下有水气"，既言病位及症状，又提示病机。结合牡蛎泽泻散功效可知，本证见于伤寒热病之后，临床必见小便不利，腰以下肿甚，如双下肢膝、胫、足跗皆肿，按之陷而不起，或大腹肿满，或胁下痞坚，或大便不爽利，烦渴，舌苔黄腻，脉沉实有力等。此属湿热壅滞之实证水肿，遵"腰以下肿，当利小便"之原则，用牡蛎泽泻散逐水泄热、软坚散结。

牡蛎泽泻散由牡蛎、泽泻、商陆、葶苈子、海藻、天花粉、蜀漆等7味药组成。牡蛎咸寒，入肾，软坚散结，与渗利药相伍，则下走水道而泻水；泽泻甘淡性寒，入肾与膀胱，渗湿利水，尤宜于下焦湿热者；海藻咸寒，既助牡蛎软坚散结，又助泽泻利水泄热，《本经》谓其能"破散结气……下十二水肿"；蜀漆祛痰逐水，消癥瘕积聚；商陆根苦寒，泻下逐水，通利大小便；葶苈子辛苦寒，泻肺降气平喘，利水消肿；栝楼根甘寒，清热生津止渴，与牡蛎相配还具逐饮散结之效。诸药相合，共奏逐水泄热，软坚散结之功。由于本方药性偏于苦寒，且攻逐利水之力颇强，故仲景制以散剂，每服取小量，用米汤调下，意在峻药缓用，利水而不伤正气。服本方后，尿量增多，浮肿减轻，就要及时停药，中病即止，以免过剂伤正。

【辨治要点】伤寒瘥后，腰以下肿甚，小便不利，或大腹肿满，或胁下痞坚，或大便不爽利，烦渴，舌苔黄腻，脉沉实等。

【鉴别】

大病瘥后之水肿，有虚、实之异，且以虚者居多。本证由湿热壅滞下焦所致，故属实，宜用牡蛎泽泻散逐水泄热。虚证多因脾肾虚弱，失于温运所致，临床除见全身肢体虚浮而肿外，多伴面色㿠白无华，气短懒言，大便稀溏，舌淡脉沉细弱等，治宜健脾利水，或温阳利水，方如苓桂术甘汤、真武汤等。

本方和十枣汤皆属逐水剂，均适用于水肿实证。然十枣汤力峻效猛，本方的作用较为和缓，且可软坚散结。

【临床应用】

牡蛎泽泻散适用于水肿、鼓胀等，证属湿热壅滞，水气郁结者。现代临床用本方化裁，治疗肝硬化腹水，慢性肾炎、肾病综合征之水肿、腹水等，具备本证病机且体质较壮实者。

【医案选录】

靳某，男，62 岁，农民，1994 年 12 月 3 日初诊。患"风湿性心脏病"20 余年。2 年前开始出现房颤，近 1 个月来因受凉又出现颜面及下肢水肿，心悸咳嗽。心电图示：快速性心房纤颤。心率 120 次 / 分左右，房颤律，心尖部可闻及 Ⅱ～Ⅲ 级双期杂音，双肺呼吸音粗，左下肺有少量湿性啰音。诊断为：①风湿性心脏病，二尖瓣狭窄并关闭不全；②心律失常，快速心房纤颤，心功能Ⅳ级；③肺部感染。西医常规予以强心利尿扩血管及抗感染治疗，效果欠佳，求治于吴老。诊见患者面色黧黑浮肿，唇色紫暗，颈脉怒张，呼吸困难，不能平卧，心悸咳嗽气喘，痰黄质黏，腹部胀满，小便量少，大便干结。舌质瘦嫩而紫，舌苔中后部黄腻，脉沉而促疾。辨属水热壅滞，痰气互结，气化不利。予牡蛎泽泻散加味：牡蛎 15g，泽泻 15g，海藻 10g，栝楼根 12g，葶苈子 15g，大黄 6g，大腹皮 15g。2 剂，日 1 剂，水煎服。2 天后复诊：家属言服 1 剂后，患者尿量大增，当天排尿约 1500mL，2 剂后水肿已减半，解出干结粪块数枚，腹胀亦减，口干苦欲饮，心率为 88 次 / 分，仍为房颤律。上方去大黄合猪苓汤加减：牡蛎 10g，泽泻 10g，海藻 10g，栝楼根 12g，葶苈子 15g，猪苓 15g，茯苓 15g，滑石 10g，阿胶 10g（烊化），白芍 12g。10 剂，服法同上。三诊时水肿已退，咳嗽止，二便基本正常，肺部啰音消失，房颤心率在 80 次 / 分左右，予天王补心丹收功。

二、胸上有寒喜唾证（理中丸证）

【原文】

大病差後，喜唾[①]久不了了[②]，胷上有寒，當以丸藥溫之，宜理中丸。（396）

【词解】

①喜唾：即多唾，时时口中泛唾痰涎或稀沫。

②久不了了：延绵不已，长期不愈。了，结束。

【提要】 大病瘥后，脾肺虚寒喜唾的证治。

【解析】 伤寒大病（三阴寒证）虽愈，但脾肺阳气未复，故致此证。脾阳虚弱，运化不健，津液不散，停而为饮，聚而为痰；肺气虚寒，宣降失职，不能摄津布液，则寒饮上泛，故患者时时口中泛唾痰涎稀沫，且久久不愈。"胸上有寒"，是对本证脾肺虚寒病机的概括。《金匮玉函经》和成注本作"胃上有寒"亦通。既属脾肺虚寒，温摄失司，必伴见口淡不渴、畏寒怯冷、小便清长、舌淡苔白滑、脉缓弱等虚寒征象。此证病轻势缓，故宜理中丸温脾暖肺、散寒化饮，以取缓效；若病重者，亦可改丸为汤剂。

《金匮要略》"肺痿肺痈咳嗽上气病"篇有"肺中冷，必眩，多涎唾……""水气病"篇有"上焦有寒，其口多涎"，皆与本条的病机相似，可互参。

【辨治要点】 大病瘥后，喜唾久不了了，伴口淡不渴，畏寒怯冷，小便清长，舌淡苔白滑，脉缓弱等。

【医案选录】

王某，男，45 岁，教师。1980 年 11 月 2 日初诊。唾液增多 2 个月，加重 2 周。患者平素饮食不节，两月前不明原因出现唾液增多，未予在意，诸症渐次加重。两周来，每分钟要唾四五大口之多，说话、吃饭时，更是涎液不断外涌，以致不能讲课，饮食几废。曾经中西医治疗，服西药维生素 B_1、维生素 B_6、谷维素等，利咽开胃中药多剂皆无效验，难明所以，痛苦异常，特来求诊。现症：唾液如涌，诉说病情时唾液涟涟不绝，色清且冷，夹有白痰，咽喉干燥，四肢乏困，食欲不振，大便稀溏，小便色白不利，舌质淡嫩，苔薄白滑润，脉沉细无力。证属喜唾，由脾阳亏虚不能摄涎所致。治宜健脾温中，燥湿化痰。方用理中汤加味：党参 15g，白术 15g，干姜 8g，炙甘草 6g，半夏 12g，茯苓 12g，陈皮 9g，桔梗 9g，焦山楂 14g。5 剂，水煎服。

复诊：服上药后唾液较前减少，脉仍沉细，但较前有力。上方加黄芪 15g、麦芽 15g，去焦楂，6 剂水煎服。

三诊：服上药后，除小便有时不畅外，余症基本消失，现仅 4～5 分钟唾一次，量亦减少。宗上方加车前子 10g，减干姜 2g，6 剂水煎服。服后遂愈，半年来多次随访未见复发，已恢复正常教学工作。

《杜雨茂奇难病临证指要》，人民军医出版社，2011：14

三、余热未尽，气阴两伤证（竹叶石膏汤证）

【原文】

傷寒解後，虛羸[①]少氣，氣逆欲吐，竹葉石膏湯主之。（397）

| 竹葉二把 | 石膏一斤 | 半夏半升 洗 | 麥門冬一升 去心 |
| 人參二兩 | 甘草二兩 炙 | 粳米半升 | |

上七味，以水一斗，煑取六升，去滓，内粳米，煑米熟湯成，去米。溫服一升，日三服。

【词解】

①虚羸（léi）：虚弱消瘦。羸，瘦弱。

【提要】热病后期，余热未尽，气阴两伤，胃虚气逆的证治。

【解析】"伤寒"指原发病，为广义。"伤寒解后"，提示本证见于多种外感热病的后期。此时大邪虽去，病势已减，但尚有余热未除，加之阴液耗损，元气被伤，故呈现一派气阴两伤，余热内扰的征象。如观其形则见神疲体倦，虚弱消瘦；闻其声则语音低怯，气短息微等，此即"虚羸少气"之状。又因胃之气津俱伤，津伤不能润降，气虚无力和降，加之余热内扰，则胃虚气逆，故病者常有逆气上冲之温温欲吐感，亦可见噫气不除，或哕逆频频等。根据病机结合临床，此证还可伴见发热或低热不退、汗出较多、心烦口渴、少寐、小便短赤、舌红少苔、脉细虚数等。总之，本证是伤寒热病后期，余热未尽，气阴两伤，胃虚气逆所致。故治用竹叶石膏汤清热和胃、益气养阴。

本方由白虎加人参汤去知母，加竹叶、麦冬、半夏而成。方中竹叶、石膏为君药，清解未尽之邪气以除烦热，又具生津止渴之效。人参大补元气、补脾益肺，兼养阴生津，麦冬甘寒质润，益胃润肺而清热，与人参共为臣药。半夏为佐，和胃降逆止呕哕；半夏性虽温燥，但与麦冬相配，则有润燥相济之妙，互相制约，则半夏温燥之性去而降逆之用独存，不仅无伤阴燥津之弊，而且使麦冬之润补亦无呆滞碍胃之虞。粳米、炙甘草既助臣药益气养胃生津，又司调和之职，故为佐使。诸药相合，清热而兼和胃，益气兼养阴，共奏清补兼施之功，对于热病后期之余热未尽、气阴两伤、胃虚气逆证最为合适。

【辨治要点】伤寒解后，身体虚弱消瘦，少气懒言，气逆欲吐，心烦口渴，伴见发热或低热不退、汗出，舌红少苔而干，脉虚细数。

【鉴别】

本方证与白虎汤证、白虎加人参汤证皆属热病气分热盛津气两伤证，但有热势轻重之别、津气耗伤微甚之异，故治疗侧重点不同，比较见表8-2。

表8-2　竹叶石膏汤证与白虎汤证、白虎加人参汤证鉴别表

		白虎汤证	白虎加人参汤证	竹叶石膏汤证
相同		属外感热病，热在气分，津气两伤证；临床皆见发热，心烦口渴，汗出，舌红苔干，脉数；均以辛寒清热除烦、益气养阴为治法；药用石膏、炙甘草、粳米		
不同	病机	热病极期，邪热炽盛津气两伤较轻	热病极期，邪热炽盛津气两伤较重	热病后期，余热未尽气阴两伤，胃虚气逆
	证候	高热壮热，口渴多饮，大汗出，或肢厥，脉洪大或滑数有力	壮热多汗，烦渴引饮，伴时时恶风，或背微恶寒，脉洪大重按无力	身热不甚或低热不退，虚弱消瘦，体倦少气懒言，气逆欲吐，或呃逆，舌红少苔而干，脉虚细数
	治法	辛寒清热	辛寒清热，益气生津	清热和胃，益气养阴
	药物	石膏一斤，知母六两，炙甘草二两，粳米六合	石膏一斤，知母六两，粳米六合，炙甘草二两，人参三两	石膏一斤，竹叶二把，人参二两，麦冬一升，半夏半升，粳米半升

【现代研究及临床应用】

经实验研究证实，本方对糖尿病模型动物有降低血糖的作用。

《中药方剂研究与应用大全》，中国科学技术出版社，1995：426

本方能使免疫抑制状态小鼠的生存时间延长，肾脏内活菌数减少，表明该方对深部念珠菌感染有一定的保护作用，尤其是免疫功能低下时效果更显著，与氟康唑合用能显著提高疗效。同时，诸多医家临床证明该方用于治疗大病、久病后感染白色念珠菌者有较好疗效，辅助氟康唑治疗效果更显。

广州中医药大学学报，2005（1）：49

本方适用于各种温热病后期之发热、低热不退、呕吐、呃逆等，也用于中暑、口舌生疮、牙痛、头痛、眩晕、消渴等，证属余热未尽，气阴两伤者。现代临床用本方化裁，治疗麻疹、流感、猩红热、乙脑、流脑、流行性出血热、肺炎、肺结核、败血症、小儿夏季热、外科手术后发热、癌肿发热、肿瘤放疗化疗后呕吐、产后感染、口腔炎、梅尼埃病等疾病，具备本证病机者。

【医案选录】

王某，女，33岁。因急性化脓性胆管炎于1997年8月12日在我院行胆囊切除加胆总管引流术。术后第4天，开始进流食，食后即出现频繁呕吐，吐出物为胃内容

物，一日十余次，经用西药常规治疗2天，症状未能减轻，呕吐仍然频繁，故转用中药治疗。体检：体温38.3℃，脉搏90次/分，血压14.7/9.3kPa。患者形体消瘦，神疲懒言，口渴欲饮，水入即吐，虚烦不眠，舌质红苔少而干，脉虚数。辨证为热病伤津，手术后正气受损，余热未尽，胃气上逆。拟以清热生津、和胃降逆之竹叶石膏汤治疗。处方：竹叶、半夏、甘草各10g，石膏30g，麦冬、党参各15g，粳米50g。服1剂呕吐即止，体温降至37.8℃，但仍时有呕吐之感；2剂后诸症消失，饮食恢复，精神转佳。

时珍国医国药，2001（7）：631

小结

本篇共7条原文，按内容分为瘥后劳复证和瘥后遗证两节。

1. 瘥后复证是指伤寒大病初愈，原证已基本消失，由于调摄失宜而使旧病复发，或又出现某些新病者。其具体有阴阳易、劳复、更发热、食复4种。

阴阳易即房劳复，是伤寒大病初愈，正气未复，余邪未尽之际，因犯房事而使病情复发加剧者；仲景治用烧裈散导邪外出。在大病初愈之际，因妄动强力劳作，而致病情复发者，谓之劳复；若余热复聚，留扰胸脘，热壅气滞者，治用枳实栀子豉汤清热除烦，行气调中。大病新瘥，失于调摄，而更发热者，则当凭脉辨证而施治。若脉浮，恶寒发热，其邪在表者，宜发汗解表法；若脉弦，往来寒热，其邪在半表半里者，法当和解，用小柴胡汤；若脉沉实，但热不寒，或日晡潮热者，则属阳明里实，治宜攻下。大病新瘥脾胃正气未复，若因饮食不节，强食求饱而致复发者，谓之食复；轻者不必服药，只需适当节制饮食即可；重者可予健脾消食法，健脾丸、保和丸等方皆可相机选用。

2. 瘥后遗证是指伤寒大病将愈或初愈，原病主要证候已减轻或消失，由于调护不当而遗留某些证候久久不除者。其具体有湿热壅滞，腰以下有水气证，治用牡蛎泽泻散逐水泄热、软坚散结。伤寒三阴寒证虽愈，但脾肺阳气未复，不能摄津布液，而致喜唾，且久不了了者，治用理中丸温脾暖肺、散寒化饮。伤寒热病后期，余热未尽，气阴两伤，胃虚气逆而见虚羸少气，气逆欲吐者，宜用竹叶石膏汤清热和胃、益气养阴。

仲景在伤寒六经病证治之后，专列阴阳易瘥后劳复病篇，讨论瘥后劳复证、瘥后遗证的辨治尤有深意。这不仅开拓了外感病辨治的新领域，详述伤寒大病后诸证的具体辨证论治，对临床实践具有直接指导作用；而且提示医者临床必须重视对疾病后期的调养护理，只有将合理的调护与有效的治疗结合起来，才能增强和巩固疗效；同时还告诫患者在疾病后期，应注意慎养调摄，例如劳逸结合、节制饮食、禁忌房事、避免外邪侵袭等，才能防止瘥后劳复证和后遗证的发生，而促使病体完全康复。

复习思考题

1. 试述枳实栀子豉汤证、牡蛎泽泻散证、竹叶石膏汤证的病机、证候、治法及方药。

2.请比较说明枳实栀子豉汤证与栀子厚朴汤证，竹叶石膏汤证与白虎汤证、白虎加人参汤证的异同。

3.大病瘥后，喜唾久不了了的病机是什么？应如何治疗？

4.请归纳本篇内容，并说明本篇的临床意义。

附 录 ▷▷▷▷

附录一 条文索引

附录二　方剂索引

附录三　关于《伤寒论》方剂的用量

《伤寒论》所载方剂的用量，皆是东汉古量。综合仲景方之用量，最常用者为衡量，以"铢""两""斤"计；东汉以"24 铢为 1 两，16 两为 1 斤"。其次为容量，以"合（gě）""升""斗""斛"计；度量使用最少，以"寸""尺"计；容量和度量皆以十进位。散剂药物有"钱匕"和"方寸匕"两种计量。针对某些果实、块根类药物，还以"枚"或"个"计数。另有部分方剂涉及"分"者，属用药比例，可按"份"理解，盖东汉时尚无"分"的重量单位。

近两千年来，由于我国经历了多个朝代的变迁和度量衡制度的多次变革，使古今量值的标准变化很大，但总的趋势是东汉度量衡值比现在小。如何准确地把仲景方古量换算成现代量是一个十分复杂的问题，尤其是最常用的衡量，虽经历代医家的考证，但结论差异很大。下面引列《中药大辞典》的有关资料，供参考（附表 1）。

附表 1　古今度量衡对照表

朝代		度量		容量		衡量	
		1 尺 = 市尺	1 尺 = 厘米	1 升 = 市升	1 升 = 毫升	1 两 = 市两	1 两 = 克
	东汉	0.6912	23.04	0.1981	198.1	0.45	13.92
	西晋	0.7236	24.12	0.2023	202.3	0.45	13.92
南朝	南齐	0.7353	24.51	0.2972	297.2	0.67	20.88
	梁	0.7353	24.51	0.1981	198.1	0.45	13.92
北朝	北齐	0.8991	29.97	0.3963	396.3	0.89	27.83
	北周	0.7353	24.51	0.2105	210.5	0.50	15.66
隋	（开皇）	0.8853	29.51	0.5944	594.4	1.34	41.76
	（大业）	0.7065	23.55	0.1981	198.1	0.45	13.92
	唐	0.9330	31.10	0.5944	594.4	1.19	37.30
	宋	0.9216	30.72	0.6641	664.1	1.19	37.30
	元	0.9216	30.72	0.9488	948.8	1.19	37.30
	明	0.9330	31.10	1.0737	1073.7	1.19	37.30
	清	0.9600	32.00	1.0355	1035.5	1.19	37.30

注：（1）市制度量和容量皆为十进位，衡量除两至斤为十六进位制外，其余皆为十进位。

　　（2）十六进位市制与公制的折算：

　　　　　1 斤 =16 两 =160 钱 =1600 分 =16000 厘 =160000 毫 =500 克

　　　　　1 两 =10 钱 =100 分 =1000 厘 =10000 毫 =31.25 克

　　　　　1 钱 =10 分 =100 厘 =1000 毫 =3.125 克

由上表可知，东汉一两约合今之 14 克。若按此为标准换算，则仲景方的用量往往偏大。以桂枝汤为例，方中桂枝、芍药、生姜各需 42 克，炙甘草 28 克，其单味药用量一般都超过现代常用量的 3 ～ 4 倍。分析其原因，可能与仲景方药味简练，药物炮制相对粗糙，加之每剂药仅煎煮一次而分多次服有关。现代药物炮制比较精细，每剂药动辄十多味，一般要求煎煮 2～3 次，虽单味药用量较小，但一剂药的总量却不少。现代临床应用仲景方时，多有随症化裁及加味。故其用量的确定，除参考有关折算标准外，还必须以中国药典及中药学教科书所规定的常用量为依据，结合所用药物在方中的配伍主次关系、作用大小、近代医家的实践经验，并随地区，气候，患者的年龄、体质及病情需要来确定诸药的具体用量。

主要参考书目

［1］重庆市中医学会.新辑宋本伤寒论.重庆：重庆出版社，1955.

［2］刘渡舟.伤寒论校注.北京：人民卫生出版社，1991.

［3］刘渡舟.伤寒论诠解.天津：天津科学技术出版社，1983.

［4］陈亦人.伤寒论译释.3版.上海：上海科学技术出版社，1992.

［5］王占玺.张仲景药法研究.北京：科学技术文献出版社，1984.

［6］杜雨茂.伤寒论辨证表解.西安：陕西科学技术出版社，1984.

［7］李培生.伤寒论讲义.上海：上海科学技术出版社，1985.

［8］柯雪帆.伤寒论选读.上海：上海科学技术出版社，1995.

［9］李培生.伤寒论讲义.长沙：湖南科学技术出版社，1986.

［10］聂惠民.伤寒论讲义.北京：学苑出版社，1996.

［11］李培生.高等中医药院校教学参考丛书伤寒论.北京：人民卫生出版社，1987.

［12］熊曼琪.中医药学高级参考丛书伤寒论.北京：人民卫生出版社，2000.

［13］尚炽昌.仲景方药研究应用精鉴.北京：人民军医出版社，1999.

［14］曾福海.伤寒论方证辨析与新用.西安：陕西科学技术出版社，1997.

［15］姜建国.伤寒论讲义.2版.上海：上海科学技术出版社，2012.

［16］杨百茀.实用经方集成.北京：人民卫生出版社，1996.

［17］孟永利.伤寒论现代研究与临床应用.北京：学苑出版社，1998.

［18］郑建明.张仲景评传.南京：南京大学出版社，1998.

［19］钱超尘.伤寒论文献通考.北京：学苑出版社，1993.

［20］李文瑞.伤寒论汤证论治.北京：中国科学技术出版社，2000.

［21］吕志杰.仲景方药古今应用.北京：中医古籍出版社，2000.

［22］王付.伤寒杂病论临床用方必读.北京：中医古籍出版社，2002.

［23］熊曼琪.伤寒学.北京：中国中医药出版社，2003.

［24］彭鑫，王洪蓓.张仲景方剂实验研究.北京：中国医药科技出版社，2005.

［25］王庆国.伤寒论选读.9版.北京：中国中医药出版社，2012.

［26］李金田，董正华.伤寒论讲义.2版.北京：中国医药科技出版社，2019.